増補新版

ハタヨガの真髄

600の写真による実技事典

B·K·S·アイアンガー　沖 正弘 監訳

Light on Yoga

B.K.S. Iyengar

白揚社

本書は1980年小社刊行の『ハタヨガの真髄』の増補新版です。

我が敬愛するグルへ捧ぐ

Sāmkya-yoga-Śikhāmaṇi; Veda-kesari; Vedāntavāgīśa;
Nyāyāchārya; Mīmāmsa-ranta; Mīmāmsa-thīrtha
インド、マイソールのＴ・クリシュナマチャリア師

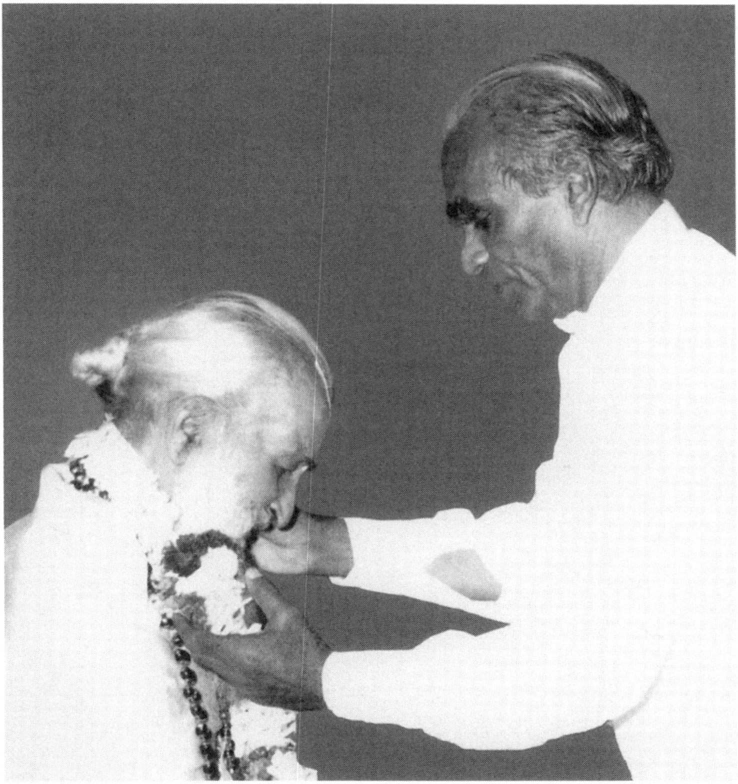

祈りの言葉

「ヨガで心の静謐を、文法で言辞の明晰を、医で肉体の清浄無垢を導かれた崇高この上なき賢者、パタンジャリに額ずいて。」

「最初にハタ・ヨガの智慧を教え給うた太古の王アーディーシュヴァラに礼を。それは、ラージャ・ヨガの高みを極めんと希う者のための梯子として聳え立つ智慧なり。」

目　次

新版への序――思い出すこと

現在、*Light on Yoga*（邦題『ハタヨガの真髄』）は16カ国語で出版され、熱心にヨガを学び向上しようとする人たちに読み継がれ、版を重ねている。

私の本が初めて世に出てから34年の間に、ヨガはめざましい勢いで世界中に広まり、もてはやされるようになった。多くの都市で、町で、村で、ヨガという言葉を知らない人は一人もいないくらいにまでなっている。ヨガはもはや東洋の賢者《リシ》や苦行者《サードゥ》の神秘的な行ないではなくなっている。その恵みは学校に通う子どもたちから政治家まで、芸術家から職人まで、家庭の主婦からヒッピーに至るまで、あらゆる階層の人々に行き渡っている。今やヨガは、愛好者がときどき思い出してするようなものではなくなっている。

この本で読者のみなさんが目にする写真は、私がすでに35年間、来る日も来る日もヨガを実践してきた時点で撮影されたものである。私がそれまで行なってきたヨガの実践は簡単な短時間のものばかりでなく、１日10時間に及ぶようなこともしばしばだった。私の生涯、全生活がこの偉大な芸術に没入するひとつのあり方を示しており、それに教えることと旅することが付随している。私が５つの要素のリズミカルなバランスについて、エネルギーの代謝とあらゆる細胞で律動している自己について語ることができるのは、今日まで続くそうした行《サーダナー》の賜物にほかならない。

私は今、明るい“光”が射してくるような気がして、この *Light on Yoga* の新版にまえがきを書きながら大きな喜びを味わっている。というのは、だれも知らないことであるが、私はこの記念碑的作品をまとめるにあたって、幾多の障害に直面したからである。友人たちは私を失望させた。崇拝者たちは不安と怖れを吹き込んだ。そして私の師は、この企てを完全に無視し認めようとしなかった。

インドのある出版社が、私が知っているアサナとプラーナーヤーマについて、情報をすべて網羅してヨガの本を書かないかと提案してきたのは、1958年のことだった。彼はそのとき、高級なアート紙に印刷して出版すると約束した。私は1934年以来、ヨガを学びかつ教える身ではあったが、それまでヨガについて短い記事ですら書こうと試みたことはなかったから、体中を戦慄が走った。私は怖気《おじけ》づき二の足を踏んだ。私のようにヨガの指南書を書こうとした経験もない者には、それはヘラクレスのような豪腕怪力の持ち主が挑む仕事に思えたからである。しかし私の内部に何かしら、その仕事に取り組むよう駆り立てるものがあった。構成を練ってみようとしたが、何度試みてもどうにもならなかった。湧いてくる着想はことごとく絶望に変わり果て、ダモクレスの剣が頭上に揺れ動いているのだった。

それでも気を落とさず辛抱強くやり通し、大まかな道筋を作り上げたところで、私の生徒であるＢ・Ｉ・タラポレワラに助けを求めて声を掛けた。彼は当時*Law Magazine*の編集者で、ゾロアスター教に関する著書が何冊かあったのだ。彼は一緒に仕事することに同意し、私の中に眠っている貴重な経験が明るみに出るところまで、私を責め絞り上げた。私が説明するのをノートにとって、彼が疑問に思ったり混乱しているところをはっきりさせ、本の骨格の元になるものを作った。

本の準備ができたところで、出版社に電話した。やって来た出版社の人間は厖大な原稿と挿入するつもりの大量の図版を見て、自分が出したいのはハンドブックで、『オデュッセイア』みたいな一大叙事詩ではないのだと言った。彼の拒否反応にがっかりはしたものの、私は希望を捨てることなく、むしろヨガについて古典として残る本を書こうとさらに決意を固めた。

1954年からは、指導の面での負担が増大した。１年のうち６週間から３カ月、イギリス、ヨーロッパ、アメリカをはじめ各国を回るようになったのである。同じ頃、インドのムンバイで週末クラスに教えるようになった。ムンバイではたくさん時間があったので、上級の生徒たちに週末クラスのあと、本のためにつきあってくれるよう頼んだ。私はコーヒーブレイクを挟んで彼らと、私が経験し感じたことに一番しっくり当てはまる言葉を探し出していった。列車で往復する間はテキストに目を通し、さらなるディスカッションのためにノートをとる。完成までには何と４年もの長い月日を要した。

1962年、スイスでユーディ・メニューイン氏に教えているときに、何かアドバイスかヒントをもらえないかと本のことを話してみた。すると彼は、そんなことよりその場ですぐいくつかの出版社に連絡を入れ、その本が人類の健康と幸福のためにどれほど重要であるか信じ込ませてくれたのである。しかし彼らの多くは何百枚もの写真が付いた原稿の山を目にすると、とてもうま味のある商売の話を持ち掛けられていると思ってはくれなかった。ここでプロジェクトはしばらく完全に立ち往生する。

その後私の生徒になったベアトリス・ハーザンは長年、股関節の関節炎に苦しんでいた。私の指導で大いに苦痛が和らいだ彼女とアンジェラ・マリス（メニューインの友人）は、さらにヨガの実践を進めるため、また毎年恒例のクシュタートでのメニューイン音楽フェスティバルのためもあって、1963年に私とスイスに同道した。たまたまベアトリスにはジェラルド・ヨークという親しい友人がいて、彼は原稿閲読の仕事で何社も出版社とつきあいがあり、そのうちのひとつにジョージ・アレン＆アンウィン社が含まれていた。彼女は私に、国に帰ったらヨーク氏と連絡を取って、原稿を見てもらうと約束してくれた。原稿はたくさんの人間がいじって汚くなっていたので、ベアトリスがアンジェラ・マリスの応援を得て、手近に英語のがなかったのでドイツ語のタイプライターを使って、新たにタイプ原稿を用意する作業に取り組んだ。

ロンドンに戻ったベアトリスがヨーク氏に自分のヨガ体験を語ると、偶然にも彼は、ライダース＆カンパニーが出版したテオス・バーナードの *Hatha Yoga* に代わる本を探しているところだった。そこで、彼女はすかさず鞄から原稿と写真を取り出した。それを目にした彼は「もう何年もそういう本を待っていたんだ」と喜んで、原稿と写真をしばらく自分に預けてほしいと言うのだった。

原稿はヨーク氏に好い印象を与えたようで、実践面は独創的でたいへんよく書けている、それに対し導入部は回りくどくて実践面に合わないという指摘が返ってきた。詰め込んである聖典からの引用を全部取り去ってしまえば、理論の部分も明快になって教育効果が上がり、崇高なものになるだろうというのが彼のアドバイスだった。そして彼はさらに、「導入部分をオリジナルなものにしない限り、この本は初版でおしまいだ」と追い討ちをかけるのだった。

彼の至極もっともな指摘は、新しく本を1冊書けというようなものだった。私は彼が言わんとするところをしっかり頭に入れて、最初の部分を書き直した。しかし彼は満足せず、大事なところはそのまま残して、もっともっと削れと言う。私はアドバイスを受け入れて作品に手を加え、彼を喜ばせた。ヨーク氏はこうして、私の文筆面での導師《グル》になったのである。ついに彼が私の作品を受け入れてくれたときには、それはそれは嬉しかった。ジェラルド・ヨークにはたいへんお世話になった。彼の知的な感覚が、*Light on Yoga* を不滅の作品にしてくれたのである。そしてまた、彼を紹介してくれたベアトリス・ハーザンにも感謝している。

私は、導入部分の文章とテクニックや挿入図版が食い違わないようにするために、全体を通して読む時間をくれるようヨーク氏に頼んだ。うまくつながらないところは一目でわかるので、その間に入るべきポーズを新たに加え、テクニックと図版も均等にバランスが取れるようにしていった。チェックしてみると、アサナの多くは照明が不適切だったために生じた影のせいで歪んだり、真っ直ぐになっていないように見える。それで、読者が見まちがえる惧《おそ》れのない確かな写真にするために、ほとんどすべてのアサナを撮り直した。入れ替わり立ち替わり照明係を務めてくれた生徒たちには、たいへんありがたく思っている。

ここまできたところで、ヨーク氏本人が私に語ってくれた話をそのまま伝えておこう。彼は私を助けてヨガのいい本を世に出そうとする一方で、信頼する友人たちの手で私をスパイしていたという。その友人たちは、インドの導師《グル》やマスターを探っていたというのだ。これは、私が故国インドで尊敬される存在かどうか確かめようとする、手の込んだ試みだった。その友人たちは1カ月間、月謝も払わず一般クラスに参加していたそうだ。彼が出したいのは祖国で尊敬されている人間が書いた論考であって、西側世界でだけヨガの先生、マスターとして知られている人間が書いたものではなかったのだから、ある意味でそのやり方は正しい。

ヨーク氏は私の信用証明について彼自身納得がいくと、無報酬で私の本を編集し、それを出版するようジョージ・アレン＆アンウィン社の説得に当たってくれた。私はユーディ・メニューイン師にまえがきをお願いした。彼が快く引き受けて寄せてくれた言葉は、ヨガの生徒にして一時代を代表する芸術家からの最大の贈りものと思っている。

1966年の発刊に際し、ヨーク氏から「*Light on Yoga* がもし1年で1000部売れたら、それは精神《スピリチュアル》の勝利と考えてよい」という手紙をもらった。彼の予言通りになって、*Light on Yoga* はヨガについて信頼できる本の先頭に立つようになっている。

舞台裏にこのようなことがあって、*Light on Yoga* をただのよい指導書で終わることなくそれ以上の本にしたいと不屈の努力を続けたことを思うと、私はこの偉大なテーマが商品化され、薄っぺらで中身のないショーに堕しているのを目にして胸が痛む。雑誌、器具、ウエア——今や市場にはヨガ関連商品が溢れかえっている。ヨガに強く追い風が吹いているなかで、指導者のなかには自分たちの行《サーダナー》には何の深みもないくせに、それを正当かつ独創的な指導法であると宣伝している者がいる。

私たちはみんなこの格言をよく知っている——「シシヤ（弟子）の準備が整ったところでグル（師）が現れる」と。アサナの最終的なポーズを大きく印刷するというこの素晴らしいアイデアは、実践者が次のようなことを感じ取れるよう学習していく助けになるだろう。すなわち、皮膚のテクスチャーがあらわすもの、物理的・化学的・エネルギー的メタボリズムの協調、身体の５つの要素のリズミカルなバランス、方位と重力によるプレッシャーの効用、四肢と筋肉の動かし方、心と知性の優雅さ・姿勢・形式・品格・力・強度・緊密度、意識による気づき、そしてまるで自己が全細胞でベルのように鳴り響き「こっちにいる、あっちにいる、そこらじゅうにいる」と言っているみたいに心身を自己のレベルに移送すること。この声こそグルであり、シシヤの行《サーダナー》を導く星にほかならない。

熱心に実践し全存在の諸層から深く徹底して学ばないと、内なる導《グ》き手《ル》、すなわち自己（プルシャ）の純粋な調子を聴き取ることはできない。

ロンドンのハーパーコリンズ・パブリッシャーズには、私の本を華やかに装飾的に作ってヨガの悦びと霊的な熱を強調するという、長年の夢を叶えてもらって本当に感謝している。私はこの *Light on Yoga* が、読者の隠された経験の源を浮かび上がらせ、ヨガを実践する人々の生を価値ある有意義なものにする力になると信じている。

読者のみなさんがヨガを実践し学んでいく上で、この新版 *Light on Yoga* が、内省と思索とともにヨガの恵みを体験するよりどころになるよう願っている。人はヨガの鏡に映し出さない限り、自分の全存在を知ることができない。他のどんな学問知識も、そこまで発達円熟した智慧を与えてはくれないのである。

2000年
Ｂ・Ｋ・Ｓ・アイアンガー

序

今こうしてこの本が出来上がったのは偏《ひとえ》に献身的な友人そして弟子たちの粘り強い励ましのおかげである。もし私ひとりで取り組んで、だれの支持も得られず自信をもたせてもらうこともなかったら、きっと意気阻喪して投げ出してしまっていただろう。それは、私の頼りない英語力のせいばかりではなかったはずだ。

ヨガは、肉体的、倫理的、心的、霊的な人間の幸福と安寧にまるごと関わり、何千年にもわたって発展を遂げた永遠の実践的な智慧である。

この実践を体系化した最初の本は、紀元前200年にまで遡るパタンジャリの『ヨガ・スートラ』（箴言）だった。残念なことに、今日出版されているヨガの本のほとんどは一般受けを狙って中身がなく、時に間違った方向に導くことさえあって、その主題にもまず第一に掲げる解説にも価値を認めることができない。そうした本の読者たちから、私まで訊ねられることがある。曰く、強酸液を飲めるか？　ガラスを食べられるか？　火の上を歩けるか？　姿を消せるか？　何か他に魔法のようなことができるか、と。宗教的かつ哲学的な文献で、学問的に信頼のおけるものはすでに多くの国の言葉で用意されている。しかし、純粋に学問的あるいは哲学的な概念よりも、ヨガの技法の実践を伝えることのほうがはるかにむずかしい。

私は、私たちの新たな時代の光の下でのアサナ（ポーズ）とプラーナーヤーマ（呼吸の修練)、それについて知っておかなくてはならないことと必要条件をできるだけ簡潔明快に記述したいと願っているので、この本のタイトルを*Light on Yoga*（サンスクリット語ではYoga Dīpikā）とした。したがってアサナとプラーナーヤーマに関する指導はどこまでも詳しく、また私が世界各地で27年間指導してきた経験に基づくものになっている。ここにはそれぞれのポーズを習得できるように592点の写真を添えて、200のアサナのテクニックを完全に説明してある。その上でさらに写真を９点加え、バンダ、クリヤー、そしてプラナーヤーマまで対応するようにした。

ヨーロッパやアメリカの読者の目には、宇宙の霊魂や神話、さらには哲学原理や倫理原則にまで繰り返し言及しているのが奇異に映るかもしれない。けれど遠い昔は、人間の知恵でも芸術でも力でも、高いレベルまで達したものはみんな宗教の一部であり、神に、そしてこの地上における神の僕《しもべ》である司祭に属するものとされていた。西欧では、ローマ法王がそうした聖なる知恵と力を体現する至高の存在である。しかしかつては西欧世界でも、戦いばかりでなく音楽、絵画、建築、哲学、医術といったものはすべて、いつも神の為せる業であった。インドでこれらの智慧や技法が神の手を離れたのは、ごく最近になってのことである。しかし私たちはインドで、畏れ多くも神の御心とはまったく別の人間の意思により、永きにわたる神との絆の遺産である修養に励む謙虚さと無私無欲を目指す純粋さを尊重しつづけている。私は、読者がアサナの起源を知っていくと興味が深まるというだけでなく、それは重要なことと考えているので、ヨギや賢者によって受け継がれてきた言い伝えも盛り込むようにした。

ヨガについての古代の註釈はどれも、導師《グル》（マスター）の指導に従って行なうことが大事と強調しており、私の経験でもこの教えが正しいことは証明されている。しかし私はこの本では自分にある限りの謙譲の精神をもって、読者――ヨガの指導者もその弟子たちも――を正しく安全なアサナとプラーナーヤーマに導くよう力を尽くした。

熱心な実践者向けの300週コースを付録Ｉに掲げ、その組み立てに従って段階的にアサナとプラーナーヤーマをグループ化した。付録IIには、健康維持や治療の面での価値付けに従って、アサナを配列した。アサナやプラーナーヤーマのテクニックを試みる前に、ヒントと注意を丁寧に読んでおくように。

尊敬措く能わざる友にして弟子であるユーディ・メニューインが推薦の辞を寄せてくれ、頼りになる支持者として力を発揮してくれたことに心の底から感謝している。

私の弟子であるB・I・タラポレワラはこの本の準備に協力し、エイリーン・パースィーはドローイングを用意してくれて、たいへんお世話になった。インドのG・G・ウェリング・オブ・プーナの諸氏が数え切れないほど私の写真を撮ってくれたこと、そして彼らのスタジオにある物を自由に使わせてくれたことに、心からお礼申し上げる。タイプ原稿を編集し、それに続く校正に取り組んでくれたジェラルド・ヨーク氏に、著者として謝意を表したい。

ヨガを実践する人たち、そして全世界の人々のために、*Light on Yoga* を今日の形でリプリントしてくれたハーパーコリンズ・グループの出版社ソーソンには、言葉に尽くせない喜びをもって感謝の意を表明する。

B・K・S・アイアンガー

推薦の辞

ユーディ・メニューイン

ヨガを実践することにより、物事の規準や釣り合いについて、ある始源的な感覚が喚び醒まされる。人間の最初の道具、つまり自分自身の肉体に即すなら、それを思うままにあやつり、心身の共鳴と調和を最大限に推し進めることを私たちは体得するのである。自らのもつ能力を解放し、自由に駆使しようとして、日々たゆまずヨガの行に励めば、肉体の全細胞が新たな活力とともに甦る。

筋肉や神経、脳や肺のような器官の、まだ完全に使いこなされているとはいいがたい未発達の部分は、私たちの意志や完全性に対立するひとつの挑戦である。アイアンガー師の注意を受けたり、師の行の正確で洗練された美しさを目のあたりに見たり、といった光栄に浴したことのある人は誰でも、エデンの園で、初めて創られた人間——ありのままで、穢《けが》れのない神の子——の完全で高潔な姿を思い起こさずにはいられない。

知識の系統樹は、まさにおびただしい種類の果実を実らせてきた。これらは、私たちの用い方次第で、甘くても毒になる果実にもなれば、苦くても健康には欠かせないという果実にもなる。しかし、現在最も必要なのは、この樹をさらに育て、根に栄養を与えることではないだろうか？　さらに、自分自身の人格を陶冶するためではなくて、人々をあやつる道具として知識を悪用する輩がいれば、知識はなんと危険なものとなってしまうことか？

過去15年以上にわたってヨガを実践した経験から、私は、生活上の基本的な姿勢の大部分が、身体と対応関係にあることを確信した。比較や批評のような仕事をするには、左右両半身の協調がほんのわずかな調整さえ可能なほどまで完成しなければ、うまくいくものではない。また、意志を強くもとうとすれば、どうしてもつまさきから頭の先まで、身体を伸ばさずにはいられない。はずみをつけたいのなら、安定した姿勢をとりつづけるよりも、自由に手足を振りまわして、スピード感を味わうはずである。粘り強さを得たいときには、ヨガのポーズを数分間じっと耐えればよいだろうし、落ち着きたいのならば、静かに規則正しく呼吸し、肺をひろげることである。普遍性の感覚は、宇宙の森羅万象に通ずる周期、波動、振動を形づくる永劫のリズムで、緊張と休息、呼気と吸気を繰り返すことを体得すればおのずと湧き出すだろう。

ヨガは、肉体面でも精神面でも、病気を遠ざけるための理想的な方法であり、同時に自己を信頼するという大切な感覚を養う。本性上、ヨガは普遍的な法則と密接に結びついている。たとえば生活の上で真理や忍耐力は、静かな呼吸、平常心、強い意志に欠くことのできない要素である。

ここにヨガの道徳観がある。これらさまざまの理由で、ヨガは人間性を形成しようとする完全かつ全体的な努力を要求する。ポーズの機械的な反復や、口先だけの祈りや決意を述べるような愚かな信心は含まれていない。ヨガはその本性上、いつでも、どの瞬間でも、生き生きした行為なのである。

読者が、本書にあらわれる彼の実例に従って一歩一歩進まれることを、私は希望してやまない。本書がヨガの行を広め、最高のレベルで実践できることを可能にするとすれば、この喜びにまさるものはない。

1964年　ロンドンにて

日本語版の刊行に寄せて

このたび、日本で初めて行なわれる世界ヨガ大会を期して、私の著書である*Light on Yoga*が『ハタヨガの真髄』と題して日本語に翻訳され、刊行されることを、たいへんうれしく思います。

この*Light on Yoga*が最初に出版されたときは、これほどこの本が世界的に多くの人々に読まれ、ヨガのテキストに使われるとは私自身まったく期待していませんでした。この本は、今まで十数回版を重ねているのみならず、今や７カ国語に翻訳されて広く読まれています。

今、ヨガは世界的に誤解されている面があります。私にかわり沖正弘導師が、私の道場に来所したことのある弟子の玉木瑞枝さんと、後藤南海雄氏を翻訳者に選び、日本の方々のために、真実のヨガを紹介して下さったことをたいへん喜ばしく思います。

ヨガの発祥地はインドであり、私自身インド人ですが、現実に本当のヨガを学ぶ機会も場所も、また教えうる教師も少ないというのが事実です。だから、私はこの書が本当のヨガを学び行ないたいと思っておられる日本の方々の役に立ってほしいと望みます。ヨガの学問および哲学を、生活に適応させて頂ければ幸いです。私は日本の方々は、西洋の科学、哲学をその日常生活の上に上手に適応させておられると知っていますから、必ずこの本も健康面および精神生活の面のよい指針になるものと確信しております。

ヨガは、超教派の宇宙的宗教であり、ユニークな学問であり、かつ実践的哲学および行法であります。したがって、正しくこれを行なえば、心身および生活のバランスが整い、他の人々をも感化し、よい影響を与え、導くことができるものです。

私の知るところでは、日本の方々は真摯で、意志強固であり、また学問の分野においても非常に優れておられるのですから、このヨガ行法および哲学の分野においても、全力を尽くして究明されることを確信しております。

B・K・S・アイアンガー

I

ヨガとは何か？

はじめに

ヨガという言葉は、「縛る」「結ぶ」「結びつける」「〜をつなぐ」「注意を導き、集中する」「使い、かつ応用する」というような意味のサンスクリット語ユジュに由来している。また、「結合」とか「交わり」をも意味する。この語の深い意味は、われわれの心と神の心の真の結合、すなわち神の心を自分の心にすることである。マハデヴ・デサイは、著書『ガンディーによるギーター』の序文で、ヨガとは「肉体と心と魂のすべての力を神に結合させることであり、また知性と精神と感情と意志の鍛錬であり、それは、人生をあらゆる角度から平等に観ることのできる魂の安定を意味する」と述べている。

ヨガは、6つの正統インド哲学のうちのひとつである。パタンジャリは196の簡潔な詩句でもってヨガを整理し、統合し、系統づけて古典な経典『ヨガ・スートラ』を著した。

インド思想では、すべての物には絶対の宇宙の精神（パラマートマーまたは神）が存在していると考えており、個人の心（ジーヴァートマー）は、その一部であるとみなしている。ヨガは、ジーヴァートマーを神の心に結びつける修行法を説いているので、「ヨガ」の名が付けられたのであり、このヨガ行法によって解脱（モクシャ）、すなわち「完全なる自由」に到達することができるのである。

このヨガの道に従って真理を探求する修行者を、男の場合はヨギ、女の場合はヨギニと呼ぶ。

ヨガ哲学に関する最も大切で権威ある書、『バガヴァッド・ギーター』の第６章で、シュリ・クリシュナは、ヨガとは苦しみと悲しみからの解放を意味するとし、次のようにアルジュナに説明している。

「心と知性と自我（アハンカーラ）が支配下にあり、たえまなく起きる欲望から解放され、心が安定するとき、神と結ばれた者（ユクタ）になることができる。風がなければ灯の火は揺れない。これは、自らの心と知性と自我をコントロールし、自らの精神に集中するヨギにも同じことがいえる。ヨガの実践を通して不安定な心と知性と自我が静まり、ヨギは自らのうちにある霊性の目覚めによる法悦（真実の満足感）を得ることができる。そして、理性で体験することのできない思慮の世界を越えた永遠の喜びを知ることができ、しかもその喜びの世界を永遠に持続でき、このとき、すべてのものに優る宝を発見したということができるのである。この状態に達すれば、どのような悲しみにも動揺しない。これが本当のヨガの意味であり、苦痛と悲しみから解放された状態なのである。」

上手にカットされたダイヤモンドが、多くの面をもち、それぞれ違った光と色を放っているように、ヨガという言葉もまた、それぞれの面が異なった意味をもっており、心の平和と幸福を得るために精進すべきいろいろな面が示されている。

『バガヴァッド・ギーター』はまた、カルマ・ヨガ（行為のヨガ）の観点から、ヨガを次のように説明している。「働くことそれ自体が働くことの恩典であり、あなたの特権なのであるから、けっして結果を求めるべきではない。だから、仕事の報酬を求めて働くことなかれ。また、けっして働くことをやめるべきではない。神の名のもとに働くべきである。そのためには、利己的な欲求を捨てなければならないし、成功や失敗にこだわる心をもってもならない。この心の安定がヨガと呼ばれるのである。」

またヨガを、生活の知恵、もしくは調和と節度のある賢い暮らし方としても説明している。
「ヨガとは暴食することでも、極端に食を切りつめて飢え死にすることでもない。また、眠りすぎることでも、まったく眠らないことでもない。適度な食事と休息をとり、規則正しく仕事をし、眠り、目覚めることによって、ヨガは苦しみと悲しみを追い払うことができる。」

『カタ・ウパニシャッド』は、ヨガを次のように説明している。「感覚が浄まり、心が平静で、知性が乱れないとき、ヨガの最高の状態に達したということができる。このように、感覚と心をしっかりとコントロールするのがヨガなのだ。この状態に達することができれば、迷いから解放される。」
『ヨガ・スートラ』の第１章、２つ目の詩句で、パタンジャリはヨガを「チッタ・ヴリッティ・ニローダ」と説明している。これは「心の変容の抑制」あるいは「意識の揺れを抑えること」と訳すことができる。チッタという言葉は、全体的、集合的な意味での心のことであり、次の３つのカテゴリーに分類できる。

①**心（マナス）** 注意し、選択し、拒否する働きと能力をもった心。揺れ動き、決断に迷う心の一部分である。
②**知性あるいは理性（ブッディ）** これは、物事を判別し、決断する状態である。
③**自我（アハンカーラ）** 字義的には自己の創り主という意味であり、「自分は知っている」ということを確信する状態である。

ヴリッティの語意は、「ひっくり返る」「回る」「転がる」を意味するサンスクリットのヴリトゥからきており、行動の過程、行動、存在の仕方、心の状態を意味している。
このようにヨガ行法は、不安定な心を静め、エネルギーを建設的な方向に導くための方法である。広大な川をダムや運河によってうまく利用すると、巨大な貯水池を作ることができ、それによって飢饉の発生を防いだり、工業用の豊富な電力を生み出せる。それと同様に、心をうまくコントロールすれば、安らぎの貯水池を作り、それにより人間性向上のための豊富なエネルギーを生み出すことができる。
しかし、心をコントロールすることは、容易なことではない。たとえば、『バガヴァッド・ギーター』の第６章で、アルジュナがシュリ・クリシュナに次のように尋ねている。

「クリシュナ、あなたは、ヨガはブラフマン（宇宙の精神）すなわち神の心と結びつくことであるといわれましたが、不安定で矛盾に満ちたわれわれの心をどのようにして永遠の真理（神）に結合させることができるのでしょうか。われわれの心は性急で、頑固で、しかもたいへんわがままで、これを扱うことは、風を扱うのと同じくらいむずかしいものなのですが……。」
これに対してクリシュナは、次のように答えている。「たしかに、われわれの心は不安定でコントロールすることのむずかしいものだ。しかし、たえまなく修行すること（アビヤーサ）と、欲望から解放されること（ヴァイラーギャ）によって達成できるのである。自分の心をコントロールすることのできない者は、神との結合をむずかしいものと思うことだろう。しかし、自分をコントロールできる域に達することのできた者は、全力を尽くして修行し、エネルギーを正しい方向に導ければ、神との結合に達することができるのである。」

ヨガの段階

正しい方法で行なうということは、正しい目的をもつことと同様に大切なことである。パタンジャリは、魂の探求の方法としてのヨガを、次の８つの段階に分けて教えている。

①**ヤマ**　全人類に共通している、誰にとっても必要な道徳律。
②**ニヤマ**　修練による心の浄化。
③**アサナ**　正姿勢と動作の訓練。
④**プラーナーヤーマ**　呼吸の律動的なコントロール。

⑤**プラティヤーハーラ**　欲望、感情および外的対象による支配から心を離し、解放すること。
⑥**ダーラナー**　集中。
⑦**ディヤーナ**　瞑想。
⑧**サマーディ**　深い瞑想によってもたらされる、意識を超えた自他一如の状態のこと。この状態では、求道者（サーダカ）は瞑想の対象物つまり宇宙の精神（パラマートマー）と一体になることができる。

ヤマとニヤマで欲望と感情をコントロールし、他の人との調和をはかる。アサナによって身体を強健にして、自然との調和をはかる。これら修練によって、ヨギは身体の意識にとらわれなくなり、身体を克服し、魂の探求に適した手段とすることができる。この初めの３段階が外に向けての探求（バヒランガ・サーダナー）である。

その次の２段階、プラーナーヤーマとプラティヤーハーラでは、呼吸を調整して、それによって心をコントロールすることを学ぶ。これによって、欲望の対象にとらわれることがなくなる。この２つの段階が内に向けての探求（アンタランガ・サーダナー）である。

ダラーナーとディヤーナとサマーディは、ヨギを心の深奥にまで導いていく。ヨギは神を天上に探そうとはしない。それは、神が自己の内に存在しているという真実を知っているからである。これがアンタラートマー（内なる自己）であり、この最後の３段階で、ヨギは自分と自己の創り主と調和する。この３つの段階は魂の探求（アンタラートマー・サーダナー）と呼ばれる。

深い瞑想によって、知ろうとする者と、知るという行為と、知られる対象との三者が一体となる。すなわち、見る者と、見ることと、見られるものとがひとつになるのだ。それはちょうど、偉大な演奏家が楽器とそれが奏でる音楽と一体になっているのと同じである。ヨギとは、自分の本質を知っており、自分の自己（アートマン）、すなわち自分の中にある至高の魂の一部を自覚している者のことである。

われわれ各個人は、個別の存在であるから、それぞれ異なった道

（マールガ）を経て、自己の創り主に近づいてゆける。たとえば、活動的な人はカルマ・マールガを選んで、自分の仕事と義務を通じて悟りを得ることができる。感情豊かな人はバクティ・マールガを選び、神への愛と献身を通じて悟りを得ることができる。知的な人はニヤーナ・マールガを選び、知識を通じて悟りを得ることができる。瞑想や思索が好きで自省心の強い人は、ヨガ・マールガで求道し、心のコントロールをすることによって、自己自身の神性を実現するのがよいのである。

本当のものと嘘のもの、永遠のものと一時的なもの、善行と享楽との違いを知恵と判断力によって識別することのできる者は、幸福である。本当の愛を知り、神の創造物のすべてを愛することのできる者は、さらに幸いな人である。他人の幸福のため、本当の愛の心で利己心を捨てて働くことのできる者は、いっそう幸いな人である。また、ガンガー川（ガンジス川）、サラスワティー川、ジャムナー川の合流点が巡礼者の聖地となるように、死すべき身体のうちに知識と愛と無私の奉仕を結合させた者は聖者となる。彼に会う人はみな、心穏やかになり、浄化される。

心は感覚を支配する。心と感覚、思考と理性を支配できる者が人を治める王なのである。こういう人が宇宙の精神（神）との至高の結合であるラージャ・ヨガを行なうのに適しているのであり、内なる光を有している。

自分の心を支配することのできる者が、ラージャ・ヨギである。ラージャという言葉は「王」を意味し、ラージャ・ヨガは、自己を完全にコントロールするという意味になる。パタンジャリは心をコントロールする方法を説いているが、ラージャ・ヨガという言葉を使わないで、アシュターンガ・ヨガとか、ヨガの８段階と呼んでいる。これらは自己コントロールの完全なる修得法を意味しているのであるから、ラージャ・ヨガ学といってよいだろう。

『ハタ・ヨガ・プラディーピカー』の著者スヴァートマーラーマは、これと同じものをハタ・ヨガ（ハタは「力」とか「確固たる努力」という意味）と呼んでいる。なぜなら、この道程は厳しい修行を要求するからである。

一般には、ラージャ・ヨガとハタ・ヨガはまったく別のもので、相反するものであると思われている。つまり、パタンジャリによる『ヨガ・スートラ』では精神的鍛練を主として教え、スヴァートマーラーマによる『ハタ・ヨガ・プラディーピカー』は身体的鍛練のみを説いていると思われている。だが、実はそうではない。ハタ・ヨガとラージャ・ヨガは、お互いに協力相乗し合い、この２つのものがひとつのものとなって、解放への道をなしているのである。登山家がヒマラヤの頂上に登るのに、健康な身体と訓練だけでなく、梯子やロープ、スパイクなどを必要とするように、ヨガを志す者にとっては、パタンジャリの説くラージャ・ヨガという標高に到達するためにはスヴァートマーラーマの説いたハタ・ヨガの知識と鍛錬とが必要なのである。

チッタ・ヴリッティ

『ヨガ・スートラ』で、パタンジャリは喜びと苦しみを生み出すチッタ・ヴリッティ（心に変化をもたらす原因）を次の５つに分けている。

①**プラマーナ**　標準あるいは理想。これに従い、物事の価値を計る。そのよりどころとなるのは、以下の３つである。⑴感覚のような直接的な知覚（プラティヤクシャ）。⑵推論（アヌマーナ）。⑶その教えが信頼できると認められている権威ある聖典の証言あるいは言葉（アーガマ）。

②**ヴィパリヤヤ**　学習によって得られた、まちがった見解。たとえば、まちがった仮定のせいで病気の診断を誤ったり、太陽が地球のまわりを回っているという天文学理論がかつて信じられていたことなど。

③**ヴィカルパ**　事実とは関係のない、言葉上の表現だけに基づく空想や想像。一例をあげれば、乞食が、億という金を使っている自分の姿を想像するだけで幸福と感じたり、金持ちの守銭奴が、自

分は貧乏だと想像するだけで飢えを感じることがある。

④**ニドラー**　眠り。考えや経験がなくなっている状態。完全に眠っているとき、自分の名前、家族のこと、自分の地位、知識、知恵、そして自分の存在さえも思い出さない。このように睡眠中に自分自身を忘れることができると、新鮮な気持ちで目覚めることができる。しかし、眠っているときに心の中に気がかりな思いが入り込んでくると、きちんと休息がとれなくなってしまう。

⑤**スムリティ**　記憶。体験したことの印象をしっかりつかんでおくこと。意識になくても、自分の過去の経験の中に生きている人がある。彼らは悲しい、あるいは楽しい記憶にとらわれていて、その足かせを解くことができないでいる。

また、パタンジャリは苦しみ（クレシャ）を生み出すチッタ・ヴリッティの５つの原因を次のように列挙している。

①**アヴィディヤー**　無知。

②**アスミター**　精神的、知的あるいは感情的に、自分は自分だけと限定し、自分を集団と区別する個人主義的感情。

③**ラーガ**　執着、欲望。

④**ドヴェシャ**　嫌悪。

⑤**アビニヴェシャ**　生命への執着。俗的な生活と肉体的欲望への本能的執着と、死によってこれらを失うことへの恐怖。

これらの苦しみの原因となるものは、サーダカ（求道者）の心の中に潜んでいる。それはたとえば、南極や北極の海に頭だけをのぞかせている氷山のようなもので、慎重にコントロールし、根絶していかないと、心に平和はもたらされないのである。ヨギは、過去を忘れ、明日のことにとらわれず、永遠の現在に全力投球で生きることを学ぶ者である。

ちょうどそよ風が湖面に映った景色を乱すように、チッタ・ヴリッティは心の平和を乱すものである。動きのない静かな湖水がまわりの美しい景色を映すように、心が平静であれば、そこに自らの美が映し出されるのだ。ヨギは、たえまない探求と、欲望および感情のコントロールによって心の平静を保つのであるが、その方法を教えるのがヨガの８段階である。

チッタ・ヴィクシェパ

ヨガの実践者にとって妨げとなるチッタ・ヴィクシェパ（気を散らし、妨げとなるもの）は、次のようなものである。

①**ヴィヤーディ**　身体のバランスを失わしめる病気。
②**スティヤーナ**　倦怠、無気力。
③**サムシャヤ**　疑い、優柔不断。
④**プラマーダ**　無関心、無感覚。
⑤**アーラシャ**　怠慢。
⑥**アヴィラティ**　肉欲。感覚の対象で心が占められ、欲望がかきたてられること。
⑦**ブラーンティ・ダルシャナ**　誤った知識、あるいは妄想。
⑧**アラブダ・ブーミカトヴァ**　長い間考え続ける力、あるいは集中力が欠如しているために、物事の事実を見ることのできない状態。
⑨**アナヴァスティタットヴァ**　長い間の訓練により得た集中力を維持できないこと。

さらに他にも、ヨガの実践の邪魔をするものが４つ存在する。

①**ドゥッカ**　苦痛、苦しみ。
②**ダウルマナシャ**　落胆。
③**アンガメジャヤトヴァ**　身体が不安定であること。
④**シュヴァーサ・プラシュヴァーサ**　呼吸の乱れ。

戦争で勝利を得るために、将軍が地勢と敵をよく調べて、綿密な計画をたてるように、ヨギは自己を修行によって征服するために、精密な計画をたてなくてはならないのである。

ヴィヤーディ　まず第一の邪魔物は、不健康あるいは病気であろう。ヨギにとって身体は、目的達成のために必要な最も基本的な道具である。乗物が故障したら旅行できないように、身体がこわれたら、いくら熱心な求道者であっても自分の大願を成就することはできない。心は、神経組織によって司られているのであるから、身体の健康はそのまま心の成長に影響する。身体の具合が悪くなったり、神経組織が冒されると、心は休まらず、その動きが鈍くなり、集中することも瞑想することもむずかしくなるのである。

スティヤーナ　倦怠感あるいは無力感に悩む者は、目的も歩むべき道ももたず、何の意気込みもない。怠惰で無為に過ごすために、心も知性も鈍くなっている。山の清流はたえまのない水の流れによって水の清さを保っているが、どぶの水はよどんでおり、この穢れからは良いものは何も生まれない。したがって無関心な人間は、何ごとにも集中できないから、生ける屍のようなものであるといえる。

サムシャヤ　知恵のない者、誠実でない者、疑い深い者は自分をだめにしてしまう。そのような者が現世、あるいは次の世で幸福を感じることができるであろうか。求道者は、自分と師を信じなければならない。また、神はいつもそばにおられ、悪魔は近づかないと信じなければならない。こういう信仰が湧き出たとき、欲望、悪意、精神的な怠惰、傲慢な心、疑いの心を除くことができるのであって、それらの邪魔物から解放された心は穏やかで平静になる。

プラマーダ　無関心にとらわれている者はうぬぼれが強く、謙遜の心に欠け、自分のみが賢いと信じている。自分が本当に正否を知っているかどうかを反省することもなく、無知のままで自分の考えが正しいと主張して、自分の気に入ったものを選んでしまう。この人は、利己的な欲望や自分の栄達の望みをかなえるために、何のためらいもなく、邪魔をするすべての者を犠牲にしてしまう。このような人は神の栄光を見ることもできないし、もちろん神の言葉を聞くこともできないであろう。

アーラシャ　怠慢という邪魔物を追い払うためには、意欲（ヴィーリヤ）をもちつづけることが必要である。求道者の態度は、ちょうど恋人を常に待ちこがれて、けっしてあきらめたりしない者の姿に似ている。希望が盾となり、勇気が剣となる。憎しみや悲しみにとらわれてはならない。信じて熱心につとめれば、心身の無気力を克服できるだろう。

アヴィラティ　これは、意識的に捨て去ったものに対する熱烈な欲求であり、その欲求を抑えるのはたいへんむずかしい。ヨギは、完全にコントロールされた感覚の助けを用いて、執着することなく、感覚の対象を楽しむことを学ぶ。プラティヤーハーラを実践することによって、執着と欲望から解放され、心は満たされて平静になってくる。

ブラーンティ・ダルシャナ　まちがった知識におかされた者は、錯覚に苦しみ、自分だけが本当の神の光を見たと信じる。このような人は、知力は備えているが、謙虚さに欠け、自己の賢さを誇張するのである。そのような人は偉大な人々と接し、よい指導者の下で正しい道を知り、自己の弱さを克服する必要がある。

アラブダ・ブーミカトヴァ　スタミナのない登山家が頂上までたどりつけないように、集中力のない者は、真実を探求することができない。真実の一部をかいま見ることはできるかもしれないが、はっきり見ることはできないであろう。ちょうど夢の中で神の音楽を聞いたが、目覚めたときにはそれを思い出すことができず、またその夢を再び見ることができないようなものである。

アナヴァスティタットヴァ　アナヴァスティタットヴァに影響される人は、厳しい修行によって、真実を見る域に達している。成し遂げたことに満足し、誇りをもっているが、行（サーダナー）に気のゆるみが見られる。清浄で、強い集中力を備えてはいるが、探求の最後の難関に至ったのだ。最後の段階にきても、たえまない努力をすることが不可欠であって、求道者は限りのない忍耐と強い意志の力でさらに深く激しく道を探求しなければならない。気のゆるみは神の悟りの道を進む足かせとなる。神の恩寵を受けるときまで、待たなければならないのだ。このことに関して、『カタ・ウパニシャッド』では次のように述べている。「『絶対の自己』は学習したり、教えられたり、または緻密な知性や学問的知識に頼っただけでは体得できないものである。神を求める心が強く、しかも神から選ばれた者のみが、『絶対の自己』を知ることができるのである。」

　これらのような邪魔するものを克服して、本当の幸福を得るために、パタンジャリはいくつかの方法を述べている。最上の方法はマイトリ（親しみ）、カルナー（慈悲）、ムディター（喜び）とウペクシャー（無関心）の４つを学ぶことであるとしている。

マイトリ　たんに親しむだけでなく、その対象と一体感（アートミーヤター）をもつことである。たとえば母親は子供が成功したとき、大きな喜びを感じるが、これはアートミーヤター（一体感）のためである。パタンジャリは、マイトリをスカ（幸福、美徳）のために推奨している。ヨギは善のためにマイトリとアートミーヤターをはぐくみ、何ものに対しても悪意を抱くことなく、敵を友人に変えるのである。

カルナー　他人の苦しみ（ドゥッカ）を見て、たんに気の毒に思ったり、同情したり、絶望の涙を流したりすることではない。困っている者を救うための献身的な行為を伴った思いやりのことである。ヨギは、他人を痛みと苦しみから救うために、身体的、経済的、精神的、道徳的に自分のあらゆるものを使う人である。たとえば、弱者が強くなるまで自分の力を分け与えたり、模範を示すことによって、臆病な相手が勇敢になるまで自らの勇気を分け与えたりするのである。ヨギは「適者生存」の原理を否定し、弱者を強くし、生存できるようにする。ヨギはあらゆる人の避難所となるのである。

ムディター　たとえ相手がライバルであったとしても、他人の善い行ない（プンニャ）を喜ぶ心である。ムディターの心によって、ヨギは自分が望んでいるがまだ達せられない目標に他人が到達したのを見ても、怒りや憎しみや嫉妬といった感情に苦しまずにすむのである。

ウペクシャー　悪徳（アプンニャ）に染まった者へのたんなる軽蔑や、無関心や優越感ではない。もし同じ誘惑に直面したとき、どのように行動するかを厳しく分析する心である。また堕落した状況に陥ったことについて、その人にどれくらい責任があるかを理解し、そのうえで正しい道を示してあげることである。ヨギは、他人の過ちをまず自分で調べ考えることによって理解する。ヨギは、このような自己探求を通じて、他のすべてに対する慈悲を体得するのである。

しかし、このマイトリ、カルナー、ムディター、ウペクシャーの４つの方法の深い意義は、心が平静でないと感じることができない。私は自分の体験から、一般の人には平静心を得る方法として、パタンジャリの述べたヨガの８段階のうちの２つ、アサナとプラーナーヤーマを実行することを勧めている。

心（マナス）と呼吸（プラーナ）は緊密な関係があり、互いに影響を及ぼしあう。それゆえに、パタンジャリは心の落ち着きと平安を得るために、プラーナーヤーマ（律動的な呼吸法）を行なうことを勧めたのである。

シシヤとグル＝師弟

『シヴァ・サンヒター』は、サーダカ（弟子あるいは求道者）を４つの段階に分類している。すなわち、ムリドゥ（弱い)、マディヤマ(普通)、アディマートラ（優れている)、アディマートラタマ（最高）である。この最後の最高の者のみが、世俗的で表面的な世界の海を乗り越えることができる。

心の弱い者（ムリドゥ）は熱意に欠け、師の悪口を言い、しかも欲が深く、悪い行為に走り、食べすぎ、心が不安定で、臆病で、依頼心が強く、粗野な話し方で、性格が弱く、活気もない。グル（師）は、このような弟子にはマントラ・ヨガのみで導く方法を用いる。このような求道者は大変な努力を12年間続ければ、悟りに近づくことができるとされる。(「マントラ」という言葉は、「考える」ということを意味する「マン」という語に由来している。したがって「マントラ」とは、聖なる思想や祈りの言葉を、その意味を完全に理解しながら繰り返すことである。ムリドゥ（弱い者）の心にひとつのマントラが根ざすまでには、何年という長い時間がかかり、さらにそのマントラの効果が実るには、もっともっと時間を要するのである。)

平均的な精神の持ち主で、辛苦に耐えることができ、仕事を完全に成し遂げる意志をもち、穏やかに話し、どんな環境においても中庸を保つことができる者（マディヤマ）は、平均的な弟子といえる。グルは、このような弟子をラヤ・ヨガによって解放へと導く。ラヤとは「祈り」「同化」「溶解」を意味する語である。

安定した精神をもってラヤ・ヨガを修得し、活気と独立心と気品があり、慈悲深く他人を許し、誠実で勇気があり、若々しく、うやうやしく師を崇拝して、意欲的にヨガを実行している者は優れた求道者であるアディマートラに属する。このような人は、ヨガを６年間実行すれば悟りに近づくことができるとされている。師は、このような力強い者にはハタ・ヨガで導く方法を用いる。

強い生命力と意欲をもち、しかも美しくて勇敢であり、経典に通じており、篤学で、正しい心をもち、けっして憂鬱にならず、いつまでも若々しく、欲望や感情もコントロールすることができ、恐れることなく、清潔で、器用で、寛大で、他人を助け、堅実で、知的で、独立心があり、他人を許し、高い人格をもち、口を慎しみ、師を深く崇拝している人たちが最高の求道者のアディマートラタマである。このような人はどのヨガ行にも適しているので、3年間で悟りに近づくことができるとされている。
『シヴァ・サンヒター』と『ハタ・ヨガ・プラディーピカー』では、成就するまでの期間を述べているが、パタンジャリは、個人の魂が神聖なる宇宙の魂と一体になれるまでの期間については述べていない。彼は、アビヤーサ（強い意志をもってたえまなく修行すること）とヴァイラーギャ（欲望からの解放）が心を平静にすると教えている。彼は、アビヤーサとは中断することのない長期的かつ献身的な努力のことで、この努力が堅固な礎をつくりだすのだと定義している。

ヨガを学ぶということは、一定の期間内で卒業証書をもらったり、学位を得るような学び方ではない。

グルは弟子を援助し、ヨガを学ぶにあたっての邪魔物や苦難の多くを取り除く役割を果たす者である。グルの「グ」とは暗闇を、「ル」は光を意味している。すなわち、暗闇を取り除いて光をもたらすものがグルである。このように、グルという言葉の意味はたいへん深い。グルはただの指導者ではない。ただ生計の立て方のみを教えるのではなく、人生を尊く生きる方法のすべてを教える精神的指導者なのである。グルは神の教えを伝える者であり、その教えを受ける者がヨガの弟子（シシヤ）である。

このように弟子と師は、親子、夫婦、友達同士以上の深く特別な関係をもっている。師は利己主義の心と生き方を捨てており、名声や利益など、いかなるものにもとらわれず、弟子が最終的なゴールに達するように献身的に導くのである。師は神の道を弟子に示して導き、弟子の歩みを見守っている。師は愛をもって、弟子が自信をもち、献身し、規律を守り、深く正しく理解できるように指導する。グルは弟子を信頼しており、そのうえで弟子が教えを身につけているかどうかを厳しく検分する。グルは、弟子に質問するように促して、弟子が質問とその分析によって真実を知るように導く教え方をする。

弟子は、高い理解と向上を可能にする素質をそなえていなければならないし、師への深い信頼と献身の心、師を尊愛する心をもっていなければならない。完全な師弟関係は、たとえば『カタ・ウパニシャッド』におけるヤマ（死の神）とナチケータスの関係、あるいは『バガヴァッド・ギーター』におけるシュリ・クリシュナとアルジュナの関係のようなものである。ナチケータスとアルジュナは、卓越した集中心と熱心さと旺盛な質問欲とで悟りを得たのであった。ヨガの弟子は、知識の修得に旺盛であり、また謙虚な態度で、忍耐強く、不屈の精神で学びつづけなければならないのであって、たんなる好奇心で師のところへ学びに行ってはならないとされている。弟子はシュラッダー（強い信頼）をもっていなくてはならず、予想していた期間に目的が達せられなかったとしても、くじけてはならない。数限りない過去の経験やサンスカーラ（過去の思考や行動が蓄積されて残ったもの）によって色づけられている安らぎのない心を平静にするには、驚異的な忍耐が必要なのである。

たんに師の言葉を聞くだけでは、けっして教えを自己のものとすることはできない。この例は、インドラとヴィロチャナの物語に示されている。神々の王であるインドラと、魔族の王子ヴィロチャナは、２人の精神的な師であるブラフマーのところに、至高の自己について学びに行ったのであった。２人は同じ講義を聞いたのであるが、インドラが悟りを得たのに反して、ヴィロチャナはそれを得ることができなかった。インドラは師を崇拝し、師に対する敬愛心と忠誠心をもっており、師の教えを深く求道研究した。彼は師の心と一体になっていた。これが彼が悟りを得た理由である。しかし他方のヴィロチャナは、ただ師の教えを知識として学んだだけであった。彼は教えられたことに対しても、また師に対しても崇拝する心をもっていなかった。だから、彼は知識の巨人のままにとどまったのであり、再び物事を疑うようになった。インドラは自分の知性に謙虚であったが、ヴィロチャナは自分の知力にうぬぼれの心をもっていただけでなく、ブラフマーのところへ行くのは自分を低めるものとさえ思いこんでいたのであった。インドラの姿勢は奉仕的であったが、ヴィロチャナは利己的な好奇心から、また将来彼の勢力を伸ばすのに役立つようにと考えて、功利的かつ現実的な心で学んでいたのであった。

弟子はなによりもまず、愛と節度と謙虚な心を大切にしなければならない。愛は勇気を生み、節度は豊富へとつながり、謙虚な心は強い力を生みだす。愛のない勇気は動物的であり、節度のない豊かさは過度となって堕落へとつながり、謙遜を伴わない力はうぬぼれと横暴へとつながる。真のシシヤ（弟子）は、彼がその存在の源へ還るときにも消えることのない力をグル（師）から学ぶのである。

サーダナー＝自由への鍵

あらゆるヨガの教典は、サーダナーあるいはアビヤーサ（たえまない実践）の重要性を強調している。サーダナーはただヨガの経典を理論的に勉強することではなくて、精神の鍛錬である。油は、油の種を押しつぶさなければ出てこないし、木は熱さなければ、発火して内に秘める火を生じない。このことと同じように、サーダカ（求道者）はたえまない実践によってのみ、自分の内にある神の心の光を輝かせることができるのである。

「老いも若きも、非常に年老いた者も、また病人や虚弱者でさえも、たえまざる実践によってはじめてヨガを体得することができる。成功は実行する者のみに訪れ、実行しない者のところにはけっしてやってこない。聖典を読んで理論的に学習するだけでは、ヨガを体得することはできない。また、出家者の服装をまねしたり、それを話題にしたとしても、悟道することはできない。たえまなく実行することだけが成功の秘訣であり、唯一の道なのである。」（『ハタ・ヨガ・プラディーピカー』第１章64－6節）

「たえまざる実践を通じて文字を学ぶことによってあらゆる学問は修得されるが、それと同じように、まず身体的な鍛錬を完璧にすることによって、真理（タットヴァ・ニヤーナ）、すなわち宇宙に遍在する

至高の精神と同一である人間の魂の本性を知ることができる。」(『ゲーランダ・サンヒター』第1章5節)

身体と感覚と精神と理性と自己をまとめあげ集中して努力することによってのみ、人間は心の平静という賞与を受けて、自らの創造主にめぐり会うという魂の探求を成就することができるのである。人生における最高の冒険とは、自己の創造主に還る旅であるということができよう。その目的の地にたどりつくためには、身体、感覚、精神、理性、そして自己の働きがよく開発されて、しかも統合されていなければならない。もし努力が統合されたものでないと、この冒険に失敗するであろう。『カタ・ウパニシャッド』第1部第3章では、ヤマ（死の神）が求道者ナチケータスにこのヨガをたとえ話で次のように説明している。

「自己（アートマン）を馬車に乗っている神、理性を御者、精神を手綱であるとしよう。そうすると感覚は馬であり、その欲望の対象が牧草である。感覚と心が統一されたとき、そのような自己のことを賢人は楽しんでいる者（ボクトリ）と呼ぶ。識別力のない者は自らの精神を御せない。そのような者の感覚は、癖の悪い馬のようなものである。識別力のある者は、精神をいつもコントロールできるので、その感覚はよくしつけられた馬のようである。識別力のない者の心は、不安定で浄化されていないので、至高の境地に達することができず、次々と輪廻する。識別力のある者の心は、平静で浄化されているので、至高の境地に達し、再び生まれかわることはない。このように、精神を制御できる識別力ある御者たる者は、永遠なる精神の住まう至上の地という旅の目的地に到達することができる。」

「感覚は欲望の対象より強く、心は感覚より強く、理性は心より強く、理性より強いものが神である。至高の自己によって自らを律し、欲望の形をとってあらわれて自分を迷わす敵を打ち滅ぼさねばならない。」(『バガヴァッド・ギーター』第3章42・43節)

これを実現するためには、たえまない実行のみならず、放棄することも必要である。放棄といえば、何を放棄するべきなのかと問われるにちがいない。ヨギはけっして世俗世界を放棄しない。それは創造主を放棄することになるからである。ヨギは、神に近づくための邪魔物を放棄するのである。ヨギはすべての欲望を放棄する。すべての啓示も正しい行ないも神からもたらされると知っているからである。また、神への献身を邪魔する者を放棄し、悪い考えを広める者、道徳を語るのみで実行しない者も放棄するのである。

ヨギは、活動を放棄することはない。自らの活動の成果を神あるいは人類に捧げることによって、自らの活動を自分に結びつけている束縛を断ち切るのである。神への義務を果たすことが、ヨギに与えられた恩典であり、活動の成果に対しては何の権利もないと認識している。

他の者は義務に対して眠り、権利のために目を覚ますが、ヨギは義務にはいつも目を輝かせ、権利に対しては眠っているといえよう。したがって修行して平静心をもつ者は、すべての者の眠る夜中に光に向かって目を覚ますといわれているのである。

アシュターンガ・ヨガ（ヨガの８段階）

パタンジャリの『ヨガ・スートラ』は４つの章（パーダ）から成り立っている。第１章はサマーディについて、第２章はヨガを完成する方法（サーダナー）について、第３章はヨギが求道中に出くわす力（ヴィブーティ）を列挙し、第４章は解脱（カイヴァリヤ）について述べている。

第１段階　ヤマ

ヨガの８段階は第２章に述べられている。第１段階はヤマ（道徳律）で、主義、国籍、年齢、時代を越えて存在する、最も重要な戒律である。すなわち、アヒンサー（非暴力）、サティヤ（真実、正直）、アステヤ（不盗）、ブラフマチャリヤ（禁欲）、アパリグラハ（不貪）がそれである。これらの戒律は、個人および社会に必要な基本的規則であって、もし守らなければ混乱、暴力、不誠実、盗み、浪費、貪欲などがはびこるであろう。これらの悪の根源は貪欲、欲望、執着の感情であり、弱、中、強の度合があるだろう。これらはいずれも、苦しみと無知をもたらすのみである。パタンジャリはヤマの５原則に従って、人間の考え方の方向を正すことにより、それらの５悪の根源を断とうとしているのである。

アヒンサー　アヒンサーという語のアは「否定」を、ヒンサーは「殺す」「暴力」を意味している。これはたんに「殺さない」というだけの消極的な禁止ではなくて、さらに大きな積極的な意味、すなわち愛の心を意味しているのである。この愛はすべての創造物を包み込む愛である。われわれは皆、同じ父、すなわち神の子だからである。ヨギはいかなる物でも人でも、それを壊したり殺したり傷つけたりすることは、その創造主である神そのものを侮辱することであると理解している。人間は、食物とするために、あるいは自分の身を危険から守るために何かを殺さなくてはならない。しかし、ただ菜食主義者であれば非暴力でありヨギであるというわけではない。なぜなら、菜食主義の食事を摂ることがヨガの実践に不可欠なわけではないからだ。血に飢えた暴君が菜食主義者であるかもしれない。暴力、非暴力は心の状態であって、食事のことではないのである。このように暴力は人の心の状態に存在するのであり、人の使う道具そのものに存在するわけではない。果物の皮をむくにも、敵を殺すにもナイフが使われる。このように過ちは、ナイフという道具にあるのではなくて、それを使う人の心に存在するのである。

人間は自己の利益のために、つまり自分の身体や、自分の愛している人々や物事、自分の所有物や権力を守るために暴力に訴えようとする。しかし自分一人の力で自分や他人を守れるものではない。自分にはできると信じるのはまちがいである。人間はすべての力の源である神に頼らねばならないのだ。この信仰心をもつことができれば、悪を恐れなくなることであろう。

暴力は恐怖、弱さ、無知と不安から起こるのであるから、これを制御するために最も必要なことは、心を恐れから解放することである。そのためには人生の見方を正し、心の再教育をすることが必要である。無知と推測でなく現実と探求を信じることを学べば、暴力は消えていくはずである。

ヨギは、生きとし生けるものすべてが、自分と同様に生きる権利を有するという信念をもっている。ヨギは、自分は他人を助けるために生まれてきたのだと信じており、愛をもって神の創造物を見つめている。ヨギは、自分の生命は他の生命と密接につながっていることを知っており、他人が幸福になれるよう、援助の手を差しのべることに無上の喜びを感じる。だから自己の幸福より他人の幸福をまず考え、自己に縁のあるすべての人の喜びの源になることを欲しているのである。たとえば子供が歩き始めるとき両親が手を差しのべて勇気づけるように、ヨギは、自分よりも不幸な者に対して手を差しのべて、彼らが自分で生きていけるよう指導するのである。

人は他人の過ちを裁こうとするが、自分の犯した過ちには慈悲と許しを求めようとする。しかしヨギは、自分の過ちこそ裁かれるべきであって、他人の過ちは許すべきであると信じている。ヨギは、人間はいかに生きるべきであるかを知っており、他の人にそれを教えるのが務めであると自覚している。だから、常に自己の向上をめざし、愛と慈悲で他の人々に自己向上の方法を示そうとしている。

ヨギは、悪そのものには反対するが、その悪をなした人間自身は否定しない。悪を罰するよりも、その罪を償うことを指導するのである。罪を否定しても、罪を犯した人を愛することは可能である。たとえば酒飲みの夫をもった妻は、夫を愛しつつも彼の悪癖を否定するであろう。愛のない否定が、暴力を生むのである。しかし、罪を犯した人の内にある悪を否定せずに愛することは愚行であり、これは自他に不幸をもたらす。ヨギは、罪人の内にある悪と戦いつつ愛することが正しい方法である、と自覚している。愛をもって戦えば、その戦いは勝利につながる。本当に子を愛する母親は、子供の悪習を直すために、ときにぶつこともある。同じように、アヒンサーの真の実行者は、自分が反対する相手を愛しているのだ。

アヒンサーを実行することによって、アバヤ（恐れからの解放）とアクロダ（怒りからの解放）がもたらされる。恐れからの解放は、浄化された生活を送る者のみにもたらされる。ヨギは何者をも恐れず、何者もヨギを恐れる必要はない。なぜならばヨギは、自己の魂の探求によって、自己を浄化しているからである。恐れは人を苦しめ、麻痺させる。人間は未来を、未知のものを、まだ見たことのないものを恐れる。また、生活の糧を、富を、名声を失うことを恐れる。しかし最大の恐怖は死である。ヨギは自分というものは身体そのものではなくて、身体は自分の魂の一時的な住まいにすぎないということを知っている。また、自己の中にすべてを見、すべての中に自己を見るので、恐怖は去っていくのである。身体は病気、年齢、老衰、死に影響を受けるが、心は影響されない。ヨギにとって死とは、生に味わいを加える妙味なのである。ヨギは、心、理性、生活のすべてを神に捧げている。自己のすべてが神に結ばれているとき、何を恐れる必要があろうか。

怒り（クロダ）には２つの種類がある。それは心を堕落させる怒りと、精神的成長へとつながる怒りとである。前者の怒りの原因となるのは、自己が軽視されたときに腹を立てる、うぬぼれの心である。この心では、物事を正しく見通すことができなくなり、判断を誤る。一方ヨギは、自己の心が堕落したとき、あるいは自己の経験と知識が愚行を犯すのを止められなかったときに、自分自身に対して怒るのである。自己自身の過ちに対しては厳しいが、他人の過ちには寛大である。心の優しいことがヨギの特質のひとつであり、ヨギの心は苦しいときにやわらぐのである。ヨギの心には、自己への厳しさと他人への優しさが同時に存在しているので、ヨギのいるところではすべての敵意が消滅してしまう。

サティヤ　サティヤ（真実。正直であること）は、行動と道徳にとって最も大切なルールである。マハトマ・ガンディーは、「真実は神であり、神は真実である」といっている。火が鉱石を熔解し、不純物を取り除いて金を残すように、真実という火は穢れを燃やして、ヨギの心を浄化するのである。

真実に基づいて考え、真実の言葉を話し、全生活が真実に基づいて送れるようになったとき、はじめて神と一体になる用意ができたといえるのである。現実《リアリティー》とは、その根源的な性質においては愛と真実であり、愛と真実の両面を通して表現される。ヨギの生活面は、この現実の二面である愛と真実に忠実に従わなければならない。だから、愛を基盤とするアヒンサーもいっしょに行なう必要があるのだ。サティヤは、思考と言行が完全に真実であることを意味している。もし虚偽があれば、それがどんな形のものであろうと、求道者（サーダカ）が真実の基本法と調和するのを妨げてしまう。

真実ということは、話すことのみに限定されるわけではない。話には４つの罪がある。罵ったり淫らなことをいうこと、嘘をつくこと、中傷したり告げ口すること、他人が聖なるものとして守っていることをあざ笑うこと。告げ口する人は、毒蛇よりも有害である。言葉をコントロールすることは、悪意を根絶することにつながるのである。心の中に悪意がないとき、心はすべての物事に対する慈悲心で満たされる。言葉をコントロールすることのできる者は、自己をコントロールする能力を体得した人である。そのような人が話すとき、その言葉は他者から尊敬の念をもって注意して聞かれる。その言葉は善であり、本物であるから、いつまでも人の心に残るのである。

真実に基づいて生きる人が純粋な心で祈れば、本当に必要なものは必要なとき、追い求めなくても自然に与えられる。真実に厳しく基づいて生きる人は、何かを求めて特別に行動しなくても、行動そのものがよい結果をもたらす。すべての真実の源である神は、そのような人の要望をかなえ、必要な糧をお与えくださるのである。

アステヤ　他人がもっているものを取り上げて所有したいという欲は、人を悪に導く。この欲望から盗みたいという衝動と貪欲が生まれる。アステヤ（不盗）の「ア」は「しない」ということ、「ステヤ」は「盗む」を意味する。つまり、ここでの「盗まない」とは、ただ他人のものを許可なくとらないということだけではなくて、所有者が許した時間以上使用しないこと、意に反する目的のために使わないということも意味している。このように、アステヤという言葉は、悪用、信託違反、誤った管理、誤用も意味している。ヨギは、自己の要求を最小限に止めるように心がけている。なぜならば、本当に必要でないものを所有することは盗みと同じことであると見なすからである。一般の人は、富、権力、名声、享楽を渇望するが、ヨギは神を敬うということのみを求める。そうした渇望から解脱すると、誤った誘惑から逃れることができる。渇望は、静けさという小川の流れを泥で汚し、人間を堕落させる。「盗むべからず」という戒めを実行するものは、すべての宝の安全な貯蔵庫となることができるのである。

ブラフマチャリヤ　辞書によると、ブラフマチャリヤ（禁欲）は「独身生活」「宗教的学習」「自制」のことを意味している。ヨガでは精液の乱用は、死へとつながり、寿命を縮めるものと考えられている。精液を保つことにより、ヨギの身体は甘い匂いを生みだし、精液を保っているかぎり死への恐怖はない。このことは、求道に心を集中することによって、自然になしとげられることである。すなわちブラフマチャリヤとは、否定とか、強制された禁欲とか、禁止ということではないのである。

シャンカラーチャーリヤによると、ブラフマチャーリー（ブラフマチャリヤを実行する者）は、ヴェーダの学問に熱中し、ブラフマンの中でたえず働き、すべてのものがブラフマンの中に存在するのを認識しているという。いいかえるなら、すべての中に神性を見ることのできる人がブラフマチャーリーだ。一方、パタンジャリが強調しているのは、身体と言葉と心の節制である。これは、ヨガの哲学が独身生活者だけのものであるという意味ではない。独身であるか、結婚して在家の生活を営んでいるかということは、ブラフマチャリヤにはたいして関係がない。要はブラフマチャリヤの高度な思想を日常生活に応用すればよいのである。救われるために未婚でいたり、出家しなければならないということはないのである。それどころか、すべての法典（スムリティ）は、結婚を勧めている。それは人間的な愛や幸福を経験しないで神の愛を知ることはできないからである。古代インドの聖人やヨギは、みな自分自身の家族をもち結婚もしていて、けっして社会的、道徳的義務を回避しなかった。結婚や親子の愛は、神の愛を知ること、幸福になること、至上の魂と一体になることの妨げになるものではないからである。

『シヴァ・サンヒター』は、在家にありながら求道する者のことについて次のように述べている。「まず人目を避けたところで、俗界との交際を断つ練習を始めなさい。人づきあいは保っていなければならないが、それに熱中してはならない。また仕事やカースト、地位の義務を放棄してはならない。むしろ、結果に思い煩うことなく、それらを神の心に近づくための道具と見なして遂行せよ。ヨガの方法に従って実行すれば、疑いなく成功することであろう。失敗、成功にこだわらず、自己をコントロールできる者は、出家しなくとも家長としての責任を果たしつつ、救いと悟りを得ることができるのである。在家でありながらヨガを実行することは、善悪の判断の基準にはならない。他人を守るために罪を犯したのだとしたら、罪に汚されることはないのだ。」（５章234－8節）

ブラフマチャリヤを確立した者は、活力とエネルギーがたくわえられ、勇敢な心と大いなる知性がはぐくまれるので、どんな不正であっても戦うことができる。ブラフマチャーリーは、自らがつくりだす力を有効に使うことだろう。神から与えられた仕事をするために身体の力を使い、文化の普及のために心の力を使い、精神生活の向上のために知力を使うのである。このように、ブラフマチャリヤは知恵の灯をともす火種なのである。

アパリグラハ　パリグラハとは「集める」「貯える」ことであり、それにとらわれないことをアパリグラハという。したがって、これは「盗まない」というアステヤの一面である。本当に必要でないものを得るべきではないように、そのときに必要でないものを集め、貯えるべきではない。働かずに何かを得たり、他人の好意に甘えて物をもらったりするべきではない。なぜなら、それは精神の貧しさを意味するからである。ヨギは将来に備えて物を集めたり貯えたりすることは、神、そして自分への信仰が足りないからだと見なしている。ヨギは、月の姿を目の前に描くことによって、信仰を守っている。月は、半月間は人が眠りについたあとに昇るのであるから、そのあいだは、人は月の美しさをほめたたえはしない。だが、人がほめるほめないにかかわらず、月は自らの道からはずれはしない。再び太陽に面したときに満月になり、人間はその素晴らしい月の出を待ちこがれているだろうと信じて、自分の道を忠実に守っているのである。

アパリグラハを守ることによって、ヨギは自分の生活をできるだけ質素にし、何物が欠けても不自由を感じないよう、自らの心を訓練している。また、このような生き方をすれば、本当に必要なものが必要なときに自然にやってくるのである。一般の人間の生活は、たえまない欲求の混乱と、それによる不満と、それに対する反応で埋め尽されており、それゆえに心のバランスを保つことがほとんどできない状態である。ヨガの求道者は、何ごとに対しても常に満足できる能力を開発している。したがって、心は平和になり、俗世を犯している幻影と不幸の世界を超越することができるのである。

シュリ・クリシュナは、『バガヴァッド・ギーター』の第９章でアルジュナに次のように約束している。「私だけを献身的に信奉し、いかなるときにも私と調和している者には、私は完全なる安全をもたらそう。私は彼らの本当に必要なすべてを与え、永久に守りつづけるであろう。」

第２段階　ニヤマ

ヤマが全人類共通の戒めであるのに対し、ニヤマは個人の規律として守るべき行動の掟である。パタンジャリは５つのニヤマを挙げている。すなわち、シャウチャ（清浄さ）、サントーシャ（満足）、タパス（熱心、厳しさ）、スヴァーディヤーヤ（自己の教育）、イーシュヴァラ・プラニダーナ（神への献身）である。

シャウチャ　身体の浄化は幸福に必要不可欠である。水浴のようなよい習慣は、身体を外から清め、アサナやプラーナーヤーマは内から清める。アサナによって身体全体の調子を整え、生活の乱れによって生じた毒素と老廃物を取り除く。プラーナーヤーマによって、肺および血液を清め、神経を浄化する。しかし身体の浄化よりもっと大切なことは、心を浄化することである。すなわち、憎しみ、欲望、怒り、情欲、貪欲、妄想、うぬぼれのような心を乱す感情を浄化することである。さらにもっと大切なことは、不純な思考を追い払って知性（ブッディ）を浄化することである。心の不純は、バクティ（崇拝、信仰）という水によって洗い清めることができる。知性や理性の不浄は、スヴァーディヤーヤ（自己の教育）によって焼き消すことができる。この内なる浄化は、光と喜びをもたらしてくれる。それはまた、慈悲心を生みだし、苦悩、失意、悲しみと失望（ダウルマナシャ）を取り除いてくれる。慈悲心が深くなると、他人の過ちや欠点だけでなくて、美点が見えるようになってくるのである。他人の美点を尊敬することによって、自分のことも尊敬できるようになり、この心は悲しみや困難と戦うときの助けとなる。心が澄んでいるときには精神を統一（エカーグラ）しやすい。精神集中によって、感覚を統制すること（インドリヤ・ジャヤ）ができる。そのとき、自己の身体という神殿に入り、心という鏡の中に本当の自己を見る用意ができたといえるのである。

身体、思考、言葉の浄化のほかに、食物も清らかでなくてはならない。清潔に準備、調理することはもちろんであるが、食物を入手する手段も清らかでなければならない。

すべての命を支えている食物は、ブラフマンの一側面にほかならないと考えられている。一口一口が神に奉仕する力を与えてくださるのだという気持ちで食さなければならない。そうすれば、食物は浄化されるのである。菜食主義になるかどうかは、人それぞれ生まれ育った土地の伝統や習慣によって決められるのであって、純粋に個人的な問題である。しかし、ヨガの求道者は集中力と精神性向上のために、やがては菜食に変えねばならないことであろう。

食物は健康を増進し、力、エネルギー、生命力を高めるために摂るべきである。質素で、栄養があり、水分を含み、落ち着かせてくれる食物を選ぶことが大切である。すっぱいもの、にがいもの、塩からいもの、ピリッとするもの、焼けつくような味のもの、新鮮でないもの、味のないもの、胃にもたれるもの、不潔なものは避けるべきである。

人の性格は、食物の種類と食べ方によってつくられる。人間だけが、空腹でもないのにものを食べる生きものであり、生きるために食するというより、食するために生きている人が多い。嗜好に従った食べ方をすれば過食し、消化不良を起こし、身体の調子を乱してしまう。ヨギは調和を重んじ、必要なものだけを食する。ヨギは食べすぎもしないし、食べなすぎることもない。ヨギは、自己の身体を自己の魂の休憩所と見なし、常に放縦から身を守っている。

精神の訓練には、食物だけでなく場所も大切である。だから家から遠いところや、森の中、混雑した町中、騒がしいところは適当でない。食物を容易に入手でき、害虫などのいないところで、風雨をまぬがれ、よい環境の場所を選ばなければならない。湖川の岸や海岸が最も理想的だが、現代社会では、このような静かな理想的な場所を見つけるのはたいへんむずかしい。しかし、少なくとも訓練のために、部屋に一隅を設けてそこを清潔にしておき、空気を入れ換え、乾燥させて害虫から守ることは可能だろう。

サントーシャ　サントーシャ（満足）は培われなければならない。満足していない心では、集中統一することができない。ヨギの心は、何ものにも不足を感じていないから、いつも満足している状態である。そして、この満足感が無上の喜びをヨギの心にもたらしている。満足している者は、神の愛を知り、義務を遂行しているので完全な存在である。このような人は真実と至福を知っているので、祝福された人である。

満足と平静は心の状態である。民族、信条、財産、学識によって差異が生まれる。その違いが不調和を生みだし、そこから意識的にあるいは無意識的に争いが起こり、それが人を混乱させ、悩ませるのである。そして、精神の統一ができず、心の平和を失うことになる。精神の炎が欲望という風によってゆらめかないとき、心の満足と平静がある。求道者（サーダカ）は、死者の空虚な平和を求めるのではなくて、理性がしっかりと神に根ざしている者の平和を探求するのである。

タパス　タパスという言葉の語源は、「燃やす」「焼く」「輝かせる」「苦しむ」「熱で消耗する」という意味のタプという語である。したがって、タパスとは、人生の最終目的に到達するために、いかなる状況の下でも、燃えるように激しい努力をすることである。浄化、自己鍛錬、禁欲にはそれが必要であり、あらゆる精神修養はタパスの実践であると見なすことができるかもしれない。

タパスとは、神と結びつくために自覚的に努力し、この最終目的に到達するのを妨げるすべての欲望を焼き払ってしまうことである。価値ある目的は人生を輝かせ、浄化し、神聖にする。そのような尊い目的なくしては、行動も祈りも無価値であるから、タパスのない人生は愛のない心のようなものである。タパスがなければ、心は神にまで到達することができない。

タパスには３つの種類がある。身体に関するもの（カーイカ）、言葉に関するもの（ヴァーチカ）、心に関するもの（マーナシカ）である。たとえば、禁欲（ブラフマチャリヤ）と非暴力（アヒンサー）は身体のタパスである。言葉で他人を傷つけないようにし、神の偉大さを説き、結果にこだわらず真実を語り、他人の悪口をいわない。これが言葉のタパスである。喜びに面しても悲しみに面しても、心が平静で安定しており、いつも自己コントロールのできる精神状態を育てることが、心のタパスである。

利己的な目的ではなくて、いかなる報酬をも期待せず、１本の草でさえも神の意志なくしては揺れ動かないという確固たる信仰心で働くことがタパスである。

このタパスによって、ヨギは身体と心と人格を高め、力を生みだし、勇気と知恵と高潔さと正直さと純真さを獲得するのである。

スヴァーディヤーヤ　スヴァとは「自己」、アディヤーヤとは「学習」

あるいは「教育」を意味する語である。教育とは、その人の中にある最上のものを引き出すことであるから、スヴァーディヤーヤとは、自己の教育ということである。

スヴァーディヤーヤは、講師が無知な聴衆の前で自分の知識を並べたて、その講義や説教をただ聞くだけであるような教育のことではない。スヴァーディヤーヤを修得していれば、講師と学ぶ者の心は一体となることができ、お互いに愛し合い、尊敬し合うのである。こうなれば、説教はたんなる説教ではなくて、ひとつの心が相手の心に語りかけるのである。スヴァーディヤーヤを通じて体得した尊い思想は、いわば血流に入り込むようなもので、その人自身の生活と生命の一部となるのである。

スヴァーディヤーヤを実行する者は、人生という自己自身の本を読み、同時に書き、改訂していくから、人生観にも変化があらわれてくる。すべての存在は楽しみ（ボガ）のためよりも崇拝（バクティ）のために存在するのだと理解するようになり、すべての存在が神であり、自己の中にも神が存在して、自分を動かす力は全宇宙を動かす力と同じなのだと悟るようになるのである。

ブーダーン運動（土地寄進運動）の指導者であるシュリ・ヴィノーバ・バーヴェによると、スヴァーディヤーヤとは、他のすべての学習や行動の根本となる基礎（それ自体は他のことを礎とすることができない）を学ぶことであるとされている。

人生を健康で、幸福で、平和なものにするためには、穢れのないところで規則正しく神の教えの書を学ぶことが不可欠である。世界中の聖なる書物を学ぶことによって、求道者は人生の困難に直面したとき、それに集中し、解決することができるようになるだろう。それが無知に終止符を打ち、真の知識をもたらすことだろう。無知には始まりはないが終わりがあり、知識には始まりはあるが終わりがないということができる。このようにスヴァーディヤーヤによって求道者は自己の魂の本質を知ることができ、ついには神とも交わることができるのである。世界の聖なる書物は、すべての者が学ぶためにあるのであって、けっしてあるひとつの特定の信仰組織に属する者だけのために存在するわけではない。ミツバチがいろいろな種類の花から蜜を取るように、求道者は自らの信条をより深く、正しく理解するためにも、他の信条を学び、吸収することが大切である。

たとえば、言語学はひとつの言語だけではなくて、複数の言語についての学問である。言語学を学ぶことによって、われわれは母国語をさらに深く学ぶことができる。ヨガはひとつの哲学や宗教ではなくて、複数の哲学と宗教でできあがった学問であり、それを学ぶことによって求道者は自己の信条をさらに深めることができるのである。

イーシュヴァラ・プラニダーナ　自分の行動と意志を神に捧げることが、イーシュヴァラ・プラニダーナである。神を信ずる者は、いかなることにも失望しないで、常に心に輝き（テジャス）をもつことができる。すべての存在が神に属することを知っている者は、うぬぼれの心に汚されたり、権力に飲みこまれたりしないだろう。また利己的な目的のために、へりくだって悪に屈することもないだろう。彼らが頭を下げるのは、敬意を表すべきときだけなのだ。バクティ（崇拝）という水が流れて心のタービンを動かすと、精神的な力と輝きが生まれるのである。バクティを伴わない肉体的な力は致命的であり、人格的な強さを伴わない崇拝は麻酔薬のようなものである。快楽にのみふけると、力も栄光も損われてしまう。また、快楽のみを追い求めると、ひとつの楽しみに満足感を得ても、それが次から次へとモハ（執着）とロバ（貪欲）を呼び起こし、その欲望が満たされないと悲しみ（ショーカ）が生じる。だから、知識と自制によって、この欲望を抑制しなければならない。しかし、心をコントロールすることは最もむずかしいことである。自己の能力とエネルギーと財産のすべてを使いきっても、なおまだ成就できないとき、はじめて人はすべての力の源である神に目を向けはじめることであろう。そのとき、バクティの段階に入ることができるのだ。バクティを行なうとき、心と知性と意志はすべて神に捧げられ、「私は何が自分にとって善なのかわかりません。神の御意志のままに、おまかせします」と求道者は祈る。しかし、俗人は自分の欲望が満たされ、それが成し遂げられるようにと祈るのである。バクティあるいは真の愛には、「私」とか「私のもの」というものが存在する場所はない。だから「私」とか「私のもの」という感情が失われたとき、個人の魂は最高の成長を遂げたといえるのである。

心から利己的な欲望がなくなると、人間の心は神の思いで満たされるが、反対に、利己的な満足を求める思いで心が一杯になると、欲望の対象を追いつづける危険性がある。だから、心から欲望をなくしてしまわずにバクティを実行しようとすることは、ぬれた燃料で火をおこそうとしているようなものといえる。そんなことをすれば、煙がたくさん出るばかりで、火おこしした本人もそのまわりの人も目から涙が出ることだろう。欲望で満たされた心は、けっして発火も白熱もしないし、知識という炎に接しても光と熱を生じることはないだろう。

神とは、ちょうど太陽のようなもので、暗闇を追い払う光である。月が太陽に面したときに輝くのと同じように、人の魂も神に面したときに完全さ（プールナター）を経験し、輝くのである。地球が満月と太陽の間に入って影を落とすと「蝕」が起こるように、「私」とか「私のもの」という感情が完全さの経験に影を落とすと、心の平和を得るためのすべての努力が無駄になるのである。

行為は言葉よりも、その人の人格をよりよく映す鏡である。ヨギは、自分のすべての行為を神に捧げるすべを学んでいるので、自己の中に神性を映し出すことができるのである。

第３段階　アサナ

ヨガの第３段階はアサナで、これは体位（ポーズ）という意味である。アサナは身体の安定と健康をもたらし、身体を軽くする。だから、安定して気持ちのよくなるアサナを行なうと、それが精神的な安定をもたらして心の不安定を防ぐことができる。だから、アサナはたんなる体操ではなくて、正姿勢と正動作であると理解しなくてはならない。通常、身体的訓練を行なうためには大きな運動場と高価な設備が必要と思うが、ヨガのアサナを行なうためには、清潔で風通しのよい場所と、小さい敷物とそれを行ないつづける意志とがあればよいのである。アサナは、四肢が自分に必要な重みと平衡力を生みだしてくれるので、自分ひとりで行なうことができる。ヨガのアサナを行なうと、誰でも動作が敏速になり、生理的なバランスもとれ、しかも忍耐力がつき、生命力も高まる。

アサナは、あらゆる筋肉、神経および分泌腺を働かせるために、数世紀にわたる研究によって次第に発達してきたものである。ヨガのアサナを行なえば、強靭で柔軟性に富んだ身体をつくりあげ、また病気にもかからないようになる。また、疲れにくくなり、神経も鎮まる。しかし、本当に大切なことは、身体の訓練を通じて心の修練をすることである。

多くの芸能人や曲芸師、運動選手、ダンサー、ミュージシャンやスポーツマンも立派な体格をもち、身体をうまくコントロールすることができるけれども、心や知性や真の自己をコントロールすることはできない。そのため、そういう人たちは自分自身と調和がとれておらず、バランスのとれた人格をもつ人はめったにいない。彼らにとっては身体が他の何よりも大切なのである。ヨギは身体を軽視しないが、感覚、知性、精神、魂を向上させ完全にすることをまず第一に考えているのである。

ヨギは、アサナを行なうことによって身体をコントロールし、身体を精神のよき乗物とするのである。ヨギは、精神には身体という乗物が必要であると認識している。それは、身体のない魂は飛ぶ力のない鳥のようなものであるからだ。

ヨギは死を恐れない。なぜなら、過ぎゆく時はすべての肉体に死をもたらすからである。ヨギは、身体は常に変化するものであり、幼年期にも青年期にも老年期にも影響を受けることを知っている。生と死は自然の現象であるが、魂はそれに影響されることはない。人間が使い古した着物を脱ぎ捨て、新しいものを着るように、身体という棲家に住んでいる魂は、使い古された身体を捨てて新しい他の身体へと入っていくのである。

ヨギは、自己の身体は神から与えられたものであり、自分の楽しみのためだけではなく、目覚めているどの瞬間にも、他の人々に奉仕するために与えられたのだと信じている。すなわち身体は自分のものではなく、与え主である神が、いつの日にかそれを取り戻すのだということを知っているのである。

求道者は、まずアサナの実践によって健康になるが、それはただ健康になるというだけではない。それは金で購入できる日常品ではなく、非常な努力を通して得ることのできる宝物である。すなわち、身体と心と精神が完全に安定した状態である。身体も心も意識しない状態が、健康な状態であるといえるのである。ヨギはアサナを行なうことによって、身体的な弱点と心の混乱を取り除くことができる。またヨギは社会のために奉仕することによって、自分の活動とその成果を神に捧げるのである。

ヨギは、自分の生命も、また自分のすべての活動も神の行ないの一部であって、人間という形をとってそれをあらわし、遂行しているのだと自覚している。彼らは自分の脈動と呼吸の中に季節の流れと大宇宙の鼓動を聞いている。自分の身体は神の生気が宿る神殿であるから、自分の身体に必要なものを無視したり否定したり、あるいは自己の中に神性を見ないことは、自分の身体が宇宙の一部であるということを無視し否定することであると自覚している。すなわち、身体の要求は、身体の内に住まう神の要求であると承知しているのである。ヨギは神を天国に見つけようとはしない。神は自己の中にアンタラートマー（内なる自己）として存在していることを知っているからである。ヨギは内にも外にも神の国を感じ、自らの中に天国を見出すのだ。

どこからどこまでが身体であり、心であり、魂であろうか。これらは相互に関連しあっており、分けることはできないが、それぞれが遍在する同じ神の意の異なる側面なのである。

ヨギは心身のいずれをも無視したり傷つけたりせず、心身の双方を大事に育てる。ヨギにとっての身体は、心の解放を妨げるものでもないし、心の堕落の原因でもない。身体は心の解放を得るための道具なのだ。ヨギは、神への奉仕に専心できるよう、雷電のごとく強く、健康で、いかなる苦しみにも耐えうる身体をつくることを求めるのである。『ムンダカ・ウパニシャッド』に指摘されているように、至高の自己は、力や思慮なくして、また目的なくしては得ることのできないものである。焼き固められていない土器が水に溶けるように、身体もすぐに堕落してしまう。だから、身体を強め清めるためには、ヨガの訓練という火で強く焼かなくてはならない。

アサナの名前は意義深く、進化の原則を明らかにしている。木（ヴリクシャ）や蓮（パドマ）など草木にちなんで付けられたものもあれば、バッタ（シャラバ）、さそり（ヴリシュチカ）など昆虫にちなんだものもある。魚（マツヤ）や亀（クールマ）、蛙（ベーカ、マンドゥーカ）、ワニ（ナクラ）など、水生動物や水陸両生の動物にちなんだものもある。雄鶏（クックタ）や鶴（バカ）、孔雀（マユーラ）、白鳥（ハンサ）など、鳥からとったアサナの名前もある。また、犬（シュヴァーナ）、馬（ヴァーターヤナ）、らくだ（ウシュトラ）、ライオン（シンハ）など、四足獣にちなんだものもある。蛇（ブジャンガ）のように地を這うものも忘れられていないし、人の胎児（ガルバ・ピンダ）も見落とされていない。また、ヴィーラバドラや風神の子ハヌマーンなど、神話の英雄にちなんだアサナの名前もある。また、バラドヴァージャ、カピラ、ヴァシシュタ、ヴィシュヴァーミトラなど賢者の名からとられたものもある。ヒンドゥー教の神々やその化身（アヴァターラ）にちなんだ名前もある。

アサナを実践しているとき、ヨギの身体は、いろいろな種類の生きものに似た形をとる。ヨギの心は、いかなる生きものも軽蔑しないように訓練されている。なぜなら、最も下等な昆虫類から最も完成された賢者に至るあらゆる生きものはみな同じあまねく存在する宇宙の精神をもっており、その精神がさまざまな形をとってあらわれているにすぎないと知っているからである。最上の形は「無形」であり、あまねく存在する宇宙の精神と一体になるものである。真のアサナでは、ブラフマンの考えが、たえまなく求道者の心にゆきわたるのである。

得と損、勝利と敗北、名声と恥、身体と心、精神と魂といった二元性は、アサナの修得によって自然に消えてしまい、求道者は次のヨガの第４段階、プラーナーヤーマ（呼吸のコントロール）に入ることができる。このプラーナーヤーマの実践では、鼻孔、鼻腔、鼻軟膜、気管と肺、横隔膜という身体の一部分だけが活発に使われる。これらの器官のみがプラーナの力、すなわち生命の息吹きを最大限に感受するからである。したがって、プラーナーヤーマは生命そのものを吸収することであるから、けっして急いでプラーナーヤーマを修得しようとしてはならない。プラーナーヤーマは正しく行なわないと、呼吸器に障害を起こし、神経の働きも損なってしまう。だが、正しく行なうと、ほとんど病気にもかからなくなる。しかし、プラーナーヤーマを自分ひとりで練習してはならない。弟子の肉体的な限界をよく知っている指導者による、個人的な指導が必要であるからだ。

第４段階　プラーナーヤーマ

ヨガという言葉と同じように、プラーナという言葉も広い意味をもっている。プラーナには、「呼吸」「息」「生命」「生命力」「風」「エネルギー」「力」などの意味がある。また身体に対する「魂」という意味もあるが、ふつうは複数形で用いられ、生命を司る呼吸をあらわす。アーヤーマは「長さ」「広がり」「伸ばす」「制止」などを意味する。したがって、プラーナーヤーマは、呼吸の延長と呼吸のコントロールという意味である。このコントロールは、呼吸の全過程に及んでいる。その過程とは次の３つである。

①**プーラカ**　「満たす」という意味。吸気、息を吸うこと。
②**レーチャカ**　「肺を空っぽにする」という意味。呼気、息を吐くこと。
③**クンバカ**　保息、息を止めること、つまり吸気も呼気もないこと。

ハタ・ヨガの教典では、クンバカという言葉は、息を吸う、吐く、止めるという呼吸の３つのプロセスすべてを示す一般的な意味でも使われている。

クンバカという語は、「水がめ」「つぼ」「盃」を意味する。水がめは空気が空っぽなら水で一杯に満たすことができ、水が空っぽなら空気で一杯に満たすことができる。同じように、クンバカには２つの違った状態がある。①空気を一杯に吸い込んでから息を止める状態（肺は生気に満ちた空気で一杯になる）。②完全に吐ききってから息を止める状態（汚れた空気が肺からなくなる）。①は、空気を一杯に吸い込んでから、息を吐く前に止めることで、アンタラ・クンバカという。②は息を吐ききってから、空気を吸う前に息を止めることで、バーヒャ・クンバカという。アンタラは「内の」「内部の」という意味で、バーヒャは「外の」「外部の」という意味である。したがって、クンバカとは、完全な吸気と呼気の間の時間（アンタラ・クンバカ）か、完全な呼気と吸気の間の時間（バーヒャ・クンバカ）のどちらかである。どちらのタイプのクンバカでも、呼吸は停止され、抑えられる。

このように、プラーナーヤーマは、呼吸の科学である。それは生命という車輪が回転するために必要な中心軸のようなものである。「ライオンや象や虎をゆっくり注意深く調教するように、プラーナも個人の能力と身体の限界に合わせてゆっくりと段階的にコントールしていかねばならない。さもないと求道者の命を縮めかねない」と『ハタ・ヨガ・プラディーピカー』（第２章16節）では述べられている。

ヨギの寿命は日数でなく、呼吸の回数で計られる。だからヨギはゆっくりと深いリズミカルな正しい呼吸をするように努めている。このリズミカルな呼吸が、呼吸器を強め、神経系を鎮め、渇望を減らすのである。欲望や渇望が減少すると心は自由になり、集中力も高まる。プラーナーヤーマを正しく行なわないと、しゃっくり、げっぷ、喘息、咳、カタル、頭痛が起こったり、目や耳や神経に炎症を起こしたりする。しかし、ゆっくりと深い安定した正しい吸息と吐息を学ぶには、相当な時間を要する。クンバカを練習する前に、まず正しい吸気と呼気を修得しなければならない。

火を覆い隠していた灰が風で吹き飛ばされると、火が輝かしく燃え立つように、プラーナーヤーマを行なうことによって欲望という灰が吹き飛ばされると、身体の内にある神の火が荘厳に輝くのである。

「心からすべての妄想を取り除くことが真のレーチャカ（呼気）である。『自分はアートマー（内なる神）である』と認識することが、真のプーラカ（吸気）である。この確信のもとに心を安定させつづけるのが真のクンバカ（保息）である。これこそが真のプラーナーヤーマである」と、シャンカラーチャーリヤは述べている。

生きとし生けるものは、息を吸うときに無意識のうちに「ソーハム」という祈りをささやいている。（ソーは「神」、アムは「私」という意味。したがって、ソーハムは「神（不滅の精神）は私である」という意味になる。）同じように、あらゆる生きものは息を吐くときに「ハンサー」（私は神である）と祈っている。生きとし生けるものは、このアジャパ・マントラ（無意識に繰り返す祈り）を生きているかぎり続けるのである。ヨギは、このアジャパ・マントラの意味を完全に理解しているので、魂を束縛するいかなるものからも解放される。自分の生命である呼吸を供物として神に捧げ、神から生命の呼吸を恵みとして受けるのである。

個人の身体の中にあるプラーナ（ジーヴァートマー）は至高の精神（パラマートマー）の宇宙の呼吸の一部である。この意味で、プラーナーヤーマの実践を通して、一人一人の呼吸（ピンダ・プラーナ）と、宇宙の呼吸（ブラフマーンダ・プラーナ）との調和をはかろうとするのである。

17世紀の神秘論者であるカリバ・エッケンは、次のように述べている。「静かな心を育むには、まず、呼吸を整えなさい。なぜなら、呼吸がコントロールされると心が安定し、呼吸が乱れると心が乱れてしまうからである。だから、何ごとかを始める前に、まず呼吸を整えなさい。気分が落ち着き、心が静まるだろう。」

チッタ（心、理性、自我）は、２頭のたくましい馬に引かれた馬車のようなものである。一方の馬はプラーナ（呼吸）で、他方はヴァーサナー（欲望）である。この馬車は、より強い馬が進む方向に引っ張られる。呼吸の方が強いと、欲望がコントロールされて、感覚が抑えられ、心が平静になる。欲望の方が強ければ、呼吸が乱れて心が動揺し、悩まされる。だからこそヨギは呼吸法を修得し、呼吸を調節し制御することで、心をコントロールして、そのたえまない動きを沈静化させるのである。プラーナーヤーマを行なうときには、心の集中統一をはかるために目をずっと閉じておく。「プラーナとマナス（心）が同化したとき、名状しがたい喜びが起こるのである。」（『ハタ・ヨガ・プラディーピカー』第４章30節）

感情の興奮は呼吸の速さに影響を及ぼす。同じように、ゆっくりと規則正しく落ち着いた呼吸をすれば、感情が興奮状態になるのを阻止することができる。ヨガの本来の目的は心をコントロールし、平静にすることなので、ヨギはまず呼吸をコントロールするために、プラーナーヤーマを学ぶのである。そして、それによって感覚をコントロールできるようになってから、次のプラティヤーハーラに進むことができる。このときはじめて精神統一（ディヤーナ）の準備ができたといえるのである。

心には、純粋と不純の二面があるといわれている。欲望がまったくないときに純粋になり、欲望と結びついた状態のときに不純になる。心を鎮め、怠惰と散漫を追い払えば、無心の状態（アマナスカ）に到達することができ、これがサマーディという最高の心の状態である。無心の状態とは、狂気でもなく白痴のような状態でもなく、思考と欲望に束縛されない心の覚醒した状態である。狂人や白痴と、無心の状態に到達するために全力を尽くすヨギとの間には、決定的な違いがある。前者はいかなることにも注意を払わないが、後者は何ものにもとらわれないようにしようとするのだ。これこそが呼吸と心、ひいては諸感覚の一体化であり、あらゆる存在の放棄であり、ヨガの目指すものだと考えられている。

プラーナ・ヴァーユ　最も名状しがたい形をとったエネルギーのひとつが気である。ハタ・ヨガの教典では、人の身体にも存在しているこの生命に不可欠なエネルギーを、それが司るさまざまな機能によって５つの主要なカテゴリーに分類している。それらはすべてヴァーユ（風）と呼ばれており、その主要な５つの分類は次の通りである。

①**プラーナ**（ここでは狭い意味で使われている）　心臓のまわりをめぐり、呼吸を司る。
②**アパーナ**　下腹部をめぐり、排泄機能を司る。
③**サマーナ**　胃の働きを促進し、消化を助ける。
④**ウダーナ**　胸腔にあり、食物と空気の摂取を司る。
⑤**ヴィヤーナ**　全身に浸透し、食物と呼吸から得られたエネルギーを身体全体に配分する。

また、他に補助的役割を果たす５つのヴァーユがある。

①**ナーガ**　げっぷをすることで、腹部の圧迫を取り除く。
②**クールマ**　目に異物や明るすぎる光が入るのを防ぐために、瞼の動きをコントロールする。
③**クリカラ**　咳やくしゃみにより、ものが鼻腔や喉にいかないようにする。
④**デーヴァダッタ**　あくびをすることによって、疲れた身体に新たに酸素を取り込む。
⑤**ダナンジャヤ**　死後も身体の中にとどまり、ときに死体をふくらませることがある。

第５段階　プラティヤーハーラ

人間の理性が感覚や欲望に屈服してしまうと、自己喪失状態になる。一方、呼吸をリズミカルにコントロールし、外界にある欲望の対象を追い求めずに、感覚を内面に向ければ、感覚や欲望に支配されることがなくなる。これがヨガの第５段階、すなわちプラティヤーハーラである。この段階で、感覚がコントロールされるようになる。

この段階に達すると、求道者は厳しく自分を省みて分析する。きわめて有害だが魅力的な官能的対象の魔力を克服するためには、その欲望の対象を創った神を自分の心に思い起こして、その崇敬（バクティ）を欲望との絶縁体としなければならない。また神の教えという知識の光明も必要である。実際、心は人間にとって、束縛をもたらすものにも解放をもたらすものにもなりうるのである。たとえば、欲望の対象にとらわれているときには心は束縛をもたらし、その対象にとらわれないときには心は解放をもたらすのである。何かを欲したり、悲しんだり、または何かにとらわれたりするのは、束縛された心である。欲望と恐れがまったくなくなったとき、心は純粋になる。善と楽しみが目の前に差し出され、人間の行動を促すのだ。ヨギとは楽しみよりも善を選ぶ者である。欲望を求める人たちは善よりも楽しみを好むので、人生の価値ある目的を見失ってしまう。ヨギは、あるがままの状態で喜びを感じる。また、ヨギはどのように欲望を止めるかを知っているから、安らかに生活することができるのである。ヨギははじめに毒のように苦いものを選択するが、終わりにはそれが蜜のように甘くなることを知っているので、訓練を辛抱強く行なうのだ。しかし、欲望の対象にとらわれている者は、はじめは蜜のように甘く見えるものを選ぶが、終わりにはそれが毒のように苦しくなることを知らないのである。

ヨギは、肉体的欲望によって感覚を満足させる道は広々としているが、破滅へ通じており、その道を歩む者が多いことも知っている。しかし、ヨガの道はカミソリの鋭い刃のように、狭くて歩みにくいので、その道を歩む者は少ない。ヨギは破滅への道も悟りへの道も、自らの中にあることを知っている。

ヒンドゥー哲学によると、意識には３つの種類があると説明されている。なぜなら、人間とその生命と意識は全宇宙とともに、同じひとつのプラクリティ（宇宙の物質、物体）から放出されたものであり、３つのグナ（性質、特性）のどれが優位にあるかによって違う名称で分類されているのである。すなわち、

①**サットヴァ**　あたりを照らす、純粋かつ善の性質。心を明晰にし、平静にする。

②**ラジャス**　動き、あるいは活動の性質。人間を活動的にエネルギッシュにしたり、緊張させたり強情にしたりする。

③**タマス**　暗闇、あるいは抑える性質。ラジャス、サットヴァの働

きを妨げる。

タマスは妄想、不明瞭、不活発、無知の性質であり、この性質が強い人は無気力で無感覚である。サットヴァは神に通じ、タマスは悪魔に通じ、その両者の間にあるのがラジャスである。

信仰の強さ、食物のとり方、自己犠牲の果たし方、生活の厳しさ、一人一人に与えられている個別的才能などは、この３つの性質のどれが強いかによって異なるのである。

神に目を向ける性質をもって生まれた人は恐れもないし、純粋であり、寛大で自己コントロールができる。このような人は至高の自己を探求し、非暴力的で、誠実で、怒ることもない。また働きの報酬を求めず、ただその仕事を成し遂げるためだけに働く。欲望にとらわれていないので、心は平静で、誰にも悪意をもたず、すべての人に慈悲の心を投げかける。優しく、謙虚で落ち着いている。そして、心が啓発されていて、温和であり、決断力があり、背信や自尊心にとらわれていない。

ラジョ・グナ（ラジャスの性質）が強い人は精神的渇望が強く、情愛が深い。情熱的で貪欲なので、他人を傷つける。その心は渇望や憎しみ、ねたみや虚偽に満ちているので、欲望が満たされることがない。欲ばりで野心が強いばかりでなく、この人の心は不安定で移り気で、注意力も散漫である。しかも他人の加護を求め、家柄を自慢する。また不快なことは避け、楽しみばかりを追い求める。その言葉は他人を不愉快にし、食い意地が張っている。

悪魔的な性質をもって生まれた者は、嘘をつきやすく、傲慢で、うぬぼれも強い。怒りに満ちており、残酷で無知である。清浄な心も正しい行ないも誠実さもない。情欲を満たし、限りのない欲望に惑わされ、妄想という蜘蛛の巣に捕えられており、肉欲に溺れて地獄へ落ちるのである。

どのグナ（性質）が優勢であるかによって人の心の働きは異なり、それはたとえば、「むやみに欲しがるなかれ」という普遍的な戒めに対してどのような態度をとるかという違いとしてあらわれてくる。タモ・グナ（タマスの性質）の強い人は、次のように考える。「私がどのような方法で得たものであっても、他人は私のものを欲しがってはならない。もし欲しがったならば、私は彼らを滅ぼすであろう。」ラジョ・グナ（ラジャスの性質）の強い人間は打算的で利己的なので、この戒めを、「他人が私のものを求めないなら、私も他人のものを欲しない」と解釈する。つまり方便として戒めの言葉に従うのみで、原則として戒めの真の精神に従おうとはしない。サットヴァの性質の人は、方便としてではなく原則として、永遠の価値をもつものとして、戒めの言葉にも精神にも従うのである。正しさのために正しくありたいと思い、けっして人間の法律が罰するから従うという心ではないのである。

ヨギは、これら３つのグナをもつ者でもある。ヨギは自分自身と自らの感覚が追い求めがちな対象を常に厳しく調べ、研究する（アビヤーサ）ことによって、どの考えや言葉や行動がタマスによるもので、どれがラジャスによるものかを学ぶ。そしてたえまない努力によって、タマスにより生じた思考を除いて撲滅し、サットヴァの気持ちをもとうと努める。サットヴァ・グナだけになると、人間の魂は最終的なゴールにつながる長い道程を前進したことになるのだ。

グナの力は引力のようなものである。宇宙において無重力の驚異を体験するためには、徹底的な研究と厳しい自己鍛練が必要であるように、求道者がグナの力から解放され、宇宙の創造主と一体になることを体験するためには、たえまのない自己探究とヨガの厳しい修行が必要なのだ。

求道者が創造主と一体となり、創造主の完全性を体験すると、感覚的対象への渇望（トゥリシュナー）が消えて、その後は常にそれを冷静に見ることができる（ヴァイラーギャ）。ヨギは暑くても寒くても、また苦痛にあっても喜びにあっても、名誉であろうが不名誉であろうが、または善に面しても悪に面しても、常に心は冷静で、不安が生じなくなる。また、勝利と不幸という２つの相反するものに沈着に対処できるので、それらから自由になることができる。こうしてグナの力を乗り越えることができた人を、グナーティータ（グナを越えた者）

という。グナーティータは、生と死、苦しみと悲しみから解放され、不滅の存在となる。宇宙の魂（神）と一体になることができ、神の完全さを経験しているので、これが自分であるという主体性を主張しなくなる。このような人が何ものも拒絶することなく、すべてのものを完成の方向に導くことができるのである。

第６段階　ダーラナー

アサナで身体が整えられ、心がプラーナーヤーマという火で精練され、感覚がプラティヤーハーラでコントロールされると、求道者はダーラナーという第６段階に入る。ここでは、求道者はひとつのものあるいはひとつの仕事に完全に集中し、それに完全に専心するのである。しかし、ひとつの事物と完全に一体になるというこの状態に達するためには、心が平静でなければならない。

心は外界から受けた印象や自分の内で生じた思いを分類し、判断し、統合する道具である。

心はさまざまな思考からできあがっているが、思考はとらえがたく変わりやすいものなので、抑制することが実にむずかしい。だが、コントロールされた心によって思考を監視するならば、幸福がもたらされるだろう。ある道具から最上の効果を引き出すためには、その道具の機能についてよく知らなければならない。したがって、心は思考するための道具であるから、それがどのように働くのか、よく考えなければならない。心の状態は、次の５種類に分けることができる。ひとつめの状態がクシプタで、精神力が散漫で、混乱し、不注意な状態である。心はなんらかの対象を強く渇望しており、ラジョ・グナ（ラジャスの性質）が強い。２つめの状態はヴィクシプタで、これは心が興奮していて気持ちが乱れた状態である。努力の結果を楽しむ能力はあるが、欲望が整理もコントロールもされていない。３つめの状態はムーダで、愚かで鈍く無分別な心の状態である。この状態の心は混乱していて、何を求めているかわからず途方に暮れており、タモ・グナ（タマスの性質）が強い。４つめの心の状態はエカーグラ（エーカとは「ひとつ」、アグラとは「まっさき」という意味）である。この状態の心はたいへん注意深く、心の働きはひとつの物事に集中されていて、サットヴァの性質が強い。このエカーグラの状態の人は、すぐれた知力の持ち主で、自分が何を求めているかをよく知っており、自分の目的達成のために全力を尽くす人である。しかし、ときどき他人が犠牲になっていることを無視して、冷酷に自分の目的を達成しようとし、悲惨な結果を招くことがある。目的を達成しても後味の悪さを残すことが多いのである。

叙事詩『マハーバーラタ』では、卓越した弓術家であるアルジュナ王子を例にとって、ダーラナーが何を意味するかを説明している。あるとき、王子たちの師匠であるドローナが、彼らの能力をみるために弓の試合を催した。まず、一人一人を呼び出して標的をさし示し、何が標的か述べさせた。標的は巣をつくっている小鳥だった。木立だと述べた者もおり、特定の木や巣がかかっている枝だと言った者もいた。アルジュナの番がきたとき、彼はまず小鳥だと言った。それから頭だけが見えるようになり、ついに鳥の輝く目以外には何も見えなくなった。それはドローナが選んだ標的の中心であった。

しかし、このエカーグラ型の人には、極度に利己的になるという危険が秘められている。感覚がコントロールされずにさまよいはじめると、心がそれにふりまわされてしまう。そのせいで判断力が曇らされて、嵐の海に難破している船のような状態になってしまうのである。船は船体の安定を保つために船底にバラストを積む必要があり、舵取りは船の針路を定めるために星を必要とする。エカーグラ型の人は精神の安定を保つために、バクティ（神への崇拝）と神への集中が必要である。そうすれば、常に正しい方向に進むことができるのだ。このタイプの人は、「私」および「私のもの」という感覚がなくなるまで、幸福を知ることはないだろう。

最後である５つめの心の状態はニルッダである。この状態では、心（マナス）と知性（ブッディ）と自我（アハンカーラ）がすべて抑制され、これら３つの働きはすべて、神の必要とするところに奉仕するために捧げられる。ここでは、「私」とか「私のもの」という感情がなくなっている。レンズにまばゆい光が投げかけられ、光とレンズの見分けがつかないほど明るくなったとき、レンズがより明るい光を放つようになるのと同じように、心と知性と自我を神に捧げた者は、神と一体になっている。なぜならそのとき、思考の創造主である神のこと以外には何も考えないからである。

エカーグラ（集中）なくしては、何事も達成することはできない。宇宙を形づくり、コントロールしている神に自分のすべてを集中しなければ、自分の内にある神性を引き出すことも、また完全なる人となることもできない。こうした集中ができるようになるためにエーカ・タットヴァービヤーサをすることを勧める。すなわち、すべての生きもの（神というひとつの形がさまざまな形をとってあらわれている）の最奥に浸透している単一の要素、すなわち至高の自己について研究することである。したがって、求道者はエカーグラを修得するために、神の象徴である聖音「アオム」に集中するのである。

アオム　シュリ・ヴィノーバ・バーヴェによると、ラテン語のオムネ（Omne）とサンスクリットのアオム（Aum）は同じ語源からきており、どちらも「全知」「遍在」「全能」ということを意味している。アオムをあらわすもうひとつの語にプラナヴァという言葉があるが、プラは「優れていること」、語根のヌは「たたえる」ということを意味している。すなわち、「最上の祈り」とか「最高の賛美」を意味するのである。

アオムは３音節すなわち「ア」「オ」「ム」という文字からなっている。書くときには文字の上に三日月形の記号と点をつける。この言葉にはさまざまな解釈があるが、そのいくつかをここで紹介してみよう。

「ア」は心や精神が目覚めているあるいは意識のある状態（ジャーグラタ・アヴァスター）、「オ」は夢の状態（スヴァプナ・アヴァスター）、「ム」は夢のない眠りの状態（スシュプティ・アヴァスター）を象徴している。「アオム」全体はその３つの状態を統合し超越した状態（トゥリーヤ・アヴァスター）をあらわしている。これはサマーディの状態である。

アオムの各文字は、それぞれ言葉（ヴァク)、心（マナス)、生命の呼吸（プラーナ）をあらわし、全体では、神の精神の一部である生きている精神を意味している。

アオムの３文字はまた、それぞれ長さ、広さ、深さをあらわしている。そして、全体では形という限界を越えた神を意味している。

アオムの３文字は、欲望のないこと、恐れのないこと、怒りのないことをあらわしており、全体では完全なる人（スティタ・プラジュニャー）をあらわす。それは神に基づいた本当の知恵を確立した人のことである。

アオムの３文字はそれぞれ３つの性、すなわち男性、女性、中性を示し、全体では神と神によって創られたすべての被造物をあらわしている。

アオムの３文字のそれぞれは３つのグナ（性質)、すなわちサットヴァ、ラジャス、タマスをあらわし、全体ではそれらのグナを超越していて、それらに影響されない人、すなわちグナーティータをあらわしている。

アオムの３文字のそれぞれは過去、現在、未来をあらわし、全体では時という限界を超越した創造主をあらわしている。

アオムの３文字はまたそれぞれ、母親からの教え、父親からの教え、グルからの教えをあらわしており、全体ではブラフマ・ヴィディヤー（至高の精神についての知識)、すなわち滅ぶことのない教えのことをあらわしている。

アオムの３文字はそれぞれ、ヨガ修行の３つの段階、アサナ、プラーナーヤーマ、プラティヤーハーラをあらわしており、全体ではその３つの段階の訓練を通って到達する最終目的のサマーディをあらわしている。

アオムの３文字はまた、３人の神をあらわしている。すなわち、宇宙の創り主であるブラフマー、宇宙を維持するヴィシュヌ、宇宙を破壊するシヴァの三神をあらわしている。全体では、宇宙が生じ、成長し、結実し、また戻る源であるブラフマンをあらわしている。それは成長も変化もしない。多くものが変化し消えていっても、ブラフマン自体は変化しない永遠のものである。

アオムの３文字はまた、「タット・トヴァム・アシ」（おまえは、そのようである）というマントラをあらわしている。これは、自らの内なる神性を悟るということである。アオム全体では、この内なる神性を悟り、身体、心、知性、自我の束縛から人の精神を解き放つことを意味する。

ヨギは、このアオムの重要性を悟ったあとは、神の名にアオムを加えながら、自分の注意をこの神性に集中するのである。アオムという語の意味は、あまりにも広く、大きく、抽象的であるが、求道者は一意専心して神の名に自分の意識を集中して、アオムという聖音を加えることによって感覚、意識、知性、心、理性のすべてを統一し、このマントラの意味と感じを体験するのである。

ヨギは、『ムンダカ・ウパニシャッド』の詩句を思い起こす。「『ウパニシャッド』の偉大な武器を弓として、瞑想によって研ぎすまされた矢をその弓につがえなければならない。友よ、神の本質に注がれた思考をもってその弓を引き、的である不滅のものを貫き通せ。聖音アオムが弓であり、絶対なる自己（アートマー）が矢であり、ブラフマンが的である。迷いのない者によってのみ、的は射ち抜かれる。矢が的に射ち込まれるように、絶対の領界に入らなければならない。」

第７段階　ディヤーナ

水が容器の形によって、その形を変えるように、心も考えている対象によって、その形を変える。あまねく存在する神を崇拝し、ずっと集中して考えていると、心は最後には神に似たものに変わるのである。

油をひとつの容器から他の容器へ移すとき、一定の量を続けて注がねばならない。このように、集中という流れが中断されないときに起こる状態がディヤーナ（瞑想）である。規則的でとぎれのない電流によって電球のフィラメントが光を放つように、ヨギの心はディヤーナによって照らされるのである。彼の身体、呼吸、感覚、心、理性、自我のすべては、自らの瞑想の対象物、すなわち宇宙の精神に統合されている。このとき、彼はいかなるものも超越した意識の状態に達しており、無上の幸福感以外は感じない状態である。ヨギは稲妻のように万物を越えて輝く光を見る。ヨギは自らの心の中に輝く光を見る。ヨギは自分自身と他人を照らす光となるのである。

ヨガの道を正しく前進していると、健康になり、身体が軽くなり、心身ともに安定し、顔つきが生き生きとしてくる。また声が美しくなり、身体はよい香りを放ち、欲望にもとらわれなくなる。また、安定して落ちついた平静な心をもてるようになる。まさに謙虚そのものの存在である。すべての行為を神に捧げ、神に慰安を求めるので、カルマ（行為）の束縛から解放されて、ジーヴァナ・ムクタ（解放された魂）となるのである。

「信念をもちつつも、心がヨガより脱落してしまい、努力をしてもヨガの最終目的に到達することができない者はどうなるのか」というアルジュナの質問に、シュリ・クリシュナは次のように答えている。

「いかなる悪も、心の正しい人にはふりかかってこない。正しい人は、よき行ないをした者たちのいる天国に長い年月のあいだ住んだのち、清く偉大な人の家に再生する。あるいは賢明なヨギの家庭に生まれるかもしれない。しかし、そのような家に生まれることはこの世で最もむずかしいことである。彼はそこで、前世で得た知恵を取り戻し、それをさらに完成させるべく努力する。前世の学習、実践、苦闘のおかげで向上し、努力を続けて罪の清められたヨギは、何度も生まれ変わりながら完成を遂げ、ついには究極の目的地へと到達するのである。それゆえに、アルジュナよ、ヨギになりなさい。すべてのヨギの中で最上の者は、信仰をもって私を崇め、心を私に留める者である。」

第８段階　サマーディ

サマーディは、求道者の探求の最終目的地である。瞑想が頂点に達したとき、求道者はサマーディの状態に入る。この状態では、身体と感覚は眠っているかのようにくつろいでいるが、心と理性の働きはあたかも目覚めているかのように敏捷であり、意識を超越している。サマーディの状態にある人は、完全に意識があり覚醒している。
　すべての創造物はブラフマンである。求道者は静かにこのブラフマンを崇拝している。それこそが自らの生まれ出てきた源であり、その中で呼吸し、再びそこに還るのである。心の中の魂は、最も小さい種子よりも小さいが、すべての働きと望みを包含していて、空よりも大きい。求道者は、その中に入っていく。そこでは身体、心、知性の働きは深く眠っているかのように停止していて、「私」とか「私のもの」という感覚がない。このように、真のヨガの状態に到達することができると、意識と真理と形容しがたい喜びを体験するのみである。そこには、すべてを理解した平和があり、言葉でその状態を表現することは不可能である。サマーディを他の体験と比較するとき、賢人たちは「ネティ、ネティ」(「あれでもない、これでもない」)という。つまり、この状態は沈黙によってしか表現できないのだ。ヨギは物質の世界を抜け出して、永遠の世界へ入っているのである。すなわち、知る者と知られる対象の二元性はなくなり、それらは松明と炎のように一体となっている。
　ここで、ヨギの心の中から湧き出てくるのが、シャンカラーチャーリヤが『アートマ・シャタカム』で謳い上げている「魂の詩」である。

魂の詩

私は自我でも理性でもない　また　心でも思考でもない
私の言葉を聴くこともできないし
　私の言葉を言いあらわすこともできない
　　嗅いでもわからないし　見ることもできない
光の中にも　風の中にも　天にも地にも　私を探すことはできない
それは意識と喜びの化身が私であり　至上の幸福が私だからだ

私は名もないし　生命もないし　空気も吸わない
いかなる成分によっても私を形づくることはできないし

　肉体の形をしたおおいが　私の巣でもない
私は　言語も　手も　足ももたないし　進化もしない
意識と喜びが私であり　溶けて　至上の幸福になる

私は憎しみも情熱も投げ捨てたものである
　また　妄想も貪欲も征服したものである
だから　自尊心も私を愛撫できないし
　嫉妬も私を育むことはできないのだ
いかなる信仰も　過去の富も自由も欲望も越えて
意識と喜びが私であり　至上の幸福が私の装いである

善と悪　あるいは喜びと苦痛は　私の遺産ではない
聖なる本でも供物でも　祈りでも　巡礼でもない
私は　食物でも　食することでも　食する人でもない
意識と喜びの化身が私であり　至上の幸福が私である

私には　死を怖れる心も　私を裂く民族もない
私を子と呼ぶ両親もいないし　私を結びつける　誕生の絆もない
私は弟子でも　師匠でもない　私には親族も　友人もいない
意識と喜びが私であり　至上の幸福に溶け込むのが　私の目的なのだ

知ることのできるものも　知っていることも　知る人も私ではない
　形のないのが　私の形なのだ
私は感覚のうちに住まうが　それは私の家ではない
常に穏やかに安定しているが　私は自由でも　束縛されてもいない
意識と喜びが私であり　至上の幸福が私のいるところなのだ

II

ヨガアサナ、バンダ、クリヤー

アサナの実践のためのヒントと注意

必要な条件

①しっかりした土台がなくては、家は建たない。人格形成の基礎であるヤマとニヤマの実践がなければ、人間性を高めることができない。ヤマとニヤマをともなわずにアサナを行なうと、それはたんなるアクロバットになってしまう。

②アサナを行なうときに必要なものは、中断することなく規則的に実行するための規律と信念、ねばり強さと忍耐である。

排泄

③アサナを始める前には、排泄を完全にし、膀胱や臓腑を空にしなければならない。上下を逆にするポーズが、胃腸の働きを促進する。便秘していたり、排便状態がよくない場合は、シールシャアサナ、サルワーンガアサナと、それらの変形ポーズから始めること。排便してしまうまでむずかしいアサナはしてはいけない。

入浴

④入浴のあとでは、アサナはやりやすくなる。アサナを行なうと、身体が汗のためにベタベタするので、約15分ばかりあとに再び入浴することが望ましい。アサナの前後の入浴、シャワーで心身ともにさわやかになる。

食物

⑤アサナは空腹時に行なうのが望ましい。それがむずかしい場合には、コップ１杯のお茶か、コーヒー、ココア、ミルクなら飲んでもよい。不快にならない程度にごく少量食べてから１時間後に行なってもよい。たくさん食べたあとは、少なくとも４時間は行なってはならない。アサナを行なって30分経過したら、食事をしてもよい。

時

⑥最もよいのは、早朝か、夕方遅くである。朝は身体が固いのでやりにくい。しかし一方、朝の方が心は新鮮であり、時間がたつにつれて、敏活さと意欲は減っていく。毎日の規則的な練習をしているうちに、身体はだんだん柔らかくなり、アサナも上手になる。夕方は、朝より身体が自由に動くので、アサナもやりやすく上手にできる。朝のアサナは仕事をはかどらせ、夕方のアサナは、仕事の緊張からくる疲れをとりのぞき、爽快にして、心を落ち着かせる。したがって、むずかしいアサナは気持ちの充実する朝に、刺激の強いアサナ（シールシャアサナ、サルワーンガアサナやそれらの変形ポーズ、パスチモッターナアサナなど）は夕方やったほうがよい。

太陽

⑦数時間も熱い日射しの中にいたあとは、アサナをしてはいけない。

場所

⑧清潔で風通しがよくて、虫などいない騒音のないところで行なう。
⑨床に敷物をしかないで行なったり、でこぼこしたところで行なってはいけない。平らな床に毛布などを折りたたみ、その上で行なうのがよい。

注意

⑩アサナを行なっているときは、顔の筋肉、耳、目を緊張させてはならないし、呼吸もできるだけスムーズにしなければならない。

目を閉じることについて

⑪初心者のうちは、目を開けて行なうこと。そうすれば、何をしているか、どうまちがっているかがわかる。目を閉じて行なうと、自分が十分な動作をしているか、ポーズの向きが正しいかどうかを見ることができず、まちがっていても気がつかない。ひとつひとつのアサナを完全に行なえたとき、はじめて目を閉じることができる。というのは、そのときには身体の動きをととのえ、身体のあらゆる部分が正しく伸びているのを感じることができるようになっているからである。

鏡

⑫鏡の前でアサナを行なうときには、鏡を床に垂直におき、鏡が床まで届いていることが大事である。さもないと、鏡の角度によってポーズが歪んで見えてしまう。また、鏡が床に届いていないと、逆立ちのように、頭が下にくるポーズを行なっているとき、頭と肩の動きや位置を見ることができない。

脳

⑬アサナは身体だけで行ない、脳は受身にとどまって、油断なく身体を観察すべきである。脳までもいっしょになってアサナを行なってしまうと、自らのまちがいを観察することができなくなる。

呼吸について

⑭アサナを行なうときは、呼吸はすべて鼻で行ない、けっして口で行なってはいけない。

⑮アサナを行なっているとき、またポーズをしたまま静止しているとき、けっして息を止めてはならない。あとで説明する各々のアサナを行なうときは、それぞれの呼吸の仕方にしたがうこと。

シャヴァアサナ

⑯その日のアサナを行なったあとは、疲れをとりのぞくために、シャ

ヴァアサナのポーズをとって、10分から15分間横になった方がよい。

アサナとプラーナーヤーマ

⑰プラーナーヤーマを行なう前に、プラーナーヤーマに関するヒントと注意の項（第Ⅲ章参照）をよく読むこと。プラーナーヤーマは、早朝にアサナを始める前にやってもよいし、夕方にアサナを終えたあとでやってもよい。早朝なら、まず15分から30分間プラーナーヤーマを行ない、２、３分間シャヴァアサナのポーズで休み、その後しばらくして（その間、日常的な活動をしてよい）アサナを行なうようにする。夕方行なうときは、アサナのあと、プラーナーヤーマを始めるまで、30分程おいた方がよい。

めまいや血圧異常の持病がある人への注意

⑱めまいのある人、高血圧の人は、シールシャアサナやサルワーンガアサナから始めてはいけない。頭が下になるシールシャアサナやサルワーンガアサナを始める前に、まずパスチモッターナアサナ、ウッターナアサナ、アドー・ムカ・シュヴァーナアサナを行なう。シールシャアサナ、サルワーンガアサナを行なったあとは、パスチモッターナアサナ、アドー・ムカ・シュヴァーナアサナ、ウッターナアサナの順で繰り返す。

⑲高血圧の人でも低血圧の人でも、前屈のポーズはどれも効果的である。

中耳炎、内耳炎、網膜剥離の人への注意

⑳上下逆になるいかなるポーズもしてはいけない。

女性への注意

㉑月経期間中は、アサナを避けた方がよい。出血が多すぎる場合は、ウパヴィシュタ・コーナアサナ、バッダ・コーナアサナ、ヴィーラアサナ、ジャーヌ・シールシャアサナ、パスチモッターナアサナ、

ウッターナアサナは効果があるのでやってもよいだろう。だが、逆立ちのポーズは、月経期間中は絶対に避けなくてはいけない。また、強く左右にねじるポーズも避けなければならない。

妊娠

㉒妊娠中、初めの３カ月はどんなアサナを行なってもさしつかえない。立ちポーズと前屈のポーズは、すべて動きをゆるやかにして行なった方がよい。この時期には背骨は強く、柔軟にするべきであるし、同時に腹部に圧力を与えてはいけないからである。バッダ・コーナアサナと、ウパヴィシュタ・コーナアサナは妊娠期間中いつでも、また一日のうち、どんな時間でも（食後でも、だが前屈は食事の直後は避けなければならない）行なうことができる。この２つのアサナは骨盤筋肉と腰の力を強めるので、これによって分娩中の痛みがかなり軽減する。妊娠期間中、ずっとプラーナーヤーマを息を止めないで（クンバカなしで）行なえば、その規則的な深い呼吸が分娩を大いに助けるだろう。

出産後

㉓出産後の１カ月間は、どのアサナでもやってはいけない。１カ月たったら、ゆっくりと行ないはじめてもよい。付録Ｉに載っているコースを少しずつふやす。出産後３カ月がすぎれば、快適にすべてのアサナを行なえるようになるだろう。

アサナの効果

㉔まちがった方法で行なえば、２、３日で不快感と、気持ちの不安定な状態があらわれる。方法が誤っていることを知るには、これで十分である。もしも自分でまちがいを見つけることができなければ、だれか経験のある人にみてもらい、指導を得るとよい。

㉕アサナのやり方が正しければ、心身ともに軽快になり、身体と心と魂の一体感を感じることができる。

㉖継続して行なえば、容姿が変わってくる。食物や性行動において

も、清潔さや性格においても自己をコントロールすることを学び、新しい人間に生まれ変わるだろう。

㉗ひとつのアサナを修得すると、自然にくつろぐことができ、不快感もまったくなくなる。身体の動きもなめらかになる。アサナを行なうとき、その身体は、進化の程度における各種の生物——最も下等な虫けらから、完全な聖者まで——の形をとるので、すべての生物は同じ宇宙の精神の気、つまり神の御心を吸いこんでいるということがわかる。アサナを行なううちに自分の内面に目を向け、神の足もとにひざまずく意味で行なう各種のアサナの中に、神の存在を感じるのである。

次ページから始まるそれぞれのアサナに付けられた星は、アサナの難易度を示す。☆が１、★が10をあらわし、その合計が小さいほど、アサナはやさしい。いちばんやさしいのは１で、いちばんむずかしいのは60である。

※編集部注：増補改訂にあたり、原則としてアサナの名称を現在日本で慣用的に使われている表記に統一しました。

アサナの方法と効果

1. ターダアサナ（サマスティティ）

Tāḍāsana (Samasthiti)（写真１）☆

ターダとは「山」、サマとは「直立」「まっすぐ」「不動」を意味する。スティティとは「不動の姿勢」「堅固」を意味する。したがって、ターダアサナは、しっかりと山のように立つポーズである。これが立ちポーズの基本となる。

〈方法〉

①足をそろえてまっすぐ立つ。両足の親指、およびかかとをつける。また足の指はすべて床にぴったりとつける。

②ももの内筋肉を伸ばしあげるようにすると、ひざをリラックスしたままでひきあげることができる。このとき、尻はそっと締めるようにする。

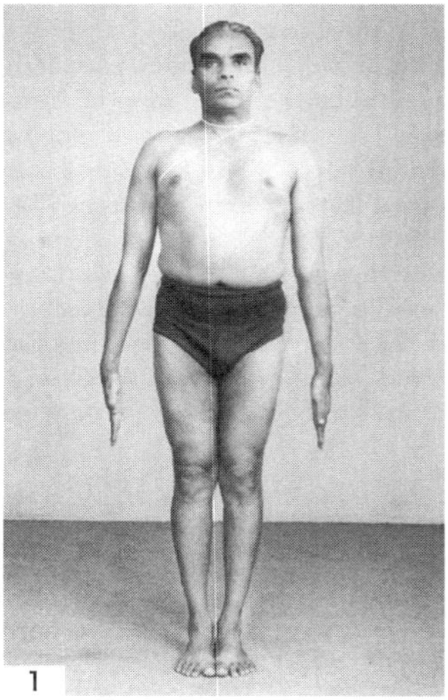

1

③胃が自然にひっこむように、肋骨をひろげ、背骨を上に伸ばし、首をまっすぐにする。

④体重はかかとと指先の一方だけにかけずに、等分にかけること。

⑤理想的には、ターダアサナでは頭上に両手を伸ばしておくのであるが、便宜上、両ももの横に下げていてもよい。立ちポーズは、各々この、てのひらをももの側面に下げたターダアサナの形で始まる。

〈効果〉

ふつう、われわれは正しい立ち方に注意を払わない。片方だけに体重をかけている者もあれば、片方の足が曲がっている者もある。体重をかかとだけにかけている者、あるいは足の外側だけ、内側だけにかけている者もいる。これは、靴のどこがすり減っていくかによって、観察することができる。まちがった立ち方、かたよった体重のかけ方によって、身体にゆがみが生じ、脊椎の弾力性が失われる。両足を開いたときは、かかとと親指を結ぶ２本の線が平行になるようにする方がよい。こうすることによって尻がひき締まり、腹がひっこみ、胸を張ることができる。身体が軽くなり、頭も敏活になる。体重をかかとの方にかけていくと、重心が動いていくのが感じられるが、そうなると尻がたるみ、腹が出て、上体が後ろに傾き、背骨に異常な緊張が生じ、その結果、心身ともに疲れてしまう。したがって、正しく立つ方法を修得することは最も基本的なことである。

2. ヴリクシャアサナ

Vṛkṣāsana（写真２）☆

ヴリクシャとは「木」のことである。

〈方法〉

①ターダアサナのポーズで立つ（写真１）。

②右ひざを折り曲げ、左足の内股にそわせて上げていき、かかとを内ももつけ根につける姿勢をとる。右足のつまさきはまっすぐ下を向いている。

③左足で全身を支え、両手を上に伸ばし、頭上でてのひらを合わせる（写真2）。

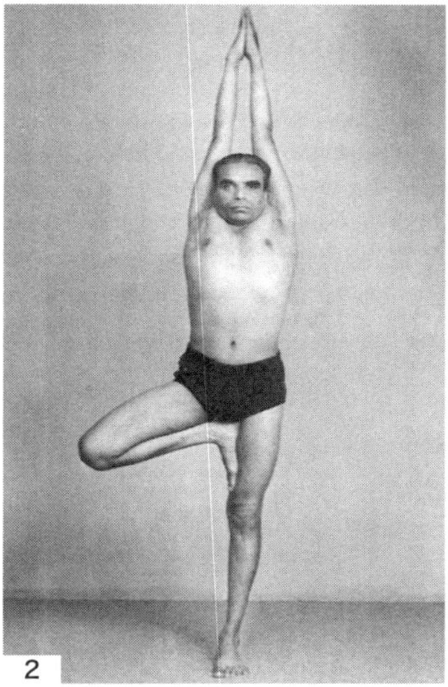

2

④深呼吸をして、2、3分この状態を保つ。終わるときは、両手を下げ、左右のてのひらを離し、伸ばして再びターダアサナに戻る。

⑤左足を曲げ、右足で立って、同様に繰り返す。左足で立ったときと同じ時間行ない、再びターダアサナに戻りくつろぐ。

〈効果〉

両足の筋肉の調子をととのえ、平衡感覚を発達させる。

3. ウッティタ・トゥリコーナアサナ

Utthita Trikoṇāsana（写真4・5）☆☆☆

ウッティタは「広がった」「伸びた」という意味。また、トゥリは「3」、コーナは「角」をあらわすので、トゥリコーナとは全体で「三角形」を意味することになる。この立ちアサナは三角形に全身を伸ばしたポーズである。

〈方法〉

①ターダアサナのポーズで立つ（写真１）。

②深く息を吸い、ジャンプして両足を横に90センチから１メートル開く。肩を上げないように、てのひらを下に向け、両手を真横に伸ばす（写真３）。

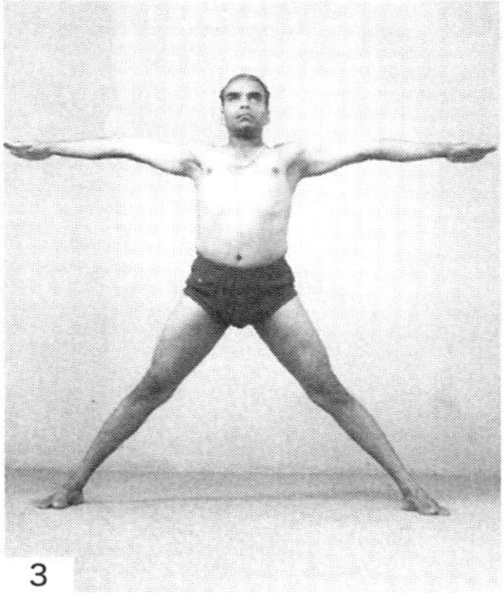

3

③右足先を90度外に向ける。左足先をほんの少し右に向ける。左足を内側から伸ばし、同じくひざの裏を伸ばす。

④息を吐きながら、上体を右へ曲げ、右のてのひらが右足首につくようにする。できれば右てのひらを完全に床につける（右側上腹部が縮まないように腰を使うこと）（写真４・５）。

⑤写真のように、右肩と一直線になるように左手を上にまっすぐ伸ばし、上体を伸ばす。両足の後ろ側、上背部、尻が一平面をなすようにする。伸ばした左手の親指を見つめ、右足のひざの裏を伸ばし、ひざ頭を上にひきあげるようにして、右ひざを右足先の方へ向ける。

⑥深くととのった呼吸をしながら、30秒から１分間この状態を保つ。終わるときは、まず右手を床から離す。息を吸いながら元の②の位置に戻る。

⑦左足先を90度まで外に向けて開き、右足先を少しだけ内に向ける。両ひざをしっかり伸ばして②～⑥の動作を繰り返す。息を吸いながら②の位置に戻る。左右同じ時間だけ続ける。

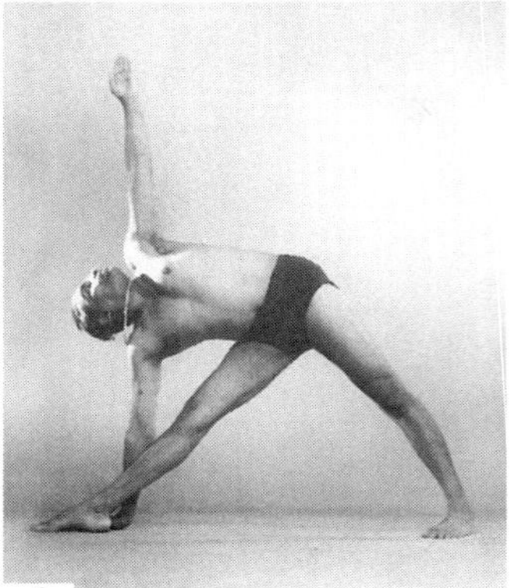

4

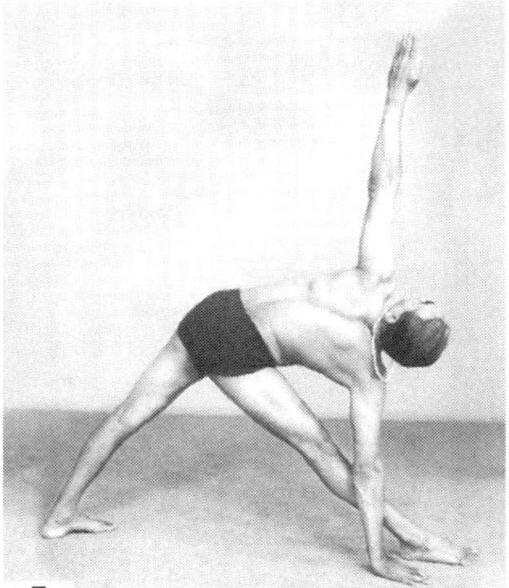

5

⑧息を吐きながら、ジャンプしてターダアサナの位置に戻る。

〈効果〉

両足の筋肉の調子をととのえ、足と尻の筋肉をほぐす。また、足のちょっとしたゆがみならば矯正することができ、足を均等に発達させる。背中の痛みをとりのぞき、首の筋違いを治し、足首を強靭にして胸を発達させる。

4. パリヴリッタ・トゥリコーナアサナ

Parivṛtta Trikoṇāsana（写真6・7）☆☆☆☆☆

パリヴリッタは「回転した」「回った」「裏返った」ということ。トゥリコーナは「三角形」という意味である。つまり、パリヴリッタ・トゥリコーナとは「回転する三角形」という意味。このアサナは、ウッティタ・トゥリコーナアサナの逆である。

〈方法〉

①ターダアサナのポーズで立つ。深く息を吸い、ジャンプして両足を大きく開く（90センチから1メートル）。両手を横にまっすぐ伸ばし、てのひらは下に向ける（写真3）。

②右足先を90度右に、左足先を60度右に向ける。左ひざはまっすぐ伸

ばす。

③息を吐きながら、上体を右後ろへねじっていき、左のてのひらを右足外側の床につける。

④右手が左手と一直線になるまで伸ばし、右手の親指を見つめる（写真6・7）。

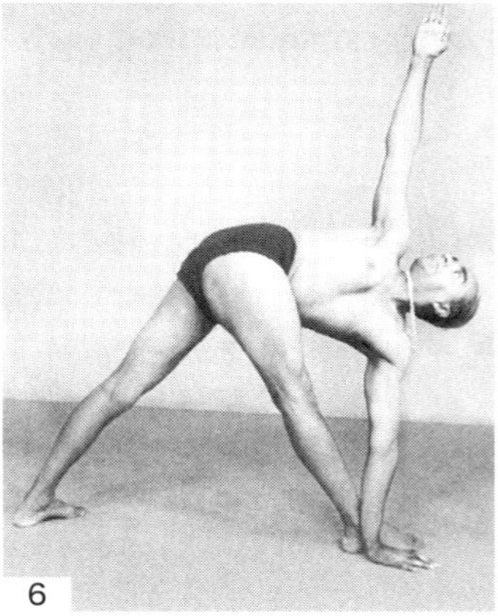
6

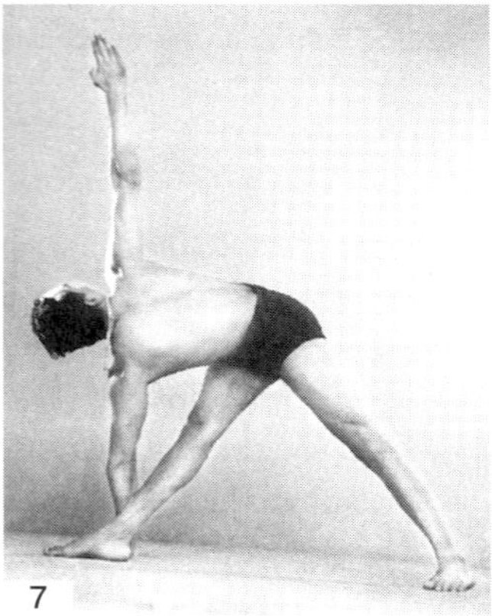
7

⑤両ひざをまっすぐ伸ばし、足の指は床にぴったりとつけ、左の足の裏の外側（小指側）を床から離してはいけない。

⑥両肩、両肩胛骨をしっかり伸ばす。

⑦ふつうに呼吸をしながら、この状態を30秒保つ。

⑧息を吸いながら、左手を床からまず離し、上体を①の形に戻す。

⑨息を吐きながら、左足先を90度左に、右足先を60度左に向け、右のてのひらを、左足外側の床につける。

⑩両側とも同じ時間行なうが、その時間は、各々３〜４回の深呼吸を繰り返すようにすれば調整できよう。

⑪息を吸いながら、上体を元の位置に戻し、両手は真横に伸ばしたままで、両足先を前向きに戻す。

⑫息を吐きながら、ジャンプして、ターダアサナのポーズに戻る。

〈効果〉

ももとふくらはぎの筋肉とハムストリングの調子をととのえる。脊椎下部の血行がよくなり、背骨および背中の筋肉の機能をととのえ、背中の痛みをとりのぞく。胸部もいっぱいに広がる。腹部内臓の働きを高め、尻の筋肉を強くする。

5. ウッティタ・パールシュヴァコーナアサナ

Utthita Pārśvakoṇāsama（写真8・9）☆☆☆☆

パールシュヴァは「側面」「横腹」、コーナとは「角」、つまり横方向に角度をつけて伸ばすポーズといえる。

〈方法〉

①ターダアサナのポーズで立つ（写真1）。深く息を吸い、ジャンプして両脚を1メートルから1メートル20センチに開く。両手のてのひらを下に向けて、両手を真横に伸ばす（写真3）。

②ゆっくり息を吐きながら、右足先を90度外に、左足を少しだけ内に向ける。左足はひざの裏を伸ばし、まっすぐにする。右足のひざより下の部分が床と垂直になり、ももが床と平行になるように右ひざを曲げる。

③右のてのひらを右足外側の床にぴったりとつける。このとき、右わきの下が右ひざの外側をおおうようにする。左手を左肩の上でしっかり伸ばす。頭はたれないようにする（写真8・9）。

④腰をしっかり張り、足の裏側の筋肉を伸ばす。胸、尻と左右の足が一平面をなすように、胸を後方にもちあげる。身体の後ろ側、とくに背骨に意識を集中し、身体のあらゆる部分を伸ばす。脊柱すべてと肋骨が動き、皮膚までが十分ひき伸ばされるように背骨を伸ばす。しかし、むりやりに伸ばすと、この動きは起こらない。静かに、そっと肋骨の四方にひろがる力によって、できるだけ伸ばす。

⑤深くととのった呼吸をしながら、この姿勢を30秒から、1分間保つ。

⑥息を吸いながら右足を伸ばし、腕を①の状態（写真3）まで戻す。

⑦息を吐きながら、左右入れかえて②～⑤の動作を繰り返す。

⑧息を吐きながら、ジャンプして、ターダアサナのポーズに戻る。

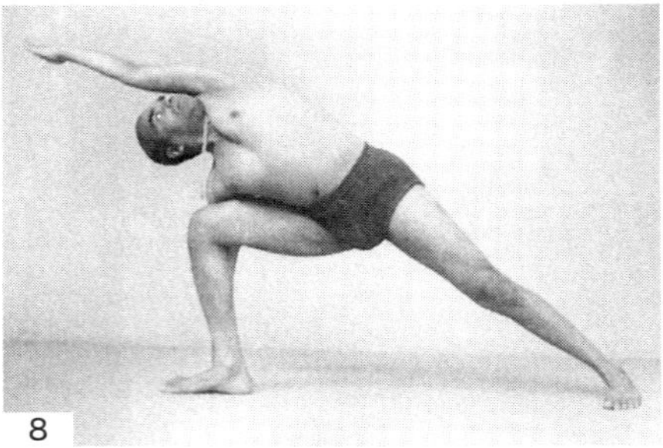

8

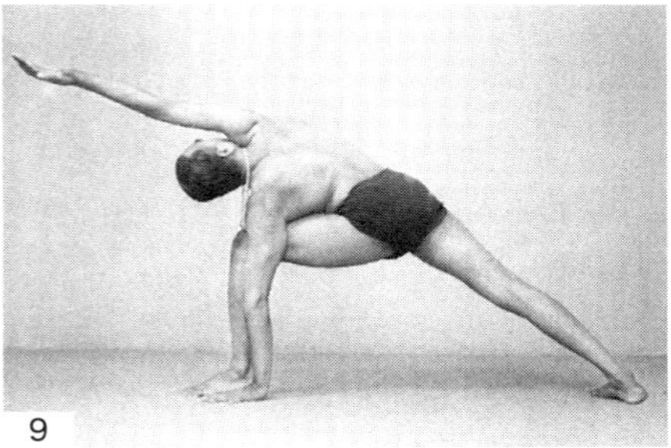

9

〈効果〉

足首、ひざ、ももの調子をととのえる。ふくらはぎ、ももを正常な状態にする。胸を発達させ、腰のまわりと尻の脂肪をとりのぞく。坐骨神経痛や、関節炎の痛みにも効果がある。消化器官の蠕動《ぜんどう》運動を助長し、排泄を助ける。

6. パリヴリッタ・パールシュヴァコーナアサナ

Parivṛtta Pārśvakoṇāsana （写真10・11） ☆☆☆☆☆☆☆☆

パリヴリッタは「回転した」、パールシュヴァは「横腹」、コーナは「角」。ひねりながら、横に角度をつけて伸ばすポーズである。

〈方法〉

①ターダアサナのポーズで立つ（写真１）。

②深く息を吸い、ジャンプして両足を１メートルから１メートル20センチくらいに開く。てのひらを下に向け、両手を横に伸ばす（写真３）。

③右足先を90度外に、左足先を少しだけ内に向ける。左ひざの裏を伸ばし、左足をまっすぐにする。右足はひざより下が床と垂直、ひざより上が床と平行になるように曲げる。

④息を吐きつつ、左手が右ひざをおおうようにしながら、上体と左足を右にねじる。左のわきの下を右ひざの外側につけ、左のてのひらを右足の外側、床の上にぴったりとつける。（写真10・11）。

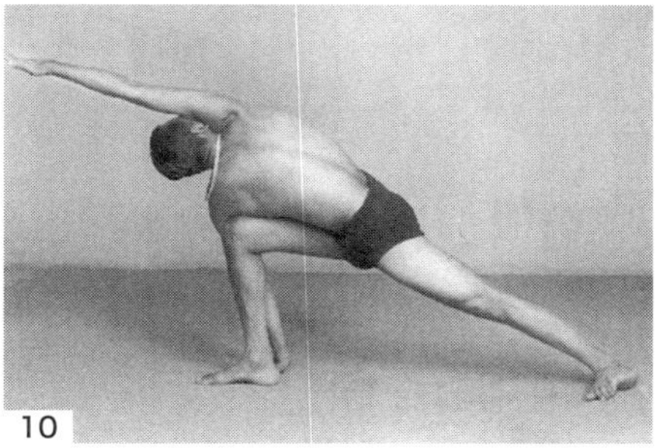

10

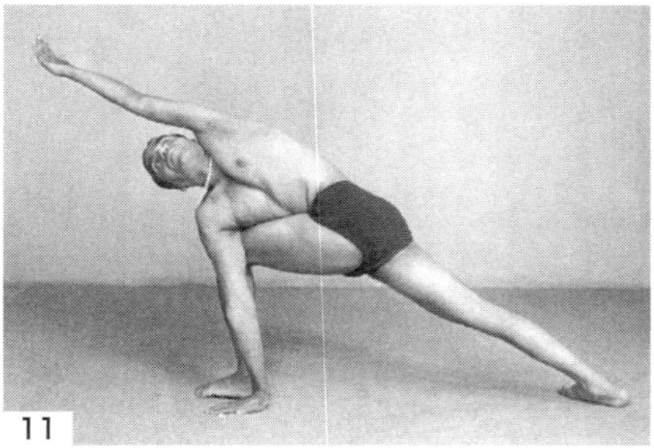

11

⑤背骨に強くひねりを加え、上体をねじる。右手は写真のように右耳にかぶせるようにして、まっすぐ伸ばす。目は、この伸びた手の方向を見つめる。左のひざはつねに伸ばしておく。

⑥深くととのった呼吸をしながら、この姿勢を30秒から１分間続ける。息を吸いながら、左手を床から離し、上体を上げ、右足を伸ば

し、両腕を水平に戻して、②のポーズに戻る。

⑦息を吐きながら、③〜⑤を左右入れかえて繰り返す。

⑧アサナを左右にわけて行なう場合、常に左右同じ時間で行なうという原則が、ここでも適用される。

〈効果〉

パリヴリッタ・トゥリコーナアサナ（写真6）の強化型といえるもので、効果はより大きいが、ハムストリングはそのときほど伸びない。腹部内臓がより収縮し消化がよくなる。周辺の血液がよくめぐるようになり、腹部内臓と背骨が若返る。また、このアサナは、結腸から老廃物を無理なくとりのぞくのにも効果がある。

7. ヴィーラバドラアサナ Ⅰ

Vīrabhadrāsana I（写真14）☆☆☆

あるとき聖仙ダクシャは大規模な供犠祭を催したが、自分の娘のサティーも、その夫で神々の首領であるシヴァも招かなかった。それでもサティーは供犠祭に参加したが、ひどい辱めを受けたので、火の中に飛びこみ自ら命を絶ってしまった。これを知って激怒した夫のシヴァは、自らのもつれた髪の毛を一本抜いて地面に投げつけた。すると、そこから豪傑のヴィーラバドラが生まれた。シヴァは命令を待つヴィーラバドラに、彼の軍隊をひきいて、ダクシャの供犠祭を台なしにしてしまうように命じた。ヴィーラバドラは軍隊とともに、ダクシャたちが集まっていたところに疾風のごとくあらわれ、供犠祭の会場を破壊し、他の神々と僧侶を追い払い、ダクシャの首をとった。その後シヴァはサティーの死を悲しんでカイラーサ山にこもり、瞑想に入った。サティーは、ヒマーラヤの家にウマーの名で生まれ変わり、再びシヴァの愛を求めて努力し、ついにその心を射とめた。

この物語は、カーリダーサのすばらしい詩『クマーラ・サンバヴァ』（戦いの神の出生）のなかに語られているものである。

このアサナは、シヴァが自らのもつれた髪から創造した豪傑に捧げるポーズである。

〈方法〉

①ターダアサナのポーズで立つ（写真１）。

②両手を頭上にまっすぐ伸ばし、てのひらを合わせる（写真12）。

③深く息を吸い、両手を頭上に伸ばしたままジャンプして、両足を１メートルから１メートル20センチの幅をとって横に開く。

④息を吐きながら、右に向く。同時に右足先を90度外に、左足を少しだけ内に向ける（写真13）。右ももが床と水平、右むこうずねが床と垂直になるようひざを曲げる。このとき、右足のひざとかかとの線とは、一直線になる。

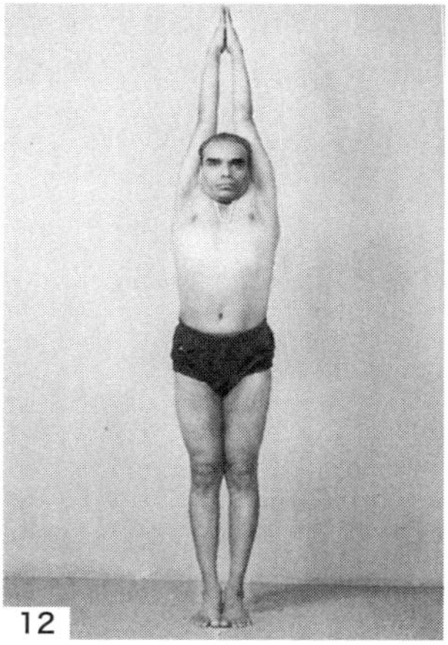
12

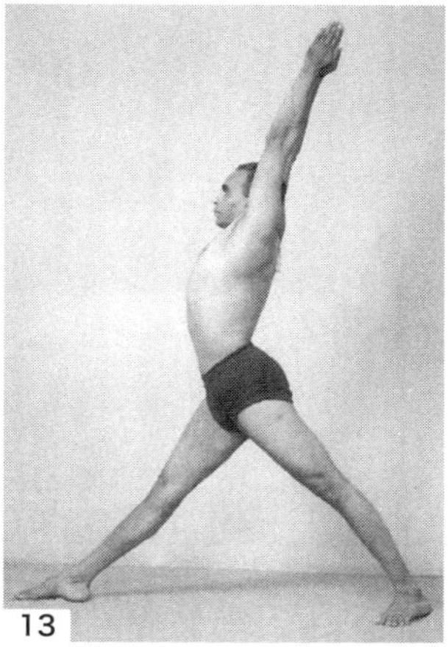
13

⑤左足を、ひざからまっすぐ伸ばす。

⑥顔、胸、右ひざは、写真のように、右足先と同じ方向に向けなければならない。両腸骨を結ぶ線は床に平行である。尾骶《びてい》骨は下方に、腰椎《ようつい》から上は上方に、椎骨間がひとつずつ伸びていくように、深く肋骨をひろげ、頭をもちあげて合わせた両手を見つめる（写真14）。

⑦ふつうに呼吸をしながら、この姿勢を20秒から30秒続ける。

⑧④〜⑥の動作を左右入れかえて繰り返す。

⑨息を吐きながら、ジャンプしてターダアサナの姿勢に戻る。

すべての立ちポーズ、とくにこのポーズはたいへん刺激が強いので、心臓の弱い人は避けなければならない。かなり強い人でも、こ

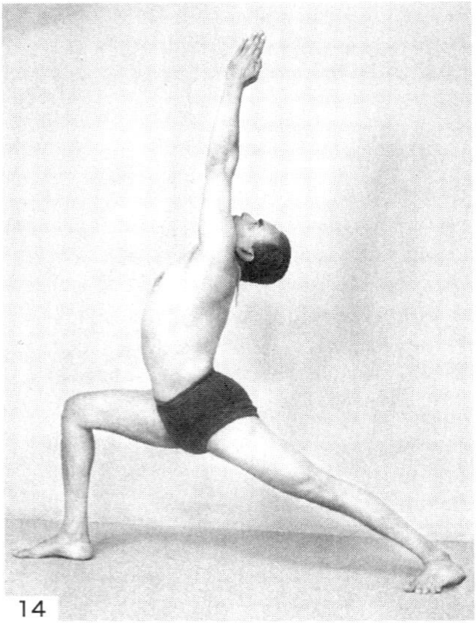

14

のポーズは長時間行なわないこと。

〈効果〉

このポーズでは、胸が十分にひろがるので深呼吸がしやすくなる。首、肩と背中のこりをとり、足首とひざの調子をととのえる。また、尻のぜい肉をとりのぞく。

8. ヴィーラバドラアサナ II

Vīrabhadrāsana II（写真15）☆

〈方法〉

①ターダアサナのポーズで立つ（写真１）。

②深く息を吸い、ジャンプして両足を１メートルから１メートル20センチに開く。てのひらを下に向けて両手を水平に伸ばす（写真３）。

③右足先を90度、左足先を少しだけ右に向け、左ひざ裏から左足をまっすぐ伸ばす。

④息を吐きながら、ももが床と平行になり、ひざから下はむこうずねが床と垂直になるように曲げる。右足のひざとかかとの線とは、一直線をなす。両腸骨を結ぶ線は床に平行である（写真15）。

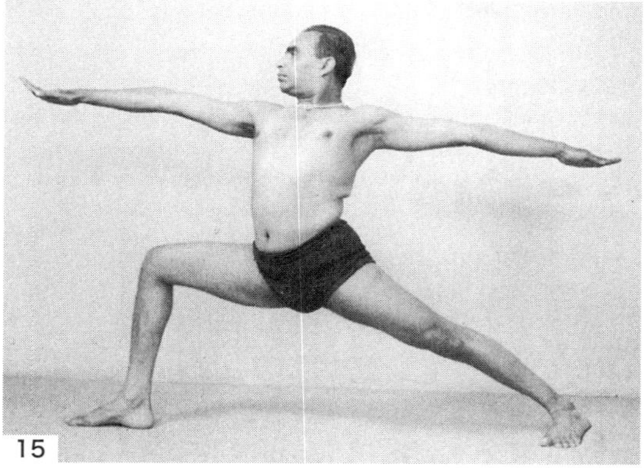
15

⑤両手を、両方からひっぱられてでもいるかのようにして真横に伸ばす。

⑥顔を右に向け、右のてのひらを見つめる。左足の裏側の筋肉を十分に伸ばす。両足、背中、尻は一平面をなすようにする。

⑦深呼吸をしながら、20秒から30秒この状態を保つ。ついで、息を吸いながら②の姿勢に戻る。

⑧左足先を90度、右足先を少しだけ左に向け、左ひざを曲げて、③〜⑥の過程を左側にも繰り返す。

⑨息を吸いながら②に戻る。吐きながらジャンプして、ターダアサナに戻る。

〈効果〉

足の形をととのえ、筋力をつける。また、ふくらはぎ、ももの筋肉のけいれんを緩和する。足と背中の筋肉の柔軟性を増し、腹部内臓の調子をととのえる。

こうした立ちポーズは、より高度な前屈ポーズへの準備であり、立ちポーズを修得すれば前屈ポーズは容易に行なえるようになる。

9. ヴィーラバドラアサナ Ⅲ

Vīrabhadrāsana III (写真17) ☆☆☆☆☆

これは、ヴィーラバドラアサナⅠ (写真14) をさらに強化したものである。

〈方法〉

①ターダアサナのポーズで立つ (写真1)。

②深く息を吸い、ジャンプして両足を1メートルから1メートル20センチに開く。

③ヴィーラバドラアサナⅠの右側完成体 (写真14) をとる。

④息を吐きながら、上体を前屈し、胸を右ももにつける。このとき、右ももだけに体重をかけてはいけない。両手のてのひらを合わせ、両腕をまっすぐ伸ばす (写真16)。2呼吸の間、この状態を保つ。

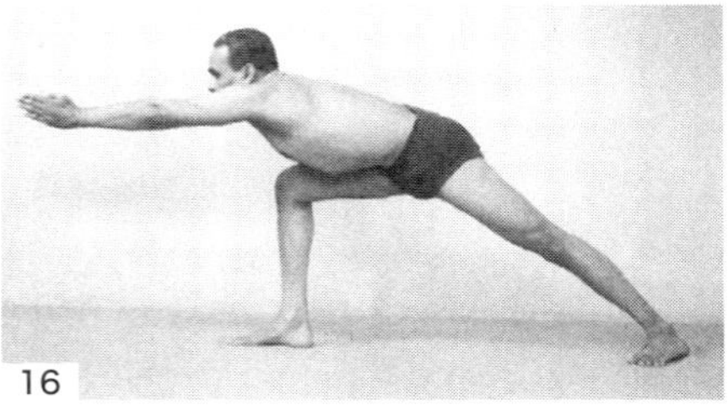

16

⑤息を吐きながら、上体を少し前方に移すようにして、左足を水平になるまで上げていく。右足はまっすぐ伸ばし、一本の棒のようにする。左足を内に向け、身体の前面が床に平行になるようにする (写真17)。

⑥深くととのった呼吸をしながら、この状態を20秒から30秒保つ。

⑦この間右足をのぞき、全身を完全に水平に保つ。右もも裏側の筋肉を股中央に向けてひきあげるようにして、右ひざを伸ばし右足を床と垂直に保つ。両手と左足は、両端からひっぱられているかのように伸ばす。

⑧息を吐きながら、ヴィーラバドラアサナⅠに戻る (写真14)。

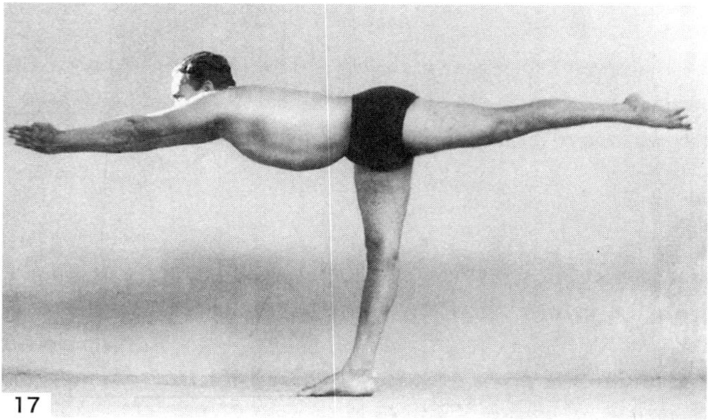

17

⑨左側も同じように繰り返す。

〈効果〉

写真17は、このアサナを実践することで得られる調和、バランス、安定、力強さの感じを伝えている。腹部内臓の収縮、調整に役立ち、足の筋肉の形をととのえ、筋力をつける。気力と敏捷性を高めるので、ランナーに推薦できるポーズである。このアサナの動きは、どれも姿勢、身のこなしを改善する。かかとに体重をかけるなどして、まちがった立ち方をすると、均整のとれた身体に発達せず、背骨の柔軟性も欠けてくる。かかとに体重をかけて立つと腹が前に突き出て、心身の機能が鈍る。このアサナは、足の裏全体で安定した立ち方をすることを教え、腹をひっこめ、俊敏な心身をつくるのに役立つ。

10. アルダ・チャンドラアサナ

Ardha Chandrāsana（写真19）☆☆☆☆☆

アルダとは「半分」、チャンドラとは「月」を意味する。半月に似ているのでこの名がつけられた。

〈方法〉

①ターダアサナのポーズで立つ（写真1）。次にウッティタ・トゥリコ

ーナアサナ（写真４）を前述した要領で完成する。
②息を吐きながら、ひざを曲げ、左足を右足に近づけながら、右のてのひらを右足つまさきから約25センチ離して床におく（写真18）。

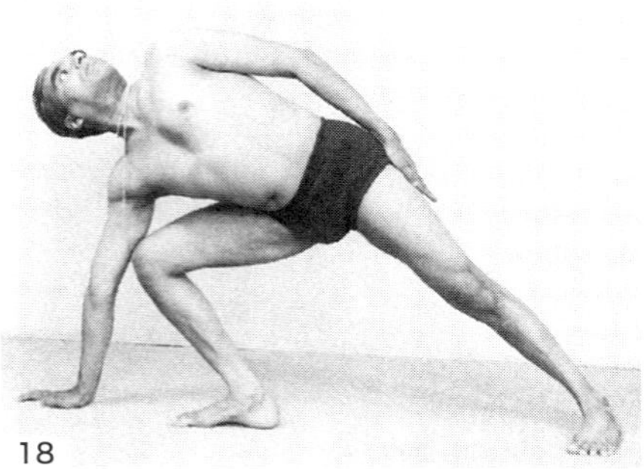
18

③この姿勢で２呼吸する。ついで、息を吐きながら左足を上げていく。このときつまさきは上方をさしている。右手と右足をまっすぐに伸ばす。
④左のてのひらを左ももの横につけ、上体が前に倒れないように肩を張る。胸を左に向け、バランスを保つ（写真19）。

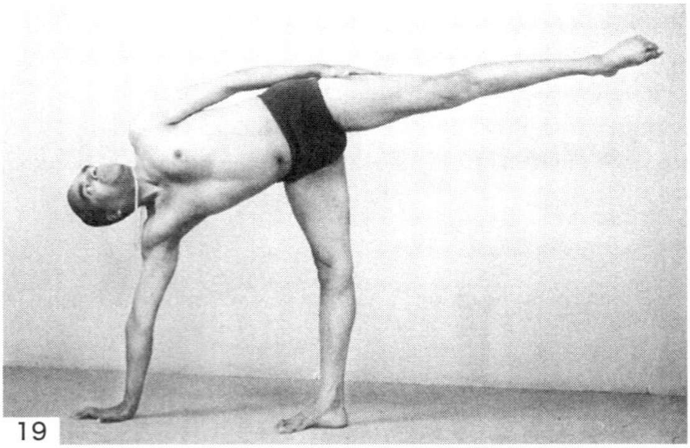
19

⑤右足および尻の右側で体重を支えるようにし、右手はたんにバランスをとるための補助とする。
⑥深くととのった呼吸で20秒から30秒間、この状態を保つ。ついで、左足を床に戻し、トゥリコーナアサナに戻る（写真４）。

⑦左側も同じように行なう。

〈効果〉

このポーズは、足になんらかの支障のある人には効果的である。脊椎下部の調子をととのえ、また、足の筋肉に通じている神経の調子をととのえる。ひざを強くし、他の立ちポーズと同じように胃に起こる異常をとりのぞく。

立ちポーズで安定のとりにくい人、疲れやすい人は、ウッティタ・トゥリコーナアサナ（写真4）とウッティタ・パールシュヴァコーナアサナ（写真8）だけを、まず行なうべきである。これらの2つのポーズは、身体を強めることができる。他のポーズは、十分に身体を強化した人、身体がすでに柔軟になった人だけがやるべきである。

11. ウッティタ・ハスタ・パーダーングシュタアサナ

Utthita Hasta Pādānguṣṭhāsana（写真23）★☆☆☆☆☆☆

ウッティタとは「伸びた」、ハスタは「手」、パーダーングシュタは「足の親指」を意味する。片足で立ち、他方の足を上に伸ばし、頭をその足につけるポーズである。

〈方法〉

①ターダアサナのポーズで立つ（写真1）。

②息を吐きながら、右ひざを曲げ、右足をもちあげる。右手の親指、人差指、中指の3本の指で右足親指をつかむ。

③左手を左腰にあて、バランスをとる（写真20）。2呼吸の間、この姿勢を保つ。

④息を吐きながら、右足を前方に伸ばし、手でひっぱる。ここで2呼吸する（写真21）。

⑤この姿勢で安定したら、両手で右足をかかえ、さらに高くもちあげる（写真22）。ここで再び2呼吸する。

⑥息を吐きながら、頭、鼻、あごの順に右むこうずねにつけていく（写真23）。ここで、深い呼吸を2、3回繰り返す。

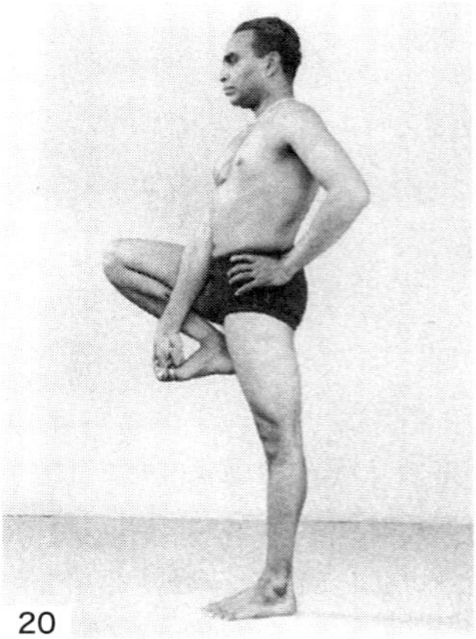
20

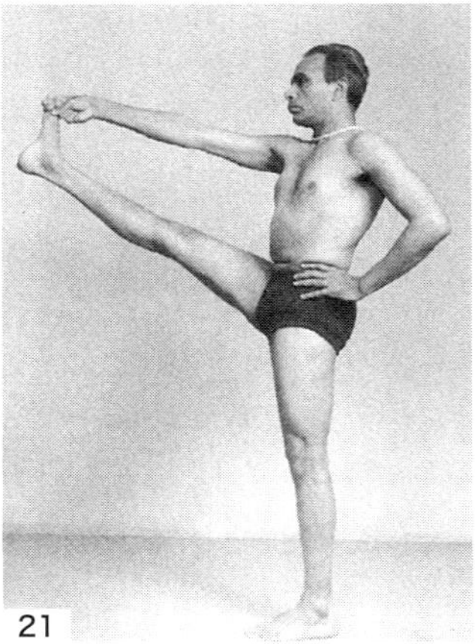
21

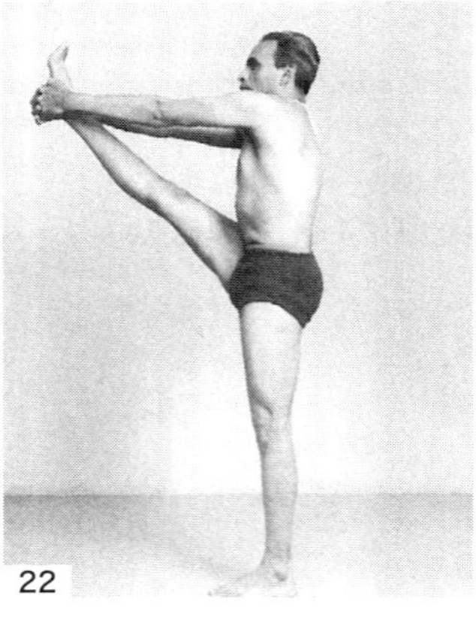
22

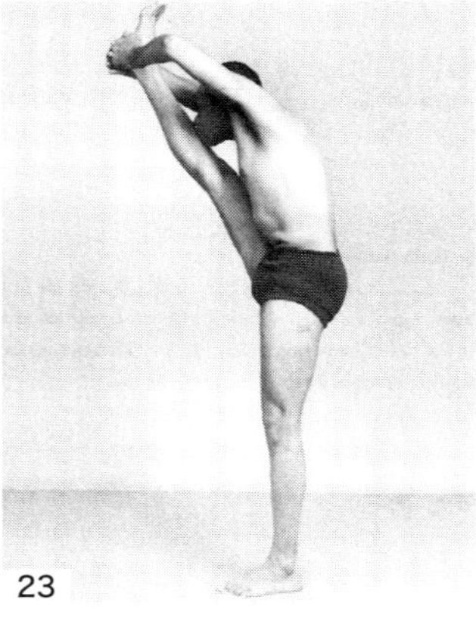
23

⑦息を吐きながら、両手を離し、右足を床に下ろし、ターダアサナのポーズに戻る。

⑧右足で支え、左足を上げて②〜⑦の動作を繰り返す。

⑨⑤と⑥の姿勢でバランスを保つことは、かなりむずかしい。④のポーズができるようになってからでないと不可能である。

〈効果〉

足の筋肉を強化し、安定性をやしなう。

12. パールシュヴォッターナアサナ

Pārśvōttānāsana（写真26）☆☆☆☆☆☆

パールシュヴァは「側面」、ウッターナのウトゥは「強い」、ターンは「伸ばす」という意味であり、胸の横を強く伸ばすポーズである。

〈方法〉

①ターダアサナのポーズで立つ（写真1）。息を深く吸いながら胸を張る。

②背中で両手のてのひらを合わせ、肩とひじを後ろに張る。

③息を吐きながら、手首をまわし、指先を上に向け、指がちょうど肩胛骨の高さにくるようにもちあげる。「尊敬」を意味する「合掌礼拝」の動作を背中でしていることになる（写真24）。

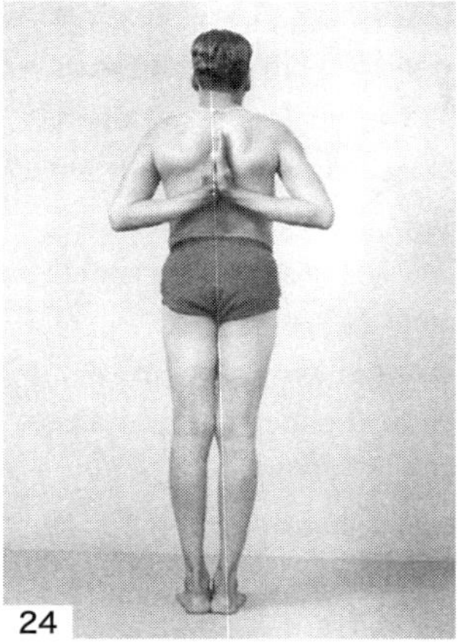

24

④息を吸い、ジャンプして両足を75センチから90センチに開く。この姿勢で息を吐く。

⑤息を吸いながら、上体を右にねじる。右足先が上体と同じ向きをなすように、90度右に、左足先は75度から80度右に向ける。ひざの裏を伸ばすようにして、足の裏側の筋肉をまっすぐに伸ばす。頭は後方にそらせる（写真25）。

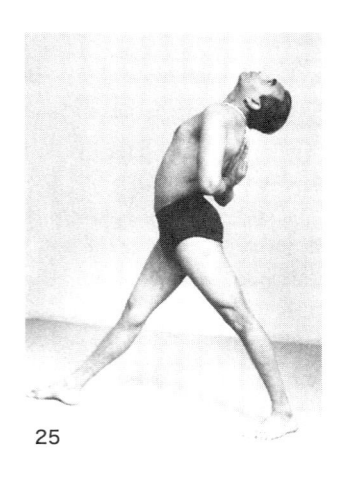

25

⑥息を吐きながら、上体を前屈し、背中をまるめないようにして、頭を右ひざにつける。鼻、口唇そしてあごの順に右むこうずねにつくように、背中、首を伸ばしていく（写真26）。内ももをひきあげ、ひざ頭を上に上げるようにして、両足をまっすぐに伸ばす。

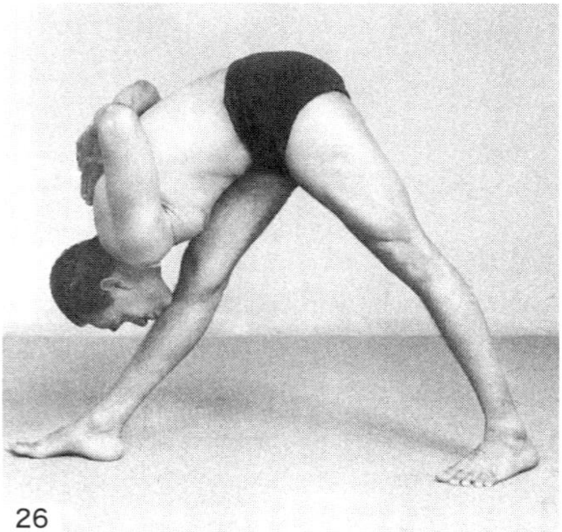

26

⑦ふつうに呼吸しながら、20秒から30秒間この状態を保つ。尻を軸にして、頭と上体をゆっくりと左ひざの方向へまわしていく。同時に、左足先を90度左に、右足先を75度から80度左に向ける。次に右

足を曲げないで上体を起こし、できるだけ後方を見るように頭と上体をそらせる。この動作は、息を吸う間に行なう。

⑧息を吐きながら上体を前屈し、頭部を左ひざにつけ、⑥の動作、つまり背中、首を伸ばして、あごをむこうずねにつける動作を行なう。

⑨ふつうに20秒から30秒間呼吸して、この状態を保つ。そのあとで、息を吸いながら頭を中央にもっていき、両足先を前方に向け、元の状態に戻す。ついで、上体を起こす。

⑩息を吐きながら、ジャンプしてターダアサナのポーズに戻る。同時に両手を左右に下ろす。

⑪もしも、背中での合掌ポーズが不可能な場合は、片方の手でもう一方の手首をつかんで行なってもよい（写真27・28）。

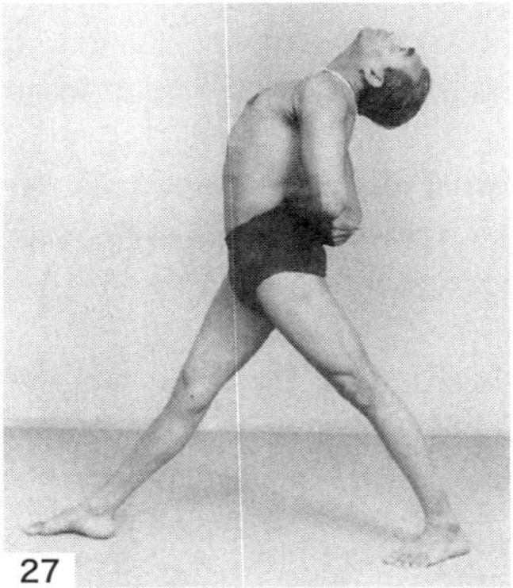
27

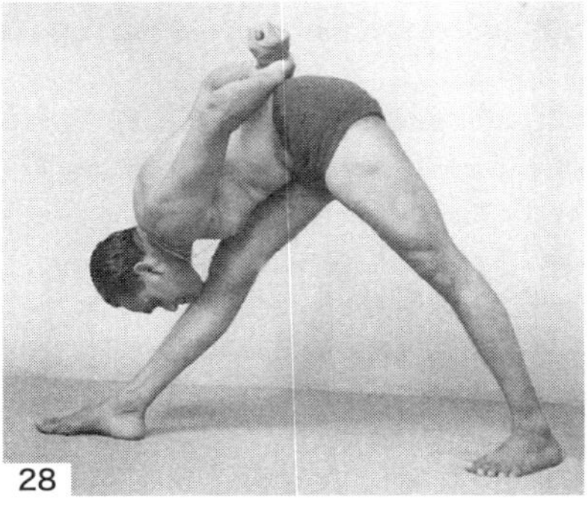
28

〈効果〉

足と尻の筋肉のこりをとりのぞき、股関節と背骨を柔軟にする。頭をひざにつけるので、腹部内臓は収縮し、調子がととのう。手首が柔らかくなり、動きがスムーズになる。この姿勢は、また、猫背を矯正する効果がある。正しいポーズでは、肩が十分に後ろへひきもどされるので、深い呼吸が容易になる。

13. プラサーリタ・パードッターナアサナ Ⅰ

Prasārita Pādōttānāsana I (写真33・34) ☆☆☆☆

プラサーリタは「伸びた」「広がった」、パーダは「足」という意味で、これは広げた両足をしっかり伸ばすポーズである。

〈方法〉

①ターダアサナのポーズで立つ (写真1)。

②息を吸いながら、両手を腰にあて、両足を1メートル20センチから1メートル30センチに開き、後ろにそる (写真29)。

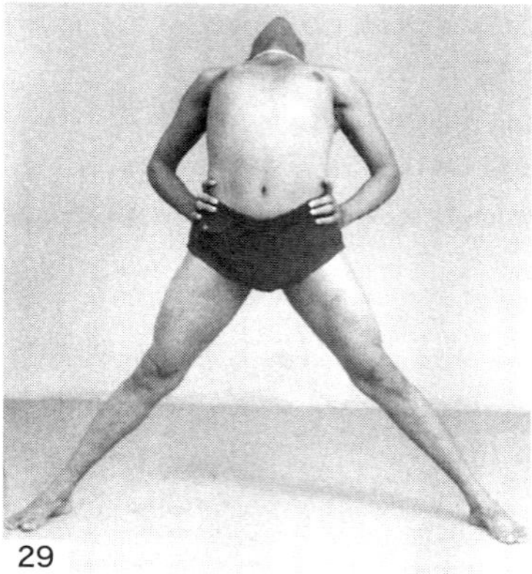

29

③内股をひきあげるようにして、足をまっすぐにする。息を吐きながら、両手を両足間の床の上につける。

このとき、両手は肩幅と同じだけあけるようにする (写真30)。

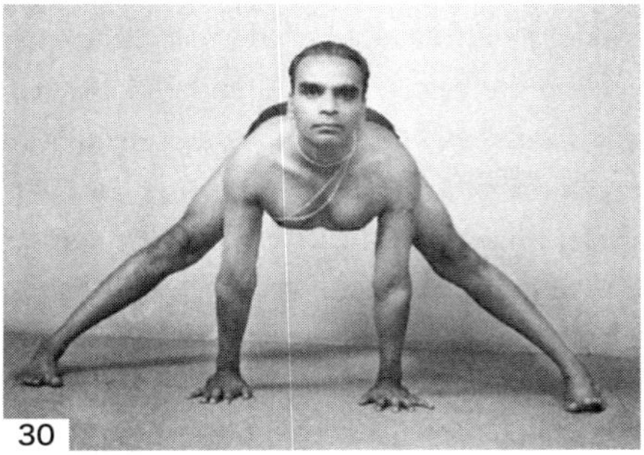

30

④息を吸いながら頭をもちあげ、背中をくぼませる（写真31・32）。

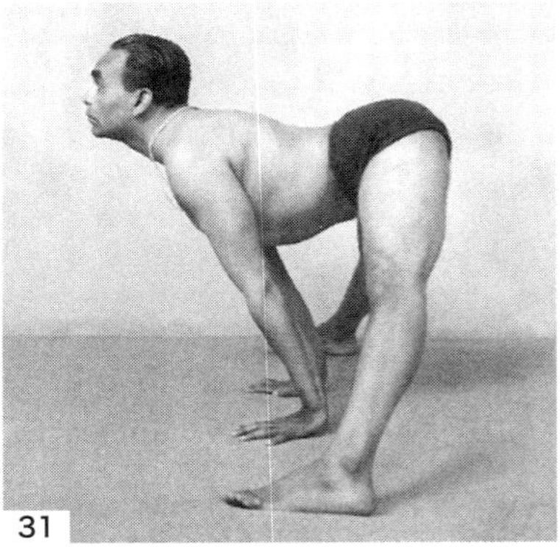

31

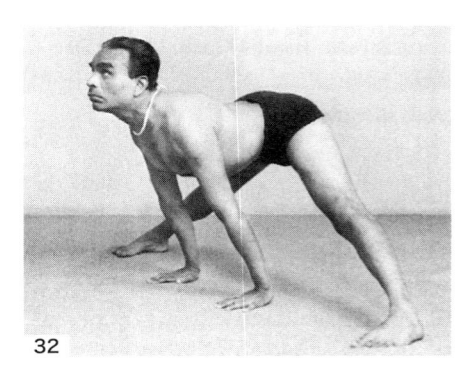

32

⑤息を吐きながら、ひじを曲げ、頭頂部を床につける。ただし体重は両足にかけ、頭にかけてはいけない（写真33･34）。また、両足、両てのひら、頭が一直線になるようにする。

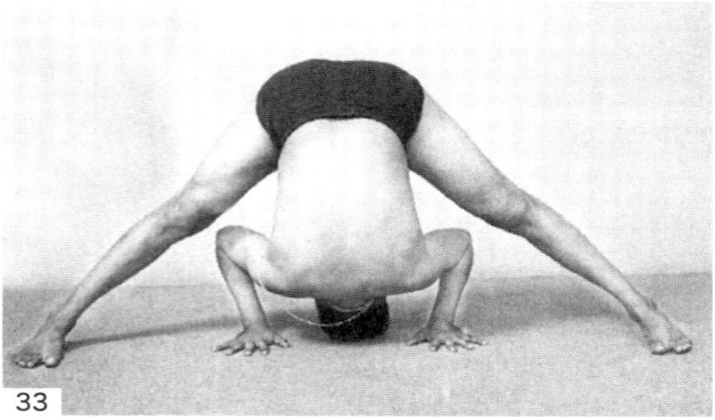

33

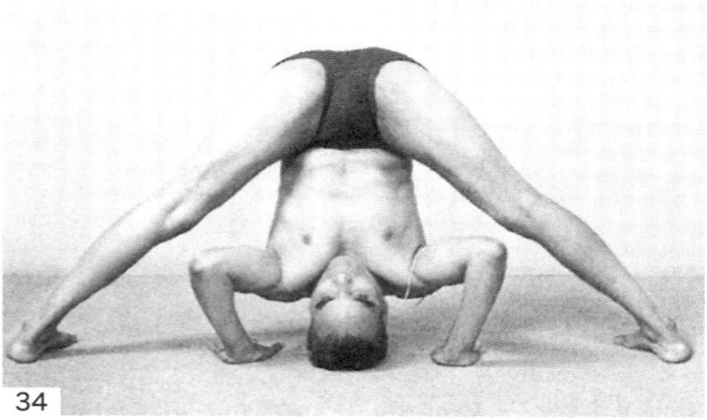

34

⑥深く、ととのった呼吸をしながら、この状態を30秒間保つ。

⑦息を吸いながら、頭を床からもちあげ、ひじを伸ばして、再び④の姿勢をとる。

⑧息を吐きながら、②の姿勢に戻る。

⑨ジャンプしてターダアサナに戻る。

14. プラサーリタ・パードッターナアサナ Ⅱ

Prasārita Pādōttānāsana II (写真35・36) ☆☆☆☆

これは、Ⅰのポーズを高度にしたものである。手は床でなく、腰におく (写真35) か、あるいは背中で合掌する (写真36)。Ⅰのポーズより足がさらに伸ばされる。

〈効果〉

ハムストリングと足の外側の筋肉が十分に伸ばされ、上体と頭部への血行がよくなる。このポーズは消化機能を増進するので、シールシャアサナ (写真184) のできない人は、ここから始めるのがよい。

以上の立ちポーズは、すべて初心者に必要なポーズである。練習により、柔軟性が身につけば、これらの立ちポーズは省いてもよい (それでも１週間に１度は行なうことが望ましい)。さらに、これらの立ちポーズは、体重を減らす効果がある。

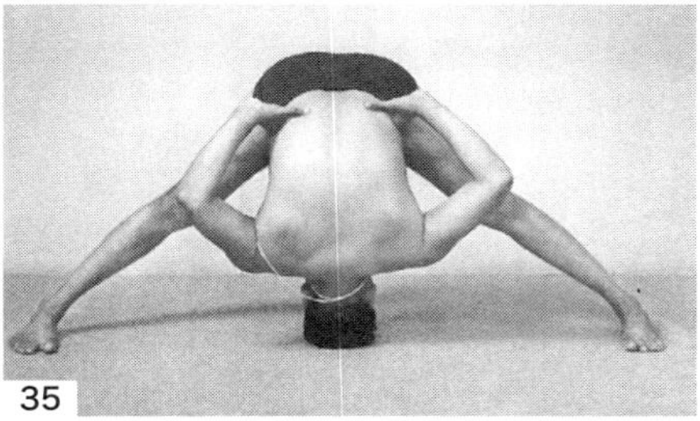
35

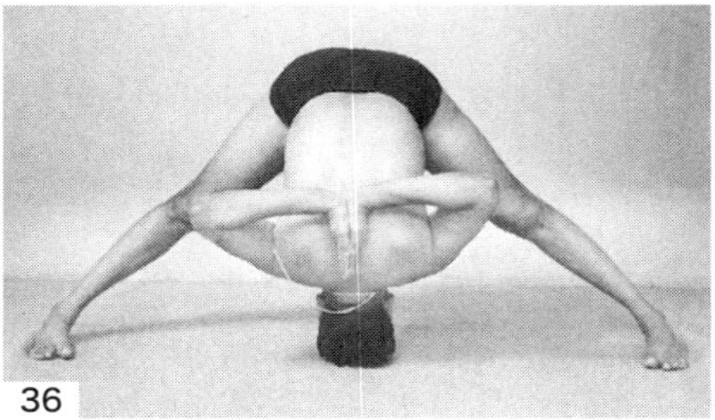
36

15. パリガアサナ

Parighāsana（写真39）☆☆☆☆

パリガは「戸締まり用のかんぬき」のこと。このポーズは、身体が横に差し渡したかんぬきの形に似ているために、その名がつけられた。

〈方法〉

①両足首をつけてひざまずく。

②右足を伸ばして、右足、上体、左ひざが一直線になるようにおく。右ひざをまっすぐ伸ばして、右の足首以下を外に向ける。

③息を吸いながら、両手を横に伸ばす（写真37）。ここで２呼吸する。

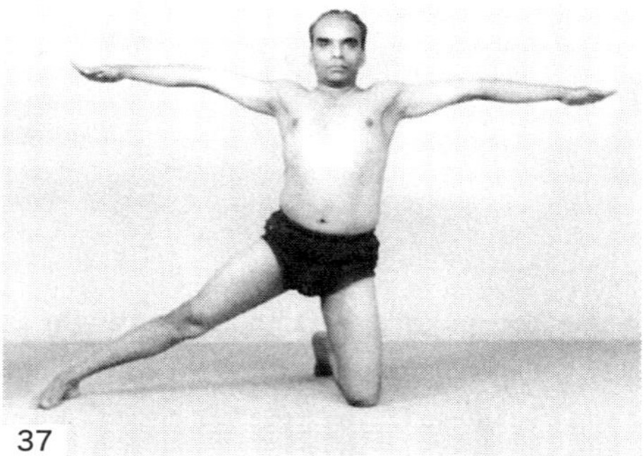

37

④息を吐きながら上体と右手を、伸ばした右足の方へ曲げていく（写真38）。右手をできるだけ右足首に近づけ、右腕、手首を、それぞれ右むこうずねと足首につける。ただし右のてのひらは上を向いている。また、このとき右耳は、右上腕にあたっている。ついで左手を、頭上に大きく円を描く要領で右手に重ねる。このとき、左の耳は左上腕に触れる。左右両腹部の筋肉は、片方が縮んで片方が伸びるということにならないよう、気をつける（写真39）。

⑤ふつうの呼吸で、30秒から１分間この状態を保つ。

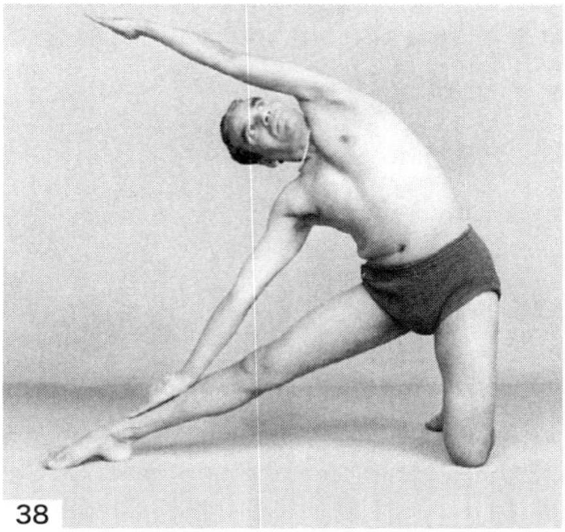

38

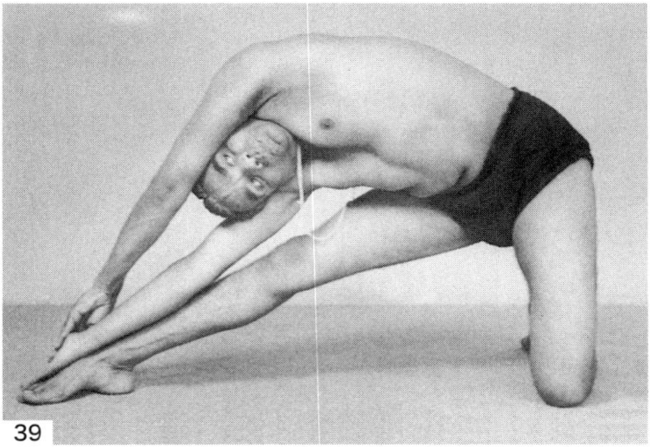

39

⑥息を吸いながら、上体と手を③の状態に戻す。次に右足を曲げ、ひざまずき、①に戻って左右の足首をつける。

⑦同じポーズを、反対側にも同時間繰り返す。

〈効果〉

このポーズでは、骨盤とその周辺が伸ばされる。腹部を一方へ曲げることにより他方が伸びるので、腹の筋肉と腹部内臓の調子がととのい、腹部のたるみを防ぎ、その結果、健康状態が保たれる。また、両側に屈伸することにより、背骨が柔軟になる。

16. ウシュトラアサナ

Uṣṭrāsana（写真41）☆☆☆

ウシュトラとは、「らくだ」のことである。

〈方法〉

①ももと足首をそろえてひざまずく。足のつまさきは床につけ、後方をさしている。

②両手を尻にあてる。肋骨を左右に開き、背中を伸ばす。ももを前方に伸ばしながら、なお後ろにそる（写真40）。

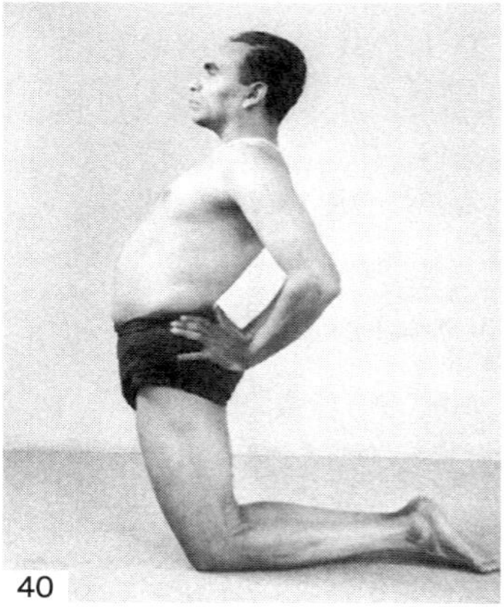

40

③息を吐きながら、全身を上に伸ばすようにし、右のてのひらを右かかとの上に、左のてのひらを左かかとの上に置く。できればてのひらは足の裏にぴったりとつける。

④てのひらで足裏を押さえつけ、頭をそらせ、背骨をももに近づけるようにしていっぱいにそる。ただし、ももは腹中央に向かってひきあげ、床に垂直でなければならない。

⑤首を後方にそらせたまま、尻の筋肉を締め、脊椎および尾骶骨の周辺をさらに伸ばす（写真41）。

⑥ふつうの呼吸で、約30秒この状態を保つ。

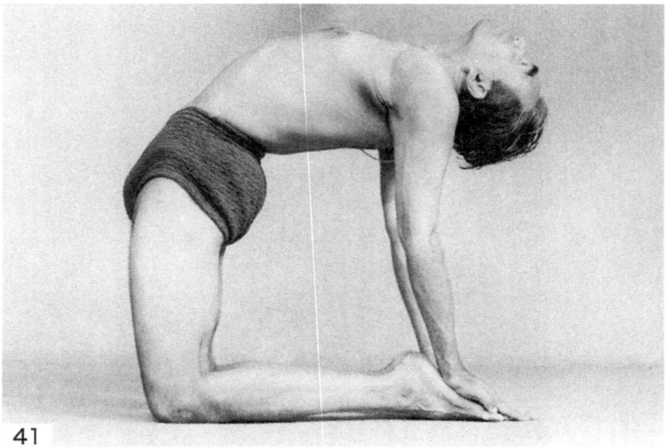

41

⑦手を片方ずつ、足裏から、尻に戻す（写真40）。床にすわり、身体を楽にする。

〈効果〉

猫背の人に効果的である。背骨全体が伸びるので、背中の調子がととのえられる。年輩者、脊椎に損傷のある者も、その状態に応じて少しずつ試みるとよい。

17. ウトゥカタアサナ

Utkaṭāsana（写真42）☆☆

ウトゥカタとは「力強い」「激しい」「つりあいのとれていない」という意味で、完成ポーズは、ちょうど椅子にすわるようなかっこうになる。

〈方法〉

①ターダアサナのポーズで立つ（写真１）。両手を頭上に伸ばし、てのひらを合わせる（写真12）。

②息を吐きながらひざを曲げ、ももが床と平行になるまで上体を下ろしていく（写真42）。

③前かがみにならないように胸を大きく広げる。呼吸はふつうにする。

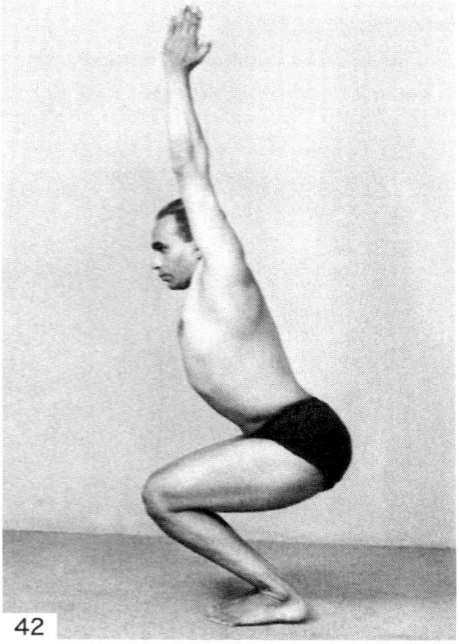
42

④数秒間このポーズを続ける（30秒間続けられれば十分である）。この完成ポーズでバランスをとることは、たいへんむずかしい。

⑤息を吸いながら、足を伸ばし（写真12）、手を下ろしてターダアサナのポーズに戻り、楽にする。

〈効果〉

肩のこりをとり、軽度のものであれば、足のゆがみを矯正することができる。足首を強くし、足の筋肉を均等に発達させる。このポーズでは横隔膜がひきあげられるので、心臓は穏やかにマッサージされることになる。腹部内臓および背中の機能もととのい、胸は十分広げられるので、胸筋も発達する。乗馬をする人にはたいへん効果の大きいポーズである。

18. パーダーングシュタアサナ

Pādānguṣṭhāsana（写真44）☆☆☆

パーダとは「足」、アングシュタとは「足の親指」を意味する。これは、立ち姿勢で親指をつかむポーズである。

〈方法〉

①ターダアサナのポーズ（写真1）で立ち、両足を少し広げる。

②息を吐きながら前屈し、手の親指、人差指、中指で足の親指をつかむ。このとき、両方のてのひらを内に向きあわせる（写真43）。

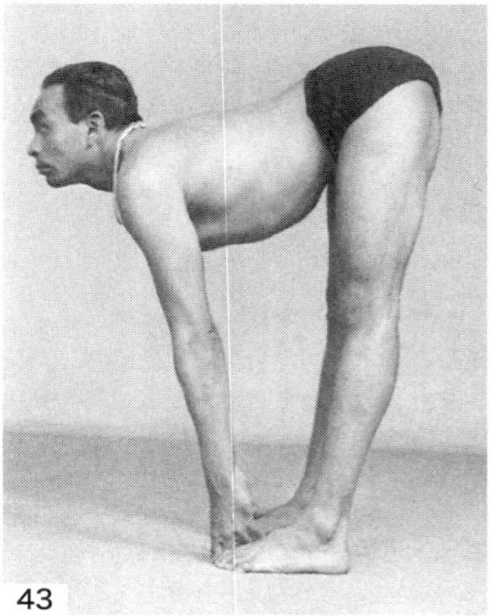

43

③頭を上げたまま、横隔膜を胸の方にひきあげる（上腹部は自然にへこむ）。同時に、背中をできるだけくぼませる。このとき、肩だけを下げて足の親指をつかむのではなく、骨盤のところから前屈するように注意する。背中が、尾骶骨からきれいな線を描いていれば、正しいポーズである。

④足の指もひざも、まっすぐ伸ばさなければならない。肩胛骨も伸ばす。この姿勢で1、2回呼吸する。

⑤息を吐きながら、頭を両足の間に入れる。このときさらにひざを締め、足の親指を床から離さないようにしながらひっぱる（写真44）。

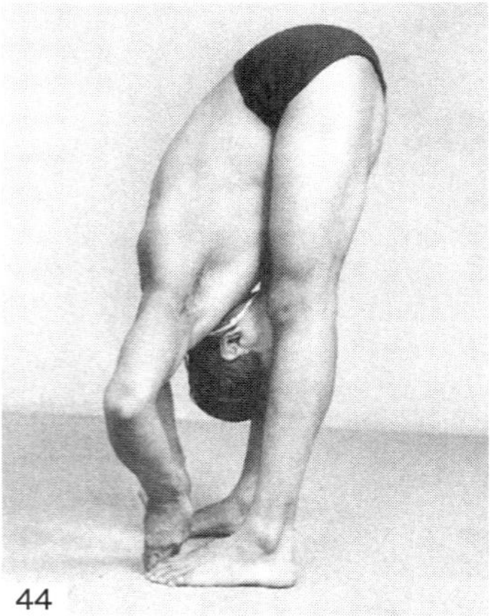

44

ふつうの呼吸で、この状態を約20秒保つ。

⑥息を吸いながら、②の状態に戻り、手を足の親指から離し、ターダアサナのポーズに戻る。

19. パーダハスタアサナ

Pādahastāsana（写真46）☆☆☆☆☆☆

パーダは「足」、ハスタは「手」のこと。前屈し、手の上にのるポーズである。

〈方法〉

①ターダアサナのポーズ（写真1）で立ち、少し足を開く。

②息を吐きながら前屈し、ひざを曲げないようにして、手を足の下に入れ、てのひら全体を足の裏につける（写真45）。

③頭をもちあげ、背中をできるだけくぼめる。ひざをまっすぐ伸ばし、この姿勢のまま２、３呼吸する。

④次に、息を吐きながら、ひじを曲げ、さらに前屈して、頭を両足の間に入れる。このとき、両手で足の裏をひきあげるようにする（写真46）。ふつうに呼吸して、この姿勢を20秒程度続ける。

⑤息を吸いながら頭をもちあげ②の姿勢に戻り、数呼吸する。

⑥息を吸いながらターダアサナに戻る。

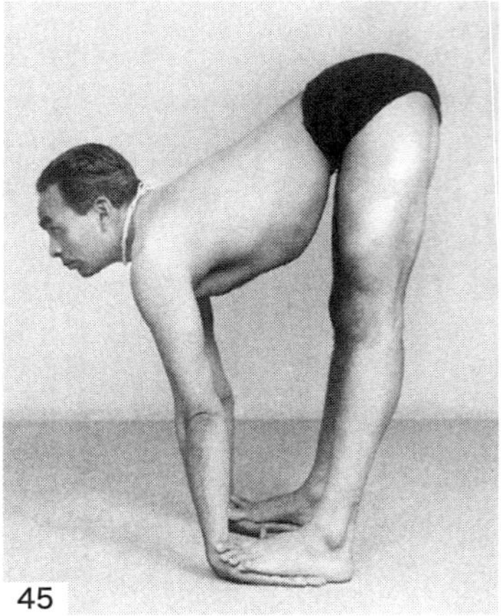
45

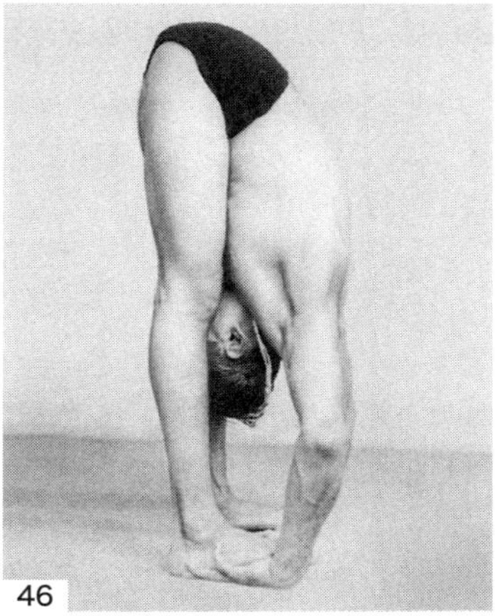
46

〈パーダーングシュタアサナとパーダハスタアサナの効果〉

後者の方が身体をより激しく使うが、効果は同じである。腹部内臓の調子がととのい、消化液の分泌が促される。肝臓、脾臓の働きが活発になる。腹が張ったり、胃腸の障害のある人には、この両アサナがたいへん効果的である。

背中をくぼませる写真43と45のポーズは、椎間板の異常を矯正することができる（ただし、椎間板に異常のある場合、頭をひざの間に入れるポーズは行なわないこと）。椎間板ヘルニアがこのために治癒したという報告も多く、このポーズは特効的効果をもつようである。しかし、このポーズは、かならず指導者の下で行なわなければならない。というのは初めから背中をくぼませることはできないので、他のもっとやさしい姿勢をマスターする必要があるからである。

20. ウッターナアサナ

Uttānāsana（写真48）☆☆☆☆☆☆☆☆

ウトゥは「入念」「強さ」をあらわす接頭辞、ターナは動詞で「伸ばす」「広げる」という意味である。このアサナでは、背骨が入念に強く伸ばされる。

〈方法〉

①ターダアサナのポーズで立つ（写真1）。
②息を吐きながら前屈し、てのひらを床につける。この状態で手を両足の横へ、さらにかかとの後ろへと順次移動させる。この間ひざを曲げてはいけない（写真47）。
③頭をもちあげ、背骨を伸ばす。尻をわずかに頭の方へと移動させ、足が床と垂直になるようにする。
④この状態のまま２呼吸する。
⑤息を吐きながら、上体を足に近づけ、頭をひざにつける（写真48）。
⑥ひざを曲げてはいけない。内股をひきあげるようにしてひざ頭をひき締める。深くととのった呼吸をして、この状態を１分間維持する。
⑦手はそのままで、息を吸いながら頭をもちあげる（写真47）。

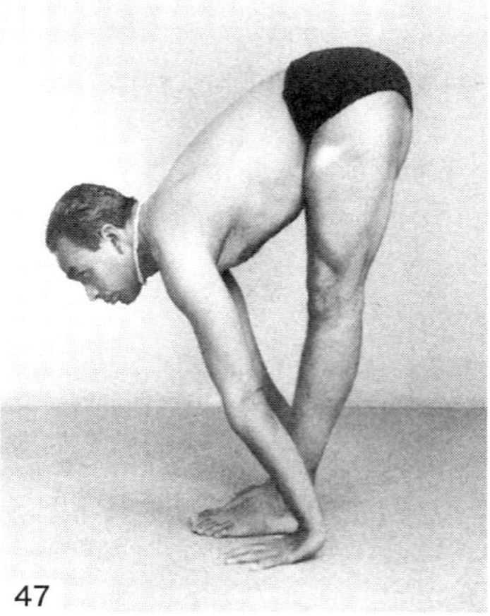
47

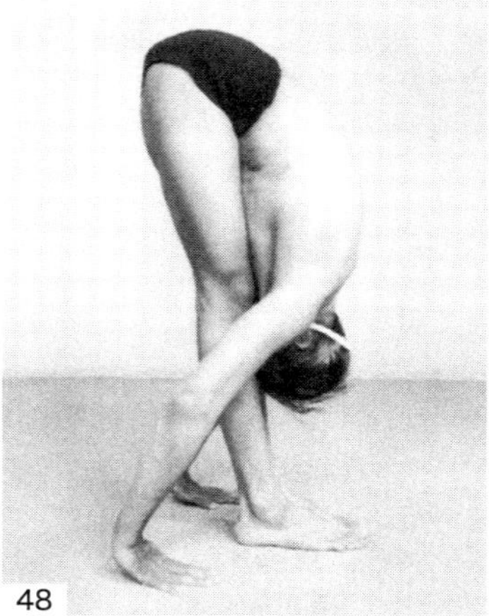
48

⑧その状態で２呼吸したあとで、深く息を吸いながら手を床から離し、ターダアサナに戻る。

〈効果〉

胃痛を鎮め、肝臓、脾臓、腎臓の調子をととのえる。生理痛に対しても鎮痛作用がある。心臓の拍動を落ちつかせて、脊髄神経を若返らせる。落ち込んだときにこのアサナを２分以上続けると、気力が充実してくる。脳細胞の機能を安定させるので、興奮しやすい人に適している。このアサナのあとでは気分も落ち着き、眼が輝きだす。

シールシャアサナ（写真184）を行なって、頭が重くなったり、熱っぽくなったり、その他の不快感を感ずる人は、まずこのウッターナアサナを行なうと、シールシャアサナ（逆立ち）が快適に、容易にできるようになるだろう。

21. ウールドヴァ・プラサーリタ・エーカパーダアサナ

Ūrdhva Prasārita Ekapādāsana（写真49）☆☆☆☆☆☆

ウールドヴァは「高い」とか「上に」、プラサーリタは「伸びた」、エーカパーダは「１本の足」という意味である。これは片足立ちで前屈し、他方の足を高く上げるポーズである。

〈方法〉

①ターダアサナの姿勢で立つ（写真１）。
②息を吐きながら前屈し、左手で右足首をつかむ。右手を右足の外側において、頭、またはあごを、右ひざにつける。
③左足をできるだけ高くもちあげる。足は両ひざの裏を伸ばすようにしてまっすぐに伸ばしていること。上げている足のつまさきはまっすぐに伸ばし、足を横に傾けない（写真49）。ととのった呼吸をしながら、この状態を約20秒保つ。
④息を吸いながら左足を下ろし、ターダアサナに戻る。
⑤次に、左右交替し、②〜④の動作を同じ時間行なう。

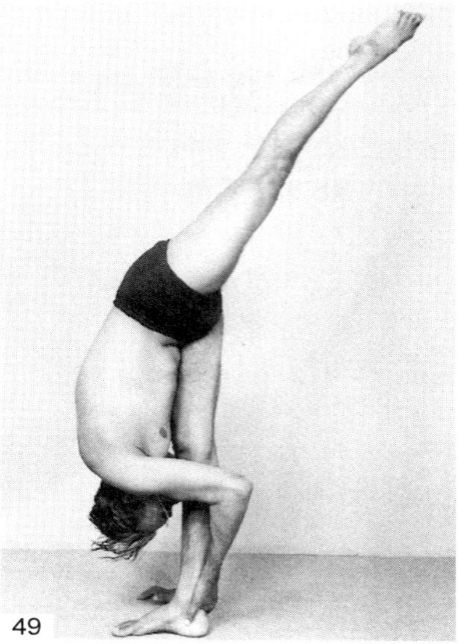

49

〈効果〉

足の筋肉の調子をととのえ、尻の部分のぜい肉をとりのぞく。

22. アルダ・バッダ・パドモッターナアサナ

Ardha Baddha Padmōttānāsana（写真52）☆☆☆☆☆☆☆☆☆

アルダは「半分」、バッダは「捕われた」「縛られた」、パドマは「蓮」、ウッターナは「強い伸び」を意味する。

〈方法〉

①ターダアサナの姿勢で立つ（写真１）。
②右ひざを曲げて右足を床からもちあげ、左ももに足の裏をつける。
③左手で右足をつかむ。右手を後ろからまわし、親指、人差指、中指で右足の親指をつかむ（写真50）。
④左手を離し、息を吐きながら前屈し、左手を左足外側の床につける（写真51）。頭はもちあげている。また背中をできるだけくぼませる。

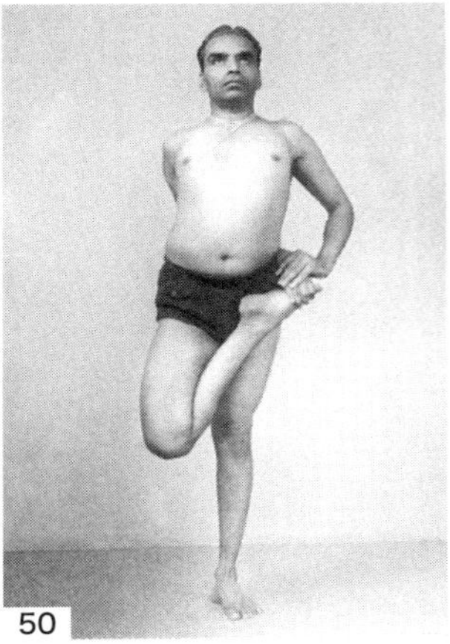

50

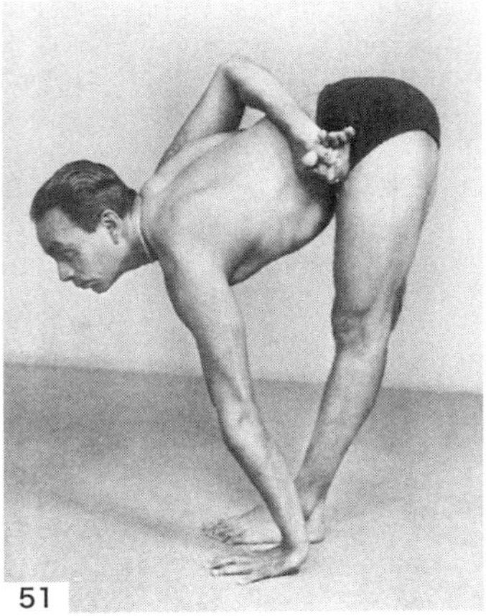

51

この状態で数呼吸する。

⑤息を吐きながら頭部、あるいはあごを左ひざにつける（写真52）。

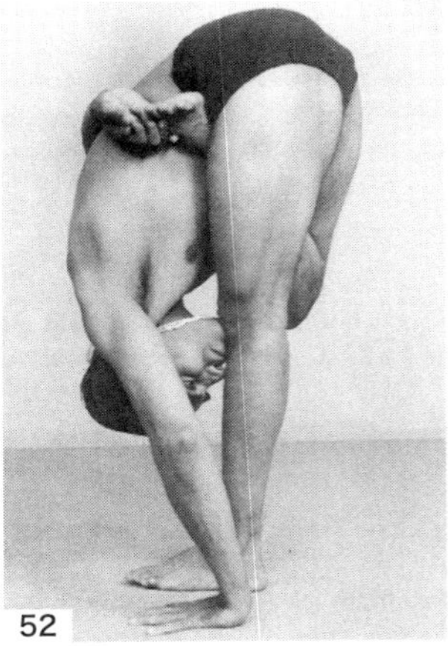

52

⑥左のてのひら全体が床につかない場合は、まず指先をつけるところから始める。そうしてから、徐々に指全体、てのひらをつけていくようにする。頭の位置も同じ要領で、はじめはひたいを、ついで首を伸ばして鼻の先をひざにつける。その後、口唇、最後にあご、という順で次第に進めていくとよい。

⑦この最終ポーズで２、３回深呼吸したのち、息を吸いながら上体を起こし、④のポーズに戻り、２呼吸する。

⑧息を吸いながら、左手を床から離し、③の状態に戻る。

⑨右手を左手から離し、ターダアサナのポーズに戻る。

⑩反対側も同様に行なう（写真53）。

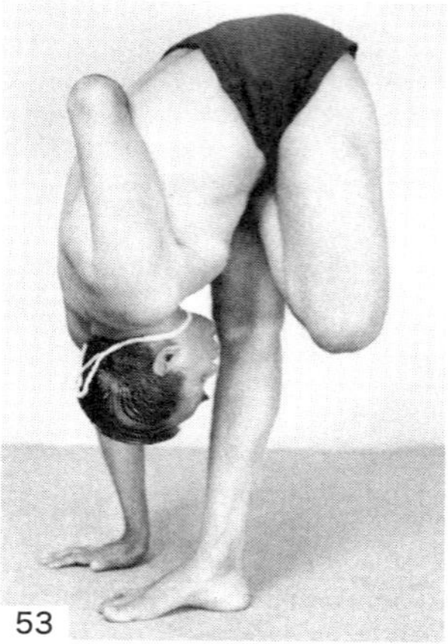
53

⑪手を後ろからまわして足の親指がつかめない場合は、両手のてのひらを床において行なってもよい（写真54・55）。

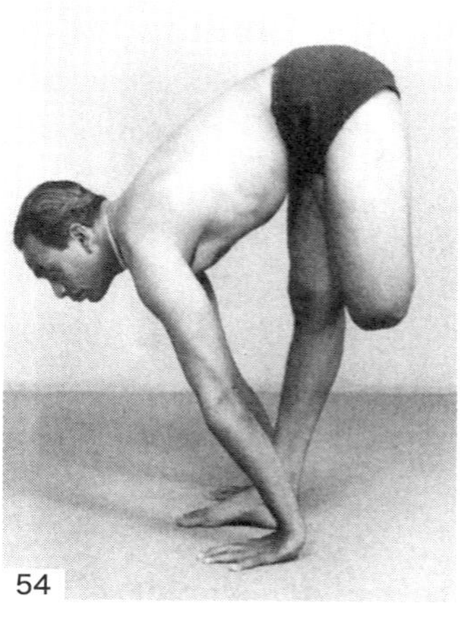
54

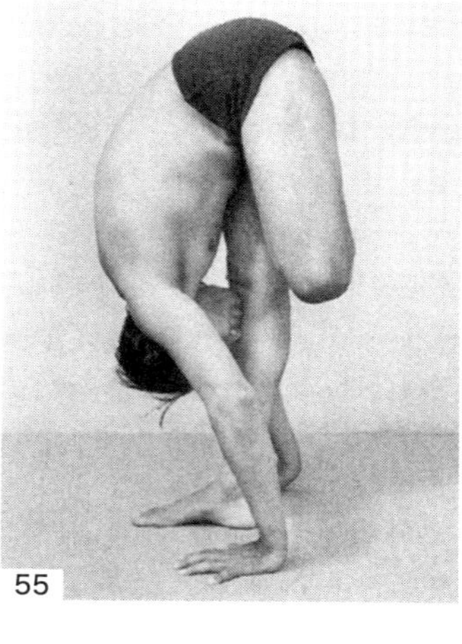
55

〈効果〉

ひざの柔軟性が増す。また腹部が収縮するので消化機能が強まり、蠕動運動によって体内の毒素がとりのぞかれる。肩が後ろ側により動くようになる。胸が広がり、より深く、楽に呼吸ができる。

23. ガルダアサナ

Garuḍāsana（写真56）☆

ガルダとは「鷲《わし》」であり、また鳥類の王の名でもある。ガルダは、ヴィシュヌ神の乗物として、白い顔、鷲のくちばし、赤いつばさ、金色の身体で描かれている。

〈方法〉

①ターダアサナの姿勢（写真1）で立ち、右ひざを曲げる。
②左足を右ひざの上、ももののあたりにのせ、右ももと左ももの裏とをぴったりとつける。
③左足を右足のふくらはぎの後ろへまわす。左むこうずねを右ふくらはぎにつけ、左足親指を右足首にひっかけるようにする。左足が右足にからんだ状態である。
④右足だけで全身を支える。これができるには、少し時間を要する。
⑤腕を曲げて胸の高さに上げ、右ひじを左ひじ関節の内側、やや上腕よりの位置におく。右手を右に、左手を左にまわしてからませ、てのひらを合わせる（写真56）。
⑥深呼吸をしながら、この状態を15～20秒間保つ。ついで、両手および両足を離して、ターダアサナに戻る。
⑦左足に右足を、左手に右手をからませて、反対側も同じ時間行なう。

〈効果〉

足首の力を強め、肩こりを治す。また、ふくらはぎの痙攣防止に役立つ。こうした足の痙攣や痛みをとりのぞくには、ガルダアサナばかりでなく、ヴィーラアサナ（写真89）、マンドゥーカアサナとも呼ばれるベーカアサナ（写真100）も適している。

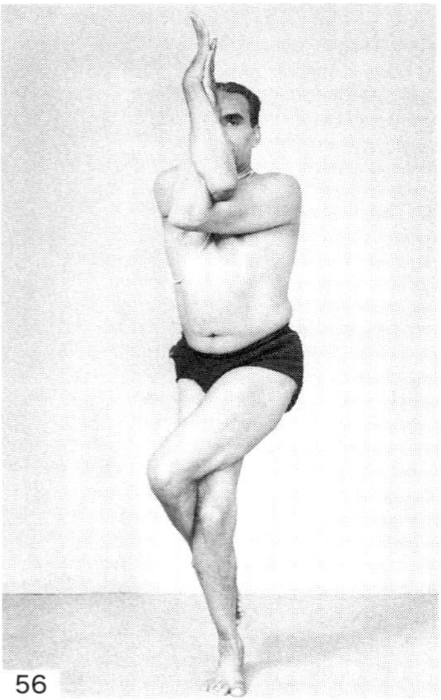

56

24. ヴァーターヤナアサナ

Vātāyanāsana（写真58）★☆

ヴァーターヤナは「馬」を意味する。このポーズは馬の顔に似ているので、このように名づけられた。

〈方法〉

①床に腰を下ろし、左の足を右足のつけ根におく。つまり半パドマアサナ（半跏趺坐《はんかふざ》）の状態である。

②両手を腰の横、床の上におき、左ひざ頭を床につけるようにして、上体を床からもちあげ、右かかとを左ひざ頭のそばにおく。右ももは床と平行にする（写真57）。

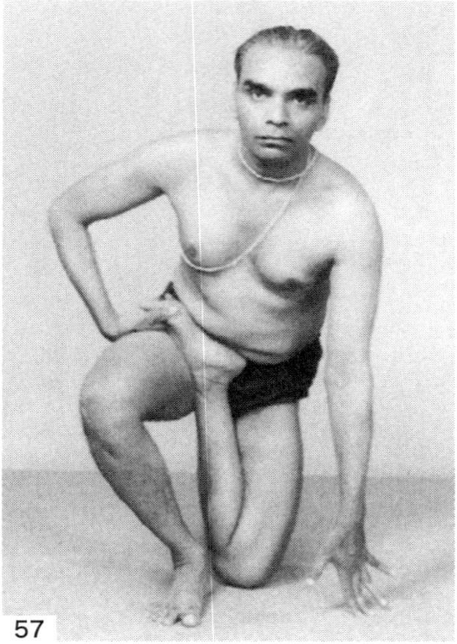

57

③左ももは床と垂直に保ちながら、上に伸ばすようにして、腰を前方へ張る。両手を床から離し、身体全体をまっすぐにしてバランスをとる。前かがみになってはいけない。

④両腕を曲げて胸の高さに上げ、右ひじを左ひじの内側のところにつけ、両手をからませ、てのひらを合わせる。ふつうに呼吸しながら30秒ほどこの状態を保つ（写真58・59）。

⑤両手を離し、床にすわり、両足を伸ばす。

⑥反対側も同じように行なう。

⑦初めのうちは、バランスをとることがたいへんむずかしく、ひざが痛くなる。しかし、練習すれば痛みも減り、容易にできるようになる。

〈効果〉

股関節の血行が促進され、腰からももにかけての障害は、軽いものなら矯正することができる。仙腸骨周辺を柔軟にする効果もある。

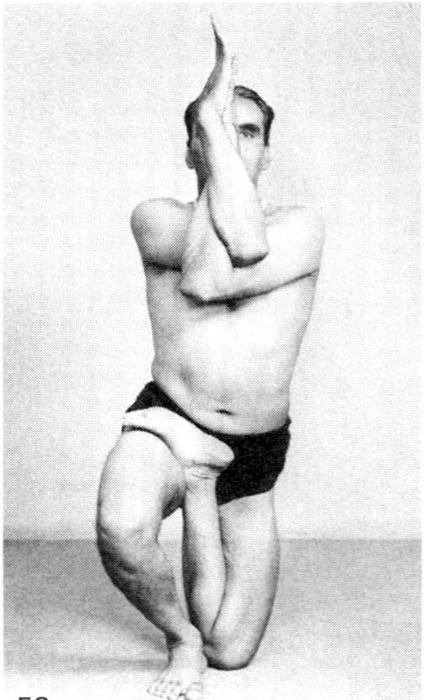
58

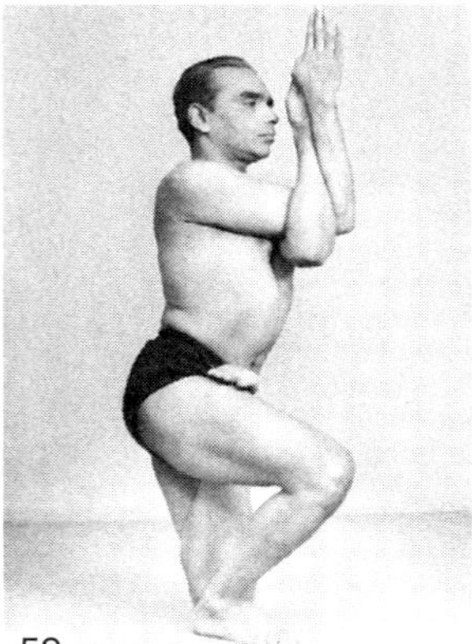
59

25. シャラバアサナ

Śalabhāsana（写真60）☆

シャラバは「バッタ」。このポーズは、バッタが地上に休んでいる状態に似ているので、こう名づけられた。

〈方法〉

①うつぶせになる。てのひらを上にして、手を後方に伸ばす。

②息を吐きながら、頭、胸をもちあげ、同時に足をできるだけ高く上げる。手も肋骨も床から離し、腹部のみ床につけて、身体全体を支える（写真60）。

③臀部を締め、ももをしっかり伸ばす。両ももはお互いにつけて、両足をまっすぐに、十分伸展する。

④手に体重をかけてはならない。肩、手を後方に伸ばすと、背筋はさらに伸びる。

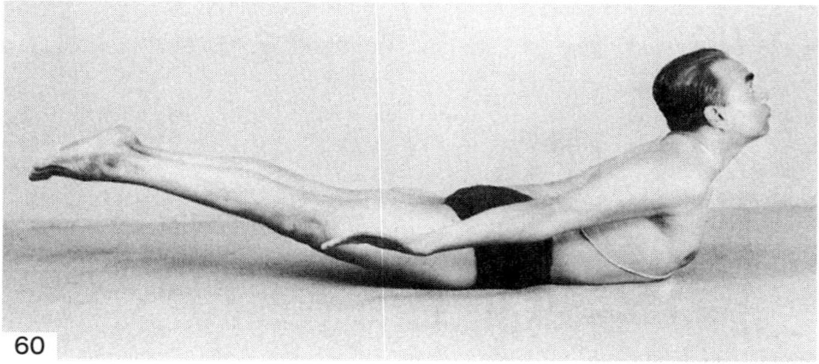

60

⑤ふつうに呼吸しながら、できるだけ長くこの状態を保つ。

⑥初めのうちは、胸と両足を同時に上げることはむずかしいが、腹筋が強くなるにつれてやりやすくなる。

〈効果〉

消化機能を活発にし、胃の異常、腹の張りを治す。背骨を後方へそらすことにより、背骨が柔軟になり、仙椎《せんつい》、腰椎周辺の痛みをとりのぞく。椎間板ヘルニアでも特別に安静を強いたり、外科手術をしたりする必要はない。このアサナを繰り返し行なえば、大きな成果が上がるだろう。膀胱や前立腺の疾患にもよい。

人によっては、このポーズの変形で腰の痛みがとれるだろう。むこうずねを床に垂直に曲げ、ひざを開いて行なうのもひとつの変形である（写真61）。これを行なうには、息を吐きながら、身体を上下に伸ばすようにしてももを上げ、両ひざがお互いにつくまでももを閉じてゆく。ただし、むこうずねは常に床と垂直に保つ。

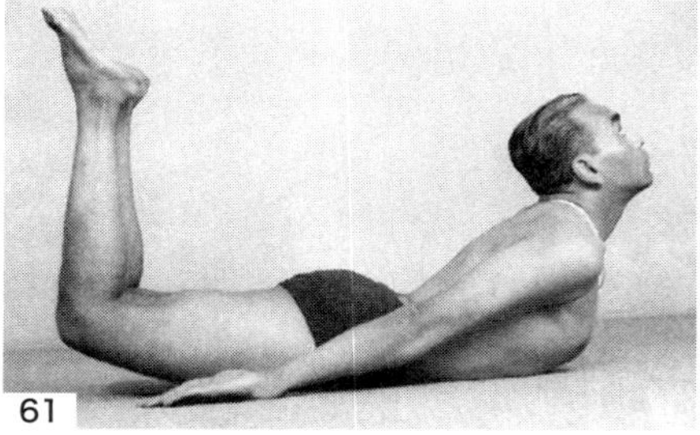

61

26. マカラアサナ（シャラバアサナの変形ポーズ）

Makarāsana（写真62）

『ゲーランダ・サンヒター』の第２章40節では、このアサナについてこう述べている。「うつぶせに寝て、胸を床につけて両足を伸ばす。両手で頭を抱えるようにする。これはワニのポーズであり、身体の熱を上げる。」これはシャラバアサナの変形ポーズである。

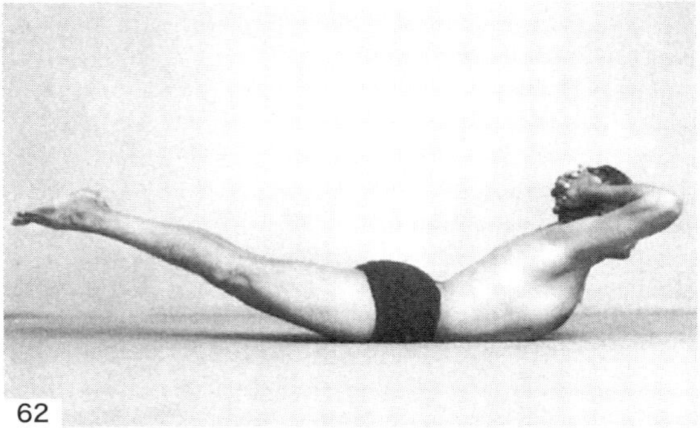

62

27. ダヌラアサナ

Dhanurāsana（写真63）☆☆☆☆

ダヌーは「弓」のこと。手は弓の弦の役割を果たし、頭部、上体、足をひっぱりあげる。ちょうど弓をひいた形である。

〈方法〉

①うつぶせになる。

②息を吐きながらひざを曲げる。両手を後方に伸ばし、左手で左の足首、右手で右の足首をつかむ。この状態で２呼吸する。

③次に息を吐ききるようにして、ひざを床から離し、身体を伸ばしながら両足をさらに上げ、胸もそらせる。身体は弓、手は弦の役目を果たし、手で身体をいっぱいまで張るようにする（写真63）。

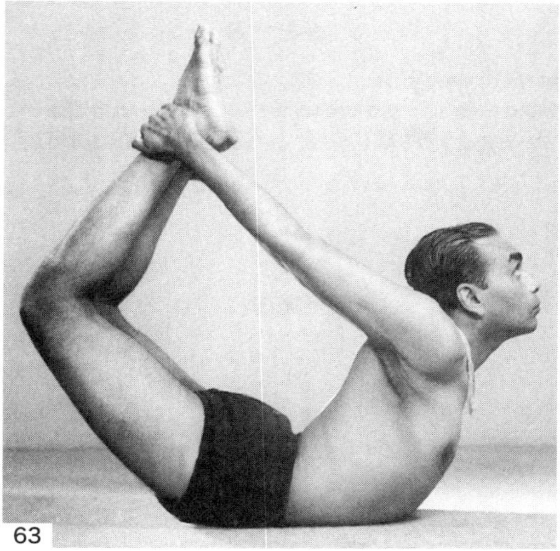

63

④頭をできるだけ後方にそらせる。肋骨も骨盤も床につけてはならない。下腹部だけで身体全体を支える。

⑤両足を上げるとき、両ひざをつけていてはならない。つけると足が十分に上がらないからである。足が完全に上がるようになってから、両もも、両ひざ、両足首をお互いに合わせていく。

⑥腹部が伸びるために呼吸が速くなるが、気にかけないでよい。能力に応じて20秒から１分間この状態を保つ。

⑦息を吐きながら足首から手を離し、足を伸ばす。ついで、頭と足を床の上に戻し、身体を楽にする。

〈効果〉

このポーズでは背骨がそらされる。老人は、ふつうこのような動作をしないので、背骨がかたくなっているが、このポーズにより、背骨の弾力性を取り戻し、腹部内臓の調子をととのえることができよう。これまでの経験では、椎間板ヘルニアに悩む人でも、特別に安静にして休んだり、外科手術をしなくとも、規則的にこのアサナやシャラバアサナ（写真60）を行なえば、症状が軽減する。

28. パールシュヴァ・ダヌラアサナ

Pārśva Dhanurāsana（写真64・65）☆☆☆☆

パールシュヴァとは「横に」という意味で、これはダヌラアサナの変形であり、横腹を床につけるポーズである。

〈方法〉

①ダヌラアサナの姿勢をとる（写真63）。

②息を吐きながら、身体を右側に倒し、足と胸を伸ばす（写真64）。

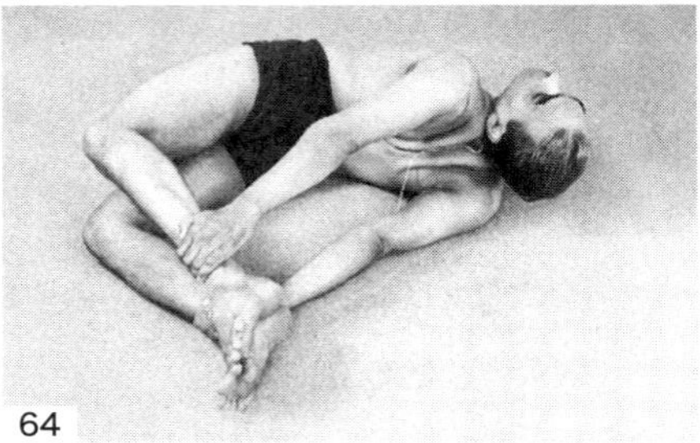

64

③息を吸いながら①の姿勢に戻り、さらに再び息を吐きながら左に倒す（写真65）。

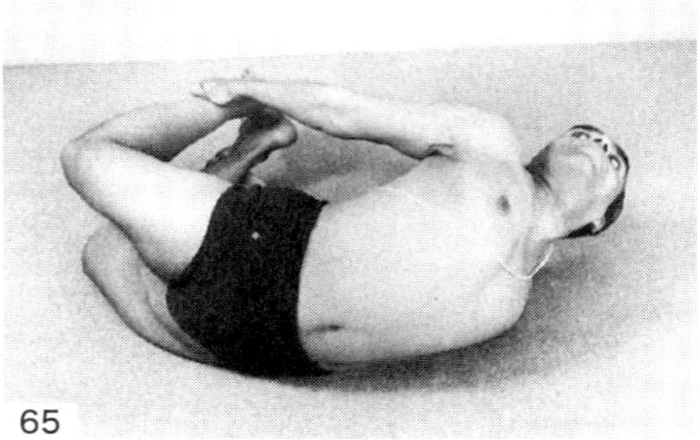

65

④能力に応じて、ふつうの呼吸で完成ポーズを左右とも同じ時間行なうこと。両方終えたら、息を吸いながらダヌラアサナに戻り、足を離して休む。

⑤このポーズは前のポーズよりさらに激しいため、足首が手からはず

れやすいので、しっかりつかんでいること。

〈効果〉

横に倒れこみ転がるときに、床を利用して、腹部内臓のマッサージをすることができる。

29. チャトゥランガ・ダンダアサナ

Chaturaṅga Daṇḍāsana （写真67）☆

チャトゥルは「４」、アンガは「手足」とか「手足の部分」、ダンダは「杖」を意味する。てのひらと足の４カ所で身体を支え、全身を杖のように伸ばし、床と平行に保つポーズである。

〈方法〉

①うつぶせになる。

②腕を曲げて、手を胸の横におき、てのひらを床につける。両足は約25センチ離す。

③息を吐きながら、全身を６、７センチもちあげ、両手両足先で身体を支える（写真66）。全身を一本の杖のように伸ばし、頭から足先まで、床と平行にする。ふつうに呼吸しながら、しばらくこの状態を保つ。

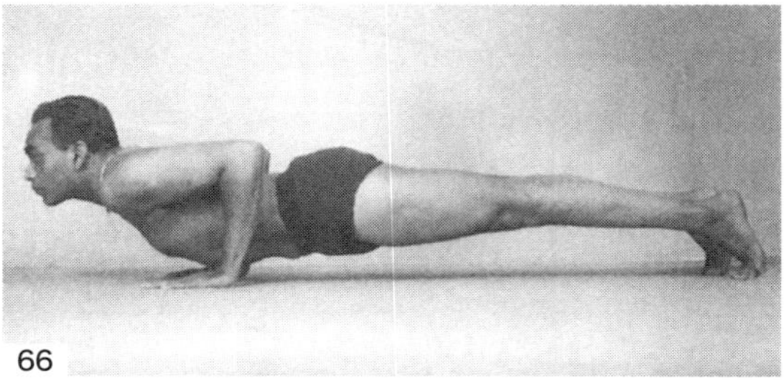

66

④全身をゆっくりと前方に動かし、足の甲の方を床につける（写真67）。

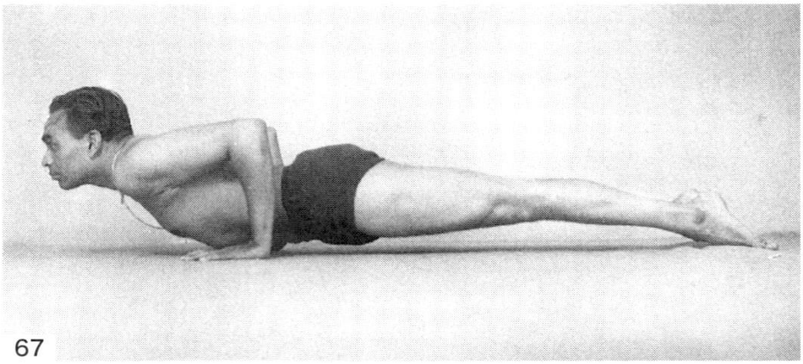

67

⑤ふつうの呼吸、もしくは深呼吸で、約30秒間この状態を保つ。この動作を数回繰り返してもよい。ついで、身体を下ろして床につけ、楽にする。

〈効果〉

このポーズは腕を強化し、手首の可動性と力を増加させる。また、腹部内臓を収縮させ、調子をととのえる。

30. ナクラアサナ

Nakrāsana（写真68－71）☆☆☆☆☆☆

ナクラは「ワニ」のこと。このポーズは、獲物にしのびよるワニのダイナミックな動きに似ているので、その名前がつけられた。

〈方法〉

①うつぶせになる。

②ひじを曲げ、手を腰の横におき、てのひらを床につける。

③両足は、約20～30センチ開く。息を吐きながら、てのひらと足先だけで身体を支えて、全身を床から６、７センチもちあげる。上体をかたく締め、ひざを伸ばし、身体全体を床と平行にする（写真68）。

④この状態で２、３回呼吸し、息を吐きながら手足で同時に床を押し、ジャンプして身体を前進させる（写真69－71）。そのあと２、３呼吸おいて、再びジャンプして前方に進む。

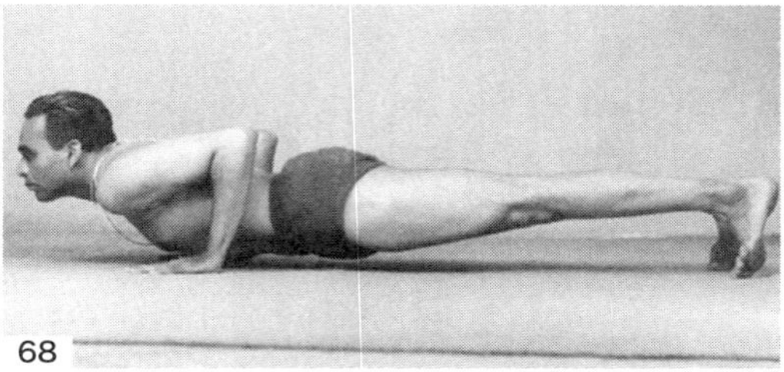

68

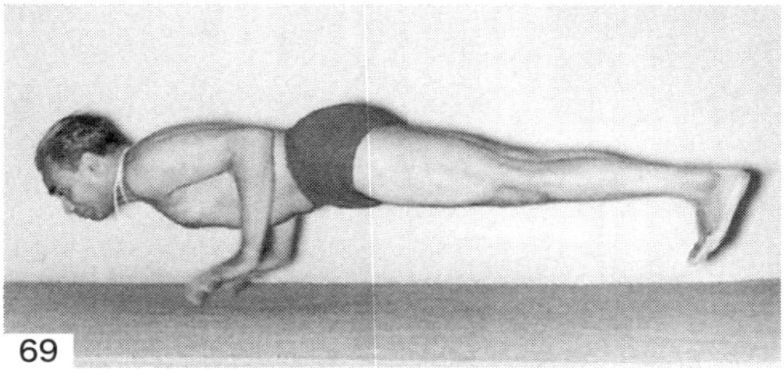

69

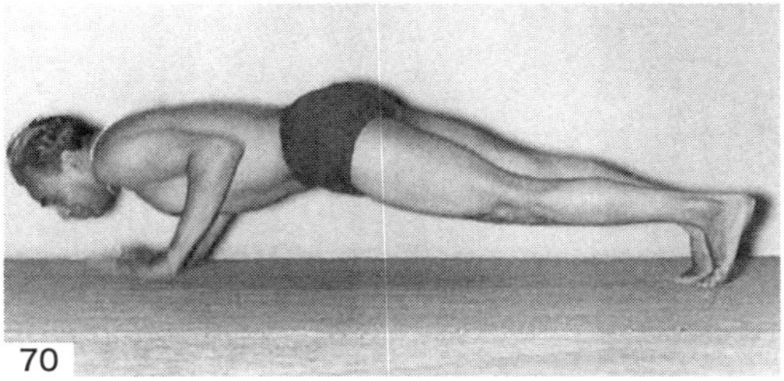

70

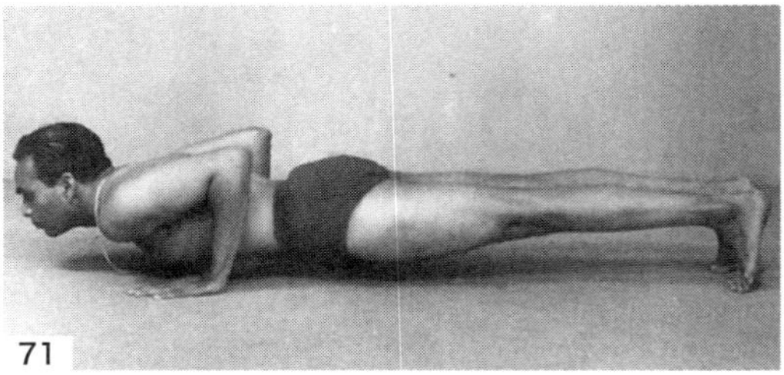

71

⑤この前進を４、５回繰り返す。前進したあとは、いつでも③の姿勢に戻る。

これらの一連の動作は、ワニが獲物を狙っている状態に似ている。ジャンプして2、3秒間深呼吸をしながら身体を休める。

⑥今度は、逆に身体を後ろへやるようにしてジャンプする。ジャンプの終わった時点で、元の位置に戻るように、4、5回繰り返す。

〈効果〉

このアサナは手首を強くし、身体のだるさと頭脳の疲れをとりのぞく。さらに、全身を若返らせ、生き生きとした気持ちと活力を与える。このポーズでは、手首に大きな力が加わるので、手首を痛めないように少しずつ試みていくほうがよい。

31. ブジャンガアサナ Ⅰ

Bhujaṅgāsana I (写真73) ☆

ブジャンガは「蛇」という意味。蛇が今にも攻撃しようとしているようなポーズである。

〈方法〉

①うつぶせに寝る。両足をそろえ、ひざと足先をまっすぐ伸ばす。

②両手を骨盤の横におき、てのひらを腰のそばの床につける。

③息を吸いながら、てのひらを床に押しつけて背を縮めないように上半身をひきあげる (写真72)。この状態で2呼吸する。

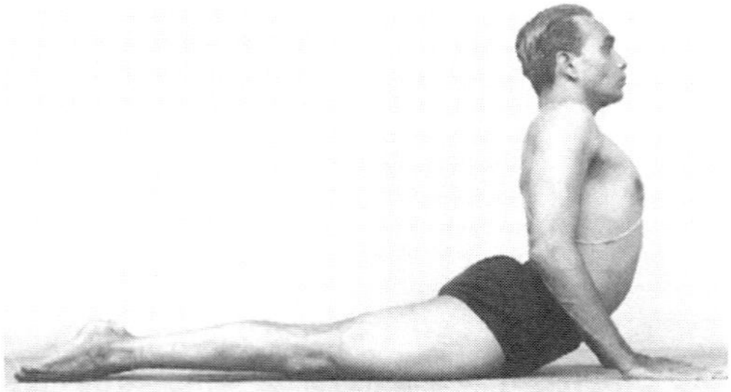

72

④再び息を吸いながら、恥骨だけが床についているところまで、上体をそらせる（写真73)。体重は足と手にかかっている。

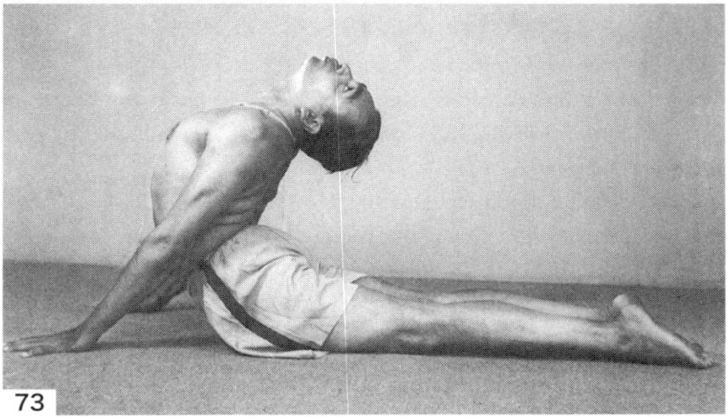
73

⑤肛門および尻の周辺部をひき締め、ももを締める。
⑥ふつうに呼吸をし、このポーズを20秒ほど続ける。
⑦息を吐き、伸ばしていたひじを曲げ、上体を床につけて休む。このポーズを２、３回繰り返してから、身体の力をぬいて楽にする。

〈効果〉

このポーズは、脊椎の異常に効果があり、多少ゆがんだ椎骨《ついこつ》ならば正常な位置に戻すことができる。また、背骨周辺の調子をととのえ、胸を十分に広げる効果もある。

32. ウールドヴァ・ムカ・シュヴァーナアサナ

Ūrdhva Mukha Śvānāsana （写真74）☆

ウールドヴァ・ムカは「口を上に」、シュヴァーナは「犬」ということ。このポーズは犬が頭をそらして伸びをしている姿に似ている。

〈方法〉

①うつぶせになる。
②両足を約30センチ離し、足の甲を床につけて、足全体をまっすぐ伸ばす。両手を横の床におく。手の指先は前方に向けていること。

③息を吸いながら、頭と上体をもちあげ、腕をまっすぐ伸ばして、頭と上体をできるだけ後ろにそらす。ひざは床につけてはいけない。
④ひざの裏を伸ばし、両足をまっすぐに伸ばす。両手のてのひらと足先だけで全身を支える（写真74）。

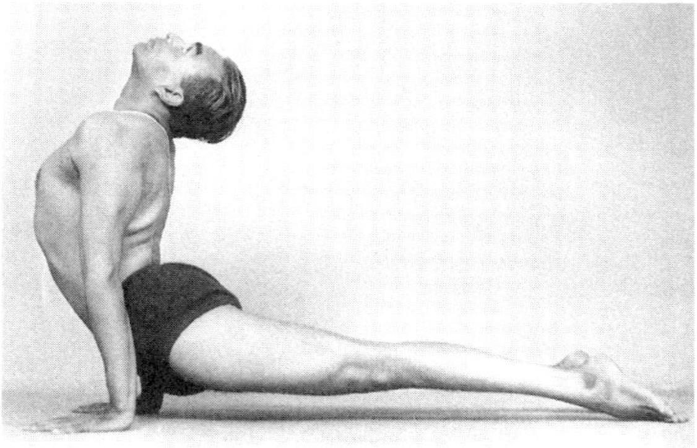

74

⑤背骨、もも、ふくらはぎを十分に伸ばし、また臀部をかたく締める。胸を前方に押しだし、首を十分に伸ばしてから、頭をできるだけ後ろへそらす。このとき、てのひらで床を押すようにして、腕も十分に伸ばしていること。
⑥深呼吸をしながら、30秒から１分間この状態を保つ。
⑦腕を曲げて、身体を楽にし、床の上で休む。

〈効果〉

背骨を若返らせるので、とくに背中の柔軟性が欠ける人にお勧めしたい。この一連の動作は、腰痛、坐骨神経痛、および脊椎の異常に効果的である。背骨の力を強くするため、背中の痛みがとりのぞかれるし、胸が広がるので、肺の弾力性が増す。骨盤の周辺の血行がよくなり、その健康保持に役立つ。

33. アドー・ムカ・シュヴァーナアサナ

Adho Mukha Śvānāsana（写真75）☆☆☆☆☆

アドー・ムカとは「顔を下に向ける」こと。シュヴァーナは「犬」である。このポーズは、犬が前肢をふんばり、頭をつけるようにして伸びをしている姿に似ているので、この名がつけられた。

〈方法〉

①顔をふせてうつぶせになる。両足を約30センチ離していること。

②両手を、指先が前方をさすようにして、胸の横におく。

③息を吐きながら、床から上体を上げていく。手を伸ばし、頭を足の方向に引きつけ、頭頂部を床につける。ひじと背中は、伸ばしきったままである（写真75・76）。

④ひざの裏を伸ばしたままに保ち、かかと、足の裏は床から離してはならない。両足先は前方に向け、それゆえ両足は互いに平行である。

⑤この状態で、約30秒、深呼吸する。ついで、息を吐きながら頭を床からもちあげ、上体を前方に伸ばすようにして、ゆっくりと床に身体を下ろし休む。

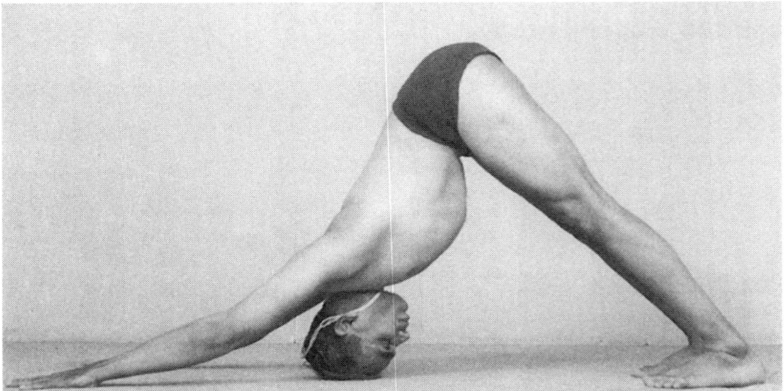

75

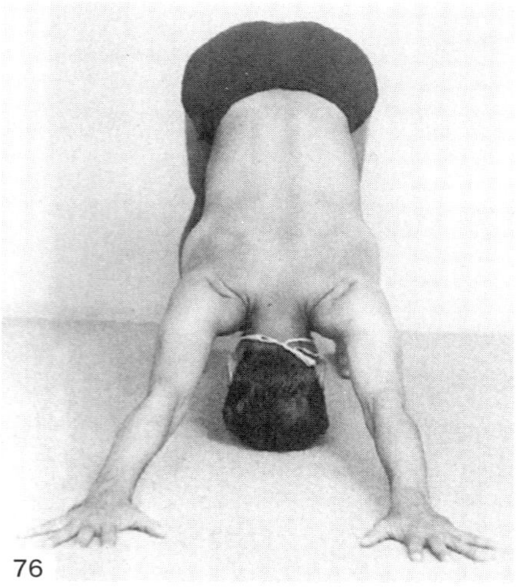

76

〈効果〉

疲労したときにこのポーズを長く行なえば、疲れがとれ、心身に生気がよみがえる。陸上競技をする人にとっては、試合での疲れをとるのにも効果的である。また走るスピードを上げたり、敏捷性をやしなうことにも役立つ。かかとの痛み、踵骨棘を緩和し、足首を強くし、足のかっこうをよくする。肩胛骨周辺のこりをやわらげるのに効果があり、肩の関節炎を治す。腹部の筋肉を締め、強める。横隔膜がひきあげられるので、心臓の拍動もととのう。気分を爽快にするポーズである。

シールシャアサナ（写真184）に自信のない人は、このポーズを練習するとよい。上体を下げることで十分に伸び、心臓に負担をかけることなく、上体の血行がよくなる。脳細胞を若返らせ、疲れをとりのぞき、脳に生気を与える。

高血圧に悩む人もこのポーズを行なってよい。

34. パリプールナ・ナーヴァアサナ

Paripūrṇa Nāvāsana（写真78）☆☆

35. ダンダアサナ

Daṇḍāsana（写真77）☆☆

パリプールナとは「完全な」、ナーヴァは「舟」という意味。オールでこぐボートに似ているので、この名がつけられた。

〈方法〉

①両足を前に伸ばしてすわる。両手を尻の横に置き、指先を前方に向け、てのひらを床につける。手をまっすぐ伸ばし、肋骨を四方に広げることによって、背中を伸ばす。このポーズをダンダアサナ（写真77）と呼ぶ。ダンダとは「丸太」という意味である。

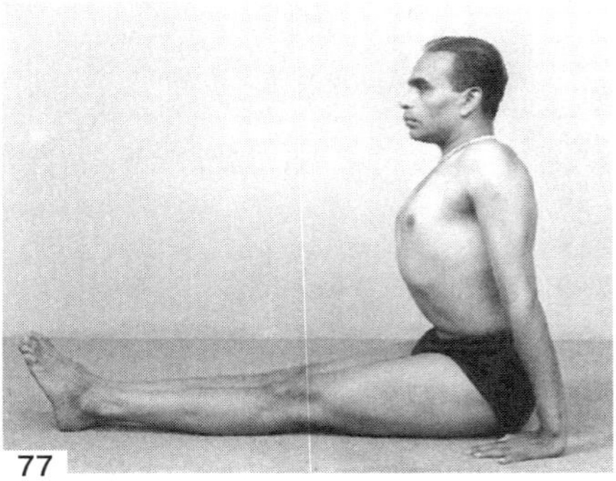

77

②息を吐きながら、上体を後方に倒し、両足を上げる。ひざの裏を伸ばし、足は杖のようにまっすぐ伸ばす。足の指先は、前方を指している。臀部だけで全身を支え、脊椎のいかなる部分も床につけない。足は床から60〜65度上げる。アルダ・ナーヴァアサナ（写真79）のように、足と頭が同じ高さになるのではなく、足の方が頭より高くなる。

③両手を床から離し、前方にまっすぐ伸ばす。このとき、手は床と平

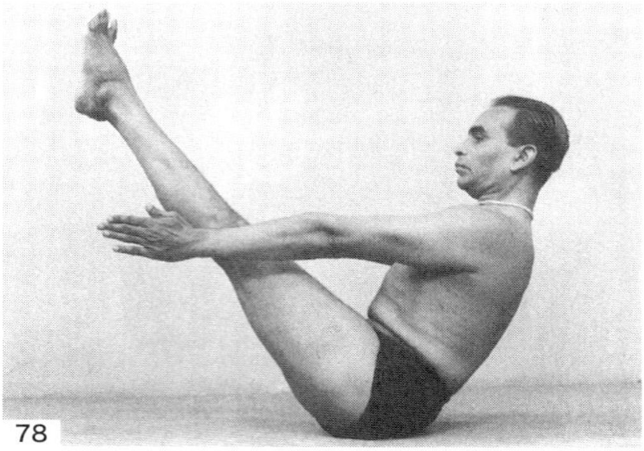

78

行で、ほぼ、ももの位置にくる。てのひらと肩は同じ高さになる。

両手のてのひらは、向かいあわせる（写真78）。

④この状態で30秒間ふつうに呼吸する。慣れるにつれて１分間続けるようにする。20秒程度でもこのポーズの効果を感得できよう。

⑤息を吐きながら足を下ろし、横になって休む。

〈効果〉

腹が張った感じの人、胃の調子のおかしい人に効果がある。ウエストについた不要な脂肪をとりのぞき、腎臓の調子をととのえる。

36. アルダ・ナーヴァアサナ

Ardha Nāvāsana（写真79）☆☆

アルダは「半分」、ナーヴァは「舟」の意味。舟の形に似ているのでこの名がついた。

〈方法〉

①両足を前に伸ばしてすわる。

②両手を後頭部で組む。

③息を吐きながら上体を後ろに倒し、同時に両足を上げる。ひざを伸ばし、つまさきは前方に向けて伸ばす。

臀部だけで全身を支え、背骨のどの部分も、床につけてはならない

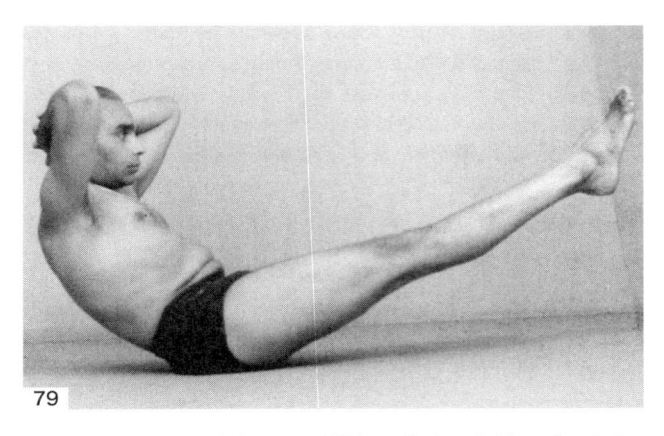

79

(写真79)。このとき、腹部および臀部の筋肉の収縮が感じられる。

④両足は床と約30〜35度をなし、頭頂と足先とを同じ高さにする。

⑤この状態で20〜30秒間ふつうに呼吸する。このポーズを1分間できる人は、腹筋の強い人である。

⑥息を吸ったあと、呼吸を止めやすいが、このポーズの間、呼吸を止めてはいけない。止めると腹筋よりも、むしろ胃周辺が刺激を受ける。またこのポーズで深呼吸すると、かえって腹筋をゆるめてしまう。腹の筋肉をひき締めておくために、息を吸って吐いてから少し止める。これをとくに深くしないで繰り返す。そうすれば腹の筋肉だけでなく、内臓にも刺激を与える。

⑦アルダ・ナーヴァアサナとパリプールナ・ナーヴァアサナとの違いは、後者は足をより高く上げ、上体と足の距離がより短いという点である。

〈効果〉

アルダ・ナーヴァアサナとパリプールナ・ナーヴァアサナとでは、足の位置が異なるので、効果も異なってくる。後者は腸を、前者は肝臓、胆嚢、脾臓を刺激する。

初めのうちは背中が弱いので、姿勢を保つことができない。したがって、このポーズに耐えられるようになったということは、背中が強化されてきたということである。弱い背中をしているということは、いろいろな点で大きなハンディキャップがある。とくに、女性の出産には強い背中の力が必要である。これら２つのポーズと、背中をねじるポーズが、力をつけるのにたいへんよい。

年輩者が立ったりすわったり歩いたりするとき、意図するか否かにかかわらず、手を使っていることがある。背中が弱いので、そうしないと負担に耐えられないのである。これは、背中や腰が健康であることがいかに大切かを示している。背中が強くて助けが必要ないときは、年をとっていても若さを感じる。これら２つのアサナは背中に活力を与え、それにより美しく、気持ちよく年をとることができる。

37. ゴームカアサナ

Gomukhāsana（写真80）☆☆

ゴーとは「牛」、ムカは「顔」。したがってゴームカとは、顔が牛に似ている人のことであると同時に、牛の顔のように片方の端の幅が狭く、他方の端が広い楽器の一種をも意味する。

〈方法〉

①両足を前に伸ばしてすわる（写真77）。

②両手を床につき、尻をもちあげる。

③左ひざを曲げて左足の上にすわる。両手を床から離し、右足を上げ右ももを左ももの上にのせる。尻をもちあげ、手を使い両足首とかかとを重ねる。

④両足先は後方に向け、両足首を固定する。

⑤左手を頭上に上げ、ひじを曲げててのひらをうなじにあてる。右手を下げ、ひじを曲げて後ろにまわし、肩胛骨の間までくるように上げていく。両手を互いに組む（写真80・81）。

⑥ふつうに呼吸しながらこの姿勢を30秒〜60秒間保つ。頭と首をまっすぐにし、まっすぐ前方を見る。

⑦両手をほどき、両足を伸ばして反対側も同時間行なう。再び手をほどき足を伸ばして休む。

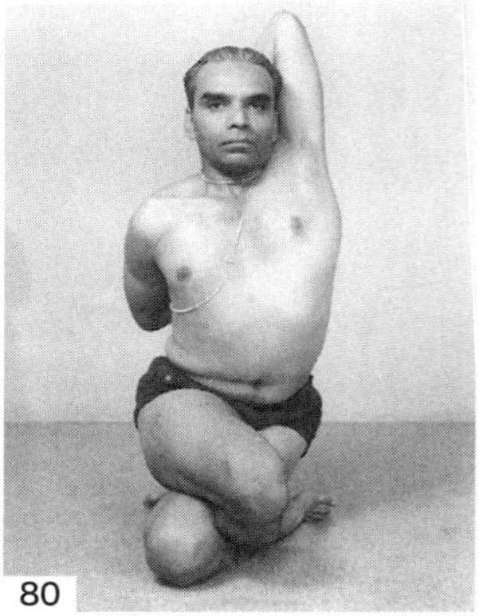

80

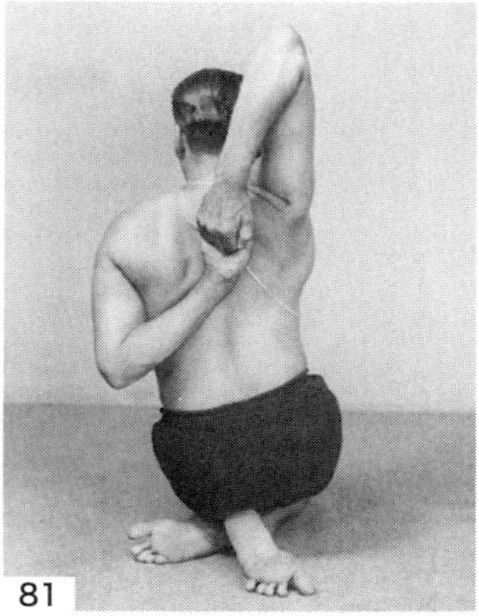

81

〈効果〉

足の痙攣を治し、筋肉の弾力性が増す。胸が広げられ背中がまっすぐになる。肩関節の可動性が増し、背中の筋肉が十分広げられる。

38. ロラアサナ

Lolāsana（写真83）☆☆☆☆☆☆

ロラとは「震える」「耳かざりのようにぶら下がる」という意味。ぶら下がったペンダントのように動くので、こう呼ばれる。

〈方法〉

①両足を前に伸ばしてすわる（写真77）。
②手を尻の横におき、てのひらを床につける。
③尻を上げ、右ひざを曲げ、右足の裏を左尻につけてすわる。
④左ひざを曲げ、尻を再び上げて左の足の裏を右尻の下にもってきてすわる。
⑤足の状態は右のむこうずねが左のふくらはぎに重なるように交差している。足の指先は後方に伸ばしておく（写真82）。
⑥この状態で２～３秒呼吸し、息を吐きながら身体をもちあげ、足も床から浮かせる。手を伸ばして全身を支える（写真83）。

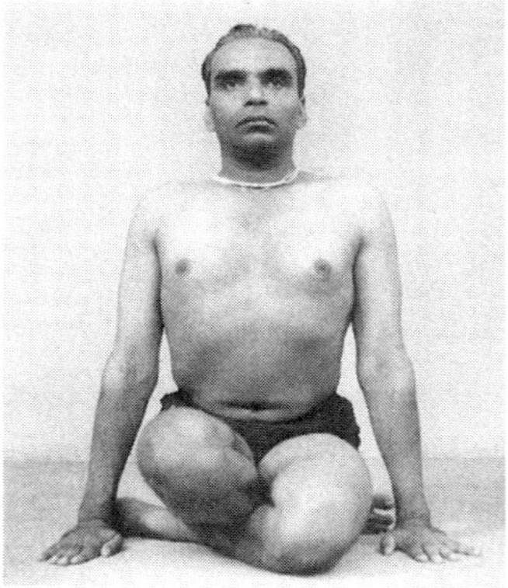

82

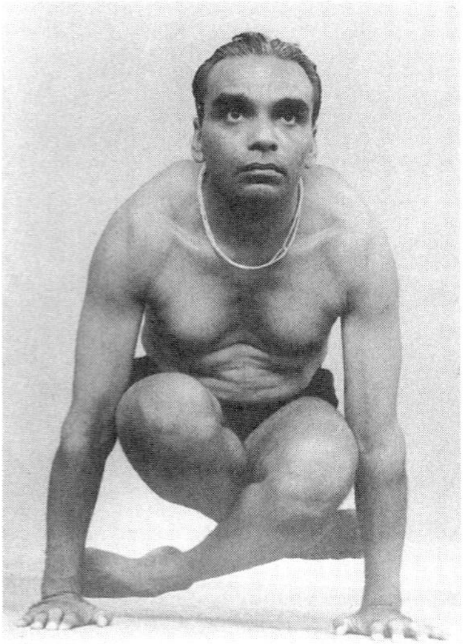

83

ふつうに呼吸しながら上体と足を穏やかに前後にゆする。
⑦上体を下ろし、足を伸ばす。
⑧次に、足の交差を逆にして繰り返す。
⑨どちらの場合もできるだけ長く行なう。

〈効果〉

手首と手、背中の筋肉、腹部内臓を強くする。足が柔軟になり、腕の筋肉を発達させ調子をととのえる。

39. シッダアサナ

Siddhāsana（写真84）☆

シッダとは「たいへん純粋で聖らかでシッディと呼ばれる超能力を有するといわれている半神」のことである。また、「神霊能力を有する賢人、予見者、予言者」のことでもある。

「シッダたちは言う、ニヤマの中で最も大切なのは誰をも傷つけないことであり、ヤマの中で最も大切なのは食事を節制することであるように、アサナの中でいちばん大切なのはシッダアサナである、と。」

「840万種のアサナのうちでも、シッダアサナは常に行なわなければならない。これは7万2000のナーディを浄化する。」（ナーディとは、神経エネルギーが通る体内の通路のこと。）

「アートマンを観照し、食事を節制しているヨギがシッダアサナを12年間実践すると、ヨガ・シッディを獲得することができる。」（アートマンとは絶対の自己、至高の魂。シッディとは超能力のこと。）

「シッダアサナの修得者には、歓喜をもたらすウンマニー・アヴァスター（サマーディ）がごく自然におとずれる。」

魂には4つのアヴァスター（状態）があり、第4の状態は3つの状態、つまり「目覚めている状態」、「夢をみている状態」、「眠っている状態」を含む。第4の状態は「トゥリーヤ」と呼ばれる。

「第1は目覚めている状態である。自己はそこで、目に見える物体からなる共通の世界を意識し、それを楽しむ。この状態では、自己は肉体の影響を受けやすい。第2は夢をみている状態である。自己はそこで繊細な物事を楽しみ、目覚めているときに経験した事柄に基づいて新しい世界を形成する。ここでは、精神が肉体の束縛を離れて自由に動き回るといわれる。第3は深い眠りの状態で、夢も欲望もない。この状態を「スシュプティ」と呼び、魂は一時的にブラフマンと一体となり、無上の喜びを得るといわれる。深い眠りにあるとき、われわれはあらゆる欲望を超えたところへと上昇し、心の悩みから自由になる。……魂は本来神聖なものであるが、肉体のせいで身動きがとれない。だが眠っているときは、肉体という足かせが外され、その本性を取り戻すのである。……これ（夢をみない永遠の眠り）は、純然たる無意識と混同されやすい。……しかし最高の状態とは、この夢をみない眠りのことではなく、第4の状態、つまり内外の対象についてなんら知識をもたない、純粋に直観的な意識である。深い眠りにあるとき、精神は感覚による変わりやすい世界をはるか超えたところにあり、ブラフマンと絶対的に融合している。トゥリーヤの状態は、深い眠りにあるときに強調される否定的な事柄から肯定的な面を引き出すのである。」（ラダクシリュナン『ウパニシャッドの哲学』）

この４番目の状態は、『マーンドゥーキャ・ウパニシャッド』の中で次のように説明されている。

「賢者いわく、第４の状態は主観的経験でも客観的経験でもなく、二者の中間に位置する経験でもない。意識もしていない、無意識でもない、という否定的経験でもない。感覚によって得た知識でも、比較による知識でも、推理による知識でもない。第４の状態は感覚を超え、理解を超え、すべての表現を超えている。これは、純粋な、総合統一された意識であり、世間や多様性に対する関心は完全に消えうせている。最高の善であり、無比のもの、つまり絶対なる自己である。ただそれのみを知りなさい。」

「ラージャ・ヨガ、サマーディ、ウンマニー、マノマニー、不死、統一、シューニャーシューニャ（空・不空）、パラマパーダ（至高の状態）、アマナスカ（心の機能の一時的な停止）、アドヴァイタ（非二元性）、ニラーランバ（支えなし）、ニランジャナ（純粋）、ジーヴァナ・ムクティ（解放された状態）、サハジャ・アヴァスター（自然の状態）、トゥリーヤ（４番目）、これらはみなすべて、同じことを意味する。」

「ひとかたまりの塩を水に入れると溶けて水と一体となるように、精神とアートマンが融合した状態がサマーディである。」「プラーナとマナス（心）がなくなったとき（同化されたとき）に生まれる調和をサマーディと呼ぶ。」（『ハタ・ヨガ・プラディーピカー』第４章３－５節）

〈方法〉

①両足をそろえて前に伸ばす（写真77）。

②左ひざを曲げる。左足のかかとを両手で陰部近くに引き寄せ、足の裏を右ももにつける。

③次に右足を曲げ、右かかとを恥骨につけるようにして左足首の上におく。

④右足裏を左のももとふくらはぎの間におく。

⑤かかとの上にすわってはならない。

⑥両手を前に伸ばして、てのひらを上向きにしてひざの上におく。親指と人差指で印を結び、他の指は伸ばす（写真84）。

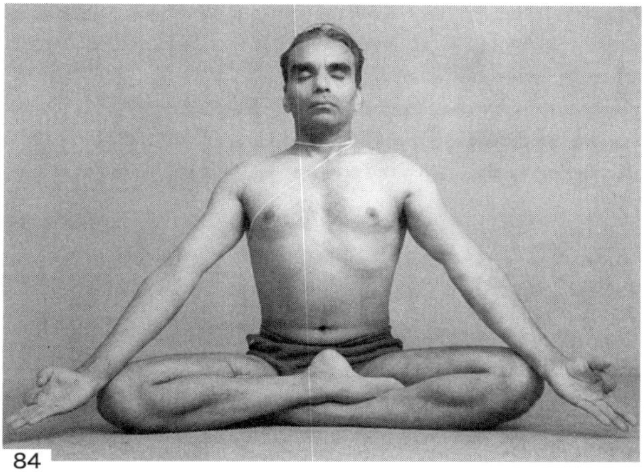

84

⑦できるだけこの姿勢を続ける。腹をやや前方に突き出し、首、頭はまっすぐに伸ばし、鼻先を見つめるようにする。

⑧足をほどいてしばらく休む。次に、右足を陰部近くにおき、左足をその上にもってきて、反対のポーズを同じ時間だけ行なう。

〈効果〉

恥骨周辺部の健康状態を保つ。このポーズは、パドマアサナ（写真104）とともに、最もリラックスできるアサナのひとつである。坐位の状態で身体はくつろぎ、足を交差し背中をまっすぐにすることにより、心は目覚め、機敏な状態になっている。また、このアサナはプラーナーヤーマの実践と瞑想にも適している。

たんに身体面でいえば、ひざと足首を柔軟にする。腰椎周辺と腹部の血行を促進し、脊椎下部および腹部内臓の調子をととのえる。

40. ヴィーラアサナ

Vīrāsana（写真89）☆

ヴィーラとは「英雄」「軍人」とか「チャンピオン」のこと。瞑想およびプラーナーヤーマによいポーズである。

〈方法〉

①両ひざを合わせ、両足先を40〜50センチ離してひざ立ちになる。

②尻を床につけ、両足の間に下ろす。両足の上に上体をのせない。各々のふくらはぎの内側は、各々のももの外側につける。両足先は床につけ、後方に向ける。てのひらを上向きにして、手首をひざの上におき、それぞれの親指と人差指で印を結ぶ。他の指は伸ばす。肋骨を四方にひろげながら背中をまっすぐに伸ばす（写真88・89）。

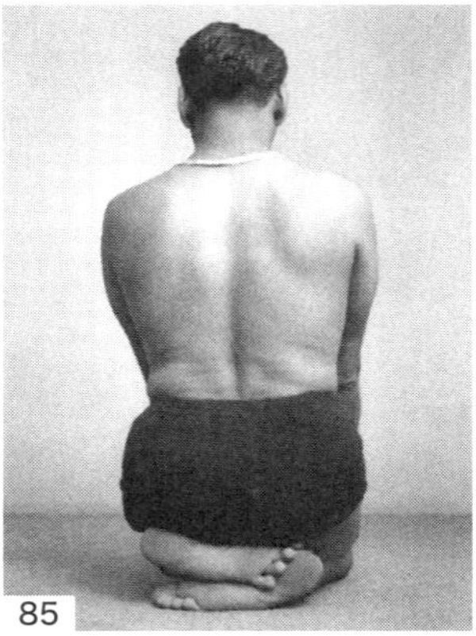
85

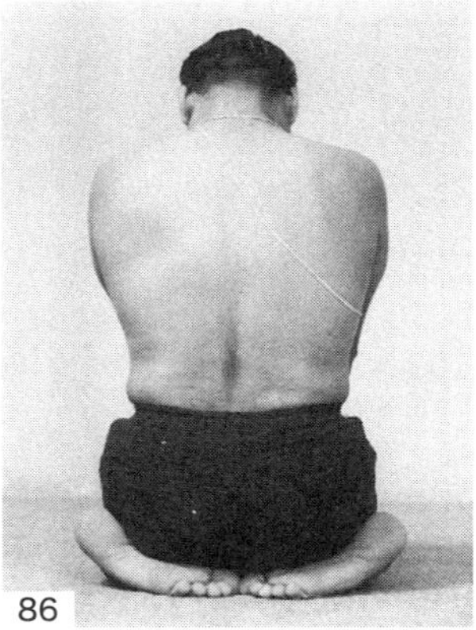
86

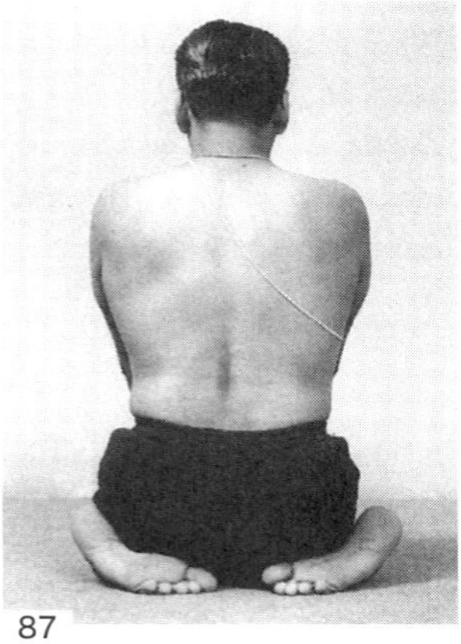
87

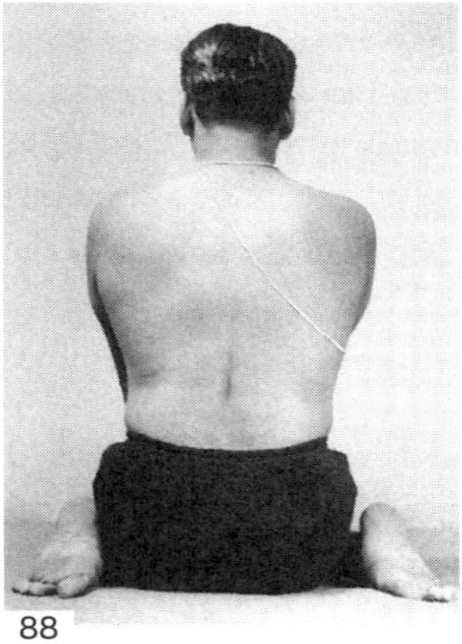
88

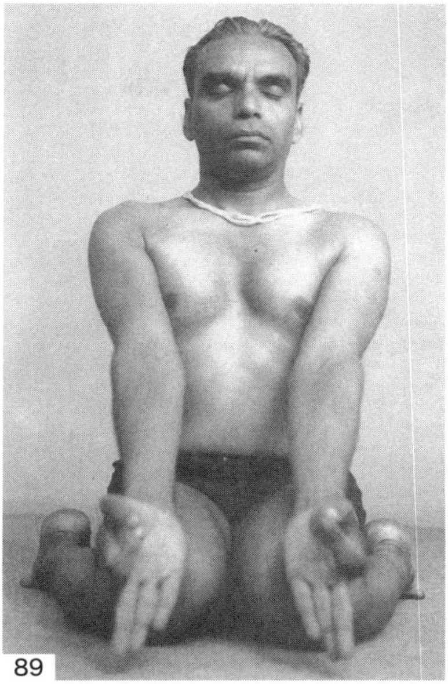
89

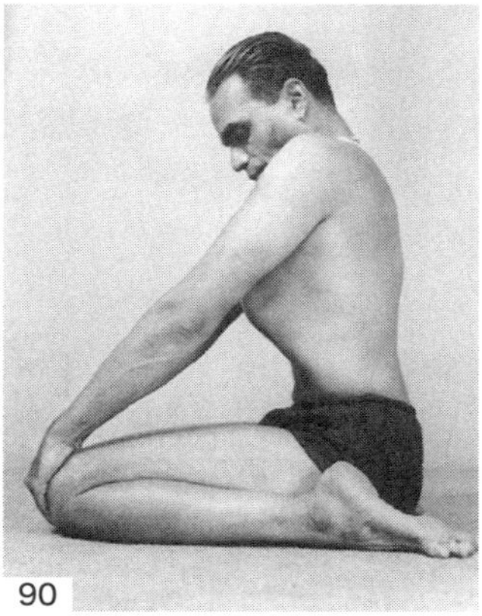
90

③深呼吸しながら、できるだけ長くこの状態を保つ。
④次に、しばらくてのひらを下に向け、ひざの上におく（写真90）。
⑤次に両手を組み合わせ、てのひらを外に向け頭上に伸ばす（写真91）。
⑥深呼吸をしながら１分間この状態を保つ。
⑦息を吐きながら組み合わせた手をほどき、てのひらを足の裏におき、身体を前屈し、あごをひざの上におく（写真92）。
⑧この状態で、１分間ふつうに呼吸する。
⑨息を吸いながら上体を起こして、両足を前に伸ばして休む。
⑩このポーズを正確に行なうことが困難な場合は、片方の足の裏にもう一方の足を重ね、その上にすわってもよい（写真85）。それから次第に両足先を離し（写真86・87）、②のポーズに近づける。このような練習を重ねると、足の上でなく、床の上にすわれるようになる。

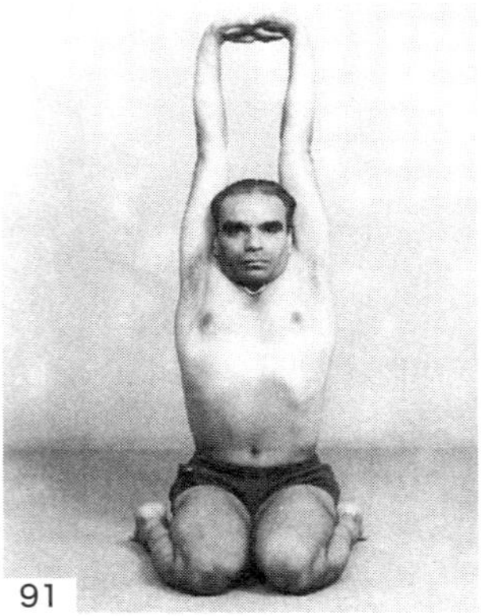

91

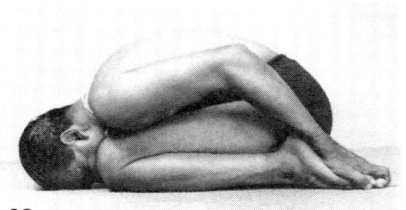

92

〈効果〉

ひざのリウマチ、痛風の痛みをとる。扁平足にも効果的である。足首と足を伸ばすことにより、土ふまずが矯正される。しかし、効果を上げるためには時間を要し、毎日２～３分間、数カ月続けて行なう必要がある。かかとの痛み、踵骨棘《しょうこつきょく》によい。このポーズは、食事のあとすぐに行なってもさしつかえなく、胃の重苦しさを軽減する。

41. スプタ・ヴィーラアサナ

Supta Vīrāsana （写真96）☆☆

スプタとは「横たわる」という意味。床の上に上向きになり、両手を頭上で伸ばすポーズである。

〈方法〉

①ヴィーラアサナの形ですわる（写真89）。
②息を吐きながら上体を後ろに倒し、片ひじずつ床につける（写真93）。
③手を足から離し、片方ずつ手を伸ばす。
④頭頂部を床につけ（写真94）、次第に後頭部、次に背中といった順で床につけていく（写真95）。両手を頭上に伸ばす。このとき、肩に力が入らないように、十分に注意する（写真96）。深呼吸をしながら、

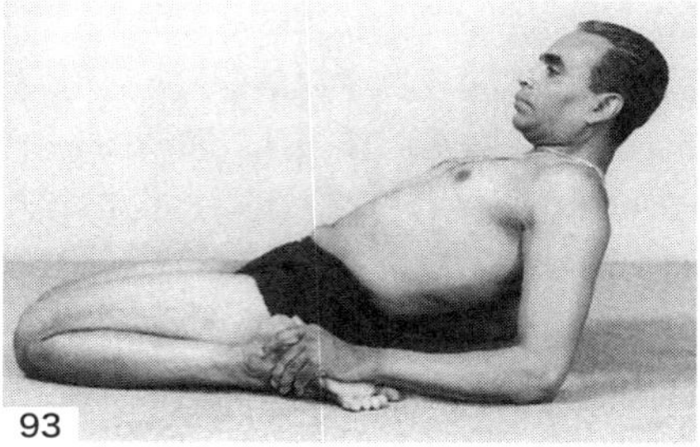

93

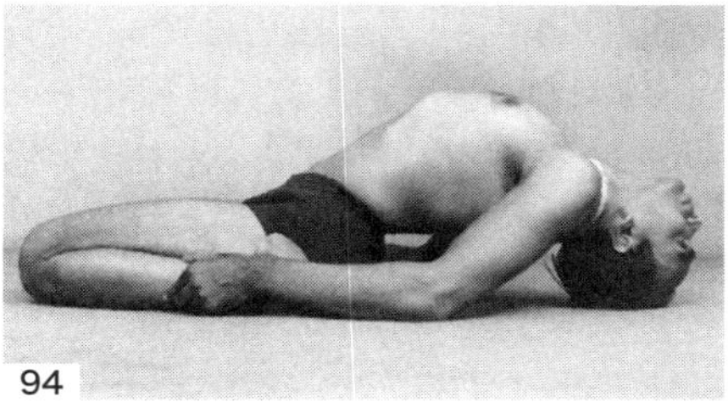

94

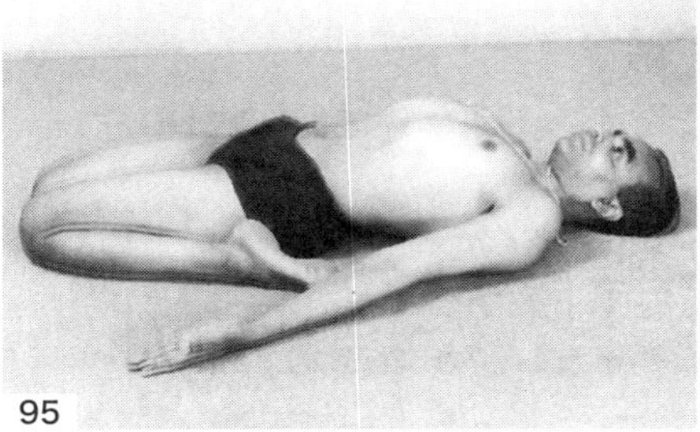

95

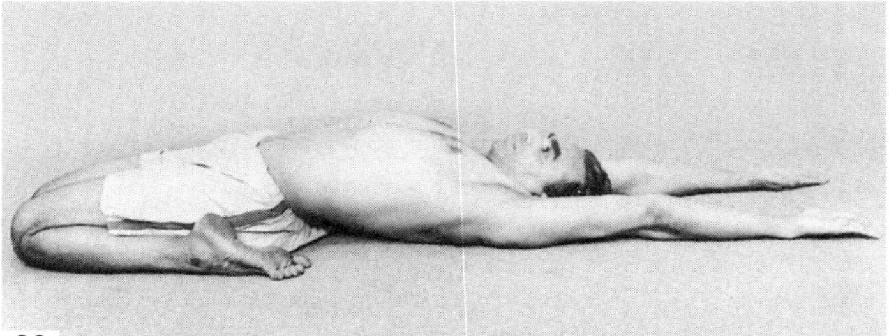

96

できるだけ長くこの状態を保つ。次に、両手を上体におき、ひじをついて、片方ずつ上げて息を吐きながら身体を起こす。

⑤両手は頭上でもよいし、また身体の横においてもよい。頭上においた場合は肩胛骨を床から離さないこと。

⑥初心者は両ひざをつきあわせないで、離して行なってもよい。

〈効果〉

このアサナは、腹部内臓と骨盤周辺を伸ばす。このポーズを10〜15分間続けることにより、足の痛みはとりのぞかれる。運動選手や、その他長時間歩き続けたり、立ち続ける仕事をしている人に最適である。食後に行なってもよいポーズである。就寝前に行なうと翌朝足が軽い。国立防衛学校の生徒である私の弟子たちによれば、長距離行進のあと、このアサナとサルワーンガアサナ（写真223）を併用すると、たいへん効果があるとのことであった。

---

42. パリヤンカアサナ

Paryankāsana（写真97）☆☆

パリヤンカとは「寝椅子《カウチ》」「ソファ」の意味。これは、スプタ・ヴィーラアサナ（写真96）と連係するポーズであり、身体が寝椅子のようになるのでこの名がついた。

〈方法〉

①ヴィーラアサナの姿勢ですわる（写真89）。

②息を吐きながら上体を後ろに倒す（写真93）。首と胸をもちあげ、背中を弓状にして頭頂のみで支える（写真94）。上体のいかなる部分も床に触れないこと。

③腕を曲げ、右手で左上腕部のひじのあたりをつかみ、左手で右上腕部のあたりをつかむ。この両手を頭上、床の上に下ろす（写真97）。

④呼吸をととのえて、１分間この状態を保つ。

⑤息を吸いながら上体と首を床に下ろし、両手を戻して、①のヴィーラアサナのポーズに戻ってすわる（写真89）。

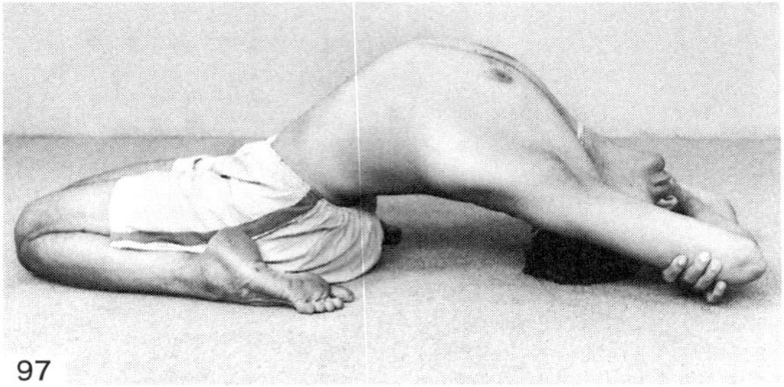

97

⑥足を片方ずつ伸ばし、あおむけに寝て休む。

〈効果〉

マツヤアサナ（写真113）や、このパリヤンカアサナでは、背中が十分に伸ばされるので、肺がよく広げられる。首の筋肉が伸びて、甲状腺、副甲状腺が刺激され、その働きが正常になる。マツヤアサナのできない者は、このアサナを行なえば同じ効果が得られる。

ヴィーラアサナ（写真89）とスプタ・ヴィーラアサナ（写真96）は、いつでも、たとえ食後すぐでも行なえるが、パリヤンカアサナは食後すぐに行なってはならない。

43. ベーカアサナ（マンドゥーカアサナ）

Bhekāsana (Maṇḍūkāsana)（写真100）☆☆☆☆

ベーカは「蛙」の意味であり、このポーズは蛙に似ている。

〈方法〉

①うつぶせに寝る。両手を下方に伸ばす。

②息を吐きながらひざを曲げ、足を尻の方に近づける。右手で右足を、左手で左足の方からつかみ（写真98）、２呼吸する。息を吐きながら頭と上体をそらし上方を見る。

③てのひらをつまさきにつけ、手足の指が頭の方をさすように手をまわす（写真99）。両手で足を押さえ、足の指とかかとをできるだけ床に近づける。両手下腕は床と垂直にしておく（写真100）。ひざが柔

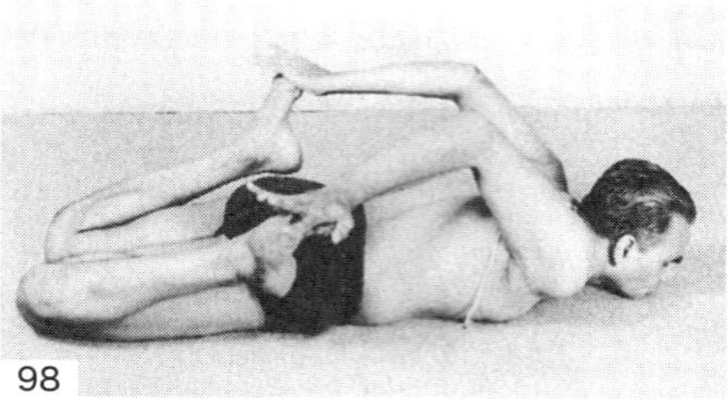

98

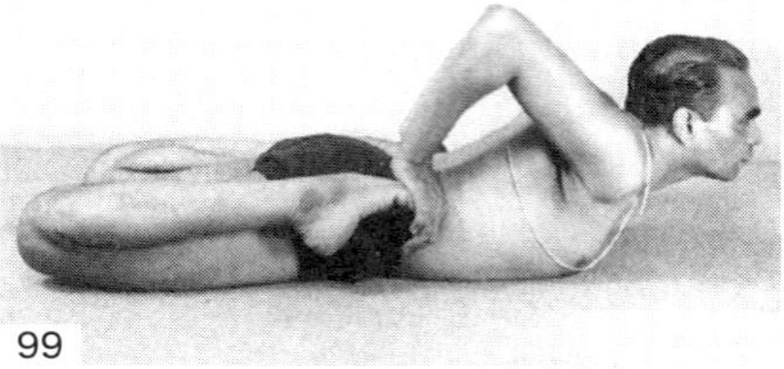

99

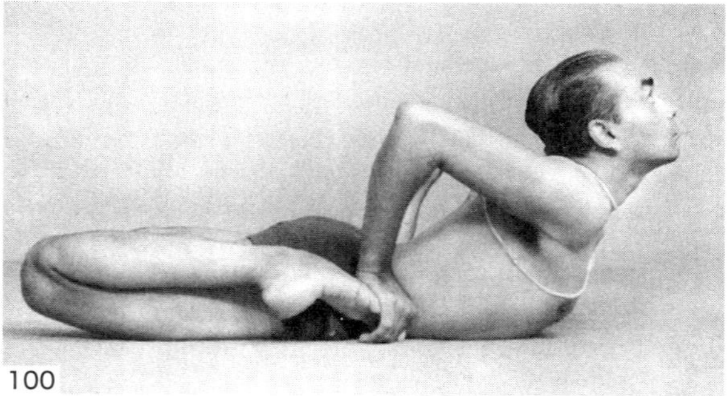

100

軟になるにつれ、かかとが床につくようになる。息を止めないようにして15〜30秒間この状態を保つ。息を吐きながら両手を離し、足を伸ばして休む。

〈効果〉

腹部内臓が床に押しつけられることにより、刺激を受ける。ひざがひき締まり、リウマチや痛風によるひざ関節の痛みがとりのぞかれ、異常も矯正される。手で足を押さえることによって土ふまずの形をととのえ、扁平足を治す。足首の捻挫を改善し、足首を強くする。また、かかとの痛みをとりのぞく。このアサナを続けると、かかとが柔らかくなる。踵骨棘に対してヴィーラアサナ（写真89）と同様の効果がある。

44. バッダ・コーナアサナ

Baddha Koṇāsana（写真102）☆☆☆

バッダとは「捕えられた」、コーナは「角」という意味。インドの靴職人のすわり方である。

〈方法〉

①両足を前方に伸ばしてすわる（写真77）。

②両ひざを曲げ、足を手前に近づける。

③両足の裏を合わせ、足を陰部に引き寄せる。両足の小指側は床につけ、両かかと後部は陰部につける。

④両ひざを開き、床につける。

⑤両手を組み、両手で両足をつかむ。肋骨を四方に開きながら、背骨をまっすぐ伸ばし、まっすぐ前方か、鼻の先を見る（写真101）。この状態をできるだけ長く保つ。

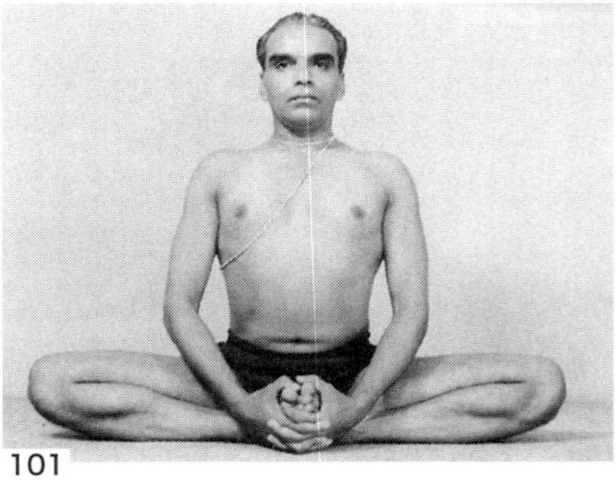

101

⑥両ひじをももの上におき、ももを押しつける。息を吐きながら背を伸ばし続けて前屈し、頭、鼻、あごの順に床につけていく（写真102）。ふつうの呼吸で30秒～１分間この状態を保つ。

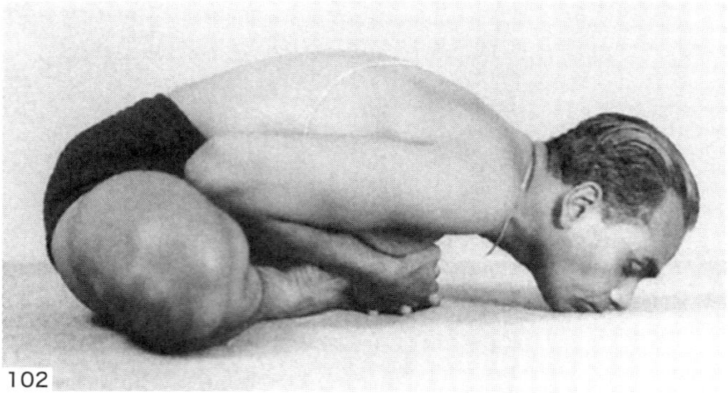

102

⑦息を吸いながら上体を起こし、⑤に戻る。
⑧次に両足をほどき、伸ばして休む。

〈効果〉

泌尿器系の疾患に悩んでいる人に適している。骨盤、腹部、背中が刺激され、血行がたいへんによくなる。腎臓、前立腺、膀胱を正常に保つ。インドの靴職人にほとんど泌尿器系の疾患が見あたらないのは、一日中この坐り方をしているからであり、これは周知の事実である。

坐骨神経痛を治し、ヘルニアを防ぐことができる。規則的に続ければ、睾丸の痛みを軽くする。

このポーズは女性にもたいへん効果的である。サルワーンガアサナⅠ（写真223）とその変形ポーズ（写真235－271）をこのアサナと一緒に行なえば、月経不順を治し、卵巣の機能を正常にするのに役立つ。妊娠中にこのポーズで毎日２〜３分間すわると出産の痛みが激減するばかりでなく、静脈瘤の心配もなくなる。

また、このアサナは、パドマアサナ（写真104）やヴィーラアサナ（写真89）と並んで、プラーナーナーマや瞑想を行なうのに適している。このポーズで瞑想するときは、手を胸の前で合掌するのがよい（写真103）。背中をまっすぐ伸ばしてこのポーズができるまでには、かなりの時間を要する。このアサナは頭を床につける動作を除き、食後に行なってもよい。

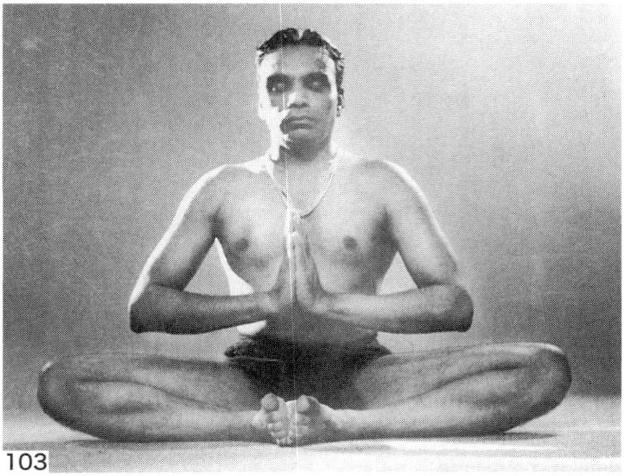

103

45. パドマアサナ

Padmāsana（写真104）☆☆☆☆

パドマとは「蓮」という意味で、このポーズは最も大切で、最も有益なポーズのひとつである。これは瞑想のためのポーズで、釈迦像の中には、このポーズをしたものが多い。

『ハタ・ヨガ・プラディーピカー』の第１章48節には、このポーズと、このポーズですわったときの呼吸の仕方が述べられている。

「パドマアサナの姿勢をとり、片方の手をもう一方のてのひらの上に重ね、あごをしっかりと胸の上にすえ、心にアートマンを思い浮かべながら、肛門を繰り返し締め、アパーナをひきあげる。同様に、のどを締めることでプラーナを押し下げる。こうすることにより、人はクンダリニーの助けを得て、無比の知識を手に入れる。」

クンダリニーとは、体内にある神聖な宇宙のエネルギーである。これをイメージするには、脊椎の底部にある神経中枢で休んでいる、とぐろを巻いた蛇を思い浮かべるとよい。この潜在的な力を目覚めさせ、スシュムナー・ナーディを通って上昇させ、６つのチャクラ（人間の身体を機械とすれば、はずみ車の役目を果たす中心点）を突き抜けて脳に至るようにしなくてはならない。

これは基本的なポーズのひとつであり、シールシャアサナとサルワーンガアサナの変形ポーズに用いられることも多い。

〈方法〉

①両足をまっすぐ伸ばしてすわる（写真77）。

②両ひざを曲げ、両手で右足を左ももつけ根にのせる。このとき右かかとはへその近くにくる。

③次に左ひざを曲げ、両手で左足をもち、できるだけ右足のつけ根の近くにおく。このときも、かかとがへその近くにくる。足の裏は両足とも上向きにしておくこと。これが基本的なパドマアサナである（写真104）。

④床にすわる習慣のない人には、ひざの柔軟な人が少ない。そういう人は、初めのうちはひざの付近に苦痛を感じるが、忍耐強く繰り返せば痛みは次第になくなり、長時間快適にこのポーズですわっていられるようになる。

⑤背骨の下から首まで肋骨部を四方にひろげながら伸ばす。右手は右ひざに、左手は左ひざにおいてもよい。それぞれの手は親指と人差指で印をつくる。あるいは、両足の交差するほぼ中央に、一方のてのひらをおき、その上に他方をのせておいてもよい（写真105）。

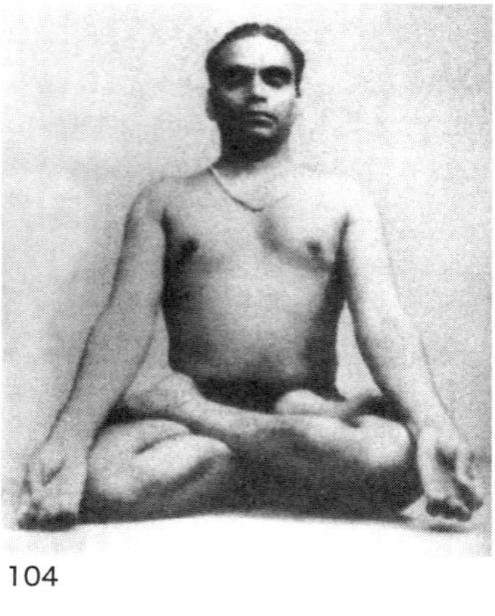

104

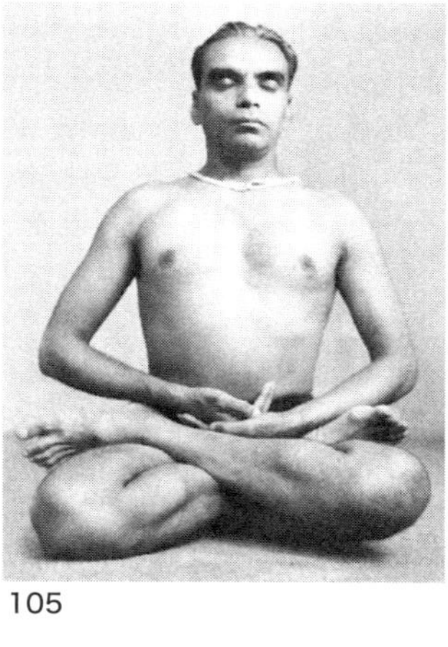

105

⑥今度は逆に、左足を右ももの上において行なう。両方行なうことにより、足を均等に発達させる。

〈効果〉

最初にひざの痛みを伴っても、その痛みがなくなれば、パドマアサナは最もくつろぐことのできるポーズのひとつとなる。このポーズが上手にできるようになれば、別に寝そべったりしなくとも、坐位のままくつろぐことができるようになる。足を交差し、脊椎を伸ばす姿勢により、頭がはっきりして、感受性が高まる。プラーナーヤーマを行なうのにも適したすわり方のひとつである。

身体面についていえば、ひざと足首を柔軟にする。腹部、腰椎、骨盤周辺の血行がよくなるので、背骨と腹部内臓の調子がととのう。

46. シャンムキー・ムドラー

Ṣaṇmukhī Mudrā（写真106）☆☆☆☆

シャンとは「6」、ムカとは「口」のこと。シャンムカとは6つの頭をもった戦いの神の名で、カールティケヤの別名でもある。ムドラーとは「封印」「閉じること」という意味である。

パラーンムキー・ムドラー（内面に向く）、シャーンバヴィー・ムドラー（シャンブとはカールティケヤの父、シヴァの名。シャーンバヴァはシヴァの子孫）、ヨニ・ムドラーとも呼ばれる。ヨニとは「子宮」「源」という意味である。求道者は、自分自身の内面をみて自らの存在の源を探ると考えられたので、この名がついた。

〈方法〉

①パドマアサナ（写真104）の姿勢ですわる。頭と背骨を伸ばす。

②両手を顔の方へもっていき、ひじがちょうど肩の高さになるようにする。外界の雑音を遮断するように、親指で耳の穴をふさぐ。もし親指を耳の穴にあてることにより、痛みを生じたら耳の入口の突起にあててもよい。

③まぶたを閉じ、目玉を上方に向ける。人差指、中指を、閉じたまぶ

たにつけ、その指先で眼球を押さえるようにあてる。しかし角膜をけっして押しつけてはならない。中指でまぶたを少し押すようにする。人差指はまぶたの上部を上に押しあげるようにする。そっと眼のすみを押さえる。

④耳と目を均等に押さえる。

⑤薬指の先でやはり同じような強さで鼻腔を押さえる。このように鼻腔を細めると、ゆっくりと深い、安定した呼吸ができる。

⑥小指を上唇にあてると、呼吸が規則的かどうか確かめることができる。

⑦内面に目を向けるようにして、できるだけ長くこの状態を保つ（写真106)。

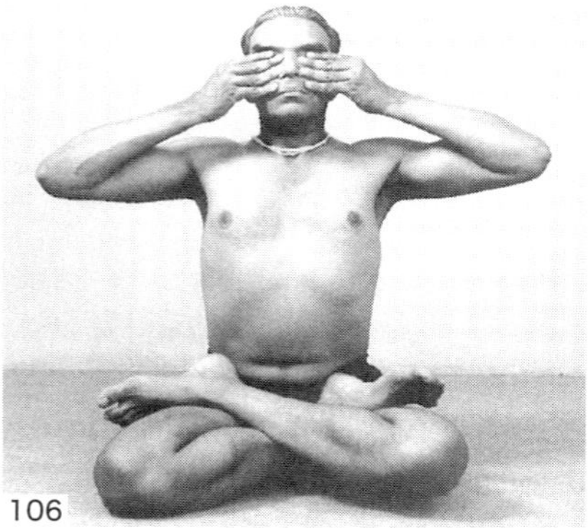

106

〈効果〉

感覚が内面に向かい、規則的な呼吸によって心が落ち着く。そうすると内なる平安の感覚がおとずれ、自己の内部から発せられる神の声──「こちらを見なさい。内面を見つめなさい。平安の根源は、外ではなく、あなた自身の中にある」──が聞こえるようになる。このポーズは、ヨガの第５段階であるプラティヤーハーラ（感覚への隷属状態からの解放、欲望への追従からの脱却を目指す段階）に向けての準備となる。

47. パルヴァタアサナ

Parvatāsana（写真107）☆☆☆☆

パルヴァタは「山」を意味する。これは、パドマアサナの変形ポーズで、両手を互いに組み合わせ、頭上で手をまっすぐに伸ばすポーズである。

〈方法〉

①パドマアサナの姿勢ですわる（写真104）。

②手を組み、頭上にまっすぐ伸ばす。あごを胸につけておく。

③背筋（第２・３肋骨近く）から腕を十分に伸ばす。このとき、てのひらは上向きのこと（写真107）。

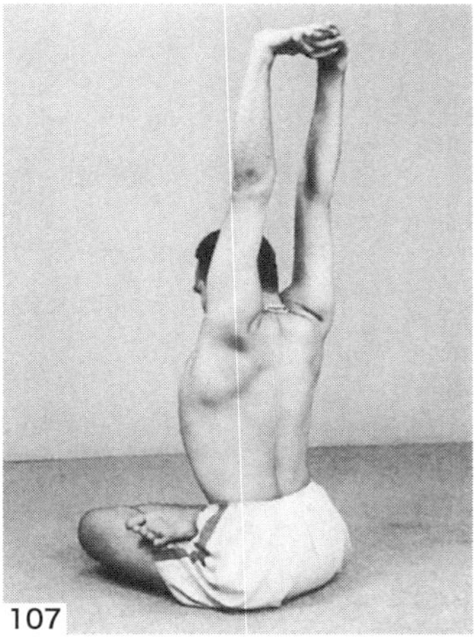

107

④この状態で１～２分間、深くととのった呼吸をする。足の組み方を逆にして繰り返す。いつも背中をまっすぐにしておくこと。

〈効果〉

肩こりやリウマチによる肩の痛みをとりのぞく。身体の可動性が増し、胸部を発達させる。腹部内臓がひきこまれて、胸が十分に広がる。

48. トーラアサナ

Tolāsana（写真108）☆☆☆☆

トーラとは「天秤式のはかり」のことである。このポーズは、はかり皿に似ているので名づけられた。

〈方法〉

①パドマアサナの姿勢ですわる（写真104）。

②両手を尻の横におき、てのひらを床につける。両手をまっすぐ伸ばして全身をもちあげ、支える（写真108）。

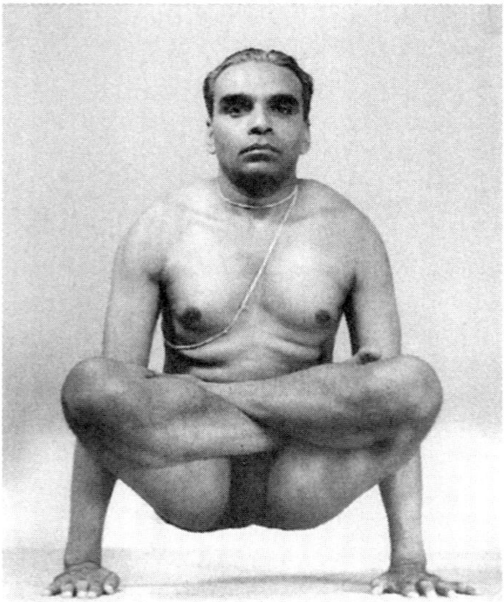

108

③身体を床に下ろして足をほどき、組み方を変えて、再び両手で身体をもちあげる。

④できるだけ長く、この姿勢を保つ。

〈効果〉

このポーズは手首、腕、腹壁を強化する。

49. シンハアサナ Ⅰ

Siṃhāsana I（写真109）☆

シンハは「ライオン」のこと。このアサナはヴィシュヌの化身であるライオンの獣人ナラシンハ（ナラは「人」）に捧げるポーズである。ナラシンハについては次のような話がある。

魔王ヒラニヤ・カシプは、ブラフマーから特別な能力を授かっていた。昼でも夜でも、家の内でも外でも、地上でも水上でも、神でも人間でも動物でも彼を殺すことはできない、という能力である。このような絶大な力をもったヒラニヤ・カシプは神々や人々を迫害し、ヴィシュヌの熱心な崇拝者である自分の息子プラフラーダにも厳しくあたった。それによりプラフラーダは多くの試練に遭遇したが、ヴィシュヌの加護のおかげで傷ひとつ負うことなく、ヴィシュヌが全知全能であり、宇宙に遍在すると説いて回ることができた。だがあるとき、ヒラニヤ・カシプは突如怒り出し、息子を問いただした。「もしヴィシュヌがどこにでもいるのなら、この宮殿の柱にもいるはずではないか。」そして蔑んだ態度で柱をけとばし、息子の信心が不条理であることを示そうとした。そこでプラフラーダがヴィシュヌに助けを求めると、上半身がライオン、下半身が人間というおそろしい姿で神が現われた。時刻は昼でも夜でもなく、たそがれであった。神は玄関の敷居の上にすわりヒラニヤ・カシプを空中につまみ上げ、バラバラに引き裂いてしまった。ナラシンハはインド彫刻の題材としてよくとりあげられ、エローラ石窟の壁画ではその力強い姿が見られる。

このアサナには２つのやり方がある。ひとつは次のアサナで、他のひとつはシンハアサナⅡ（写真110）で述べる。後者の方がむずかしいが、より効果的である。

〈方法〉

①両足をまっすぐ前に伸ばしてすわる（写真77）。

②尻をもちあげ、右足を曲げて左の尻の下におく。次に左足を曲げ、右尻の下におく。左の足首は右の足首の下にくる。

③つまさきは後方に向け、かかとの上に腰を下ろす。
④ついで、上体の体重をももとひざにのせる。
⑤胴体を前方に張りだすようにし、背を伸ばす。
⑥右てのひらを右ひざに、左てのひらを左ひざにおき、腕を締めて伸ばす。指をひろげ、ひざ頭に押しつける。
⑦口をひろくあけ、舌を出し、できるかぎりあごの方に伸ばす（写真109）。

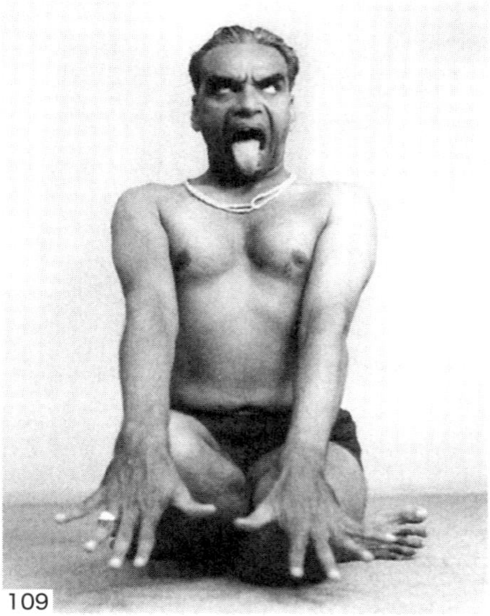
109

⑧眉の間か鼻先を見つめ、口で呼吸しながらこの状態を30秒間保つ。
⑨舌をひっこめ、てのひらをひざ頭から離し、足を伸ばす。
⑩足を右左入れかえて同様に行なう。

50. シンハアサナ II

Siṃhāsana II（写真110）☆☆☆☆☆☆

〈方法〉

①パドマアサナの姿勢ですわる（写真104）。

②両手を前方に伸ばし、指先も前方に向けててのひらを床につける。

③ひざ立ちになり、次に骨盤を下方に下ろすようにする。

④尻の中央を下方に向け、肛門を締めて背中を伸ばす。腕は十分に伸ばしておく。てのひらとひざだけで全身を支える。口を開き、舌を下方にできるだけ突き出す（写真110・111）

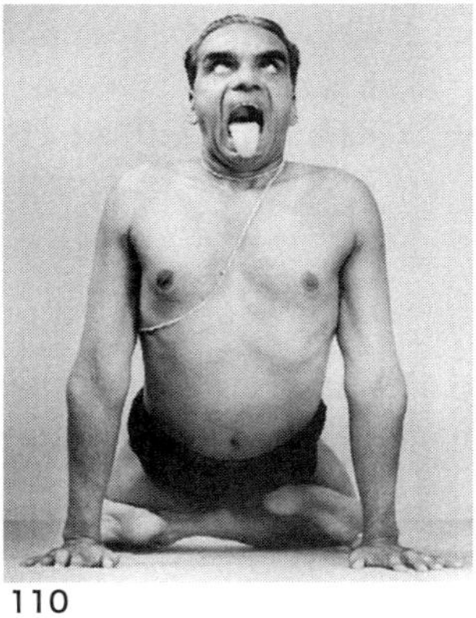

110

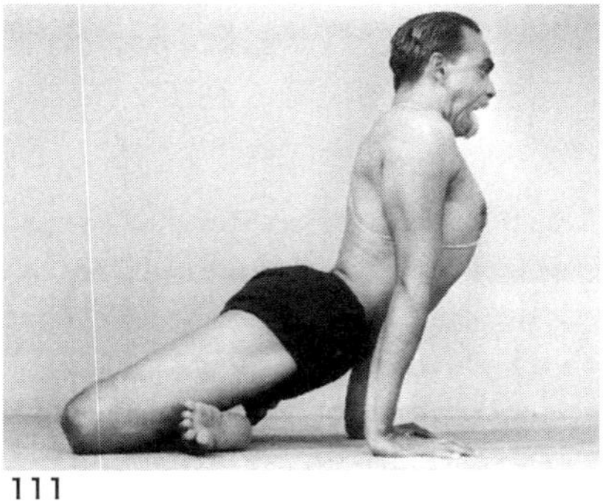

111

⑤両眉の間か鼻先を見つめ、口で呼吸しながら30秒間この状態を保つ。

⑥パドマアサナ（写真104）に戻り、手を床から離し、足の組み方を逆にして再びパドマアサナの形をとり、繰り返す。両側とも同時間だけ行なう。

〈効果〉

肝臓に刺激を与え、胆汁の量を調節する。口臭をとりのぞき、舌が掃除される。言葉の発音が明瞭になる。したがって、どもりの人などにも効果がある。

尾骶骨の痛みをとりのぞき、その位置の異常を治す。

51. マツヤアサナ

Matsyāsana（写真113）☆☆☆☆☆

マツヤとは「魚」のことで、このポーズはヴィシュヌの化身である魚、マツヤに捧げられたものである。この魚は宇宙と万物の初源であり、保護者である。昔々、世界全体が堕落して大洪水にみまわれようとしていたとき、ヴィシュヌが魚の姿となり、マヌ（ヒンドゥーのアダム）にさし迫る危機を警告した。この魚はマヌとその家族と７人の聖人を船にのせ、自らの頭の角につないで運び去った。この魚はまたヴェーダ経典を洪水から救った。

〈方法〉

①パドマアサナの姿勢ですわる（写真104）。
②ひざを床につけたまま、あおむけに寝る。
③息を吐きながら首と胸部をもちあげ、背中をそらせる。頭をそらせ、頭頂部を床につける。両手で両足をつかみ、上体をさらにそらせる（写真112）。
④次に手を離し、両手で互いに両ひじをつかみ、前腕部を頭上の床の上におく（写真113）。

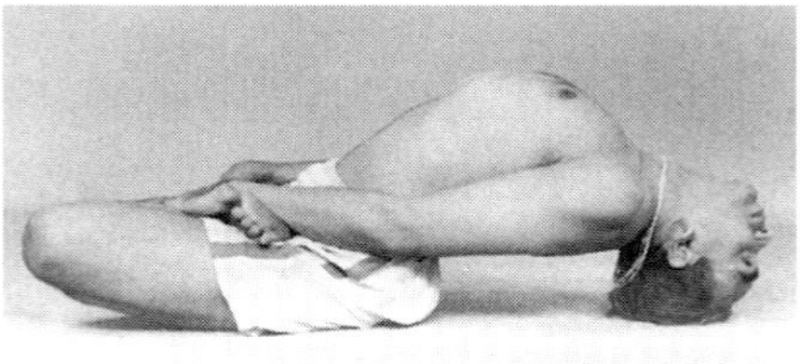

112

⑤深呼吸しながら、30秒～１分間この状態を保つ。
⑥そのあと、後頭部、背中を床の上に下ろす。息を吸いながら、パドマアサナに戻る。足をほどいて休む。
⑦今度は組み方を逆にして足を組む。これも同時間だけ行なう。

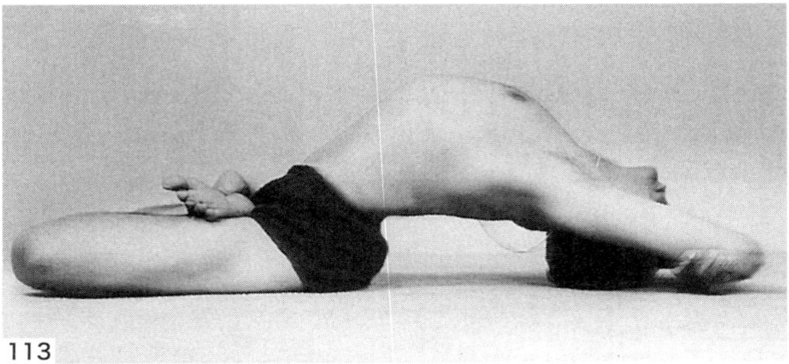

113

⑧もし、③と④がむずかしければ、両手を上に伸ばし、胸をそらせないで横たわる（写真114）。

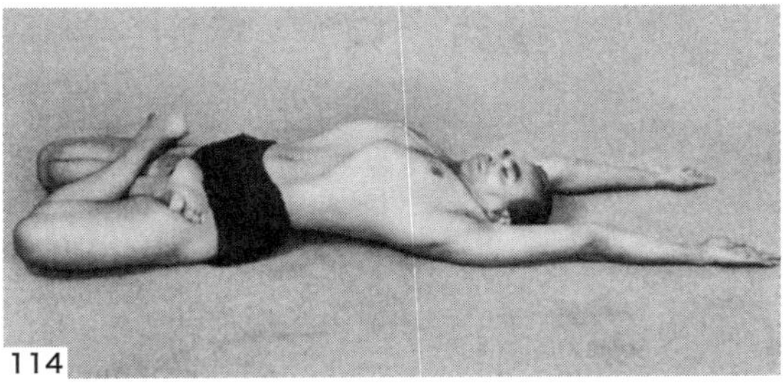

114

〈効果〉

背中が大いに伸び、胸がよく広がり、呼吸が十分に行なわれる。首を伸ばすので甲状腺を刺激する。骨盤の関節が柔軟になる。痔の炎症、出血にも効果的である。

52. クックタアサナ

Kukkuṭāsana（写真115）☆☆☆☆☆☆

クックタは「雄鶏」のことである。

〈方法〉

①パドマアサナの姿勢ですわる（写真104）。

②手をももとふくらはぎの間にさしこむ。最初指先を入れ、徐々にひじまで入れていく。

③息を吐きながら身体をもちあげる。このとき両手の親指を合わせ、てのひらで全身を支える。ふつうに呼吸しながらできるだけ長く上げておく（写真115）。

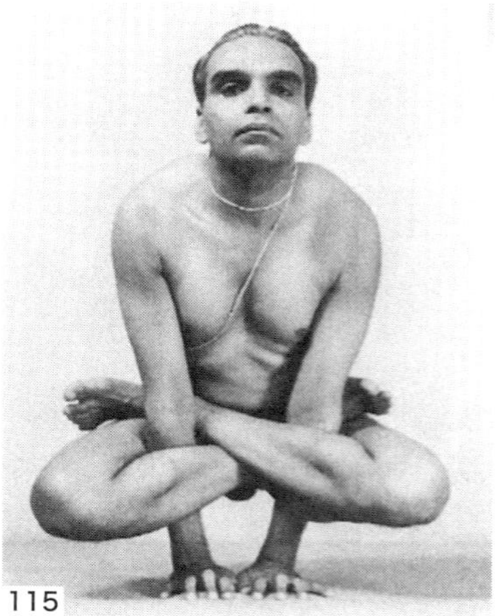

115

④身体を下ろし、手足をほどき、足を逆に組んで繰り返す。

〈効果〉

手首と腹壁を強める。

53. ガルバ・ピンダアサナ

Garbha Piṇḍāsana（写真116）☆☆☆☆☆☆☆

このポーズはパドマアサナの変形で、両手をももとふくらはぎの中に入れ、ひじを曲げる。手は上へもちあげ、てのひらをできるだけ耳に近づける。ガルバ・ピンダとは「子宮内の胎児」のことであるが、胎児とこのポーズの違いは、胎児は頭と足が逆になっていることであり、足をこのポーズのように組み合わせていないことである。このような名がつけられたということは、大昔の賢者は医学知識が限られていたにもかかわらず、子宮内の胎児の発育状況を知っていたということである。

〈方法〉

①パドマアサナの姿勢ですわる（写真104）。
②両手を、それぞれももとふくらはぎの間にさしこむ。
③ひじが曲がるまでさしこんでいく。
④次に息を吐きながら、ももを床からもちあげ、尾骶骨で全身を支える。指で耳をつかむ（写真116）。

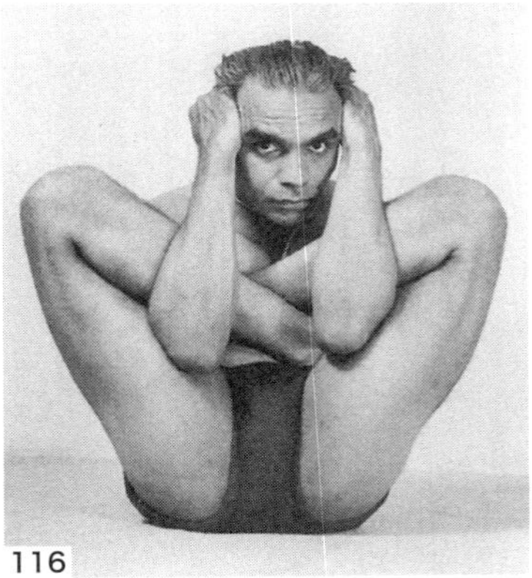
116

⑤この状態で15〜30秒ふつうに呼吸する。足を下ろし、手を片方ずつ足から離し、両足を伸ばして休む。

⑥今度は足の組み方を逆にして繰り返す。

〈効果〉

腹部内臓が完全に収縮し、血行がよくなり、調子がととのう。

54. ゴーラクシャアサナ

Gorakṣāsana（写真117）★

ゴーラクシャとは「牛飼い」のこと。このポーズはバランスをとるのがむずかしく、2、3秒でも続けられたらたいしたものである。

〈方法〉

①パドマアサナを行なう（写真104）。両手を前に伸ばし床におく。
②両手で支えて尻を床から浮かす。
③身体を垂直に立て、ひざ頭だけで立つ。
④内股を中央に向かってひきあげるようにし、ももを伸ばして片方ずつ手を床から離していく。
⑤この状態で安定したら両手のてのひらを胸部で合わせる。この状態をできるだけ長く保つ（写真117）。

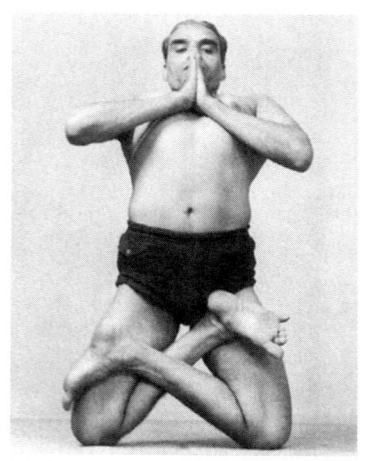

117

⑥両手を床に下ろしてすわり、足をほどく。
⑦足の組み方を逆にして、同じ時間だけ繰り返す。

〈効果〉

パドマアサナ（写真104）の効果のほかに、バランス感覚を発達させる。尾骶骨を柔軟にする。

55. バッダ・パドマアサナ

Baddha Padmāsana（写真118）☆☆☆☆☆☆

56. ヨガ・ムドラアサナ

Yoga Mudrāsana（写真120）☆☆☆☆☆☆

バッダとは「捕われた」という意味。手は背後で交差させ、前にまわし両足の親指をつかむ。交差した足と手で身体が捕まえられたかっこうになるので、この名がついた。

〈方法〉

①パドマアサナの姿勢ですわる（写真104）。
②息を吐きながら、左手を肩のつけ根ともども後ろにまわして、右尻近くまでもってくる。そして左足の親指をつかむ。しばらくこの状態を保ったあと息を吸う。
③同じように、息を吐きながら右手を後ろにまわして右足の親指をつかむ（写真118・119）。
④足の親指をつかむのが困難な場合は、肩をさらに後ろにそらせ、両肩胛骨を近づけ、息を吐きながら手を後ろにまわすことを練習すると、親指がにぎれるようになる。
⑤右足を先に左ももの上におく場合は、左足親指を先につかんでから右足親指をつかむ。左足を先におく場合は、右足親指を先につかむ。つまり、より高くなる方の足の親指を先につかむことである。
⑥首を伸ばすようにして、頭をできるだけ後方にそらし、２、３秒深呼吸する。

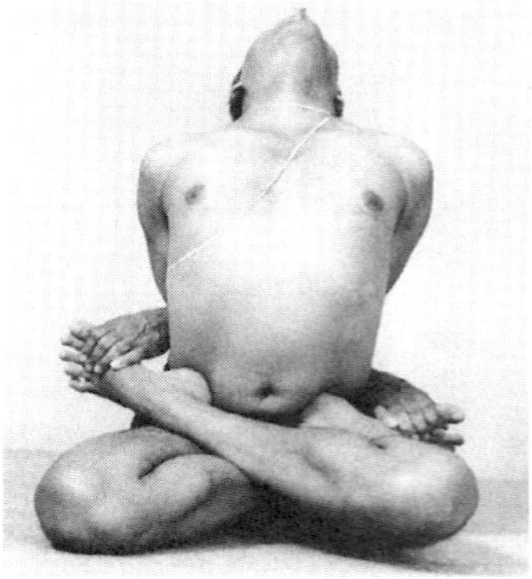

118

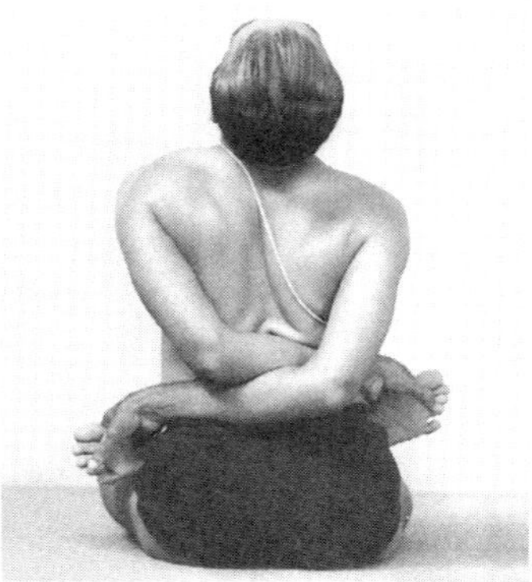

119

⑦息を吸ったあと、吐きながら上体を尻から前屈する。肛門を締めるようにし、尻を床から離してはならない。足の親指を離さないように気をつける。

バッダ・パドマアサナで前屈して、頭を床につけるポーズをヨガ・ムドラアサナ（写真120）という。このアサナはとくにクンダリニー（神聖なる宇宙エネルギー）を呼びおこすのに効果的なポーズである。

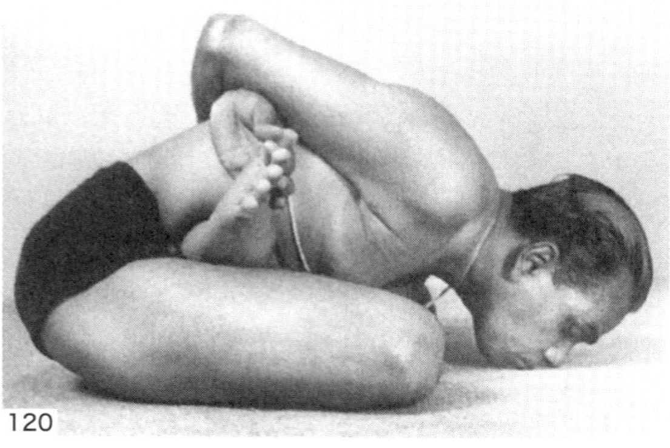

120

⑧前屈したままで、息を吐きながら頭を左右のひざに交互につけるのもよい（写真121・122）。

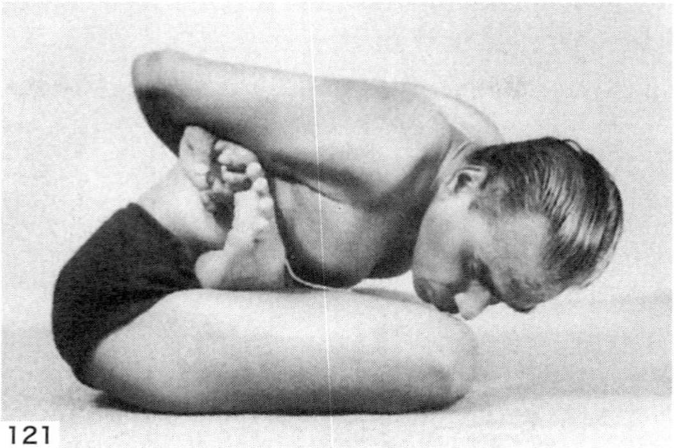
121

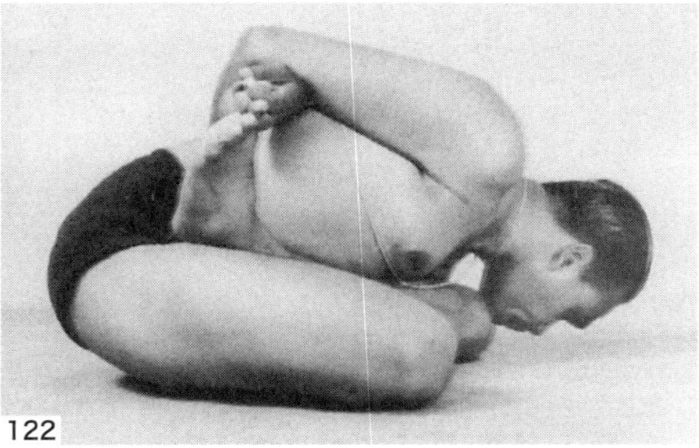
122

〈効果〉

両手を後ろで組むことによって胸部を広げ、肩の可動性を増す。ヨガ・ムドラアサナ（写真120）は蠕動運動を活発にし、結腸にたまっている老廃物をとりのぞき、便秘を治し、消化力をつける。

57. スプタ・ヴァジュラアサナ

Supta Vajrāsana（写真124）★☆☆

スプタとは「横たわる」、ヴァジュラは神々の王インドラの武器である「稲妻」を意味する。このポーズはむずかしく、相当な練習を要する。

〈方法〉

①パドマアサナ（写真104）の姿勢ですわる。次にバッダ・パドマアサナを行なう（写真118）。

②息を吐きながらひざとももを上げ、上体を後方に倒し、床につける（写真123）。この状態で２呼吸する。

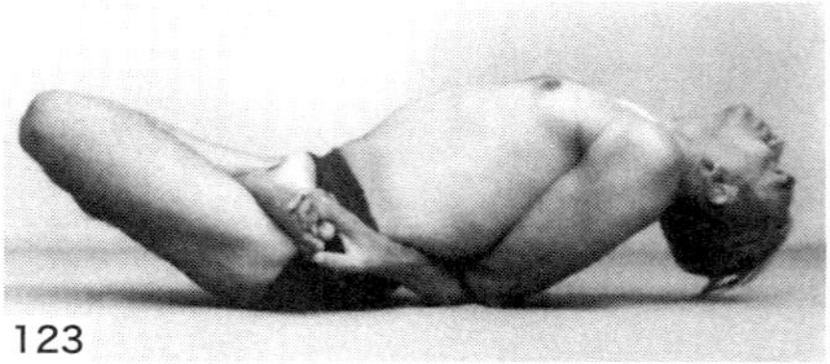

123

③のど首を伸ばして頭頂部を床につけ、胸を張って上体をそらせる。

④手で足先をつかんだまま、息を吐きながらひざ、ももを床に下ろしていく（写真124）。この状態で２呼吸する。頭頂と、交差した腕のひじのあたりと、尻のみを床につけて体重を支える。

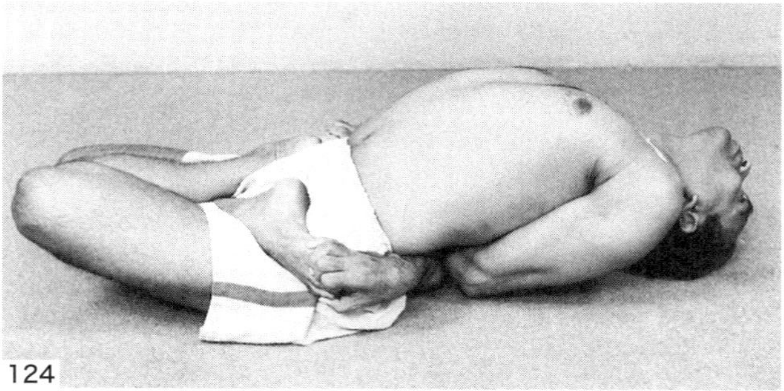

124

⑤この状態で２、３秒耐えたあと、息を吐きながら手をほどき、パドマアサナに戻る。両足を伸ばして休む。

⑥足を逆に組んで繰り返す。

〈効果〉

背骨周辺が十分伸び、胸部が完全に広がり発達する。のどを伸ばすので甲状腺機能を調節する。骨盤の関節が柔軟になる。これができるようになると、マツヤアサナ（写真113）は子供の遊びのようにやさしくなる。

58. マハー・ムドラー

Mahā Mudrā（写真125）☆☆☆☆☆

マハーとは「偉大な」とか「高潔な」という意味。ムドラーは「締めること」「閉じること」「封印すること」。このポーズでは、口と肛門が、しっかり閉じられている。

〈方法〉

①両足を伸ばしてすわる（写真77）。

②左ひざを曲げ、左へもっていき、ももの外側とふくらはぎを床につける。

③左かかとを左ももつけ根につけ、左足の親指を右もも内側につける。曲げた左足と、伸ばしたままの右足のなす角度は90度にする。

④両手を右足方向に伸ばし、両方の親指と人差指で右足親指をつかむ。

⑤頭を前に倒し、あごをひき、両鎖骨の間のくぼみにつける。

⑥背骨を上下に伸ばした状態で、右足が傾かないように気をつける。

⑦息を吸う。肛門から横隔膜まで、腹部全体を締め、背中に近づけるようにしてひっこませる。

⑧緊張をゆるめ、息を吐く。再び息を吸って、腹部をひっこませ、横隔膜を開く。このポーズで息をとめ１～３分耐える（写真125）。

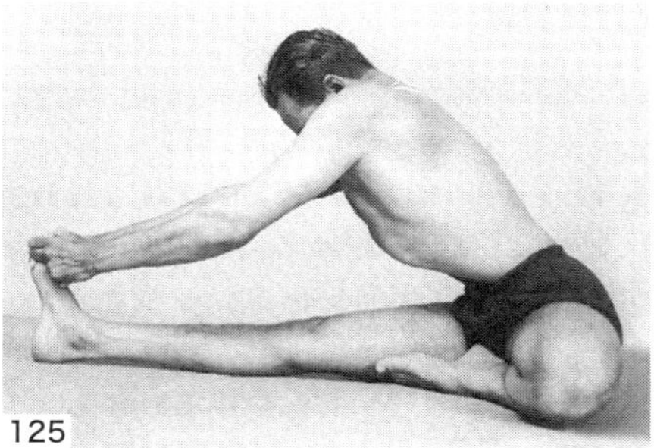

125

⑨緊張をゆるめ、息を吐き、頭を上げ、手をほどいて両足を伸ばす。
⑩反対側も同時間だけ行なう。

〈効果〉

このアサナは、腹部内臓、とくに腎臓と副腎の調子をととのえる。子宮位置の異常を治す。このポーズを長く行なえば、脾臓の病気、前立腺肥大などにも効果的である。消化不良をも治す。

「このマハー・ムドラーは、死や他の多くの苦痛をとりのぞく。」「(このポーズを実践するならば)食べられないものや、敬遠しなくてはならないものがなくなる。どんな味のものでも、たとえ猛毒でも、あらゆる食べ物を消化する。」「マハー・ムドラーを実践する者は、結核、ハンセン病、痔、脾臓肥大、消化不良、その他の慢性疾患を克服する。」(『ハタ・ヨガ・プラディーピカー』第３章14・16・17節)

59. ジャーヌ・シールシャアサナ

Jānu Śīrṣāsana (写真127) ☆☆☆☆☆

ジャーヌは「ひざ」、シールシャは「頭」を意味する。このポーズは、一方の足を伸ばし、他方を曲げ、両手で伸ばした方の足をつかみ、その足のひざ頭に頭をおくのである。

〈方法〉

①両足をまっすぐ前に伸ばしてすわる(写真77)。

②左ひざを外に曲げ、ももの外側とふくらはぎを床につけたまま左に開いていく。

③左かかとを陰部近くの左ももにあてる。左足親指は右ももの内側にあてる。両足のなす角度は鈍角にする。左ひざをできるだけ後ろに開き、全身で一本の棒をつくるようにする。

④両手を右足の方に伸ばし足をつかむ。初めは足の親指を、次に足の裏、かかとをつかみ、最終的にはさらに手を伸ばし、片方の手で他方の手首をつかみ、足よりさらに遠くにおく（写真126）。

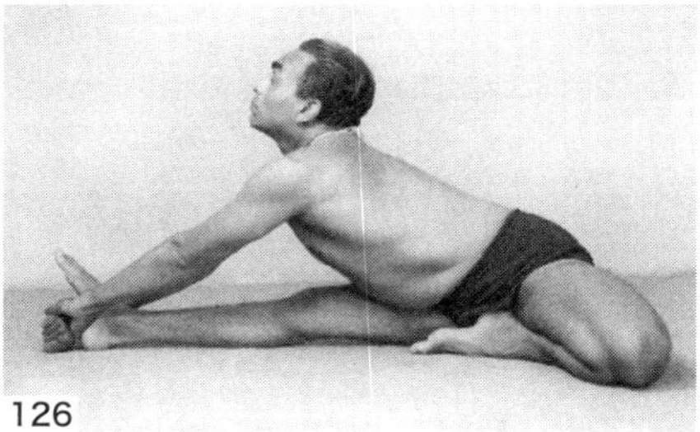

126

⑤右足はひざの裏を伸ばし、まっすぐにしておく。このときひざの裏側を床につけておくこと。

⑥息を吐きながら腕を曲げ、両ひじを開きながら前屈していく。額、鼻、口唇、最後にあごという順で右ひざにつけていく（写真127）。

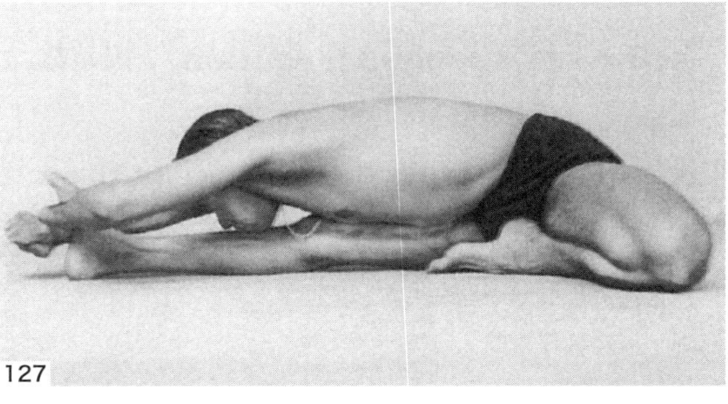

127

それから顔をひざの内側か、外側横の床につける（写真128・129）。初めのうちは右足がねじれてしまうので気をつける。

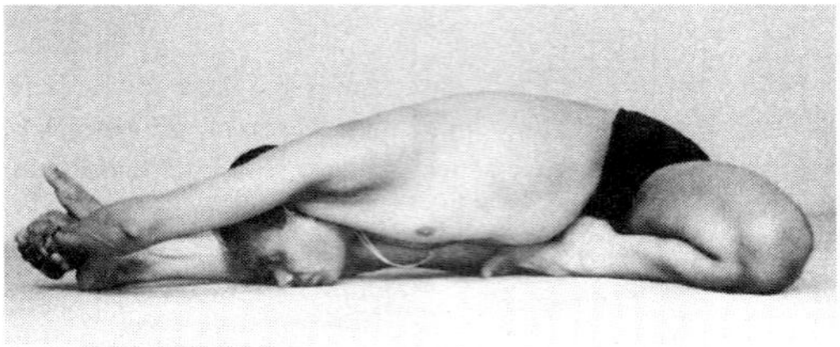

128

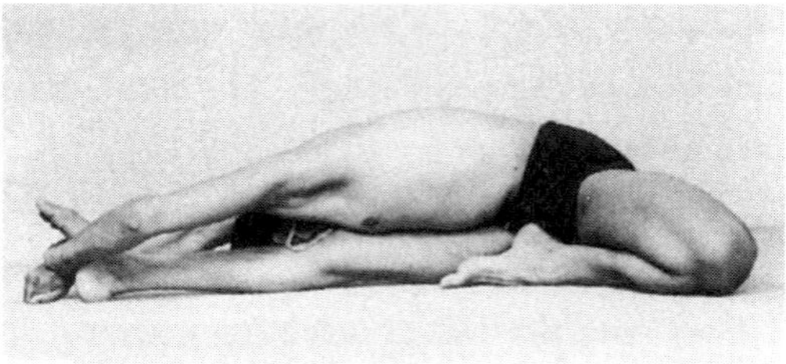

129

⑦胸を右ももにつけたまま、尻を床から上げないで、上体を前方に伸ばしながら背骨を前後にひろげていく。

⑧この状態で30秒から１分間深呼吸する。

⑨息を吸いながら頭と上体を起こし、ひじを伸ばし、上方を２、３秒見つめる。このとき背骨を伸ばし、凹状にくぼませる（写真126）。

⑩手をほどき左足を伸ばし、①に戻る。

⑪左足を伸ばし、右ひざを曲げて同じ時間だけ繰り返す。

〈効果〉

肝臓、脾臓の働きをととのえるので消化を助ける。また腎臓の働きをととのえ促進する。このような効果はアサナを行なっているとき、すでに感じられる。

前立腺肥大に悩む人はこのポーズを長く行なうとよく、またサルワーンガアサナ（写真223）と並行して行なうべきである。慢性の冷え症にも効果がある。

60. パリヴリッタ・ジャーヌ・シールシャアサナ

Parivṛtta Jānu Śīrṣāsana (写真132) ☆☆☆☆☆☆☆☆☆☆

パリヴリッタとは「回る」、ジャーヌは「ひざ」、シールシャは「頭」という意味である。これは一方の足を伸ばし、他方の足を曲げるジャーヌ・シールシャアサナの変形で、上体をねじり、両手で伸ばした方の足をつかみ、背中をそらせて後頭部をその足のひざにつけるポーズである。

〈方法〉

①両足を前にまっすぐ伸ばす (写真77)。

②左ひざを外に曲げ、左ももの外側とふくらはぎを床につけたまま、左に開いていく。

③左かかとを陰部左におく。左足の親指は右ももの内側につける。両足の角度は鈍角に保つ。左ひざはできるだけ開く。

④上体を左にねじる。

⑤右手を右足の方に伸ばす。右下腕部と手首を内側にねじって、親指が床をさし、小指が上を向くようにして、右足の内側 (親指側) をつかむ (写真130)。

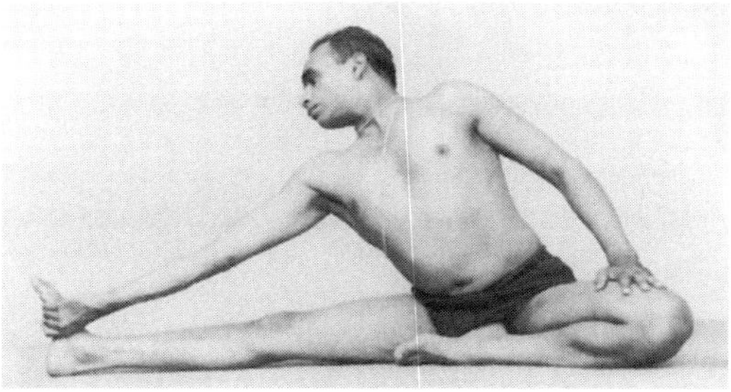

130

⑥上体をさらに曲げる。左手を頭上よりまわして、右足の外側 (小指側) をつかむ。左手親指は床の方に向け、小指が上をさすようにする (写真131)。

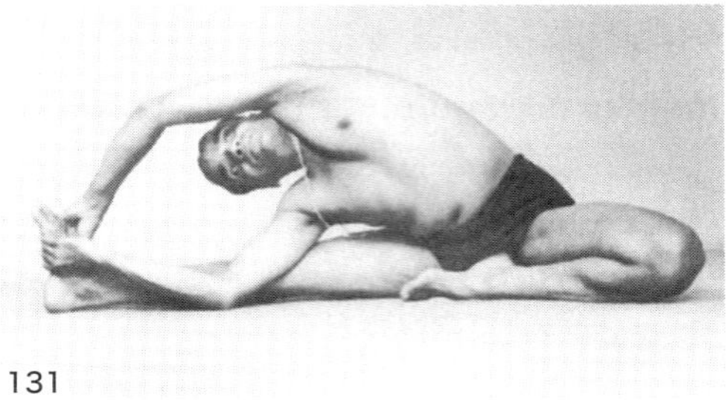

131

⑦両腕を曲げひじを広げる。息を吐きながら上体を上方にねじり、頭を両腕の間に入れ、後頭部を右ひざにおく。右肋骨の後ろ側を右ひざの上につける。左ひざ、左肋骨部を伸ばす（写真132）。

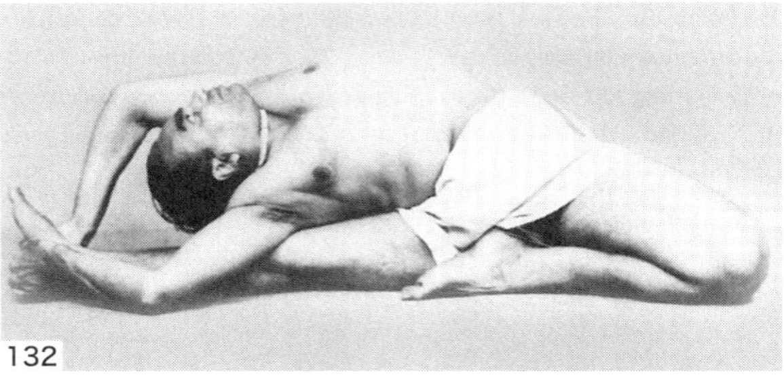

132

⑧約20秒間この状態を保つ。このポーズでは腹部が収縮するので、呼吸が速く短くなる。

⑨息を吸いながら手をほどき、ねじれた上体を戻す。頭を上げて左足を伸ばし、①に戻る。

⑩反対側も同じ時間だけ行なう。左足をつかむ際、両手の親指は同様に下をさす。

〈効果〉

ジャーヌ・シールシャアサナ（写真127）の効果のほかに、背骨への血行をよくし、背中の痛みをとりのぞく効果がある。ジャーヌ・シールシャアサナでは腹部内臓は収縮するが、このアサナではその両側が伸張する。多くの活力を与えるポーズである。

61. アルダ・バッダ・パドマ・パスチモッターナアサナ

Ardha Baddha Padma Paschimottānāsana（写真135）

☆☆☆☆☆☆☆☆☆

アルダとは「半分」、バッダは「捕えられた」、パドマは「蓮」、パスチモッターナアサナ（写真160）は、全身の後ろ側が強烈に伸びるアサナである。

〈方法〉

①両足を前方にまっすぐ伸ばす（写真77）。

②左ひざを曲げ、右ももの上におく。左かかとでへそを圧迫し、つまさきは伸ばす。これが半パドマアサナである。

③左手を後ろにまわし、息を吐きながら左足の親指をつかむ。親指をつかむことが困難な場合は、左肩をさらに後ろにそらせるようにしてよい。

④親指をつかんだあとで、曲げた左ひざを右足に近づける。右手を前に伸ばして右手のてのひらを外側から、足の裏をおおうようにしてつかむ（写真133・134）。

⑤息を吸いながら背中を伸ばし２、３秒上方を見つめる。このとき左足の親指を離してはならない。

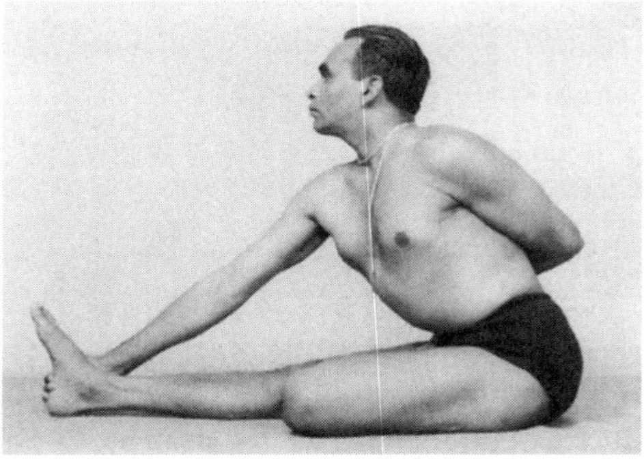

133

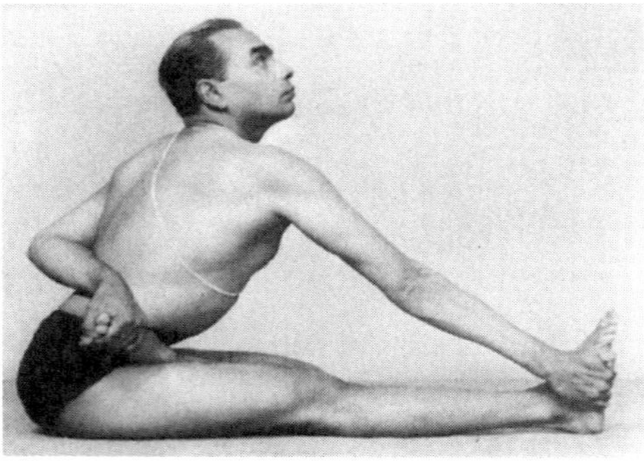

134

⑥息を吐きながら右ひじを外に開き、同時に前屈する。額、鼻、口唇、最後にあごを右ひざにつける（写真135）。

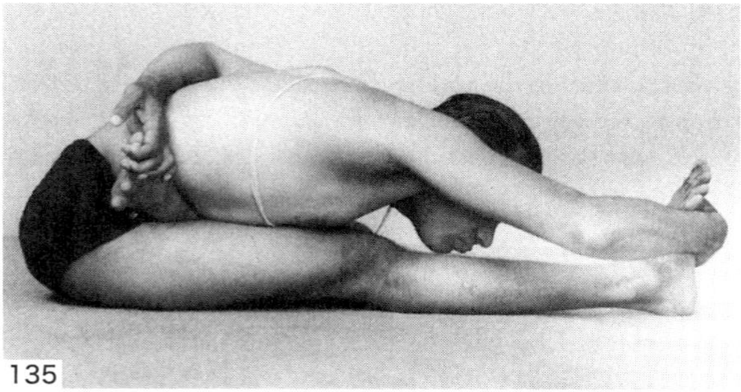

135

⑦初めのうちは伸ばした方のひざが床から離れやすいので気をつける。

⑧この状態で30〜60秒ととのった呼吸をする。

⑨息を吸いながら頭から上体を起こし、手をほどき左足を伸ばして①に戻る。

⑩反対側も同じ時間だけ行なう。

⑪一方の手を後ろへまわし、曲げた足の親指を片手で後ろからつかむのが困難な場合は、伸ばした足を両手でつかんでもよい（写真136・137）。

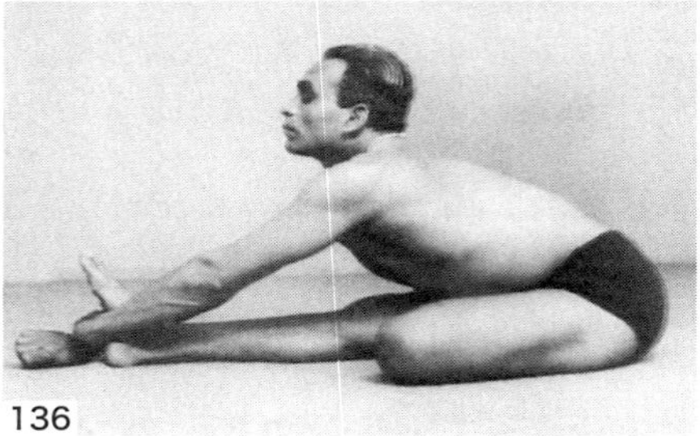

136

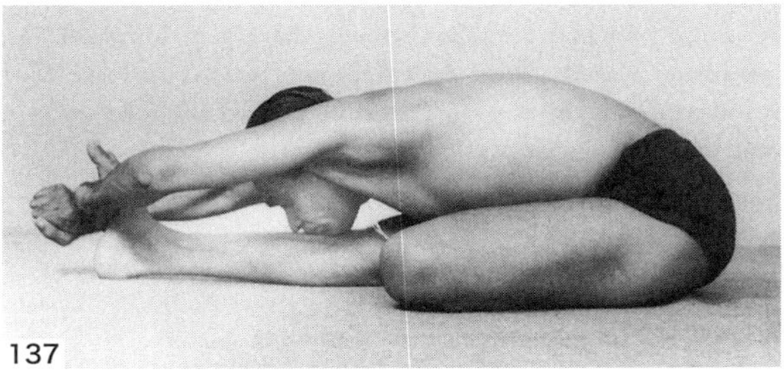

137

〈効果〉

半パドマアサナのポーズによってひざが柔軟になり、パドマアサナ(写真104) ができるようになる。伸ばした足のひざの上にあごをつけている間は、曲げた方のひざは伸ばした足に近づける。これにより、へそと腹部内臓がひっぱりあげられるので、へそ周辺と生殖器の血行がよくなる。へそは神経の中枢であり、スヴァーディシュターナ・チャクラ（人間の神経系における浄化のためのはずみ車）があるところだと考えられている。このポーズは、猫背の人に効果的である。

62. トゥリアンガ・ムカイカパーダ・パスチモッターナアサナ

Triaṅgā Mukhaikapāda Paschimottānāsana (写真139)

☆☆☆☆☆

トゥリアンガとは「３つの部分」とか「三肢」という意味。３つの部分とは、足、ひざ、尻である。ムカイカパーダは、ムカ＝顔、エーカ＝ひとつ、パーダ＝足の３つの言葉の複合語で、顔が足に触れるということをさす。パスチモッターナアサナは、全身の裏側を強く伸ばすアサナである。

〈方法〉

①両足を前に伸ばしてすわる (写真77)。

②右ひざをおり、つまさきを後方に向ける。この右足を右股関節の外側におく。右ふくらはぎの内側が、右ももの外側に触れる。

③体重を、曲げたひざにもかけ、ひざが床から浮かないようにする。初めのうちは、上体は伸ばした足の方に傾きやすいし、伸ばした足も外側に倒れやすいので、つまさきを前方に向け、バランスをとる練習をする必要がある。

④両手で、伸ばした足の裏の外側と内側を、それぞれつかむ。できれば両手をさらに伸ばし、足の裏の向こうで、一方の手で他方の手首をつかむ (写真138)。この状態で２回深呼吸をする。ここまでできるようになるには大体数カ月かかる。初めにできないからといって失望する必要はない。

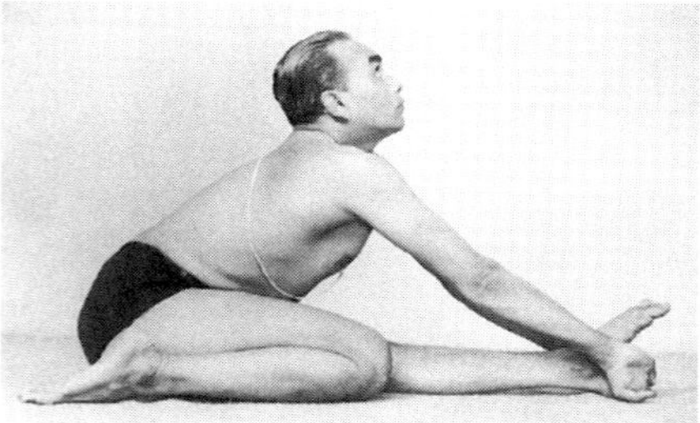

138

⑤両ひざを合わせて前屈する。初めに額、ついで口唇、あごと順に左ひざにつけていく（写真139）。ひじを開き、息を吐きながら上体を前方に押しだすように行なうとやりやすくなる。ただし、仙骨、肛門部は後方に向かって伸ばす。

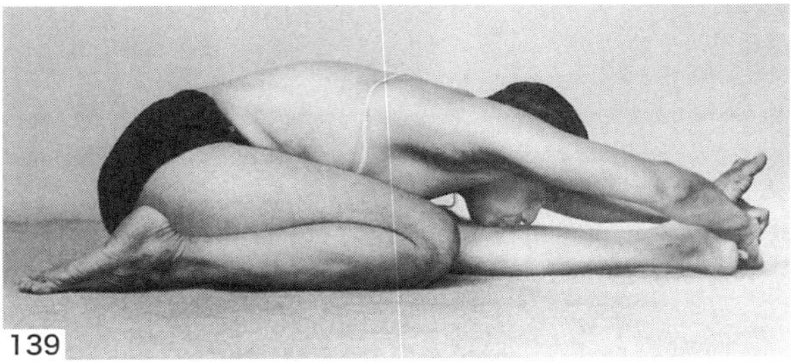
139

⑥左ひじを床につけてはならない。初めのうちはバランスを失い、伸ばした足の方に倒れやすい。したがって、上体は曲げた足の方に傾けぎみにし、体重もその方のひざにかける。
⑦この状態で30～60秒間、呼吸をととのえて耐える。
⑧息を吸いながら、頭から上体を起こし、手をほどき、右足を伸ばして①に戻る。
⑨反対側も同時間だけ行なう。

〈効果〉

扁平足の人に効き目がある。土ふまずを矯正する。足首やひざの捻挫を治し、足のむくみにも効果がある。

ジャーヌ・シールシャアサナ（写真127）、アルダ・バッダ・パドマ・パスチモッターナアサナ（写真135）とともに、このアサナは腹部内臓の働きをととのえ、活発にする。われわれはつきあいや楽しみのために内臓に負担をかけがちであるが、臓器の状態は健康状態を左右している。昔の賢者たちは、健康な内臓は長生き、平静な生活に不可欠なものであると強調していた。これらの前屈ポーズは、腹部の調子をととのえ、その健康状態を保持する。筋肉の形をととのえるだけでなく、内臓の働きに効果的である。

63. クラウンチャアサナ

Kraunchāsana（写真141・142）★

クラウンチャとは「青鷺」。また、戦争の神カールティケヤと、ヴイシュヌの６番目の化身パラシュラーマによって貫通された山、つまりヒマーラヤの孫の山の名でもある。

すわって片足を曲げ、足を尻の外側におき、他方の足をまっすぐ垂直に伸ばして、両手でその伸ばした足首をつかむ。あごを、伸ばした足のひざにのせる。この高く上げた足が青鷺の伸ばした首と頭、また絶壁に似ているのでこの名がついた。

〈方法〉

①両足を前に伸ばしてすわる（写真77）。

②右ひざを曲げて、右足の股関節の外側にかかとをつける。つまさきは後方を向け、床につける。右ふくらはぎの内側が右ももの外側に触れる。両ひざを合わせる。

③息を吐きながら、左ひざを曲げて両手で左足をつかみ、垂直に上げていく（写真140）。

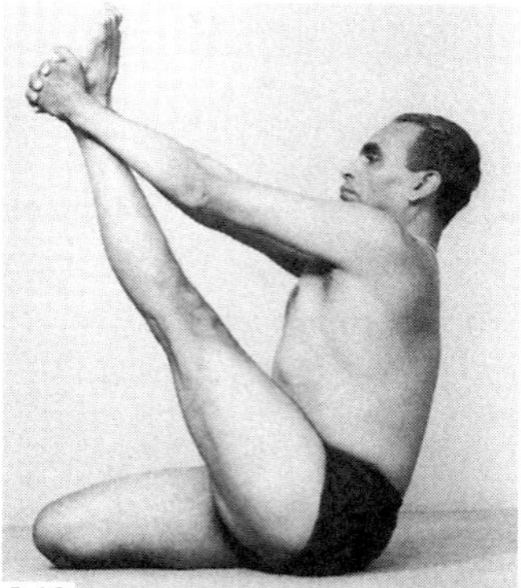

140

④背中をまっすぐ伸ばしておき、左足を十分に伸ばしきる。この状態で２、３呼吸し、頭と上体を左足の方に近づけ、左足を頭と上体に

向けて近づけていく。あごを左ひざにつける（写真141・142）

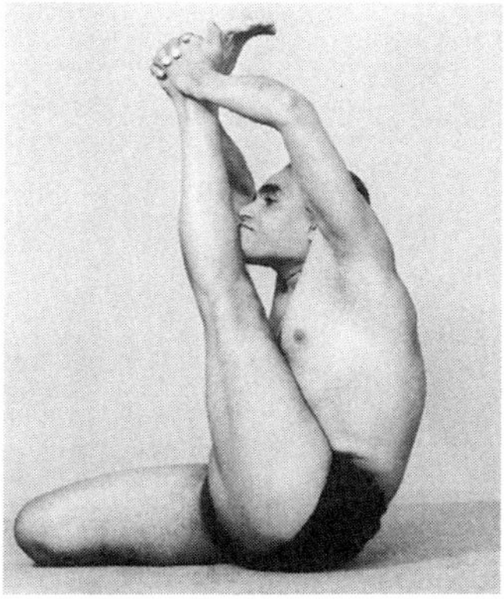

141

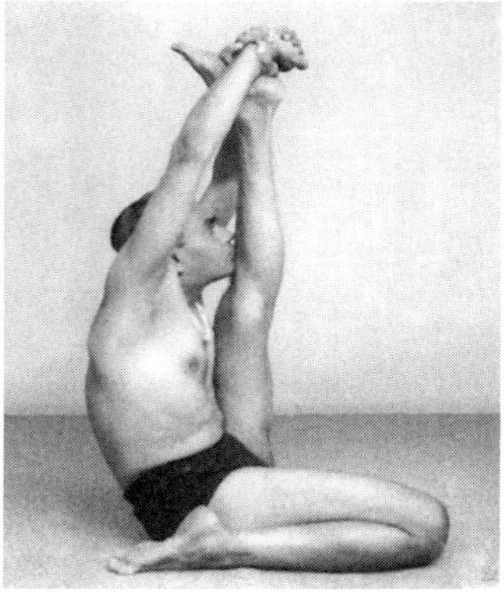

142

⑤この状態で20〜30秒間深呼吸する。あごを、上げた足のひざにつけているときは、曲げた方の足を床から離さない。

⑥息を吸いながら、③の姿勢に戻り、左足を下ろし、手を離し、右足を伸ばして①に戻る。

⑦反対側も同じ要領で同時間行なう。

〈効果〉

このポーズは、トゥリアンガ・ムカイカパーダ・パスチモッターナアサナ（写真139）の連係ポーズとして行なってもよい。このポーズはパスチモッターナアサナ（写真160）よりむずかしいので、効果はより大きい。足を十分に伸ばし、足の筋肉を発達させる。内臓が若返る。

64. マリーチアサナ Ⅰ

Marīchyāsana I (写真144) ☆☆☆☆☆

このアサナは、創造主ブラフマーの息子、賢者マリーチに捧げられたものである。マリーチは太陽神スーリヤの祖父である。

〈方法〉

①両足を前に伸ばしてすわる (写真77)。

②左ひざを曲げ、このときむこうずねが床に垂直になり、ふくらはぎをももの裏につけるように足をおき、足の裏全体を床につける。かかとを陰部近くにおく。左足の親指側を右ももの内側につける。

③左肩を前方に伸ばして、左わきの下を左足のむこうずねにあてる。左腕で左むこうずねとももをかかえるようにする。その腕を曲げ、前腕部を腰の位置までもってくる。次に右手を後ろにまわして、左手首をつかむ。あるいは左手で右手首をつかむ。手首がつかみにくければてのひらとてのひら、あるいは指と指を組み合わせてもよい (写真143)。

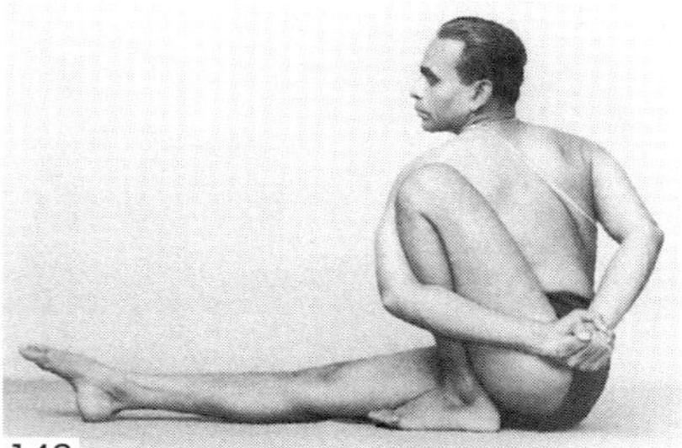

143

④右足を曲げないようにして背骨を左にねじる。この状態で右足の親指を見つめ、2、3回深呼吸する。

⑤息を吐きながら前屈する。額、鼻、口唇、あごの順序で、右ひざにつけていく (写真144)。このポーズの間、両肩を結ぶ線は床と平行に保ち、ふつうに呼吸する。この状態を約30秒間保つ。このとき、伸ばした方の足の後ろ側全体を床に完全につけるように注意する。

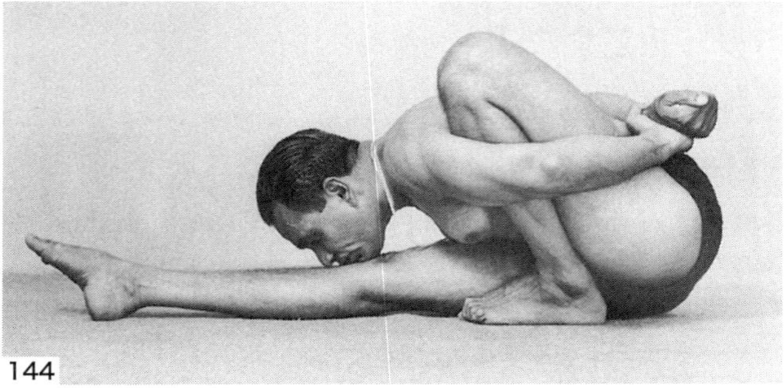

144

⑥息を吸いながら頭を右ひざから離し、③に戻る。ついで手を離し、左足を伸ばして①に戻る。
⑦反対側も同時間行なう。

〈効果〉

指の力を強くする。前述のジャーヌ・シールシャアサナ（写真127）、アルダ・バッダ・パドマ・パスチモッターナアサナ（写真135）、トゥリアンガ・ムカイカパーダ・パスチモッターナアサナ（写真139）では、手で足をつかむことによって腹部内臓が収縮したが、このアサナでは、手で足をつかまずに前屈し、伸ばした足のひざにあごをつけるので、内臓を強く収縮する。そうすることによって周辺の血行がきわめてよくなり、臓器の健康を保持するのである。初めのうちは、両手を後ろで組んで前屈するのはむずかしいが、練習によってできるようになる。また、このポーズにより背中に刺激を与える。

ジャーヌ・シールシャアサナ、アルダ・バッダ・パドマ・パスチモッターナアサナ、トゥリアンガ・ムカイカパーダ・パスチモッターナアサナ、マリーチアサナⅠ、この４つのポーズを行なうと、背中と足が柔軟になるので、後述のパスチモッターナアサナ（写真161）が次第に正しく行なえるようになる。

65. マリーチアサナ II

Marīchyāsana II（写真146・147）☆☆☆☆☆☆

〈方法〉

①両足を前に伸ばしてすわる（写真77）。左ひざを曲げ、左足のつけ根の上におく。左足のかかとはへそに押しつけ、指先を伸ばす。左足のこの状態は半パドマアサナである。

②右ひざを立て、足の裏全体を床につける。右足のむこうずねは床と垂直にし、ふくらはぎとももの裏が互いにつき、右かかとが陰部近くにくる。

③ほんの少し前屈し、右肩を前に出すようにして、右のわきの下を右むこうずねにつける。息を吐きながら右手をむこうずねからももへと巻きつけ、右腕を曲げて前腕部を腰にもってくる。次に左手を後ろにまわして右手首をつかむ（写真145）。

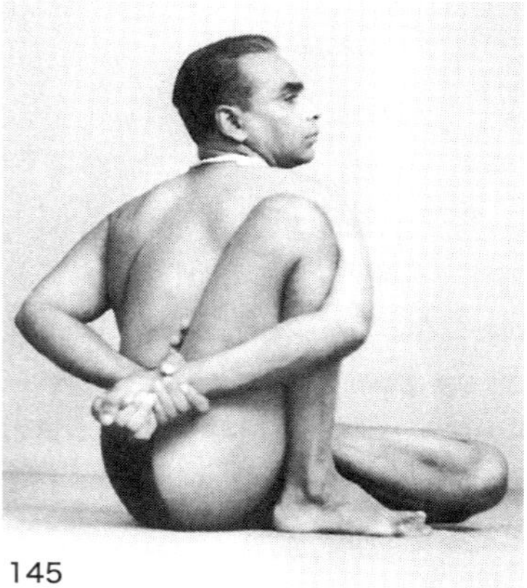

145

④背骨を伸ばし２、３秒間深呼吸する。

⑤息を吐きながら前屈し、頭を左ひざにつける。次に首を伸ばしてあごを左ひざにつける（写真146・147）。

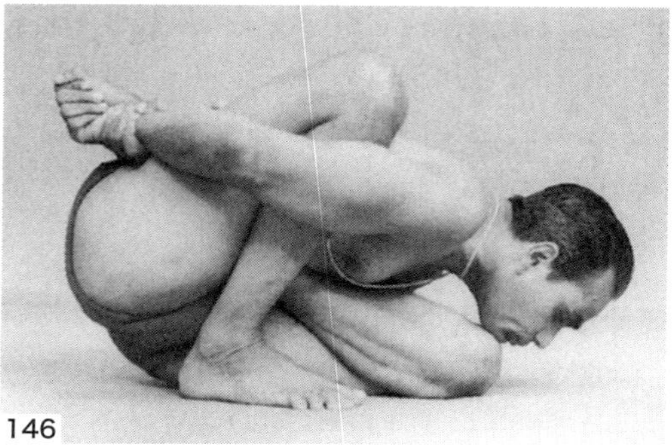

146

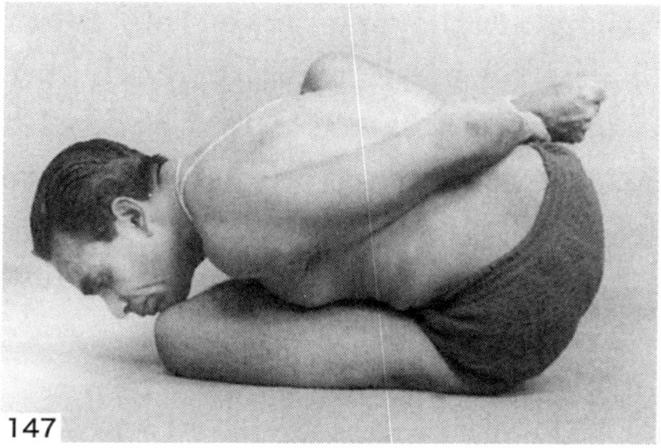

147

息を吸いながら上体を起こし、吐きながら前屈する。これを3、4回繰り返す。

⑥息を吸いながら頭と上体を起こし、手を離し足を伸ばす。反対側も同時間行なう。

〈効果〉

これはマリーチアサナⅠ（写真144）を激しくしたポーズで、効果もさらに大きい。かかとをへそに押しつけることにより、腹部を強く圧迫することになり、腹部内臓の働きがさらにととのい、強くなり、消化力が増す。

66. ウパヴィシュタ・コーナアサナ

Upaviṣṭha Koṇāsana（写真151）☆☆☆☆☆☆☆☆☆☆

ウパヴィシュタは「すわった」、コーナは「角」という意味である。

〈方法〉

①両足を前に伸ばしてすわる（写真77）。

②片足ずつ横に開き、両足をいっぱいに開く。両足全体を伸ばし、かかとからももまでの下肢全体を床につける。

③親指、人差指、中指で、足の親指をつかむ。

④肋骨を四方に開くと、背骨が上下に伸びる。
横隔膜をひきあげるようにして、深呼吸しながら２、３秒間この状態を保つ（写真148）。

⑤息を吐きながら前屈し、頭を床につける（写真149）。次に首を伸ばしてあごを床につける（写真150）。

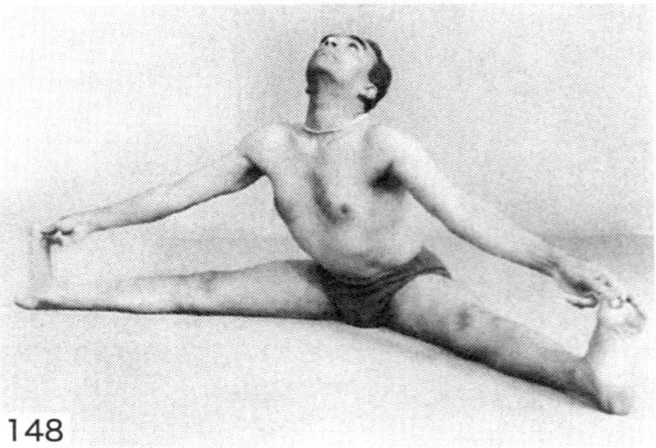

148

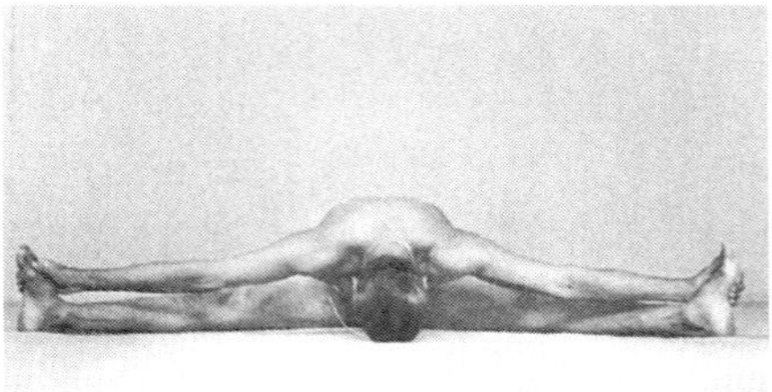

149

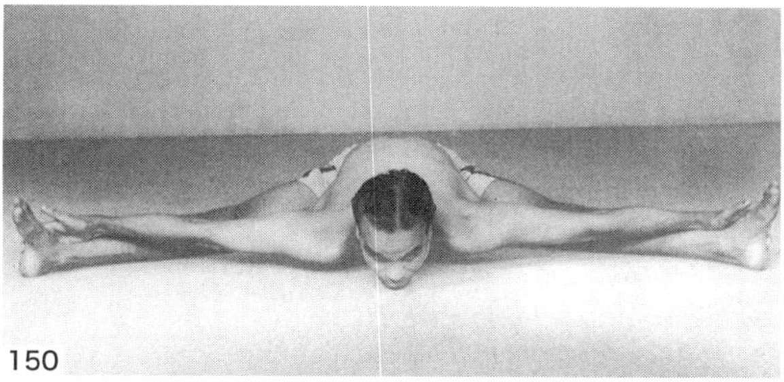

150

⑥各々の手で足をつかみ、胸を床につける (写真151)。この状態でふつうに呼吸しながら30秒〜1分間続ける。

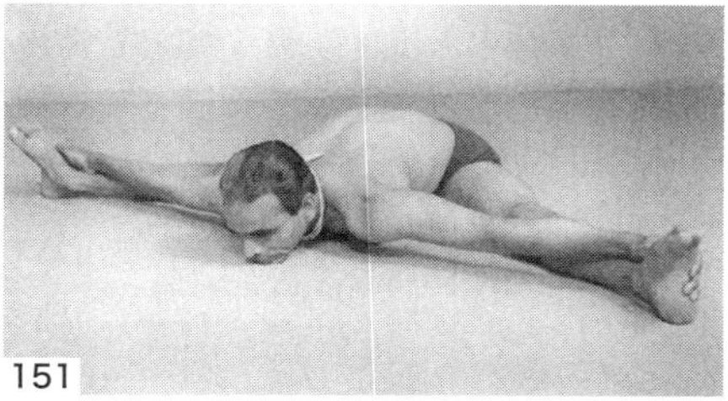

151

⑦息を吸いながら上体を起こし、手を離し、足を前に戻して休む。

⑧次は両手で左足をつかみ、息を吐きながらあごを左ひざにつける (写真152)。息を吸いながら頭と上体を起こす。今度は両手で右足をつかみ、息を吐きながらあごを右のひざにつける。息を吸いながら頭と上体を起こし、手を離し、足を前に伸ばして休む。

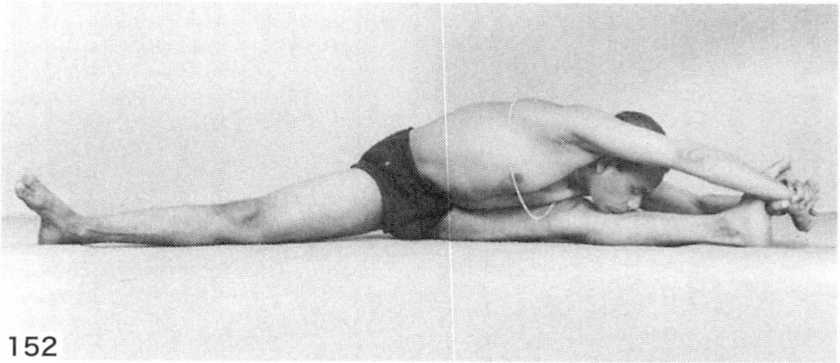

152

〈効果〉

ハムストリングを伸ばし、骨盤周辺の血行を促進し正常に保つ。このポーズはヘルニアの防止に、また軽いヘルニアの場合でも治療に役立つ。坐骨神経痛をとりのぞき、月経を正常化し、規則的にすると同時に卵巣に刺激を与えるので、女性にはたいへん効果的である。

67. パスチモッターナアサナ

Paschimottānāsana（写真161）☆☆☆☆☆☆

ウグラアサナあるいはブラフマチャリヤアサナともいう。

パスチマとは文字通りは「西」を意味するが、頭の先からかかとまでの身体の後面という意味もある。顔からつま先までの身体の前面は「東」「前」、頭頂は「北」「上」、足の裏やかかとは「南」「下」をあらわす。このアサナでは、身体の後面全体が強く伸びるのでこの名がついた。別名のウグラとは「すばらしい」「力強い」「高潔な」、ブラフマチャリヤは「宗教研究」「自制」「独身」を意味する。

〈方法〉

①両足を前方に伸ばしてすわる。両手を尻の横におき、てのひらを床につける。この状態で深呼吸を２、３回する（写真77）。

②息を吐きながら両手を伸ばし、右手の親指、人差指、中指で右足の親指をつかむ。左も同じようにつかむ（写真153）。

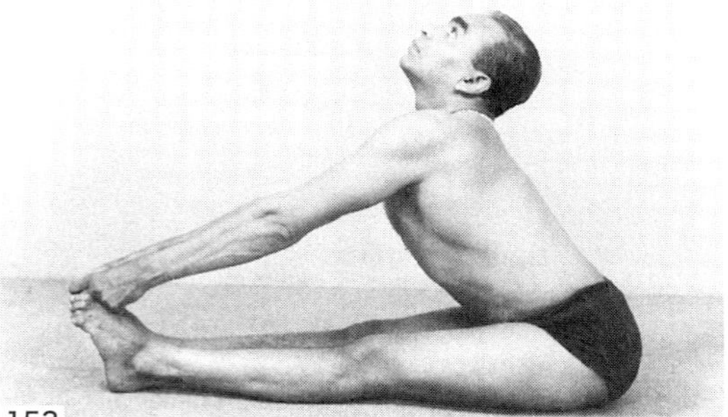

153

③背骨を伸ばして凹面状にへこませる。最初は猫背になりやすい。これは、肩のみを前屈させようとするからで、できるだけ腰から前屈し、手は肩から伸ばすようにする。そうすれば猫背にならず、一枚の板のようにまっすぐになる。この状態で深呼吸を２、３回する。
④息を吐きながらひじを曲げ、ひろげる。ちょうどひじというレバーをひくことにより上体が前屈するように行ない、額をひざにつける（写真154）。次第にひじを床につけ、首と上体を伸ばし、鼻、口唇の順でひざにつける（写真155）。

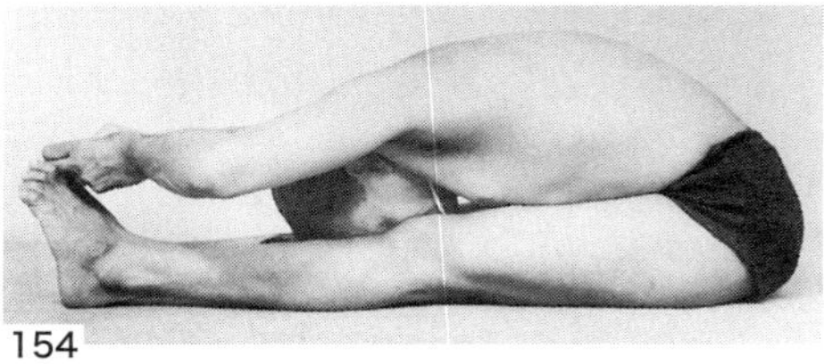

154

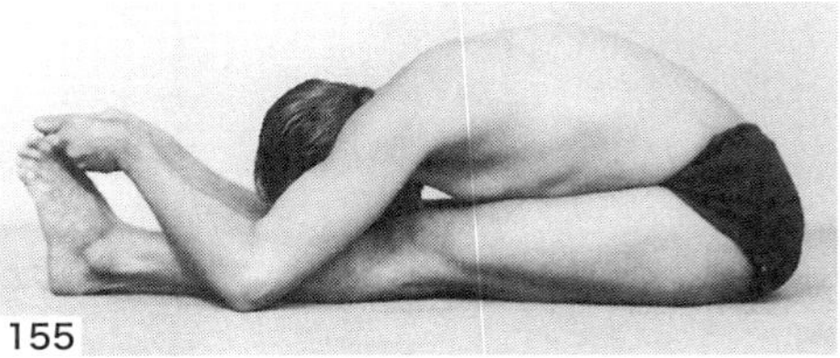

155

⑤ここまでのポーズが簡単にできるようになったら、さらに練習を重ね、足の裏をつかみ、あごをひざにつける（写真156）。

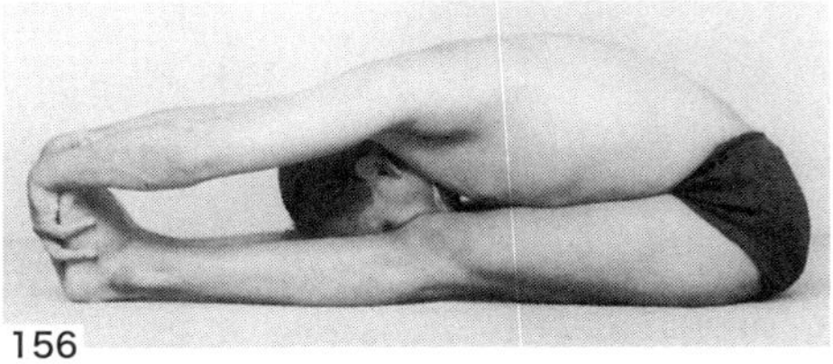

156

⑥このポーズも容易になったら、両手を足の外側で組み、あごをむこうずねにつける（写真157）。

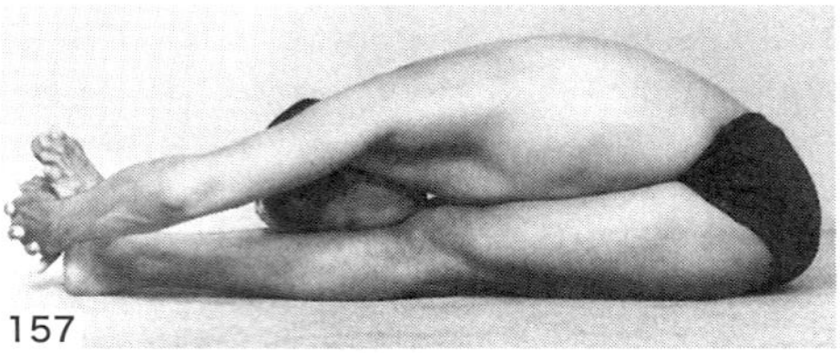

157

⑦⑥が容易にできるようになったら、左手で右手をつかみ、手をつまさきよりもさらに遠くにおく。このときも背中をへこませておくこと（写真158）。この状態で２、３回深呼吸をする。

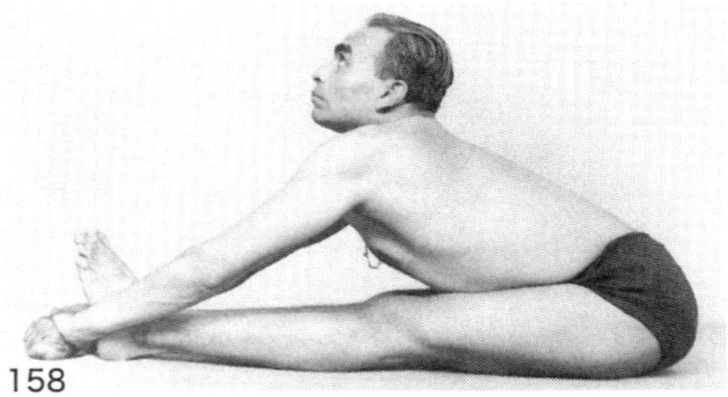

158

⑧息を吐きながらあごをむこうずねにつける（写真159）。

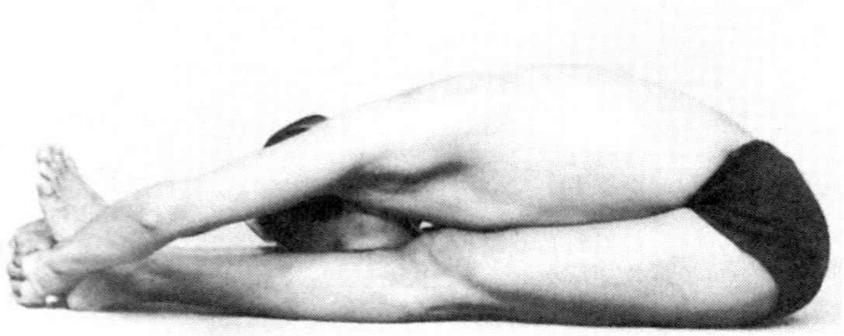

159

⑨⑧が容易に行なえるようになったら、左手で右手首をつかみ、あごをむこうずねにつける（写真160）。

⑩このときひざの裏側全体を十分に床につけること。初めのうちはひざが床から離れやすいが、ももの後ろ側を伸ばし、上半身をさらに前方に伸ばすとひざが床につく。

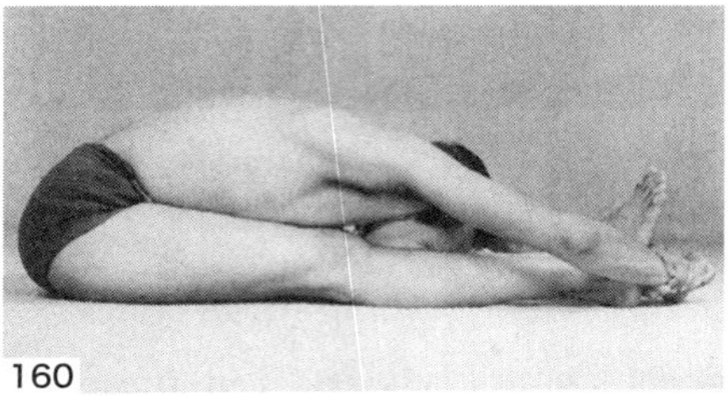
160

⑪個人の能力に応じてポーズを選び、規則的に呼吸しながら１～５分耐える。

⑫上級者は、⑨の状態よりさらに手を伸ばし、てのひらを床につけ、両親指を互いに触れあわせ、あごをむこうずねにつける（写真161）。規則的な呼吸で１～２分この状態に耐える。

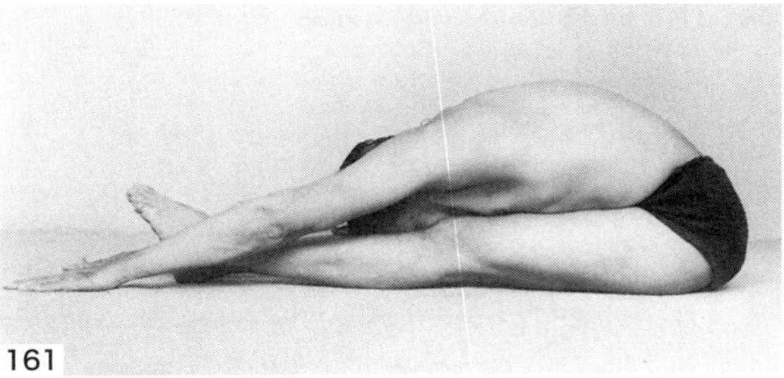
161

⑬ポーズ完成後は、息を吸いながら上体を起こして休む。

⑭正しく行なえば、背に人をのせても背中に重みを感じない（写真162）。

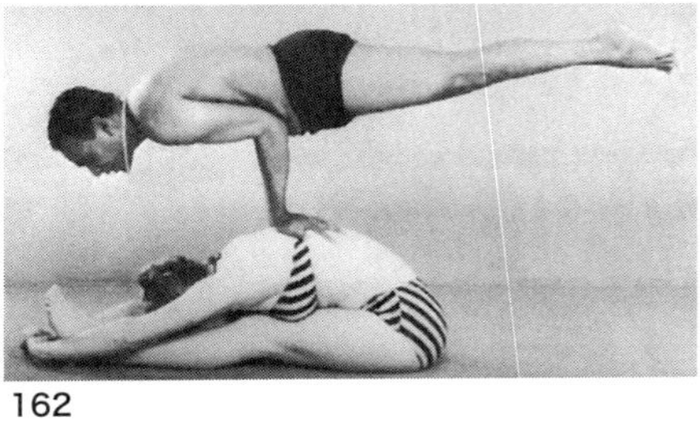
162

〈効果〉

腹部内臓の調子をととのえ、そのだるさをとりのぞく。腎臓の調子をととのえ、背骨全体を若返らせ、消化機能を促進する。

動物の背骨は水平で、心臓は背骨より下にある。これが動物の健康を保ち、卓越した持久力を生みだす要因になっている。対照的に、人間の背骨は垂直で、心臓もその下にはない。われわれが運動をするとすぐに疲れを感じたり、心臓疾患にかかりやすいのはこのためである。パスチモッターナアサナでは、背骨はまっすぐ水平に保たれ、心臓はその下にくる。正しく行なえば、心臓、脊椎、内臓をマッサージすることになり、疲れがとれ心がやすらぐ。また、腰を伸ばすことにより、酸素を含んだ血液が多量に腰部に送りこまれ、生殖腺がその血液から必要な栄養を吸収できる。これにより精力がつき、インポテンツを治すと同時に、性欲をコントロールするのに役立つ。

68. パリヴリッタ・パスチモッターナアサナ

Parivṛtta Paschimottānāsana (写真165) ☆☆☆☆☆☆☆☆☆

パリヴリッタは「回転した」、パスチマは「西」、つまり頭の先からかかとまでの身体の後面をさす。ウッターナは「強く伸ばすこと」。これはパスチモッターナアサナの変形であり、上体を片側にねじるポーズである。

〈方法〉

①両足を前に伸ばしてすわる。ひざを伸ばし両足はひざ、足首、かかと、親指のところでお互いに合わせる (写真77)。

②息を吐きながら右手を左足の方に伸ばす。下腕部および手首をねじり、右手親指が下側になるようにする。次に右手で左足の外側をつかみ、息を吸う。

③次に、息を吐きながら左腕を右腕の上で伸ばし、下腕部、手首をねじって、親指を下側にし、右足の外側をつかむ (写真163)。息を吸う。

④息を吐きながら、腕を曲げ、ひじをひろげる。上体を90度左にねじる（写真164）。

ここで息を吸う。次に息を吐きながら頭を両腕の間におき、上方を見つめる。右上腕部の後ろ側が左ひざと交差する。

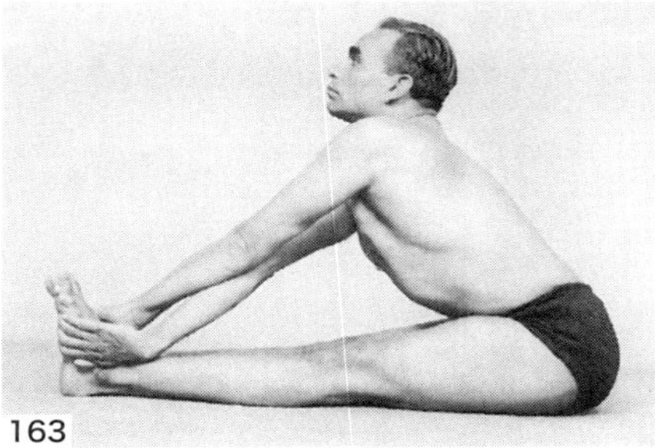

163

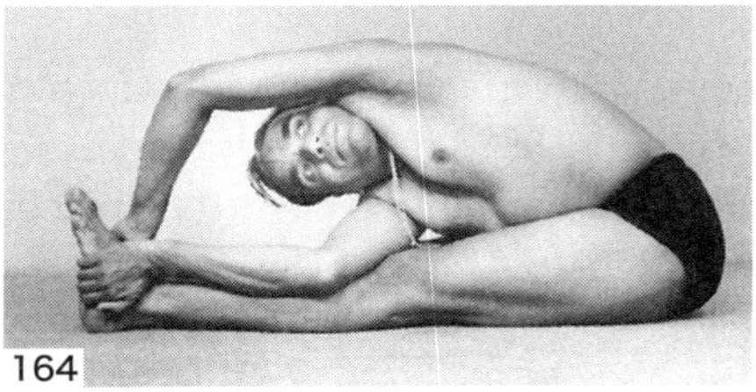

164

また、さらに肋骨右側を左ももにつけることを試みてみる（写真165・166）。身体をねじるので呼吸は少し速くなる。約20秒間この状態を保つ。

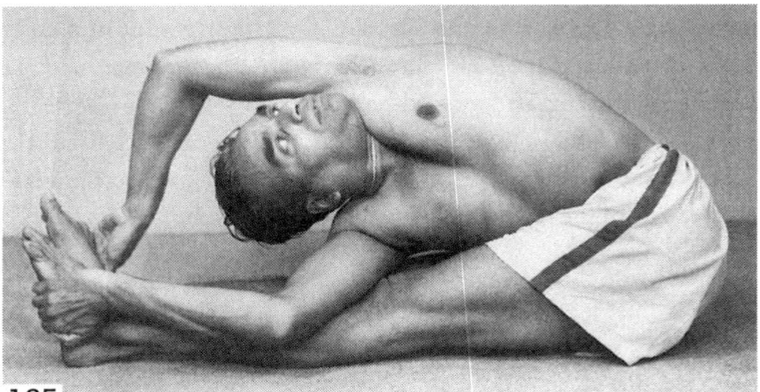

165

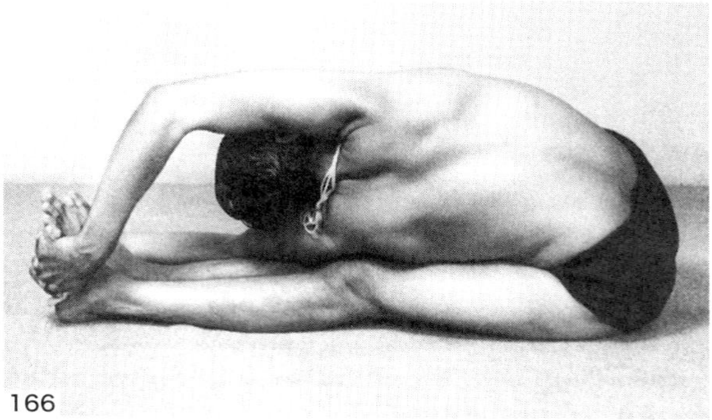

166

⑤息を吸いながら手を離し、上体を中央に戻す。

⑥次に上体を右にねじり、同じ要領で同時間行なう。この場合は左右がすべて逆になる。

〈効果〉

生命に活力を与えるこのポーズは、腹部内臓の調子をととのえ、その疲れをとりのぞく。腎臓の働きをととのえ、背骨全体を若返らせる。消化機能を促進する。身体を横にねじることによって、背骨の血行がよくなり、背中の痛みをとりのぞく。骨盤周辺を伸ばすので、酸素を有する血液が多量に送りこまれ、生殖腺が必要な栄養を吸収できる。したがって、精力をつけ、インポテンツを治すと同時に、性欲をコントロールするのに役立つ。

69. ウールドヴァ・ムカ・パスチモッターナアサナ Ⅰ

Ūrdhva Mukha Paschimottānāsana I （写真168）★

70. ウバヤ・パーダーングシュタアサナ

Ubhaya Pādānguṣṭhāsana （写真167）☆☆☆

ウールドヴァは「上方に」、ムカは「顔」「口」という意味で、パスチモッターナアサナは身体後面を強烈に伸ばすポーズである。

〈方法〉

①両足を前に伸ばしてすわる（写真77）。

②両ひざを曲げて、足を尻に近づける。

③各々の手で足の指をつかみ、息を吐きながら両足をもちあげる。ひざがしらをももの方にひっぱるようにしてひざを伸ばす。このとき背中をできるだけ凹面状にひっこませ、尻で全身を支える。このポーズは、ウバヤ・パーダーングシュタアサナ（写真167）と呼ばれる。ウバヤは「両方」、パーダーングシュタは「足の親指」を意味する。初めのうちは後ろに倒れてしまい、尻のみで全身を支えることができるようになるまでには、相当の時間と練習を要する。ふつうに呼吸しながら、これを30秒から１分間続ける。

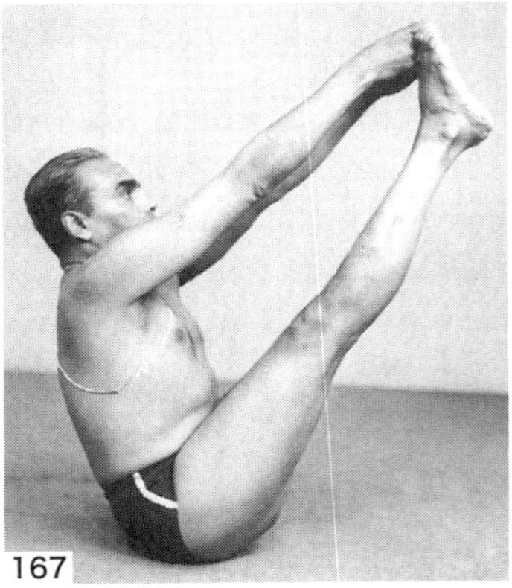

167

④③のポーズが確実に行なえるようになったら、足の親指のかわりにかかとをつかむ。
⑤④のポーズも容易に行なえるようになったら、両手を足の裏で組み合わせて行なう。さらに頭と上体を足の方に近づける。首を伸ばし、息を吐きながら額をひざにつけ、両足と背骨をいっぱいに伸ばす（写真168）。ふつうに呼吸しながら、この状態を約30秒続ける。
⑥息を吸いながら手を離し、下肢を曲げて床の上に戻し休む。

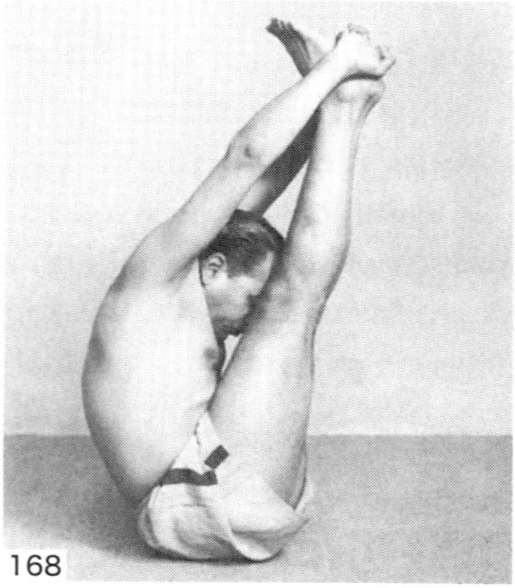

168

71. ウールドヴァ・ムカ・パスチモッターナアサナ II

Ūrdhva Mukha Paschimottānāsana II（写真170）★

〈方法〉

①あおむけに寝て、てのひらを上向きにし、両手を頭上床の上に伸ばす（写真276）。
②ひざを締め、ももの内側を股中央に向かってひきあげ、両足をまっすぐに伸ばす。２、３回深呼吸をする。
③息を吐きながら、ゆっくりと両足をそろえ頭上にもっていく。
④両手を組み合わせ、足の裏にあて、両足、とくにひざを伸ばす。こ

のとき背中全体を床につける（写真169）。この状態で３回深呼吸をする。

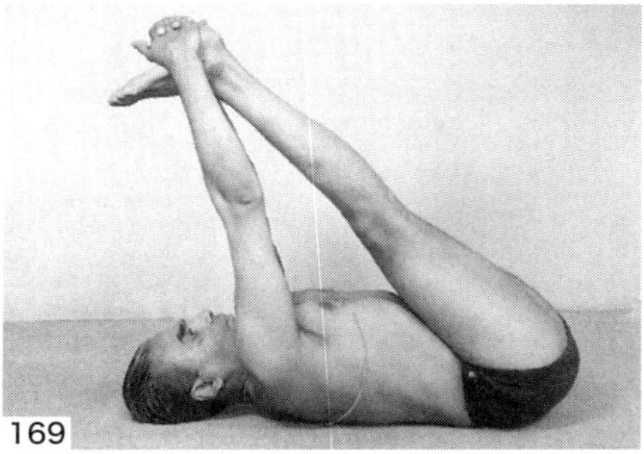

169

⑤息を吐き、両腕を曲げて両足を頭越しに床に下ろす。骨盤をできるだけ床に近づけておく。両足を伸ばした状態で、ひざをあごにつける（写真170）。

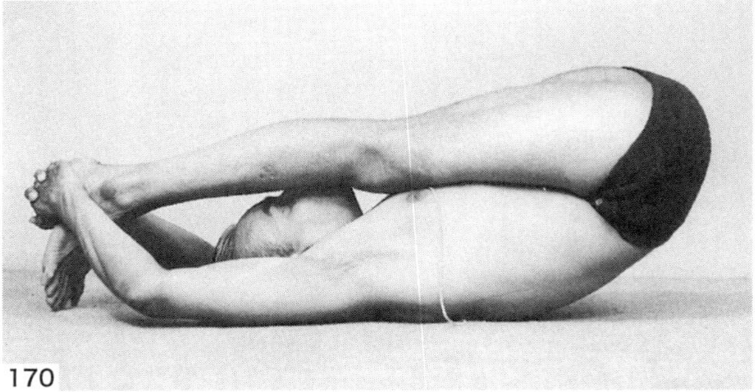

170

⑥規則的な呼吸をしながら、30秒から１分間この状態を保つ。
⑦息を吐きながら、両足を④の状態に戻す。
⑧息を吸いながら手を離し、①に戻って休む。

〈効果〉

平衡感覚、バランス力を養う。十分に足を伸ばすことにより、ももとふくらはぎの形をととのえる。パスチモッターナアサナ（写真160）のもつ効果のほかに、このポーズはヘルニアの予防に役立ち、背中の激しい痛みをとりのぞく。

72. プールヴォッターナアサナ

Pūrvottānāsana（写真171）☆

プールヴァは文字通りには「東」を意味し、この場合は額からつまさきまでの身体全体の前面を意味する。ウッターナは「強烈に伸ばす」こと。このアサナでは身体の前面が完全に伸びる。

〈方法〉

①両足を前にそろえて伸ばし、すわる。両手を尻の横におき、てのひらを床につけ、指先を足の方に向ける（写真77）。

②ひざを立て、足の裏全体を床につける。

③両手両足で全身を支えて、息を吐きながら身体を床からもちあげる。ひじ、ひざを伸ばす（写真171）。

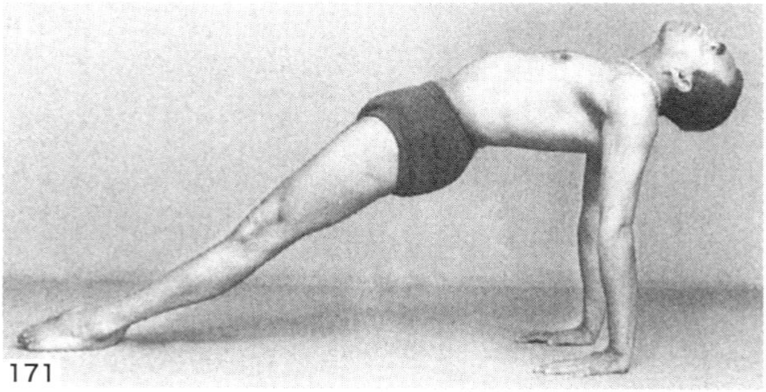

171

④手首から肩まで床と垂直に保ち、骨盤から肩までは床と平行にする。

⑤首を伸ばし、できるだけ後方にそらす。

⑥ふつうに呼吸しながらこの状態を１分間保つ。

⑦息を吐きながらひじとひざを曲げ、身体を床に下ろし休む。

〈効果〉

手首と足首を強くする。肩関節の可動性が増し、胸が十分に広がる。他の激しく前屈するアサナによって生じた疲れをとりのぞく。

73. アーカルナ・ダヌラアサナ

Ākarṇa Dhanurāsana（写真173・175）★☆

カルナは「耳」、アーは「〜の方に近づけて」という意味の接頭辞、ダヌーは「弓」のこと。このポーズでは、ちょうど弓の弦を引き絞るようにして、左手で左足を耳に引き寄せ、左かかとを耳につける。他方、右手で右足親指をつかみ、床の上で伸ばす。第２段階では、上げた足をさらに床と垂直になるまでもちあげる。この状態は弓を手で射るように、足の親指は、完全に手によってコントロールされている。このポーズは次に示すように２つの段階からなる。

〈方法〉

①両足をそろえ、前に伸ばしてすわる（写真77）。

②右手の親指、人差指、中指で右足の親指をつかむ。同じようにして左足の親指もつかむ（写真153）。

③息を吐きながら左腕を曲げ、手前に引き寄せるようにして左ひざを曲げ、左足を上げる（写真172）。息を吸い、次に息を吐きながら左手で左足を手前に引き寄せ、左耳に近づける。同時に左腕を肩後方にもってくる（写真173）。

このとき右手は右足の親指を離さないようにする。右足は完全に伸ばし、下肢の裏側全体を床につけておく。右ひざはけっして曲げてはならない。

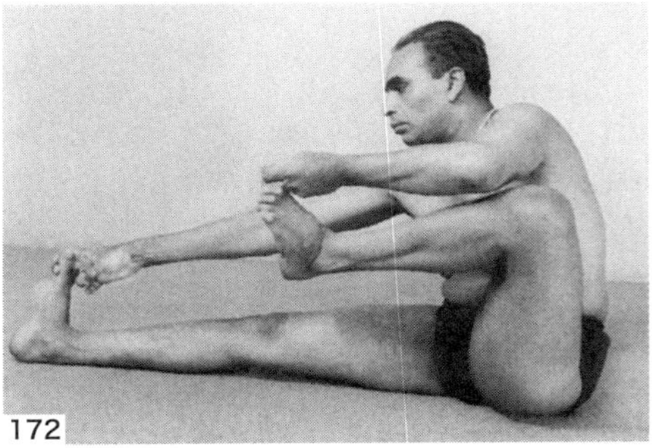

172

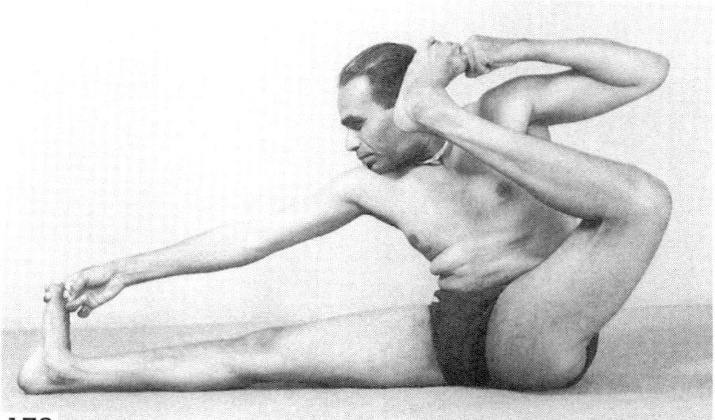

173

④ふつうに呼吸しながら、15〜20秒この状態を保つ。これが第１番目の完成ポーズである。

⑤次に息を吐きながら左足を伸ばし、床とほぼ垂直にする（写真174）。息を吸い、吐きながら、左足をさらに引き寄せ、左耳につける。両足親指を離さないようにし、ひざを十分に伸ばし、曲げてはならない（写真175）。この第２のポーズを修得できるまでには相当の時間を要する。ふつうに呼吸しながら、10〜15秒間この状態を保つ。

⑥息を吐きながら左ひざを曲げ、左かかとを③のように耳までもってくる。次に左足を床に下ろし、両足を前に伸ばし、②の姿勢をとる。

⑦右側も同じ要領で同時間だけ行なう。そのあと両手を離し休む。

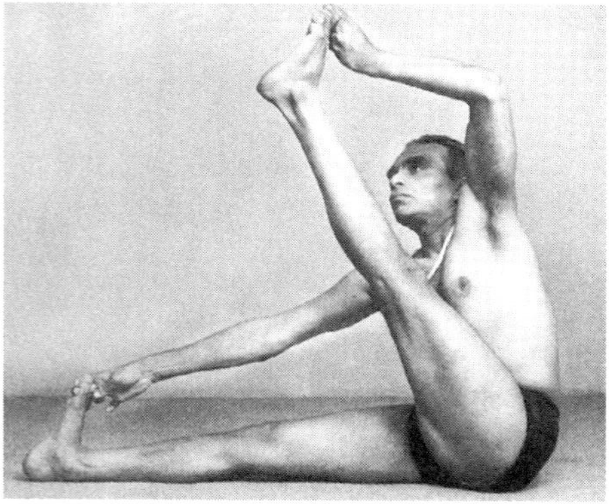

174

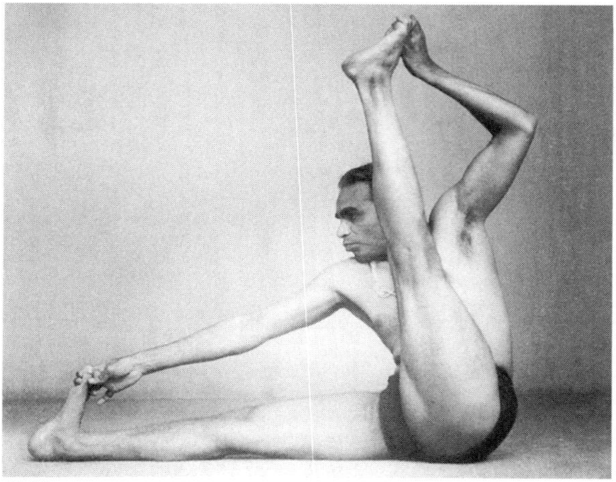

175

〈効果〉

足の筋肉をたいへん柔軟にする。腹部の筋肉が収縮するので、排便が促進される。股関節の軽い異常は矯正される。腰椎周辺が刺激される。このポーズは優雅なポーズであり、ちょうど弓の名人がごく自然に弓を射るかのように無理なく行なうよう心がけること。

74. サーランバ・シールシャアサナ Ⅰ

Sālamba Śīrṣāsana I (写真184・185・190) ☆☆☆☆

75. ウールドヴァ・ダンダアサナ

Ūrdhvā Daṇḍāsana (写真188) ☆☆☆☆☆☆☆☆

サーランバとは「支えられて」、シールシャは「頭」。これはヨガアサナの中で最も大切なポーズのひとつである、逆立ちのポーズである。このポーズは、後に述べる他のシールシャアサナの変形ポーズの基本である。修得すると、肉体と精神の両方にバランスがもたらされる。このポーズには初心者用と上級者用の２つの方法があるので、後述のシールシャアサナの方法とヒントに従うこと。

〈方法〉初心者用

①毛布を四つ折りにして床におき、その前でひざ立ちになる。

②両下腕部を毛布中央におく。このとき両ひじの距離は肩幅と同じにしておくこと。

③両手を組む（写真176）。ちょうど両手でひとつのコップの形になる。両手小指側を床におく。逆立ちをする間は、指は組んだままにしておく。ゆるむと体重が手にかかり、腕が痛くなるので、よく注意すること。

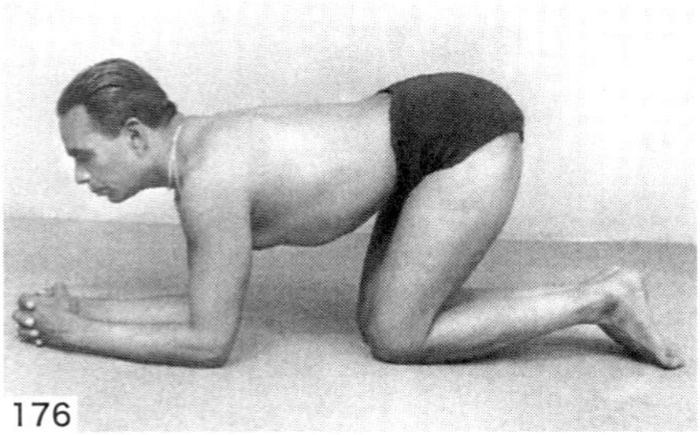

176

④頭頂部のみを毛布につけ、後頭部はコップ状のてのひらにあてがう（写真177）。額や後頭部を毛布につけてはならない。両ひざを頭の方へ少し近づけると、やりやすくなる。

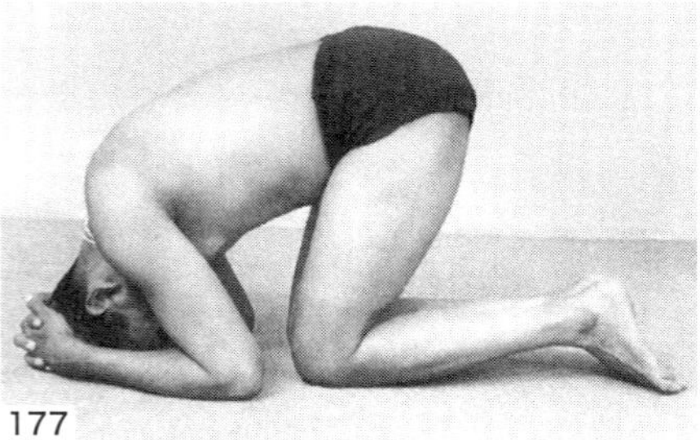

177

⑤頭の位置がきまったら、体重を頭の方に移動する。ひざ、つまさきは自然に床から離れる（写真178）。

⑥息を吐きながら、ゆっくりと体重を頭の方に移動すると、両足も上がる（写真179）。このときひざを曲げたままで行なえるようになっ

たら写真180・181・182・183に見られる動きをひとつずつ段階的に行なう。

⑦最後に両足を伸ばし、頭で立つ。全身を床と垂直に保つ（写真184・185・190）。

⑧能力に応じ１～５分間右の⑦の完成ポーズを続けたあと、ひざを曲げ、写真183・182・181・180・179・178・177の順に足を下ろしていく。

⑨初心者は人に補助してもらうか、壁を利用して行なう。壁を利用する場合は、頭と壁の間の距離は５～８センチ以下にする。距離がそれ以上になると、背骨がカーブし、胃がとびだし、体重が頭よりも腕にかかりやすい。その場合顔が赤くなり、眼が異常に緊張し、とびだしてくる。したがって、初心者は部屋の隅を使い、両壁から７、８センチ離れたところで行なうことを勧める。

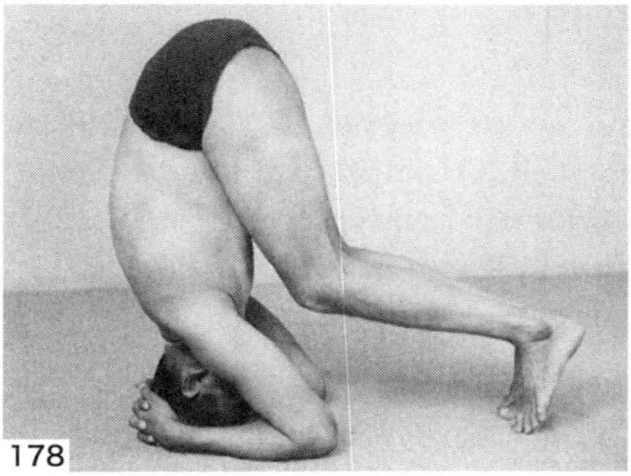

178

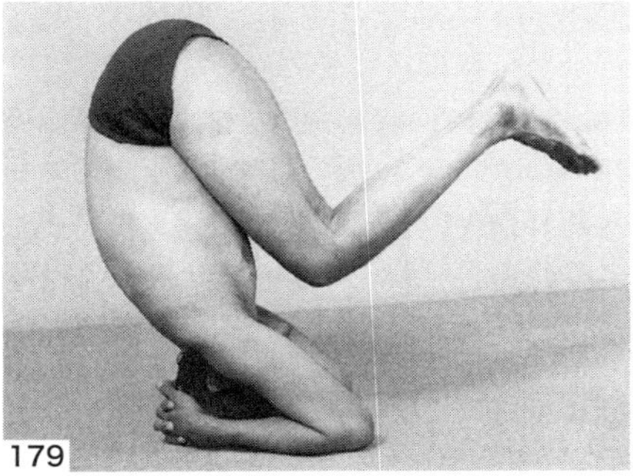

179

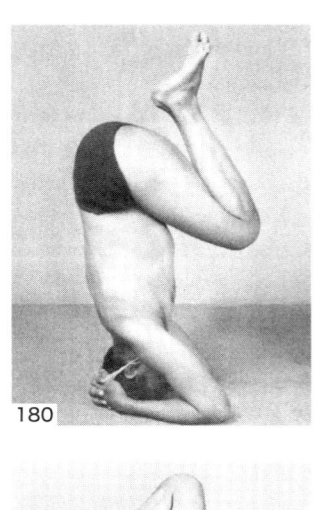

180

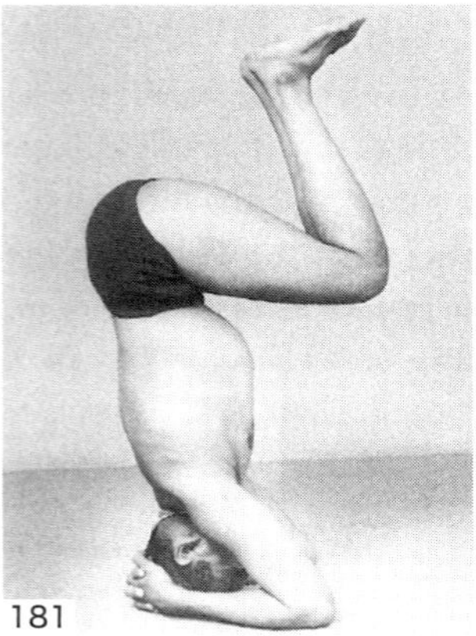
181

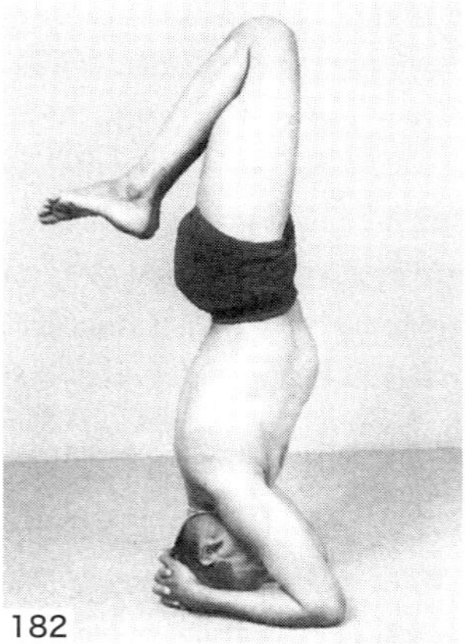
182

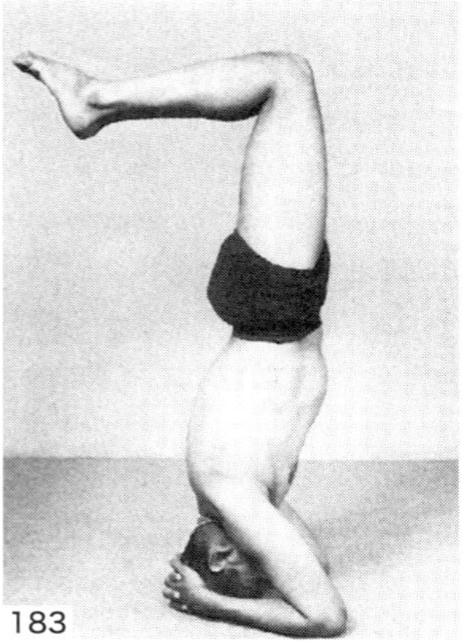
183

⑩壁や隅を利用して行なう場合、初心者は息を吐きながら両足を上げ、最初は尻を横の壁につけて、足を徐々に上げていく。隅で行なう場合、どちら側の壁にかかとをつけてもよい。次に全身を床と垂直にし、少しずつ壁から尻、足を離し、壁から離れてバランスをとる練習をする。もとに戻るときは、再び壁を利用してもよい。足を上げるとき、下げるときは息を吐きながら行なうこと。

⑪隅を利用すると、頭、足のバランスがとりやすく、正しく行ないや

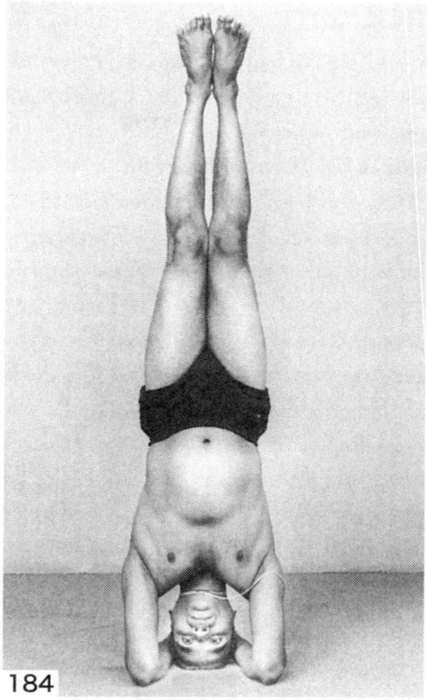

184

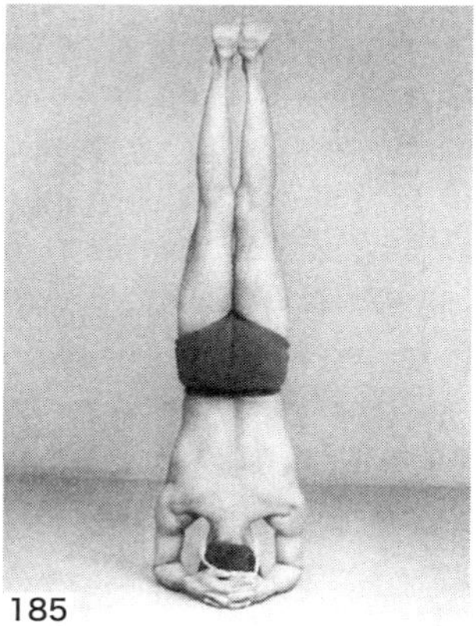

185

すい。隅を使わないと、身体も一方に傾きやすく、バランスもとりにくい。隅を利用して練習すると、正しいやり方を体得しやすい。正しく行なわないと、頭、首、背中などに痛みを生じる。

⑫バランスが体得できたら、両足をまっすぐにする。足を下ろすときは、腰の力で下ろすようにする。両足をまっすぐにして、上げ下げするのはむずかしいが、正しい方法を体得すること。正しく行なえるようになり、両足をまっすぐ伸ばし、はずみを使わないで上げ下げできるようになると、いっそう効果的である。

⑬初心者の場合、頭でバランスをとっているときに、自分の動作が正しく行なわれているかどうか知るには、相当の時間を要する。初めはすべてがまったくぎごちなく思われる。正しく行なおうと考えてもたいへんむずかしい。これは倒れるのを恐れているからである。一番よい方法は、人々が恐れていることに、落ち着いて対処することである。だんだん正しく、バランスよくできるようになると、恐れなくなる。逆立ちの練習中倒れるということは、考えているほど

こわいことでもない。バランスよく行なうためには、組み合わせた手をリラックスさせ、ひざを柔軟にしておくことである。そうすれば、たとえ倒れても笑ってすませられる。両手をきつく組み合わせると、倒れたとき痛みを感じる。もしリラックスさせ、柔軟にしておかないで倒れると、尻もちをつく。ひざを柔らかくしておけば、倒れてもすりむくようなことはほとんどないのである。壁でバランスがとれるようになったら、今度はそれらを使わないで行なうようにする。２、３回は倒れるようなことがあるが、上の要領で倒れ方を練習しなさい。初心者がシールシャアサナを何も使わないでできるようになると、たいへん自信がつくものである。

〈方法〉上級者用（バランスがうまくとれる者）

①前の初心者用の①〜④を行なう。

②頭の位置が定まったら、両足をまっすぐ伸ばして床からひざを上げる。つまさきをできるだけ頭部に近づけ、かかとは床に押しつけ背中はまっすぐにしておく（写真186）。

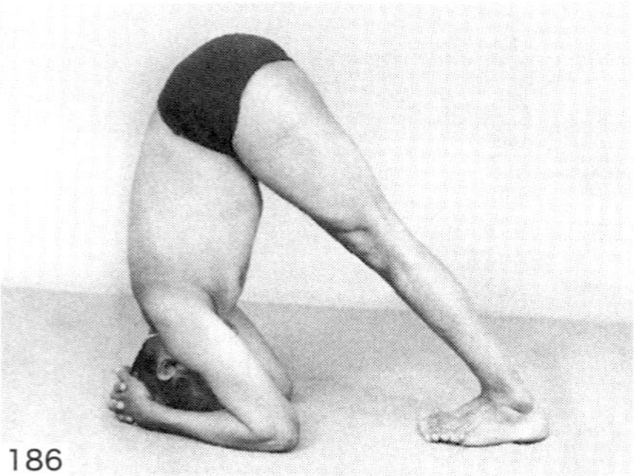

186

③背骨および背骨の中央部を伸ばすようにして、ふつうに呼吸をしながら約30秒この状態を保つ。

④息を吐きながら、かかとを上げ、臀部を後方へやるようにして、つまさきを床から離す。両足をまっすぐ伸ばして、同時に上げる（写真187）。ここで１呼吸する。

⑤再び息を吐きながら両足を上げ、床と平行にする。この状態をウー

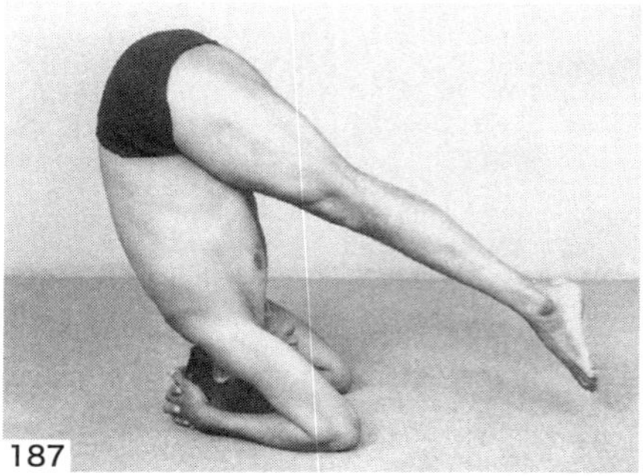
187

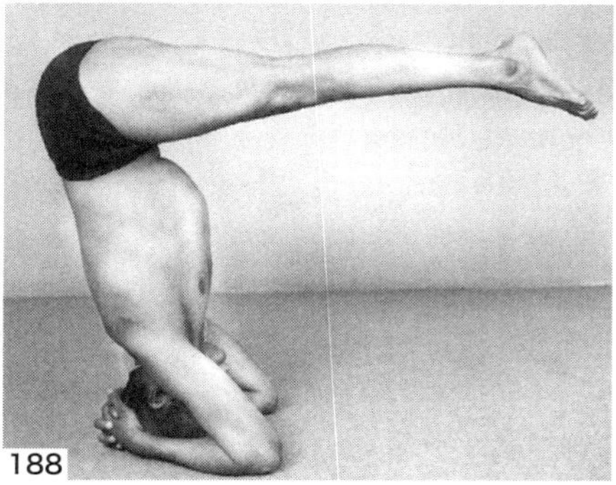
188

ルドヴァ・ダンダアサナ（写真188）という。通常の呼吸をしながら、10秒間この状態を保つ。

⑥息を吐きながら、両足を写真189のように上げ、さらに床と垂直にする（側面写真190）。ふつうに呼吸しながら、１〜５分間この状態を保つ。

⑦上のやり方を逆に行ない、ゆっくりと両足を下ろす（写真189・188・187・186）。両足を床に下ろし、両ひざを曲げ、頭を床から上げる。

⑧両足を下ろすとき、通常の呼吸で各人の能力に応じ１分間くらい、ウールドヴァ・ダンダアサナを行なうとよい。このとき、首と上体は床と垂直ではなく、少し後方に倒す。首、肩、背骨にはたいへんな力が加わるので、初心者は数秒くらいしか床と平行にしておけないが、首、肩、腹部、背骨が強化されるにしたがい、だんだん長く

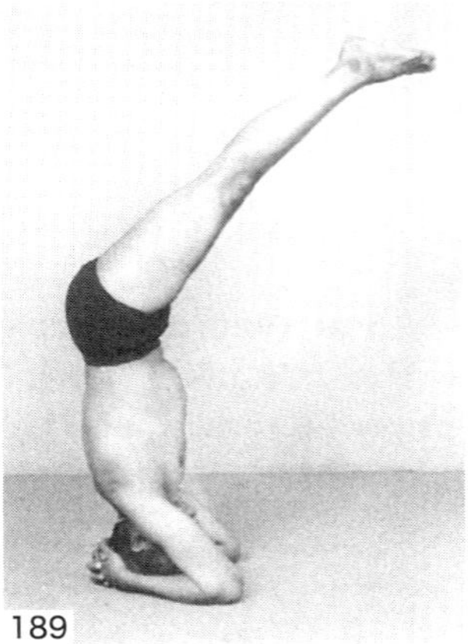
189

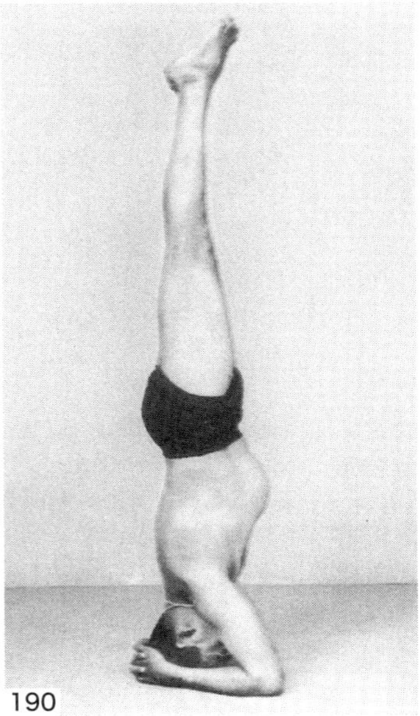
190

行なえるようになる。

〈ヒント〉

①シールシャアサナの場合、バランスをとることのほかに大切なことがある。行なっている各瞬間に、ポーズおよび状態を微妙に修正しなければならない。両足で立つ場合には、この状態は自然であるので特別な努力も力も注意も必要としない。しかし、立ち方は姿勢・行動に影響を与える。したがってターダアサナで述べたような正しい行ない方を体得する必要がある。シールシャアサナの場合も、正しい行ない方を体得しなければならない。さもないと、頭部、首、背中などに痛みを生じることがある。身体全体の重みは、前腕部および手にかけるのではなくて、頭部のみにかけること。前腕部および手はバランスをとるための支えとしてだけ使うこと。

②頭の後ろ側、上体、ももの裏側、かかとは、床と垂直で一直線に

し、一方に傾けてはならない。のど、あご、両鎖骨は一直線にする。そうしないと、頭部が一方に傾いたり、前方に移動したりしてしまう。

組み合わせた両手は、てのひらで頭を押さえつけてはならない。てのひらの上部と下部は、一直線になるようにしておくこと。さもないと、頭頂部を床の上に正しくおくことができない。

③両ひじと肩は一直線にし、両ひじを広げすぎてもいけない。肩はもちあげ、両脇に伸ばすようにして床からできるだけ高くしておく。肩を正しい位置におくためには、組み合わせた手をほどき、手を頭の後ろの方へ移動させ、手首を離し、両ひじをその状態で保つ。床についている手首を上向きにし、両手で肩に触れ、手首を床につけたままバランスをとる（写真191）。この方法は、バランス能力を高めるばかりでなく、後述のシールシャアサナのポーズをするための準備になる。

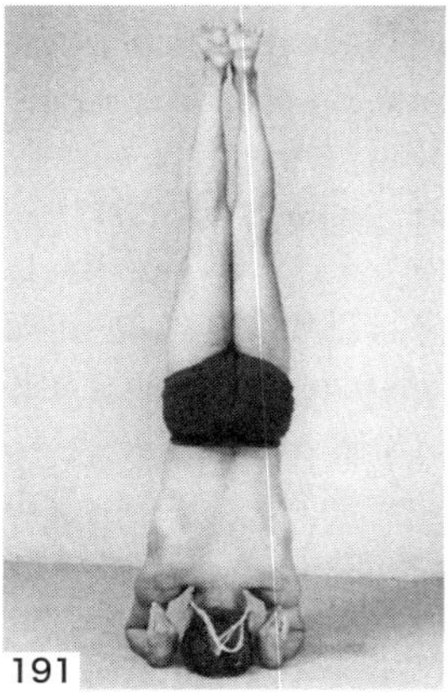
191

④上体についていえば、脊椎は前方にもちあげるようにする。腰部および骨盤周辺は、前に突き出してはならない。しかし、肩から骨盤にかけての上体は垂直に保つ。臀部を前に突き出すと、脊椎が十分に伸びず、身体全体の重みを頭だけでなく両ひじで支えることになる。側面から見ると、首からかかとまでは一直線である。

⑤できるだけ、もも、ひざ、くるぶし、つまさきを互いにつけるようにすること。足を十分に、とくにひざの裏側、ももを伸ばすこと。もし足が後方へ倒れそうになったら、両ひざを締め、腹部中央を下げるようにする。そうすると両足は垂直になる。足先は上に向けておく。もし両足が前方に倒れそうになったら、脊椎を伸ばし、骨盤を少し後方に押し出すようにし、臀部と肩とを一直線にする。このようなやり方をすると、身体は軽くなり、ポーズ終了後は気分が爽快になる。

⑥足を上げるとき、および、逆立ちのポーズの間、目は充血してはならない。もし充血した場合は、やり方がまちがっている。

⑦シールシャアサナを行なう時間は、各人の能力に合わせて行なうこと。一般的には、10分から15分間は快適に行なうことができる。初心者の場合は、最初２分間くらいから始め、５分間くらい行なうようにするとよい。最初は１分間でもバランスをとるのがむずかしいが、一度できるようになると、すぐにこのシールシャアサナを体得することができる。

⑧足を上げ下げする場合、両足を一緒に少しずつ行なうこと。すべての動作は吐く息で行なうこと。次の動作に移る前に息を吸うこと。両足・両ひざを曲げないで、まっすぐ伸ばして行なうことにより、調和のとれたゆっくりした動作ができ、頭部への血行がコントロールされる。腰部および足への血行もコントロールされる。はずみや速い動きにより、顔を充血させてはならない。この逆立ちのポーズのあと、すぐに直立しても目まいや足の麻痺などが生じるおそれはない。練習を重ねると、正しい足の上げ下げもたやすくなる。このシールシャアサナを正しく行なうと、身体全体が十分に伸ばされるのを感じ、最高のくつろぎを体験することができる。

⑨シールシャアサナを行なう前に、まずサルワーンガアサナ（写真223）をマスターしてから行なう方が安全である。前述の立ちポーズ（写真１－36）およびサルワーンガアサナのポーズおよびハラアサナ（写真234－271）をまずマスターしてから、このシールシャアサナを行なうとやりやすい。もしそれらの基礎的アサナをマスターしていない

と、シールシャアサナを体得するのに余分な時間を必要とする。

⑩シールシャアサナでバランスをとることを修得したあとは、他のアサナをする前にまずシールシャアサナおよびその変形ポーズ（写真190－218）を行なうことが望ましい。というのは、他のポーズを行ない、疲れたあと、あるいは不安定な呼吸では、逆立ちのポーズでバランスをとるのがむずかしいから。身体が疲れていたり呼吸が安定していないと、身体はゆれやすく、バランスをとるのがむずかしい。したがって、疲れていないときにシールシャアサナを行なうのがよい。

⑪シールシャアサナおよびその変形ポーズを行なったあとは、サルワーンガアサナおよびその変形ポーズを行なうこと。シールシャアサナだけを行ない、サルワーンガアサナのポーズを行なわない人は、つまらないことに怒りやすく、イライラしやすい傾向がある。シールシャアサナとサルワーンガアサナの両方を行なうと、この性格が矯正される。サルワーンガアサナをすべてのアサナの母とすれば、シールシャアサナは父である。家庭の平和と調和を保つには両親が必要なように、この両アサナを行なうことが不可欠であり、身体を健康に保ち、心の平静を保つことができる。

〈効果〉

ヨガの古典によれば、シールシャアサナはすべてのアサナの王であるとされているが、その理由を見つけるのはむずかしいことではない。赤ん坊が生まれるとき、ふつうはまず頭が先に出て、次に手足が出る。先に出てきた頭蓋骨は、神経系と感覚器官をコントロールする脳を覆うものであり、脳は、知性、知識、識別力、知恵および力の座である。すなわちそれは、ブラフマン、魂の座なのである。すぐれた王や君主なしでは国が栄えないように、人間の身体の場合も、健全な脳なしでは自分の能力を十分に発揮することはできない。

『バガヴァッド・ギーター』は次のように述べている。「調和（サットヴァ）、動性（ラジャス）、惰性（タマス）は、質料より生まれた質であり、アルジュナよ、不滅の自我を肉体に束縛するものである。」

（第14章５節）これらの質はすべて脳から生じており、ある質が他の質より優勢なこともあるし、劣勢なこともある。頭は識別力を司るサットヴァの中心点であり、上体は情熱、感情、行動を司るラジャスの中心点、横隔膜より下の部分は、飲食の喜びやセックスのスリルと快楽のような感覚的な喜びを司る、タマスの中心点である。

シールシャアサナを継続して行なうと、健康になり、脳細胞の血行もよくなる。このポーズは心身を若返らせ、思考能力を向上させ、頭脳を明晰にする。とくに頭の疲れに速効的効果がある。またわれわれの成長および健康活力の維持と密接な関係のある脳下垂体と松果腺の血行をよくする。

このポーズを正しく行ない、継続していくと、不眠症、記憶力、活力減退に悩む人に効果的であり、活力も増加する。肺も強化され、いかなる気候にも左右されなくなり、いかなる仕事にも耐えうるようになる。また風邪、咳、扁桃腺、口臭、動悸などの予防に役立つ。このポーズは身体を暖かく保つのに役立ち、サルワーンガアサナ（写真234－271）をあわせて行なうと、便秘にはきわだった効果がある。このポーズを継続して行なうと、血液中のヘモグロビン量が改善される。

低血圧および高血圧に悩む人は、シールシャアサナおよびサルワーンガアサナから始めない方がよい。

シールシャアサナを継続して正しく行なうと、身体も発達し、心も強化され、精神性が広がる。また、苦楽、損得、栄辱、勝敗などにとらわれなくなり、自立心が生まれる。

〈シールシャアサナの変形ポーズ〉

シールシャアサナには、いろいろな変形ポーズがあり、個人の能力に応じて、まずサーランバ・シールシャアサナⅠ（写真184）を約５分行なったあと、継続して各種のポーズを行なうこと。たとえば、５～15分シールシャアサナを行ない、その後、変形ポーズを左右とも20～30秒ずつ行なう。

76. サーランバ・シールシャアサナ II

Sālamba Śīrṣāsana II（写真192）☆☆☆☆☆

〈方法〉

①床の上に毛布をおき、毛布の近くでひざまづく。

②右ひざ外側近くで右てのひらを床におき、左ひざ近くに左手をおく。両てのひらは互いに平行で、手先は前向き。両てのひらは、肩幅より広くしないこと。

③両ひざを頭部の方に近づけ、頭部を毛布の中央につける。

④頭の位置が定まったら、床から両ひざをもちあげ、両足をまっすぐ伸ばす。背中をまっすぐにし、つまさきをさらに頭部の方へ近づけ、両かかとを床に押しつける。

⑤胸部を前方に押し広げるようにして、脊椎周辺を伸ばし、この状態を数秒保つ。ここで３、４回呼吸する。

⑥息を吐きながらひざを曲げ、両足を同時に床からゆっくりともちあげる。この状態が安定したら、息を吐きながら両足をまっすぐ伸ばす。足先は上方に向け、ひざをまっすぐ伸ばして締め、バランスをとる（写真192）。

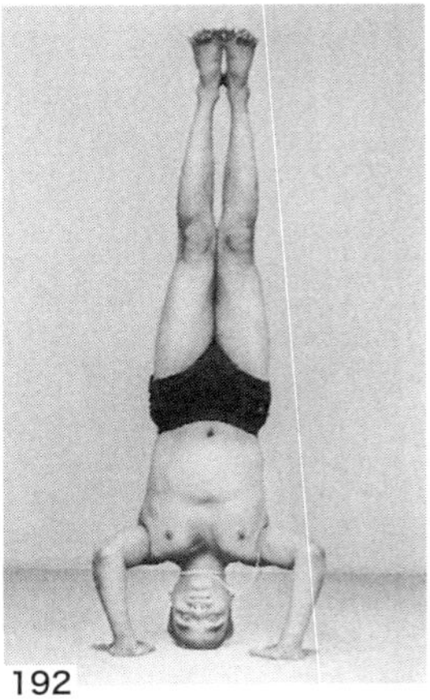

192

⑦このバランスをとっているとき、床に接しているのは頭頂部と両てのひらのみである。手首および前腕部は、床と垂直で互いに平行である。ひじから肩にかけての後腕部は互いに平行であり、また床とも平行である。

⑧その他のことおよびヒントについては、サーランバ・シールシャアサナⅠの上級者用の方法に従うこと。

⑨バカアサナ（写真410）・ウールドヴァ・クックタアサナ（写真419）・ガーラヴァアサナ（写真427・428）およびカウンディンニャアサナ（写真438）などなどの他の高度なアサナを習得するためには、この逆立ちの変形ポーズをマスターしなければならない。

77. サーランバ・シールシャアサナ Ⅲ

Sālamba Śīrṣāsana III（写真194・195）☆☆☆☆☆☆☆☆

〈方法〉

①毛布の近くで床にひざまづく。このとき両ひざを約30センチあける。

②両てのひらを逆にし、両手を両ひざの間におき、指先を後方に向ける。このとき、手首からひじにかけては床と垂直で、互いに平行で

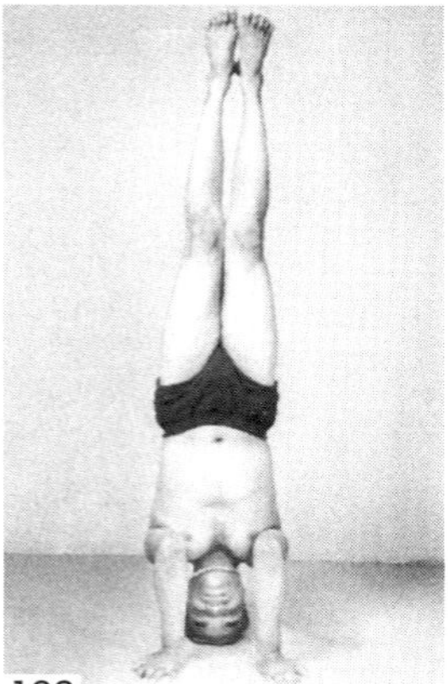

193

ある。両てのひらは肩の幅より広くしてはいけない。

③頭頂部を両手首少し後ろの毛布につける。このとき、額は両手首内側に面する。また、頭は両手のほぼ中央におき、頭頂部が両てのひら間のほぼ中央にくるようにする。

④手首およびてのひらを床に押しつけ、息を吐きながら両足を床からもちあげ、床と垂直にしてバランスをとる。このとき、両ひじを広げないようにし、できるだけ両ひじを近づける（写真193）。

⑤通常の呼吸で１分間この状態でバランスをとり、息を吐きながらゆっくりと両足を床に下ろす。

⑥このシールシャアサナの変形ポーズでバランスがとれるようになったら、両手をさらに近づけ、両手を合わせる（両てのひら側面、小指をつき合わせる――写真194・195）。足を上げ下げする場合、両ひざを曲げないで、両足をまっすぐ伸ばして行なうことをマスターすること（写真196・197）。シールシャアサナのこの変形ポーズにより、バランス能力が高まり、自信がつく。

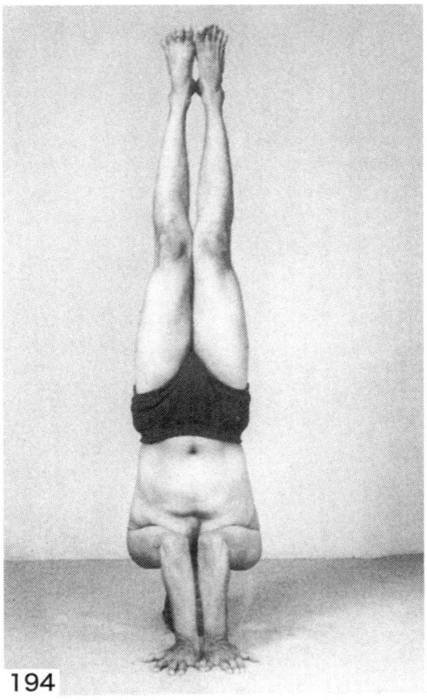

194

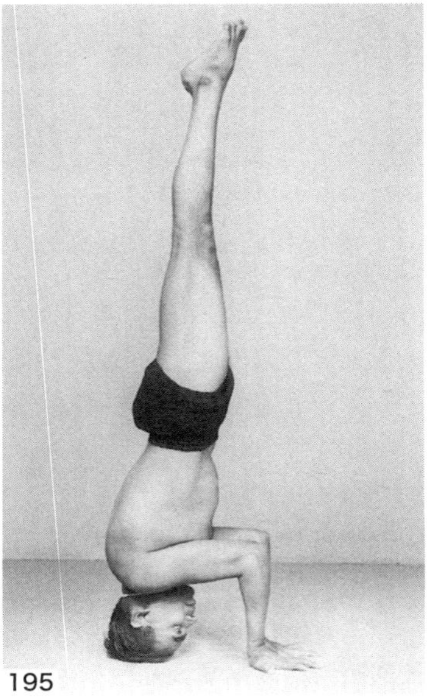

195

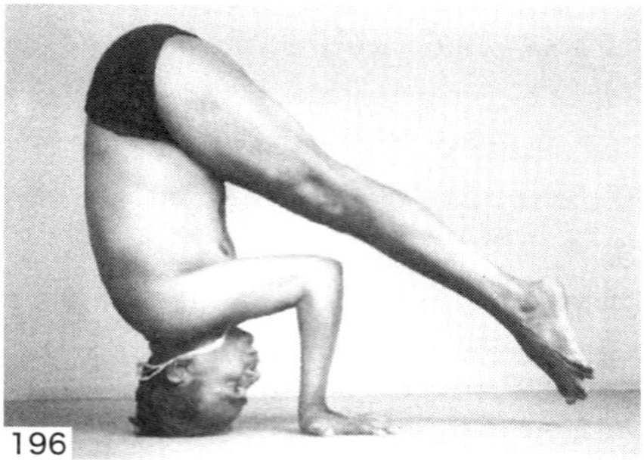
196

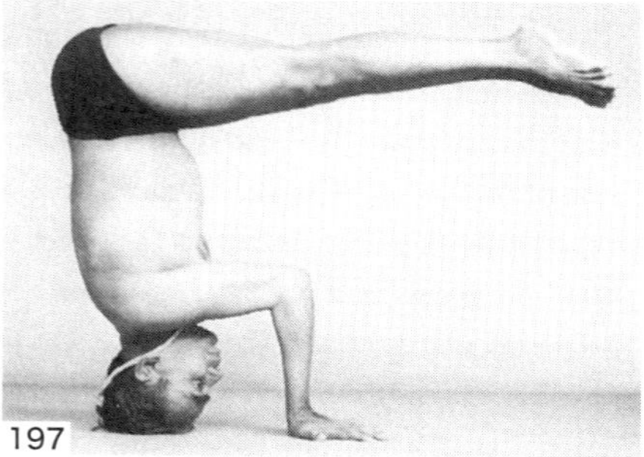
197

78. バッダ・ハスタ・シールシャアサナ

Baddha Hasta Śīrṣāsana（写真198）☆☆☆☆

　バッダというのは、「束縛された」「捕えられた」「抑制された」ということを意味する。ハスタは、「手」を意味する。このポーズは、逆立ちの変形ポーズのひとつである。

〈方法〉

①四つ折りの毛布を床におき、毛布の近くでひざ立ちになる。両手を胸部前にもってきて、左手で右上腕部（ひじ近く）をつかみ、同様にして右手で左上腕部をつかむ。

②組み合わせた前腕部を、毛布の上におく。身体を前に倒し、頭頂部

を前腕部外側（前腕部より少し離して）につける。このとき額は、組み合わせた前腕部のほんの少し後ろにくる。

③床からひざをもちあげ、両足をまっすぐ伸ばす。

④身体全体の重みを頭とひじにかけるようにして、前腕部を床に押しつけ、息を吐きながら上体をゆっくりと後方に倒すようにして（両ひじをつかまえている手を離さないで）、両足を床からもちあげる。床と垂直にする（写真198）。

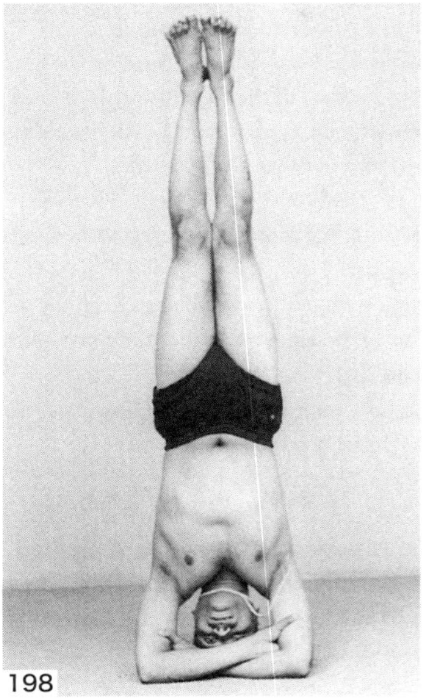

198

⑤足を垂直にまっすぐ伸ばすと、首後部、前腕部も軽くなり、その後、脊椎周辺を伸ばす。身体が軽く感じたら、身体全体がまっすぐかどうか確かめること。要領は、サーランバ・シールシャアサナＩの上級者の方法、ヒントに従うこと。

⑥この逆立ちの完成ポーズで、身体をまっすぐにした完成ポーズを、１分間行なう。その後、息を吐きながら、両ひじを床につけたまま臀部を少し後方にひき、両足をゆっくりと下ろす。両足を下ろすとき、ひざを曲げないで両足をまっすぐにして下ろすようにする。

79. ムクタ・ハスタ・シールシャアサナ

Mukta Hasta Śīrṣāsana (写真200・201) ☆☆☆☆☆☆

ムクタは「自由な」、ハスタは「手」を意味する。このポーズはシールシャアサナのうちでも、最もむずかしいポーズである。このポーズが、気持ちよく行なえるようになったら、逆立ちのポーズを完全にマスターしたといってもよい。このポーズでは、バランスをとることは比較的やさしいが、両ひざを曲げないで両足をまっすぐ伸ばして上げ下げすることが、きわめてむずかしい。

〈方法〉

①四つ折りの毛布を床の上におき、その近くでひざ立ちになる。

②上体を前方に倒し、頭頂部を毛布の上におく。

③両手先を足先に向け、両手をまっすぐ伸ばし、手首表側を床につける。ひじを伸ばし、両手を伸ばしたまま、てのひらを上に向ける。このとき両手首は肩幅と同じにする。

④上体をもちあげ、床と垂直にする。両手首を床にゆっくりと押しつけ、息を吐きながら両足をもちあげる(写真199)。両足をまっすぐ伸ばし、ゆっくりとさらに足をもちあげ、床と垂直にする(写真200)。

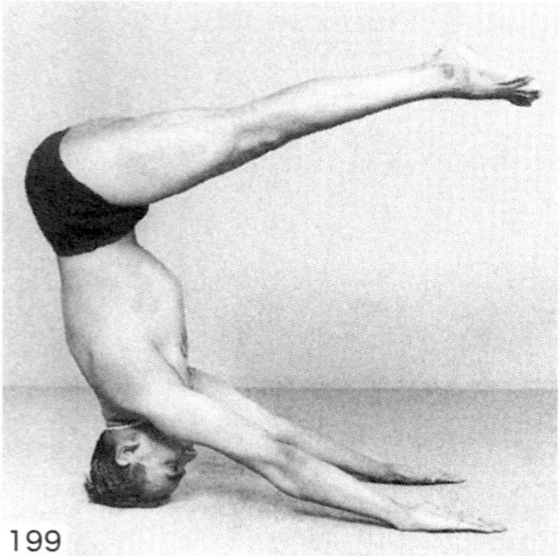

199

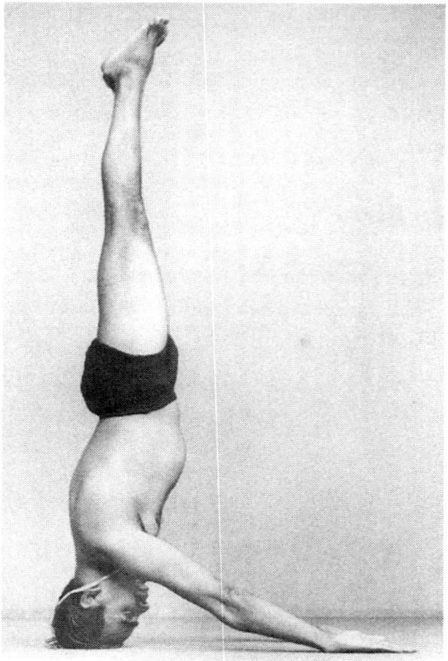

200

⑤通常の呼吸で、この状態を１分間保つ。両腕をまっすぐ伸ばしたまま、両ひじをさらに伸ばす。床につけた手首を動かさないで両肩を床からできるだけ高く上げ、伸ばす（写真201）。

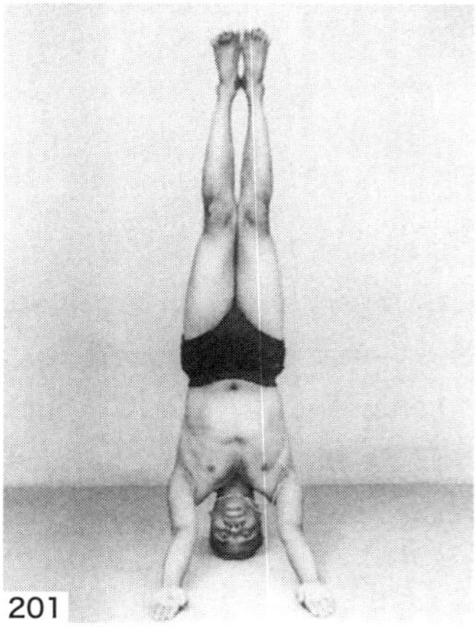

201

⑥息を吐きながら臀部を少し後方にやり、身体全体の重みを少し手首にかけるようにして、両足をゆっくりと床に下ろす。
⑦その後、床から頭をもちあげ、すわって休む。

80. パールシュヴァ・シールシャアサナ

Pārśva Śīrṣāsana（写真202・203）☆☆☆☆☆☆☆☆

パールシュヴァというのは「側面」「横腹」を意味する。このシールシャアサナの変形ポーズは、頭部あるいは手の位置を変えないでバランスをとりながら、上体および足腰を左右にねじるアサナである。

〈方法〉

①サーランバ・シールシャアサナⅠ（写真184）の完成ポーズで、息を吐きながら背骨を右へねじる。すなわち、頭と両手を除き、身体全体を側面にねじる（写真202・203）。

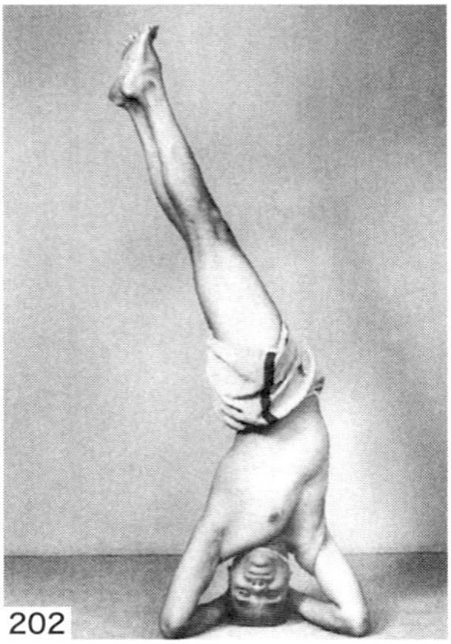

202

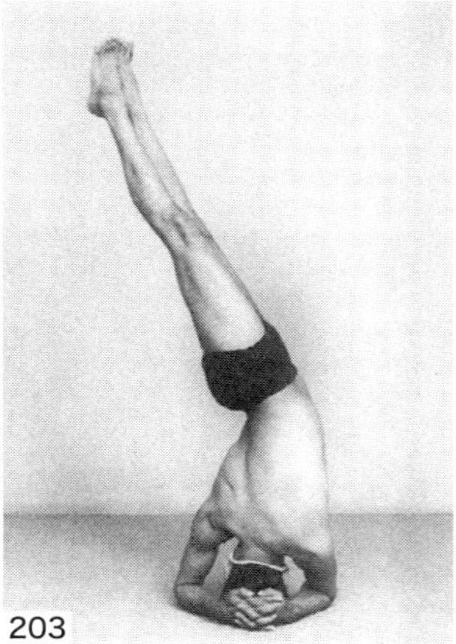

203

②写真で見られるように、このとき両足とへそは最初の位置から90度ねじることになる。このとき、肋骨周辺が伸びることを感じる。
③通常の呼吸で、この状態を20～30秒保つ。
④息を吐きながら、体をまっすぐ元に戻し、サーランバ・シールシャ

アサナⅠに戻る。１呼吸し、息を吐きながら反対側も同時間行ない、前と同じ要領で、息を吐きながら体をまっすぐにした最初のサーランバ・シールシャアサナⅠに戻る。

〈効果〉

このアサナは背骨を強化し、柔軟にする。

81. パリヴリッタイカ・パーダ・シールシャアサナ

Parivṛttaikapāda Śīrṣāsana（写真205－207）★

パリヴリッタというのは「回転した」「回した」という意味である。エーカは「１」、パーダは「足」を意味する。このシールシャアサナの変形ポーズでは、両足を離し、頭と手の位置を変えないでバランスをとりながら、上体および足腰を左右にねじる。

〈方法〉

①パールシュヴァ・シールシャアサナ（写真202）の完成ポーズ後、両足を離し、右足を前方に、左足を後方にやる（写真204）。その後、息を吐きながら背骨を左へねじり、右足を時計の針の方向に90度側面にねじる（写真205）。

②側面にねじったあと、ひざの腱の筋肉、ひざ、ふくらはぎをまっす

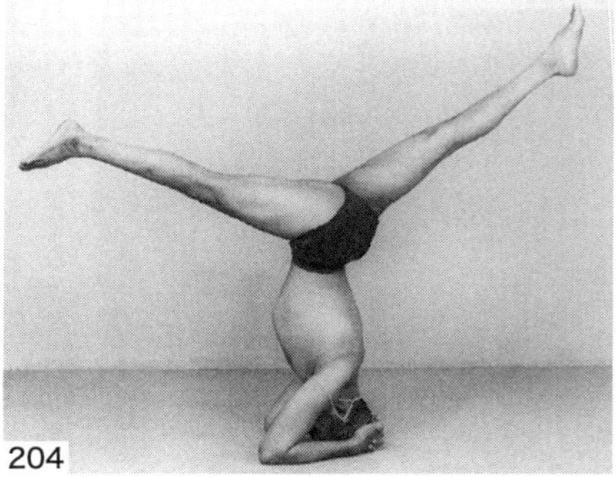

204

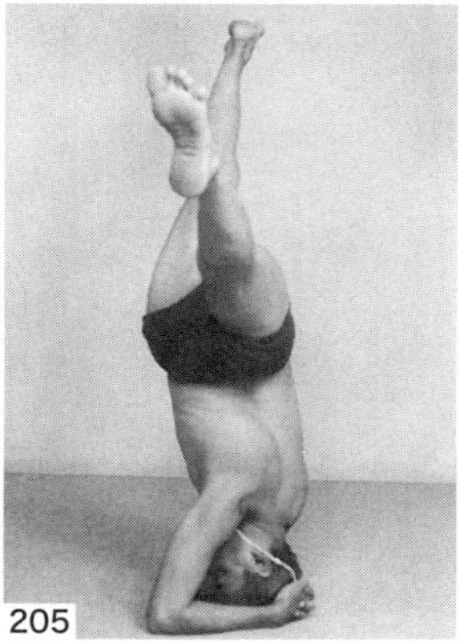

205

ぐ伸ばすようにして、足をまっすぐにしておく。

③さらに両足を広げた状態でできるだけ通常の呼吸で20〜30秒その状態を保つ。

④息を吐きながら、最初のサーランバ・シールシャアサナⅠに戻る。それから、左足を前方に、右足を後方にして、背骨を右にねじり、両足を時計の針と反対の方向に90度ねじる（写真206・207）。この状態を前のポーズと同時間だけ保つようにする。その後、息を吐きながら再びサーランバ・シールシャアサナⅠに戻る。

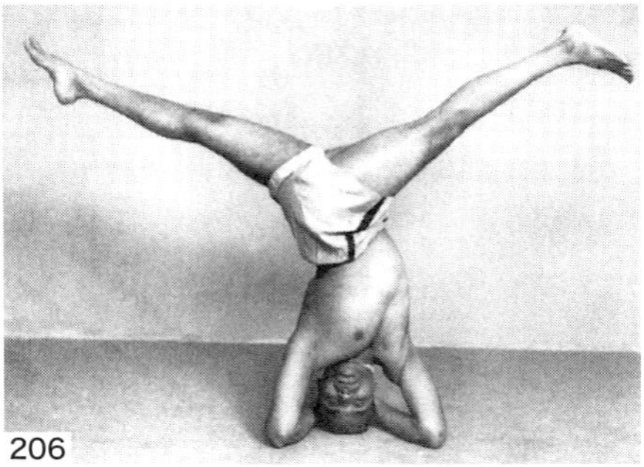

206

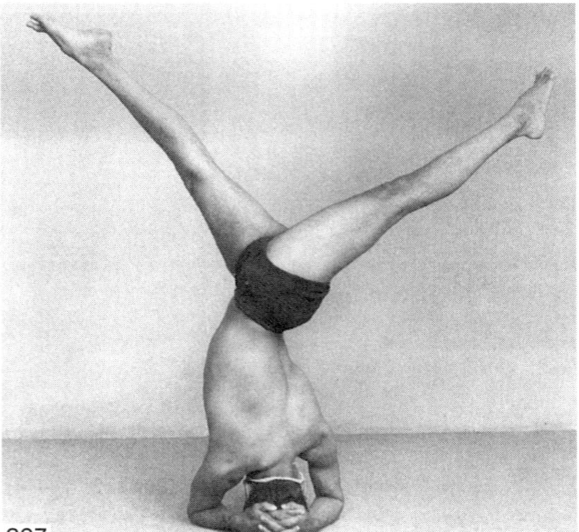

207

〈効果〉

このポーズは、足の筋肉を発達させ、腎臓、膀胱、前立腺、腸の機能をととのえる。

82. エーカ・パーダ・シールシャアサナ II

Eka Pāda Śīrṣāsana (写真208・209) ★☆

エーカは「1」、パーダは「足」を意味する。このシールシャアサナの変形ポーズは、一方の足を垂直に保ち、他方の足を手前の床に下ろす。

〈方法〉

①能力に応じ、サーランバ・シールシャアサナIを行なったあと、息を吐きながら、右足を顔前方に下ろす (写真208)。

②左足はシールシャアサナのように床と垂直にしておく。

③初めのうちは、首に相当な重圧を感じ、左足は前方に倒れやすい。そのため両ひざをまっすぐにしておき、とくに両ももの裏側を伸ばすこと。また、腹部中央の筋肉を締めるようにする。

④両ひざおよび両つまさきは、一直線をなすようにする。

⑤深呼吸しながら、この状態を10〜20秒保つ。息を吐きながら右足を上げて、シールシャアサナに戻る。

⑥少しの間、シールシャアサナの状態を保ち、次は左足を床に下ろす (写真209)。この状態を前のポーズと同時間行ない、息を吐きながらシールシャアサナに戻る。足を上げ下げする場合、両足ともまっすぐ伸ばし、ひざを曲げてはならない。ひざを曲げるとバランスを失いやすい。

〈効果〉

これはむずかしいポーズのひとつであり、最初のうちは一方の足を床につけることができないかもしれない。しかし、足が柔軟になり、背中が強化されるにしたがって、バランスをとりながら一方の足を下ろし、床につけることができるようになる。このポーズは、首および

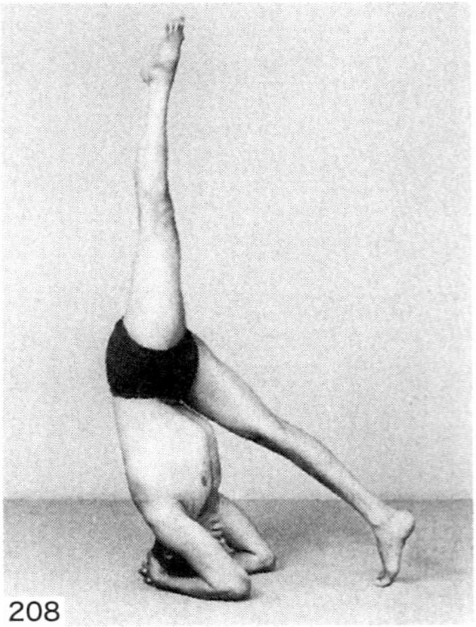
208

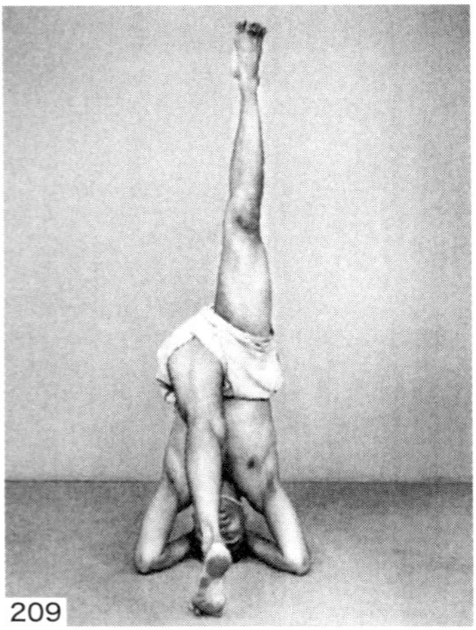
209

腹壁を強化する。また、腹部内臓が収縮し、働きがよくなる。

83. パールシュヴァイカ・パーダ・シールシャアサナ

Pārśvaika Pāda Śīrṣāsana（写真210）★☆☆

パールシュヴァは「側面」という意味。このポーズでは、一方の足を垂直に上げたまま、他方の足を側面の床の上に、頭と同一直線上になるように下ろす。

〈方法〉

①前述のエーカ・パーダ・シールシャアサナ（写真208・209）の完成ポーズをつくり、このポーズを行なう。

②息を吐きながら、右足を右側面に下げて床につけ、頭の真横におく（写真210）。このとき左足は、シールシャアサナのようにまっすぐ伸ばしておく。

③この状態の逆立ちは、エーカ・パーダ・シールシャアサナよりもさらにむずかしい。このポーズでバランスをとるために、両ももの裏側の筋肉を伸ばし、ひざおよび下げた足の股のつけ根近くの筋肉を

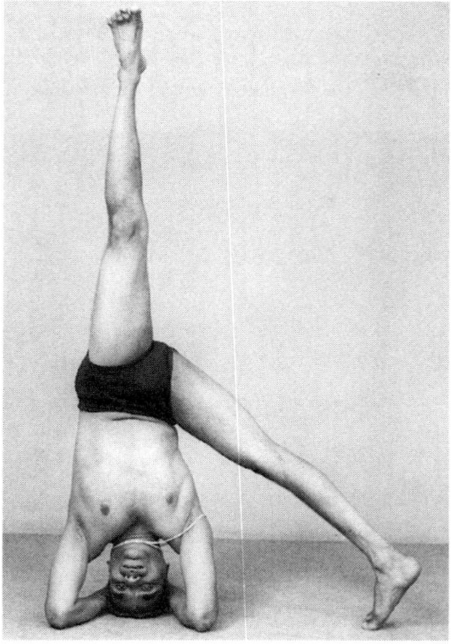

210

伸ばす。

④深く呼吸をしながら、10〜20秒、この状態を保つ。ひざの腱および両ももを伸ばし、息を吐きながら右足をシールシャアサナの状態に戻す。

⑤しばらくこのシールシャアサナの状態を保ち、息を吐きながら、次は左足を床に下ろし、頭の真横におく。こちら側も前のポーズと同時間行なう。次は息を吐きながらシールシャアサナに戻る。

⑥足を上げ下げする場合、両ひざを曲げないこと。さもないとバランスを失いやすい。

〈効果〉

このポーズは、首、腹壁、ももを強くする。また、腸および背骨の機能をととのえ、強化する。

84. シールシャアサナにおけるウールドヴァ・パドマアサナ

Ūrdhva Padmāsana in Śīrṣāsana (写真211) ☆☆☆☆☆☆

85. シールシャアサナにおけるパールシュヴァ・ウールドヴァ・パドマアサナ

Pārśva Ūrdhva Padmāsana in Śīrṣāsana (写真213－216)
☆☆☆☆☆☆☆

ウールドヴァは、「上の」あるいは「高い」ということを意味する。パドマアサナ（写真104）は、前述の蓮のポーズである。この変形ポーズでは、逆立ちのポーズでパドマアサナをする。

〈方法〉

①このポーズは、エーカ・パーダ（写真208・209）とパールシュヴァイカ・パーダ・シールシャアサナ（写真210）を行なったあとで行なう。それらの完成ポーズのあと、パドマアサナのように両足を交差する。まず右足を左ももの上にのせ、左足を右ももの上にのせる。
②両ひざを互いにできるだけ近づけ、両ももを床と垂直に上げ、伸ばす（写真211）。
③深くリズミカルな呼吸をし、この状態を約30秒保つ。次は息を吐きながら、両ももをできるだけ後方に伸ばす（写真212）。

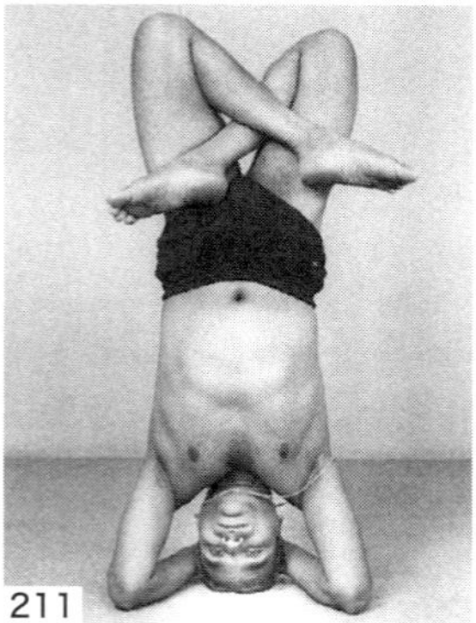
211

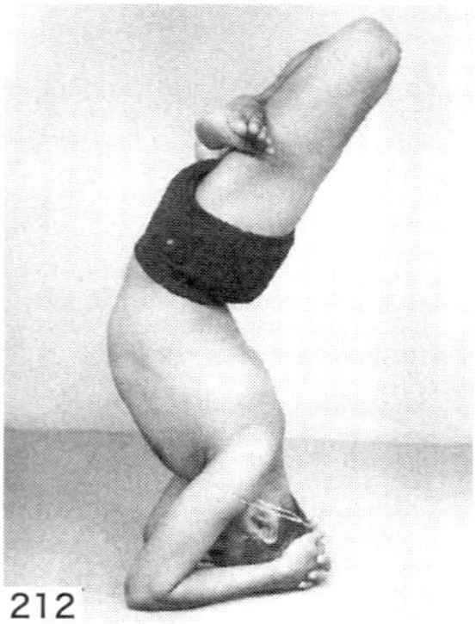
212

④交差した両足を元に戻し、シールシャアサナに戻る。次は、足の位置を変え、交差する。すなわち、まず左足を右ももの上におき、次は右足を左ももの上におく。上の要領で、この状態を約30秒保ち、次は両ももを後方に伸ばす。
⑤両ももを伸ばす場合、頭あるいは首の位置を変えないこと。

〈効果〉

このポーズでは、背中周辺、肋骨、骨盤周辺が強くひっぱられるので、胸部が十分に広げられ、骨盤周辺の血行がよくなる。身体全体をさらに伸ばすために、逆立ちの状態で体を側面にねじるとよい。この状態を、シールシャアサナにおけるパールシュヴァ・ウールドヴァ・パドマアサナ（写真213－216）と呼ぶ。

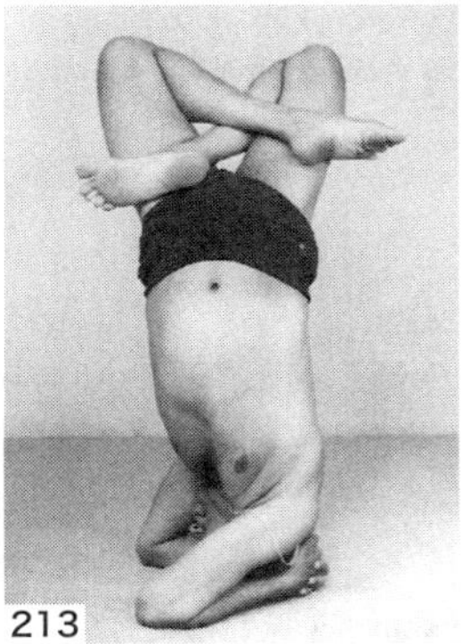
213

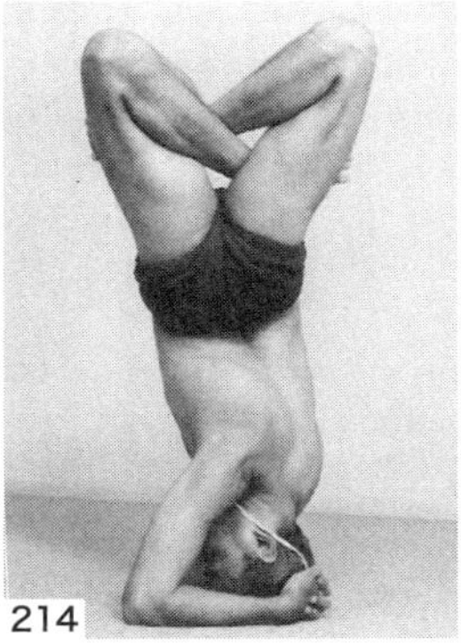
214

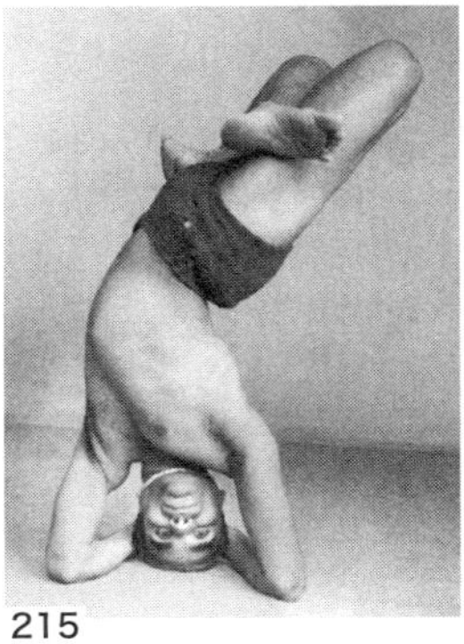
215

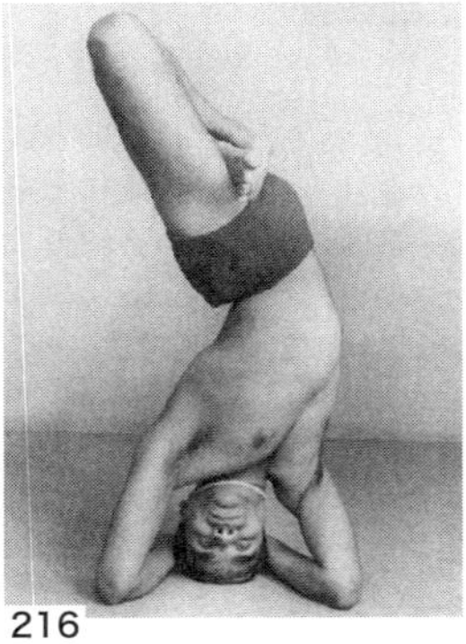
216

86. シールシャアサナにおけるピンダアサナ

Pinḍāsana in Śīrṣāsana (写真218) ☆☆☆☆☆☆

ピンダというのは「胎児」を意味する。逆立ちのパドマアサナ（写真211）から、垂直に立てた両ひざを前に倒し、両足をわきの下につける。

〈方法〉

①まず前述のシールシャアサナにおけるパドマアサナ（写真211）を行なう。息を吐きながら、直立のひざを前に倒し（写真217）、２呼吸する。次に再び息を吐きながら、両足をわきの下近くにつける（写真218）。

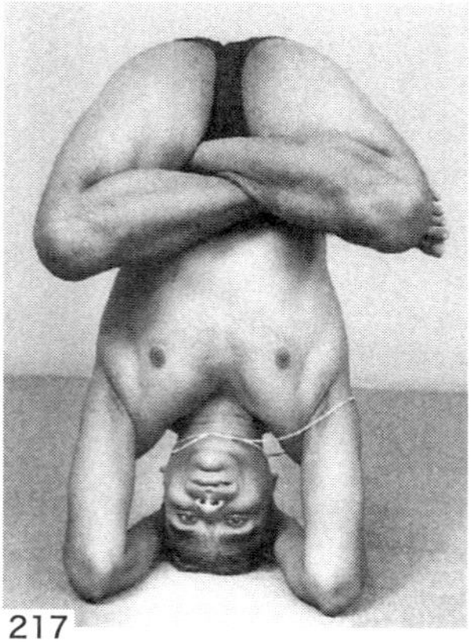
217

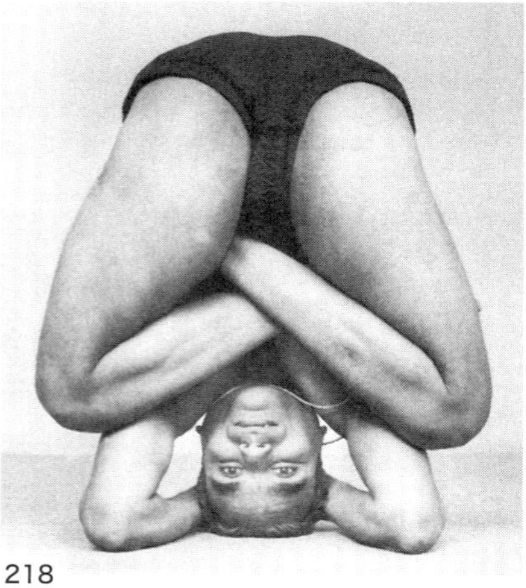
218

②通常の呼吸で、20〜30秒この状態を保つ。息を吐きながら、ウールドヴァ・パドマアサナに戻り、交差した両足を元に戻し、しばらくシールシャアサナの状態を保つ。次は、足の交差を逆にして、前のことを繰り返す。

③交差した足を一方ずつ元に戻し、両足をまっすぐ伸ばしてシールシャアサナに戻る。次は、ゆっくりと両足を下ろし、息を吐きながら

床の上で伸ばす。

〈効果〉

このポーズは、前述のシールシャアサナにおけるウールドヴァ・パドマアサナと同じ効果がある。その他に、腹部内臓が収縮するため、調子がととのえられ、血行がよくなる。

87. サーランバ・サルワーンガアサナ Ⅰ

Sālamba Sarvāṅgāsana I (写真223・224・234) ☆☆

サーランバは「支えられて」という意味の語。サルワは「すべて」、アンガは「身体」とか「四肢」。このポーズは、全身あるいは四肢が支えられるのでこの名がついた。

〈方法〉初心者用

①敷物の上に両足を伸ばしてあおむけに寝る。てのひらを下向きにして両手を横の床におく(写真219)。この状態で2、3回深呼吸する。

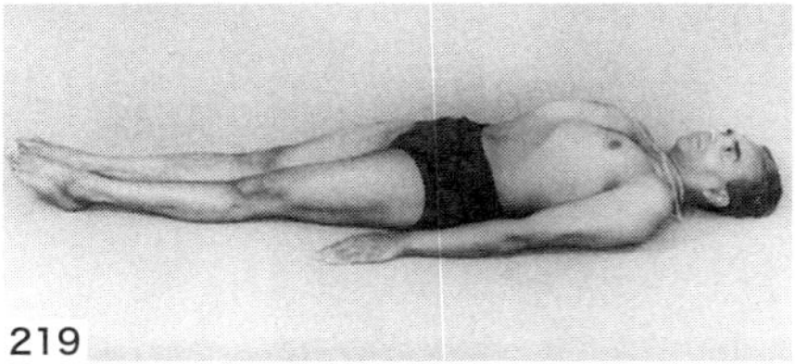

219

②息を吐きながらひざを曲げ、手前に引き寄せ、ももを下腹部につける(写真220)。この状態で2呼吸する。

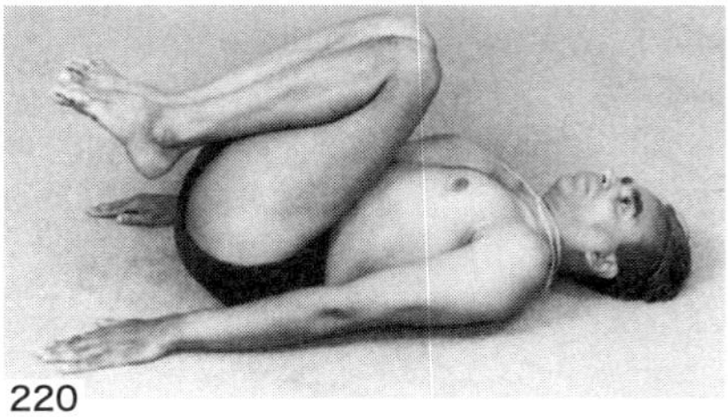

220

③息を吐きながら尻をもちあげ、両手を曲げて尻にあてる（写真221）。ここで２呼吸する。

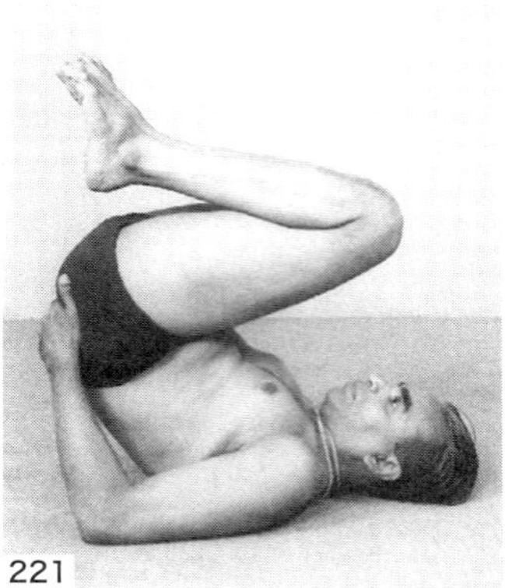

221

④息を吐きながら、両手で上体をもちあげ、床と垂直にし、胸をあごにつける（写真222）。

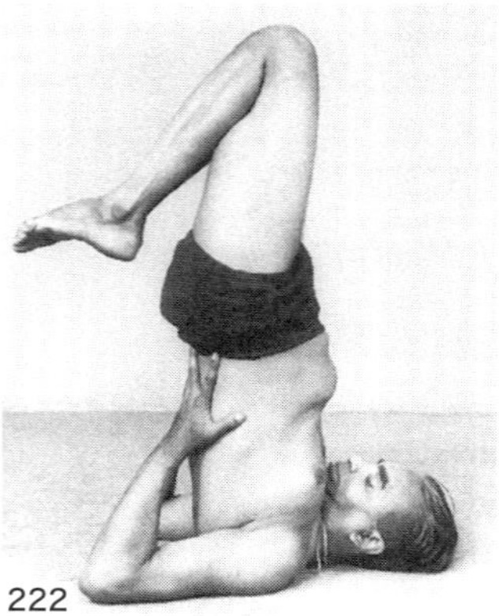

222

⑤後頭部と首、肩、上腕部のみを床につける。写真222のように両手を背骨の中央部にあてる。ここで２呼吸する。
⑥息を吐きながら両足を上に伸ばす。つまさきは上方に向ける（写真223・224）。

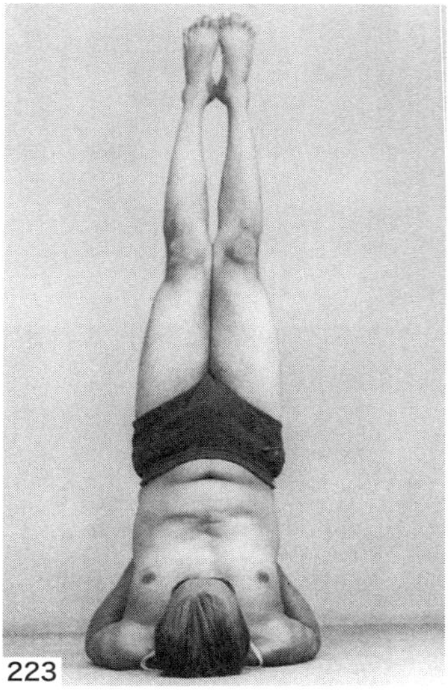

223

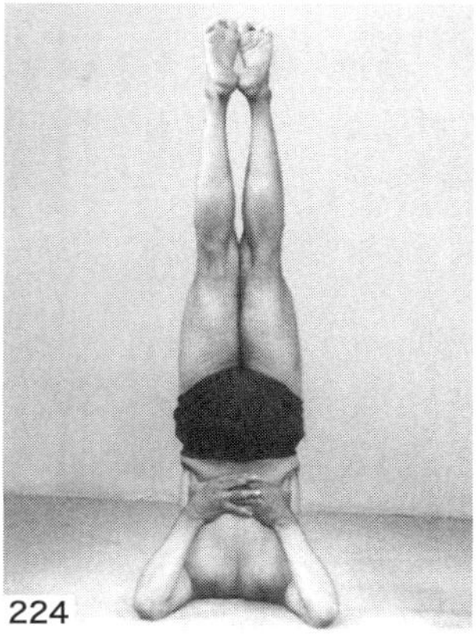

224

⑦この状態で規則的な呼吸を５分間する。
⑧息を吐きながら手を徐々に下ろし、足も下ろして休む。
⑨もし、このポーズができなければ、何か家具や台を使って行なうとよい（写真225）。

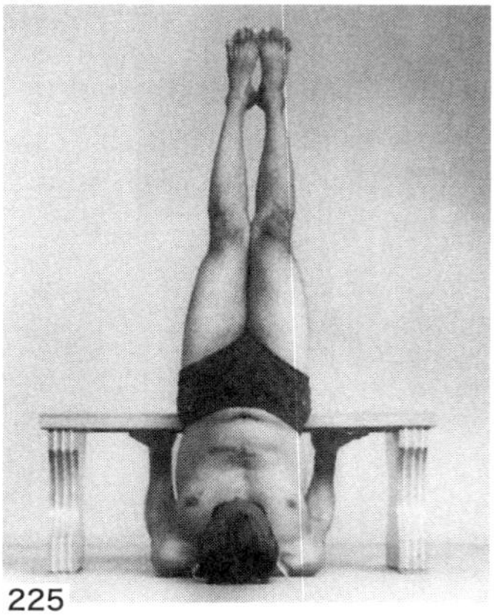

225

〈方法〉上級者用

①敷物の上にあおむけに寝る。

②ひざの裏を伸ばして両足を伸ばす。てのひらを下に向けて手を下方に伸ばす。

③2、3回呼吸をしたあと、ゆっくり息を吐きながら両足をそろえ、両足を徐々にもちあげてゆく（写真226－228）。写真228の状態で息を吸う。

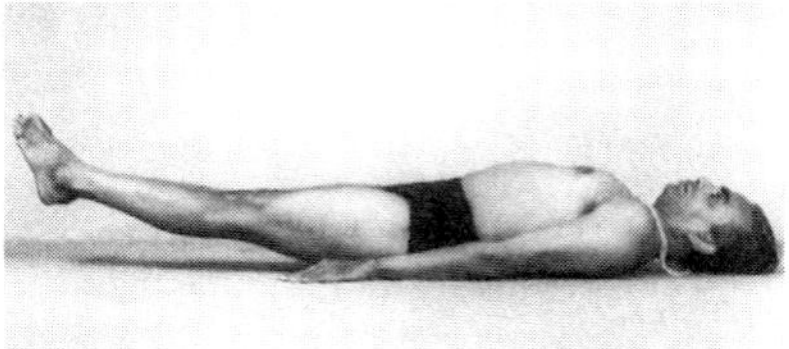

226

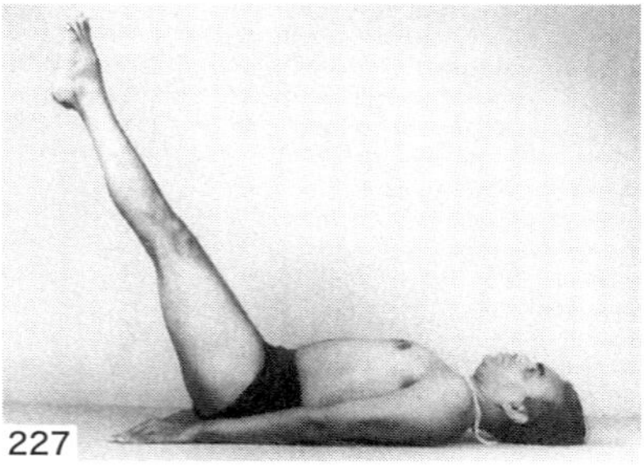

227

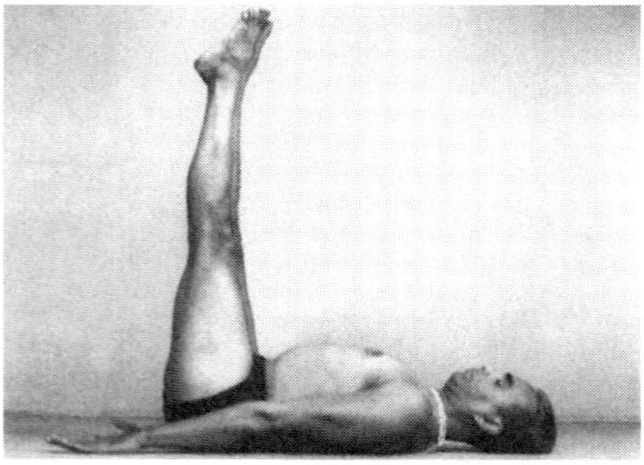

228

④息を吐きながら尻をもちあげ、足をさらに上げる。このとき、両手のてのひらは少し床を押しつける（写真229－231）。

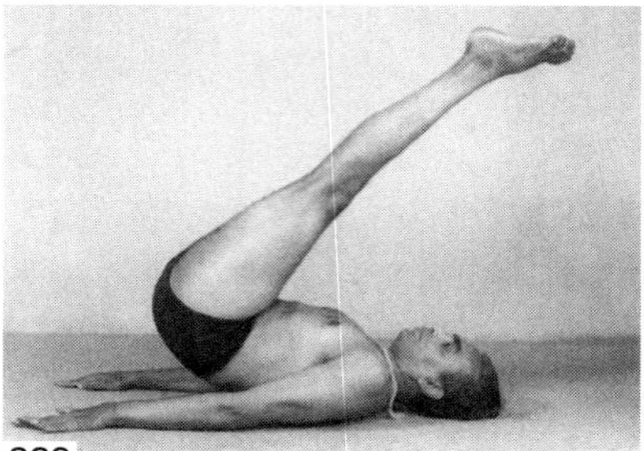

229

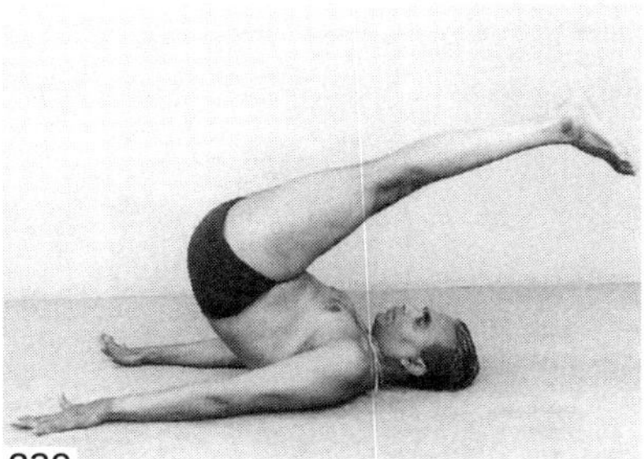

230

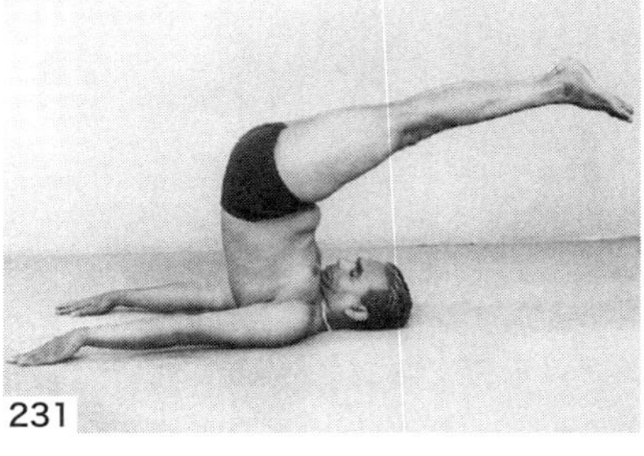

231

⑤上体を床からもちあげ、腕を曲げて、てのひらを肋骨の下端にあてる。このとき両肩全体を床につける（写真232）。

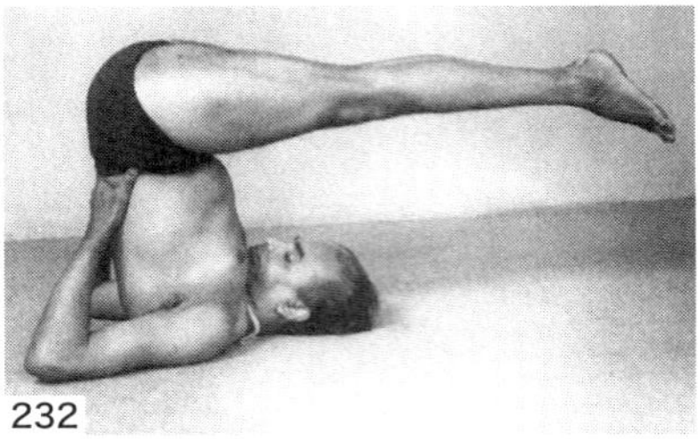

232

⑥てのひらで背中を押すようにして、上体と足を写真233のように垂直にする。胸骨であごを押しつけ、のどを圧縮する。のどを圧迫し、あごを胸骨に押しつける動作はジャーランダラ・バンダという名で知られている。あごを胸にもっていくのでなくて、胸をあごにもっていくことに注意する。もし逆にすると背骨は十分に伸びず、十分な効果をあげることができない。

⑦後頭部、首、肩と上腕部のみが床についている。身体の他の部分は、一本の棒のようにまっすぐで床と垂直である。これがこのアサナの完成ポーズである（写真234）。

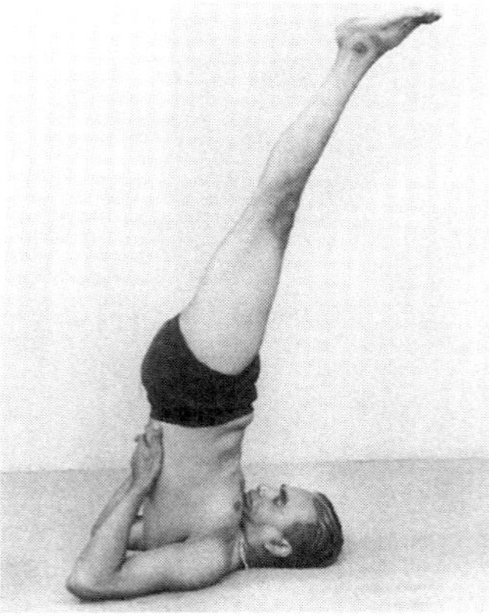

233

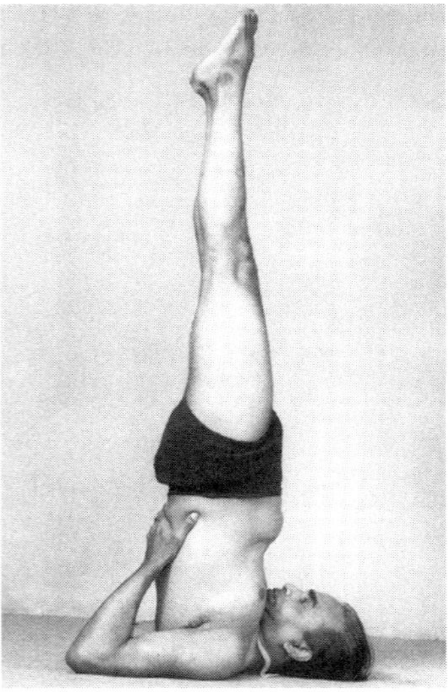

234

⑧初めのうちは、足を垂直にするのがむずかしい。したがって、ももの後面をとくに伸ばして、肛門を締め、床に垂直にするよう気をつける。

⑨両ひじの幅は、肩幅より広くしない。肩をできるだけ首より離し、伸ばす。両ひじは、できるだけお互いに近づける。ひじが広がると上体をもちあげることができず、ポーズが不完全になる。首をまっすぐ伸ばし、あごを胸骨中央につけることに注意する。初めのうちは首が横に曲がりやすく、正しく行なわないと痛みを生じ、首を害する。

⑩このポーズは５分以上続ける。次第に延長して、15分続けるようにする。このように長く続けても何ら害はない。

⑪手を離し、床に下ろす。横たわって休む。

サルワーンガアサナには、上記の基本的なもののほかにいろいろな変形ポーズがある。

〈効果〉

サルワーンガアサナの効果は、いくら述べてもいいすぎることはない。このポーズは、古代の賢者が人間に授けてくれた、最も偉大な賜物のひとつである。

サルワーンガアサナは、アサナの母である。母親が家庭内の調和と幸福のために力を尽くすように、このアサナは、人体のメカニズムの調和と幸福に大きな役割を果たす。ほとんどの病気の万能薬である。というのも、サルワーンガアサナは、とくに首に位置している甲状腺、副甲状腺の機能を増進するからである。あごをひくことにより、その周辺の血行がよくなる。身体を上下することにより、重力によって無理なく静脈血を心臓に送り返すので、健康な血液が首や胸をめぐることができる。したがって、息切れ、動悸、喘息、気管支炎、のどの病気に悩む者は大いに助かる。

この上下逆になった状態でも、頭が固定しており、あごを押しつけることによって頭の方への血が制御されているので、神経を鎮め、頭痛（たとえ慢性のものでも）をとりのぞく。

このアサナを続けると、風邪や鼻の異常が治る。神経を鎮める効果があるので、高血圧、いらだち、短気、神経衰弱、不眠症を治す。頭を逆にすることにより、重心が変わり、腹部内臓にも影響し、腸の働きが活発になって便秘が治る。そのため毒素も排泄され、エネルギーが満ちてくる。

また、このポーズは泌尿器異常、子宮の位置異常、月経異常、痔、ヘルニアに悩む者にも適している。癲癇、精力減退、貧血を治すのに役立つ。

サルワーンガアサナを規則的に行なえば、生まれ変わったようになり、心は平静で人生の喜びを感じるといってもけっして過言ではない。長い病気のあとでも、毎日このアサナを２回行なうと、失われた活力を取り戻すことができる。サルワーンガアサナの各種の変形ポーズは、腹部内臓の働きを活発にするので、胃潰瘍、激しい腹痛、あるいは大腸炎に効果がある。しかし、高血圧者は、ハラアサナ（写真244）を最低３分間行なえるようになってからでないと、サーランバ・サルワーンガアサナⅠを試みてはいけない。また、正常血圧の人でも、血圧の高い場合には気をつけねばならない。

〈サルワーンガアサナの変形ポーズ〉

次の一連のサルワーンガアサナの変形ポーズは、サルワーンガアサナⅠを５〜10分間、あるいは能力に応じてそれ以上続けたあと、引き続き行なってもよい。ハラアサナの場合以外は、片側につき20〜30秒ずつ行なう。ハラアサナの場合は３〜５分間行なう。

88. サーランバ・サルワーンガアサナ II

Sālamba Sarvāngāsana II（写真235）☆☆☆

これはサーランバ・サルワーンガアサナⅠより少しむずかしい。

〈方法〉

①サーランバ・サルワーンガアサナⅠ（写真223）を行なう。

②背中にあてた両手を下ろして組む。手首をねじり、てのひらを外向きにし、両親指を床につける（写真235）。このとき、頭と手は身体と垂直にする。

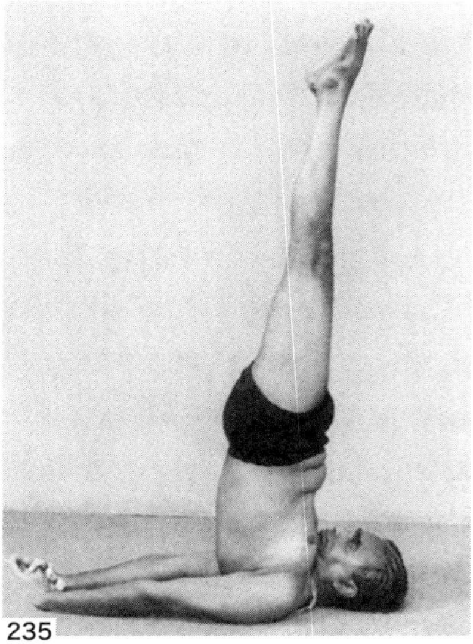

235

③両足と背中をできるだけ安定させる。

④このポーズは、サルワーンガアサナⅠを行なったあと、1分間ほど行なってもよい。

〈効果〉

背中の筋肉を伸ばすことでバランスを保ち、体重が首の後ろにかかるので、背中と首が強化される。腕の筋肉をととのえる。

89. ニラーランバ・サルワーンガアサナ Ⅰ

Nirālamba Sarvāṅgāsana I (写真236) ☆☆☆

アーランバは「支え」、ニルは「〜なしで」「〜から離れて」「〜から解放されて」ということを意味する。したがって、ニラーランバとは「支えなしで」ということになる。このサルワーンガアサナの変形ポーズは、前記の２つに比べて、腕で身体を支えないので、さらにむずかしいが、首、背中、腹の筋肉のみで、体重とバランスを維持するので、それらの部分が強められる。

〈方法〉

①サーランバ・サルワーンガアサナⅠ（写真223）を行なう。

②背中にあてた両手を離し、てのひらを上向きにし、頭上にもっていき、床の上で伸ばす（写真236）。

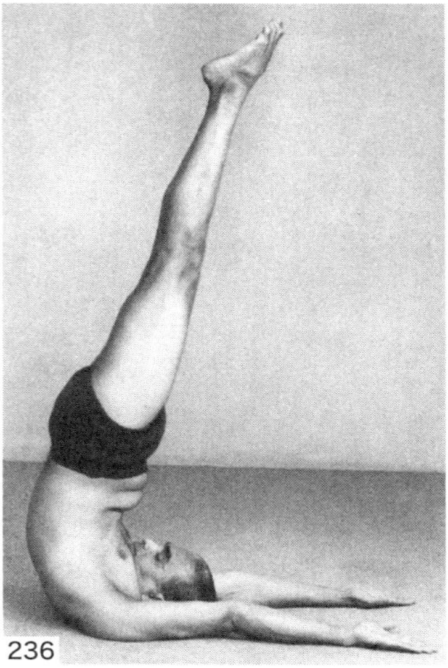

236

③このポーズは１分間行なってよい。

90. ニラーランバ・サルワーンガアサナ II

Nirālamba Sarvāngāsana II (写真237) ☆☆☆☆

サルワーンガアサナのなかで、いちばんむずかしいポーズである。種々のサルワーンガアサナのうちで最も脊椎を伸ばすので、完全なサーランバ・サルワーンガアサナを修得するのに役立つ。

〈方法〉

①手を前のポーズの位置より上げて、てのひらがひざの表か側面につくように伸ばす (写真237)。このとき、足のバランスをとるために手を使わないこと。

②この状態を1分間保ち、サーランバ・サルワーンガアサナⅠに戻り、しばらくそのままでいる。次にハラアサナ (写真244) に移り、他のサルワーンガアサナの変形ポーズを続けて行なってもよい。

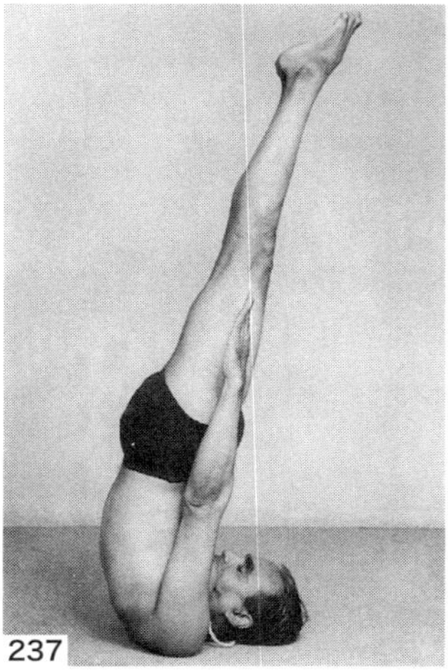
237

〈効果〉

サルワーンガアサナの各種の動きによって血行がよくなり、老廃物が排出されるので全身の働きがととのう。これらのポーズは強壮剤のような刺激がある。健康回復にも効果があり、回復時間が早まる。

91. ハラアサナ

Halāsana（写真244）☆☆☆☆

ハラは「鋤《すき》」という意味。このポーズは鋤に似ているのでこの名がつけられた。サルワーンガアサナⅠの変形、連係ポーズである。

〈方法〉

①あごを胸骨につけて、サーランバ・サルワーンガアサナⅠ（写真223）を行なう。

②あごをゆるめ、上体を少し下げ、両手、両足を頭の方に伸ばす。足先を床につける。（写真238）。

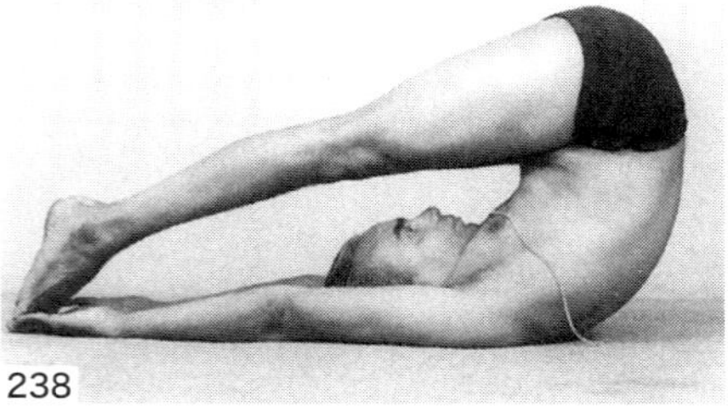

238

③ももの裏、ひざの腱を、股中央に向かってひきあげるようにして、ひざをさらに伸ばし、上体を上げる（写真239）。

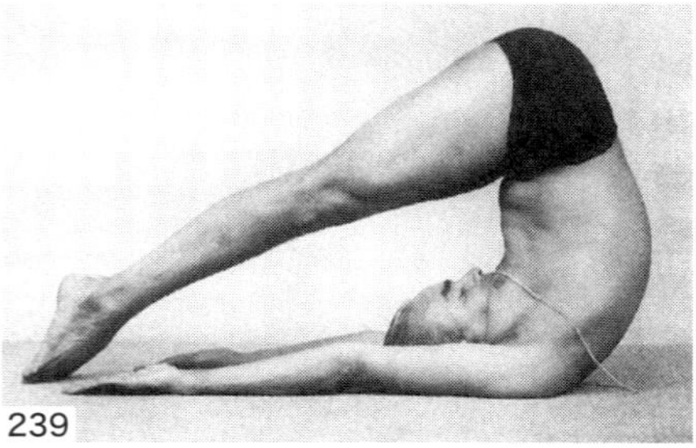

239

④手を背中の中央部におき、押しつけるようにして、上体を床と垂直に保つ（写真240）。

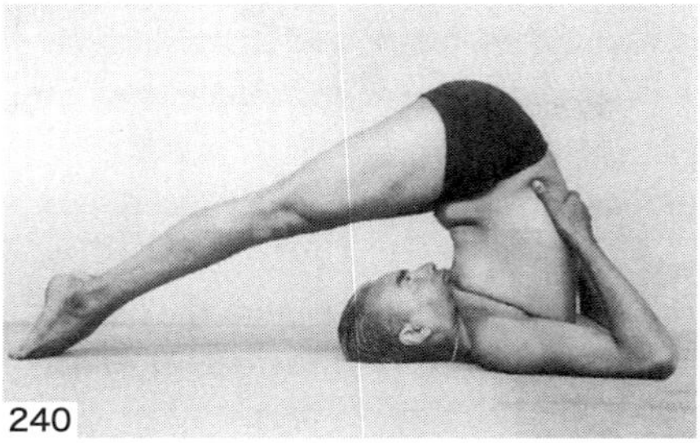

240

⑤手を足と反対方向に移動し、床の上でまっすぐ伸ばす（写真241）。
⑥両親指を互いにひっかけあい、手と足を伸ばす（写真242）。

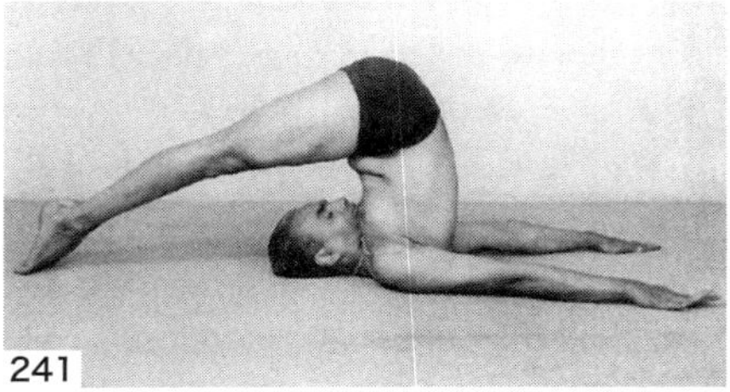

241

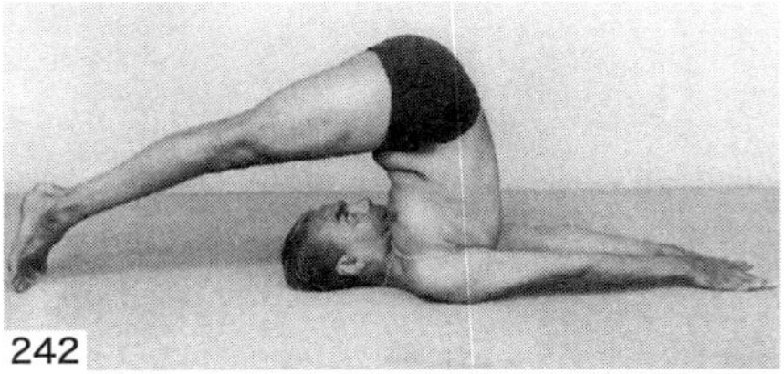

242

⑦両手を組み（写真243）、手首を返し、てのひらを外向きにする。

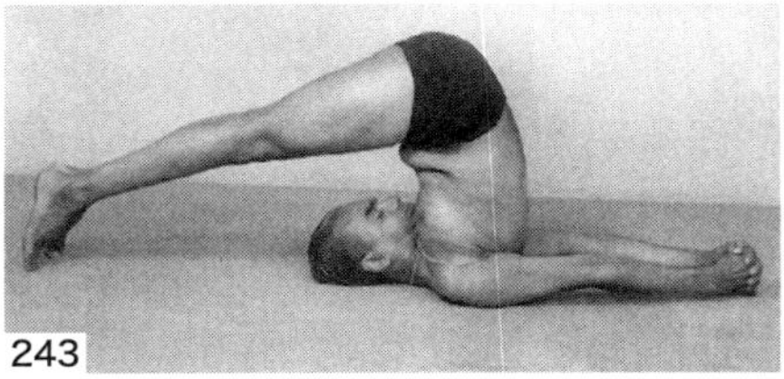

243

親指は床につけておく（写真244）。てのひらと指を伸ばし、肩胛骨を尻の方にひきあげるようにして、肩から手を伸ばす。

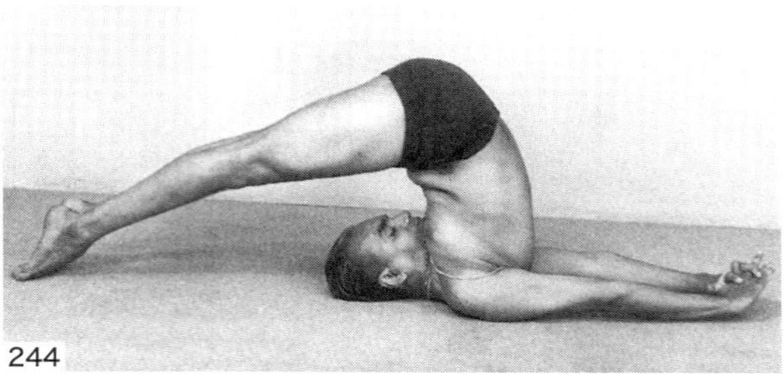

244

⑧足と手は、お互いに反対方向にまっすぐ伸ばす。こうすると背中が十分伸びる。

⑨手の組み方を変えて再び行なうことがのぞましい。たとえば、最初右親指を下にした場合、１分間その状態を保ち、次に左親指を下にして手の組み方を変え、同じ時間だけ行なう。こうすると、両肩、ひじ、手首とも調和よく発達する。

⑩初めのうちは、手を組み合わせることはむずかしいが、少しずつ上記の順で練習すると、たやすくできるようになる。

⑪また初めのうちは、足先を床につけておくこともむずかしいが、ハラアサナを行なう前にサルワーンガアサナⅠを足を伸ばすことに注意して行なうと、足先を床に長時間つけておけるようになる。

⑫ふつうに呼吸しながら、上記のうちの自分に可能なポーズを１〜５分間保つ。

⑬手を離し、足を上げ、サルワーンガアサナⅠに戻り、ゆっくりと床に下ろす。終了後は、あおむけになり休む。

〈効果〉

サルワーンガアサナⅠの効果のほかに、内臓が収縮され若返る。前屈により、背骨の血行がよくなり、背中の痛みがとりのぞかれる。手を組み、指とてのひらを伸ばすことにより、手のけいれんも治る。肩やひじのこり、腰痛、背中の関節炎にも効果がある。ガスがたまって起こる腹痛がとりのぞかれ、胃もすぐに軽くなる。

ハラアサナはパスチモッターナアサナ（写真160）の準備ポーズである。ハラアサナがうまくなれば背中の可動性が増し、パスチモッターナアサナを上手に行なうことができる。

〈注意〉

高血圧で悩む人には、サーランバ・サルワーンガアサナⅠを試みる前に、次のような方法でハラアサナを行なうとよい。

①あおむけに寝る。

②息を吐きながら、ゆっくりと両足を90度まで上げ、そこでふつうに呼吸をしながら10秒間その状態を保つ。

③息を吐きながら、さらに両足先を床につくまで頭の方へ倒していく。つまさきを床につけたままひざを伸ばす。

④つまさきを床につけるのが困難な場合は、その位置に椅子などをおき、その上につまさきをおく。

⑤呼吸が苦しくなったりした場合も、つまさきを無理に床につけておかないで、椅子を利用した方がよい。そうすれば頭への圧迫感をふせぐことができる。

⑥両手を頭の方へもっていき、手全体を床につけて伸ばす。ふつうに呼吸しながらこの状態を３分間保つ。

⑦このアサナを行なっているときは、眼を閉じたまま鼻先を見つめる。

92. カルナピーダアサナ

Karṇapīdāsana（写真246）☆

カルナとは「耳」、ピーダは「痛み」「不快」「圧迫」を意味する。ハラアサナの変形であり、ハラアサナと併用してよい。

〈方法〉

①ハラアサナ（写真244）を自分の能力に応じた時間行なったあと、両ひざを曲げて、それぞれの耳のそばにおく。

②両ひざは、各々の耳を押しつけるようにして、床につける。

③つまさきを伸ばして、両足の親指とかかとをお互いに合わせる。こ

のとき、両手は肋骨の裏側にあてるか（写真245）、両手を組んでハラアサナのときのように伸ばす（写真246）。

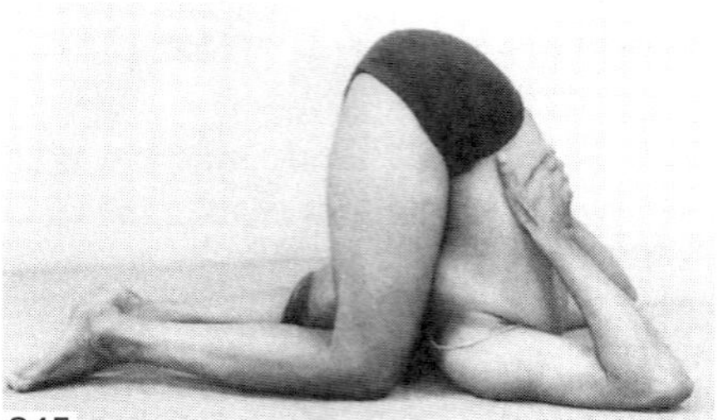

245

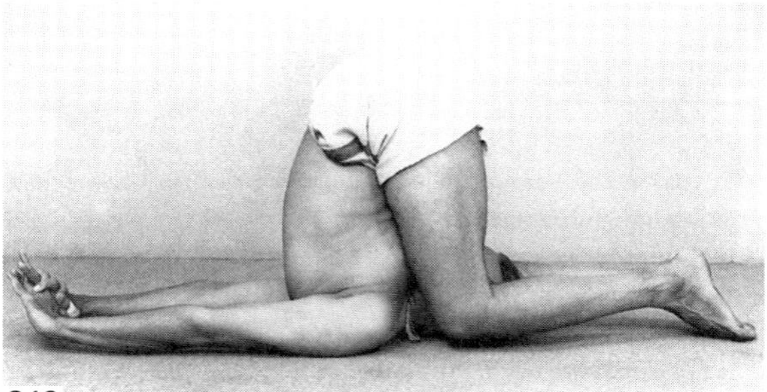

246

④ふつうに呼吸しながら、30秒から１分間この状態を保つ。

〈効果〉

このアサナを行なうことにより、上体、心臓、足を休息させることができる。ひざを曲げているので、背骨がさらに伸びる。これが腰まわりの血液の循環を促進する。

93. スプタ・コーナアサナ

Supta Koṇāsana (写真247) ☆☆

スプタは「横たわる」、コーナは「角」。これはハラアサナの変形ポーズのひとつであり、両足を大きく開いて行なう。

〈方法〉

①カルナピーダアサナ (写真246) から、両足をまっすぐ伸ばし、できるだけ大きく開く。

②上体をひっぱりあげ、ひざを伸ばす。

③右手で右足親指を、左手で左足親指をつかむ。このときかかとを下ろさない。両親指をつかんだあと、さらに胸椎をもちあげ、ひざの裏の腱を伸ばす (写真247・248)。

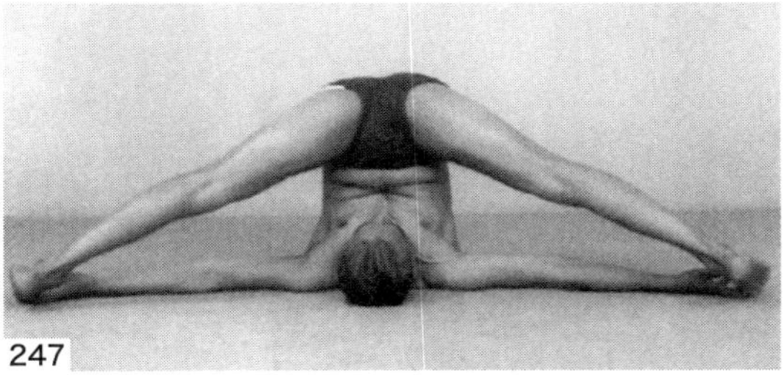

247

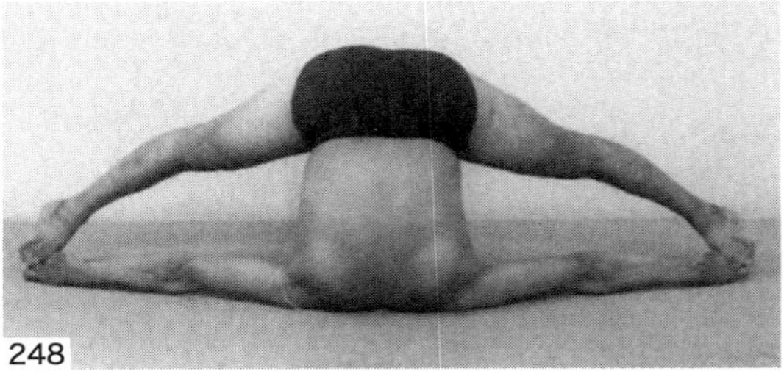

248

④ふつうに呼吸しながら20〜30秒間、この状態を保つ。

〈効果〉

足の調子をととのえ、腹部内臓を収縮させる。

94. パールシュヴァ・ハラアサナ

Pārśva Halāsana（写真249）☆☆☆☆

ハラアサナ（写真244）では、両足は頭越しに位置していたが、このポーズでは両足は横にある。これは横向きの鋤のポーズである。

〈方法〉

①スプタ・コーナアサナ（写真247）を行ない、ハラアサナに戻る。

②両手を肋骨の裏にあてる（写真240）。

③両足を左方へできるだけ遠くに移動する。

④両ひざの裏を伸ばし、上体をてのひらの助けをかりて押しあげ、足を伸ばす（写真249）。

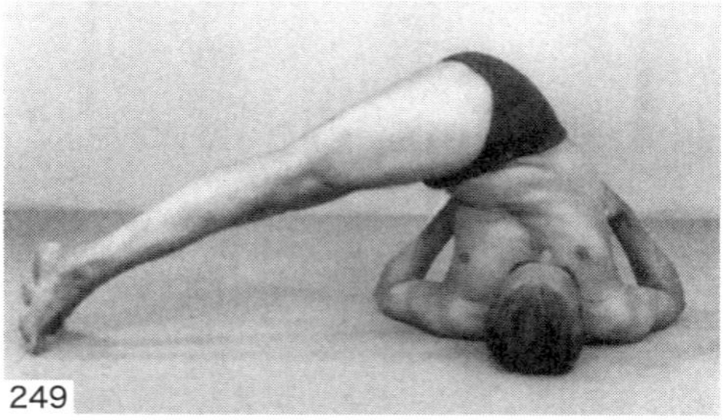

249

⑤ふつうに呼吸しながら、この状態を30秒保つ。

⑥息を吐きながら両足を右に、頭の位置と一直線をなすまでもっていく。足を動かすとき、胸と上体の位置を変えないこと。胸と上体は、サルワーンガアサナかハラアサナの状態である。

〈効果〉

このアサナでは、背骨が横に動くので弾力性が増す。ポーズ中、結腸がさかさまになるので、適当な刺激が与えられ、排泄を完全にする。数々の病気のもととなる便秘に悩む人には、とくに効果的である。毒素をつくりだす余剰物質が、身体組織の中にたまっていれば気分が悪い。この余剰物質が排泄されなかったら、病気が体内に入りこみ、われわれの健康を盗みとってしまう。腸が自由に動かなかったら頭が鈍くなり、だるく、いらいらしてくる。このアサナは腸の機能、働きを促進するので、健康保持には不可欠のポーズである。

95. エーカ・パーダ・サルワーンガアサナ

Eka Pāda Sarvāngāsana （写真250）☆☆☆☆☆

エーカとは「1」、パーダは「足」を意味する。サルワーンガアサナの変形であるこのポーズでは、ハラアサナの形で片足を床まで下ろし、他方の足を床と垂直に伸ばす。

〈方法〉

①サーランバ・サルワーンガアサナⅠを行なう（写真223）。

②サルワーンガアサナの状態で左足を上に伸ばしておく。息を吐きながら、右足をハラアサナのように床まで下ろす（写真250）。このとき足は伸ばし、ひざは曲げてはならない。

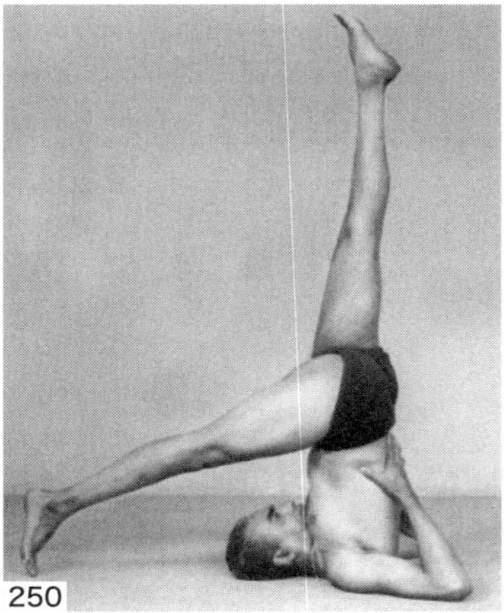

250

③右足を床につけている間、左足は傾けてはいけない。両ひざの裏の腱を伸ばす。

④ふつうに呼吸しながら、20秒間この状態を保つ。

⑤息を吐きながら、右足をサルワーンガアサナの形まで戻し、その後

左足をハラアサナの形まで下ろしていき、床につける。この間、右足は床に垂直にし、伸ばしておく。足を床からサルワーンガアサナの形に戻すよう上げていくときには、両足をハラアサナの形に下ろすときよりも、さらに腹部内臓に刺激が与えられる。

⑥反対側も同時間だけ続ける。

〈効果〉

腎臓と足の筋肉の調子をととのえる。

96. パールシュヴァイカ・パーダ・サルワーンガアサナ

Pārśvaika Pāda Sarvāṅgāsana（写真251）☆☆☆☆☆☆

パールシュヴァは「横」。エーカ・パーダ・サルワーンガアサナ（写真250）では、下ろした方の足は頭越しの床に位置するが、このポーズでは、ちょうど真横の床につく。

〈方法〉

①エーカ・パーダ・サルワーンガアサナを、前述の指示にしたがって両側とも行なったあと、サルワーンガアサナに戻る。

②息を吐きながら、右足を横に、上体と一直線をなすように床に下ろす（写真251）。右足はまっすぐにし、ひざの裏をとくに伸ばす。

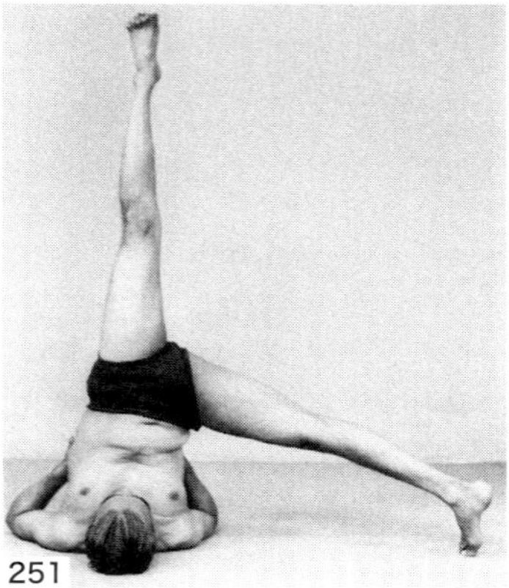

251

③上方に垂直に上げた足はまっすぐにしておき、右に傾けてはいけない。胸を完全に開くために、肋骨は両手のてのひらでもちあげる。

④ふつうに呼吸しながら、この状態を20秒続ける。次に息を吐きながらサルワーンガアサナに戻る。他方の足も同じ時間だけ行ない、サルワーンガアサナに戻る。

〈効果〉

便秘を治し、腎臓の調子をととのえる。

97. パールシュヴァ・サルワーンガアサナ

Pārśva Sarvāngāsana（写真254）☆☆☆☆☆☆☆☆☆

パールシュヴァは「横」という意味。このサルワーンガアサナの変形ポーズでは、上体を横にねじる。

〈方法〉

①サーランバ・サルワーンガアサナⅠ（写真223）から、上体と足を右にねじる。

②左手のてのひらを左の尻にあて、尾骶骨が手首にあたるようにする（写真252）。

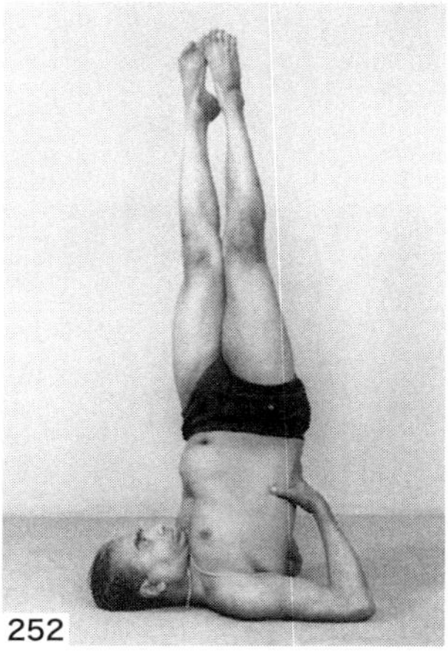

252

身体を左に傾けて下ろし、体重を左ひじと左手首にかける（写真253）。

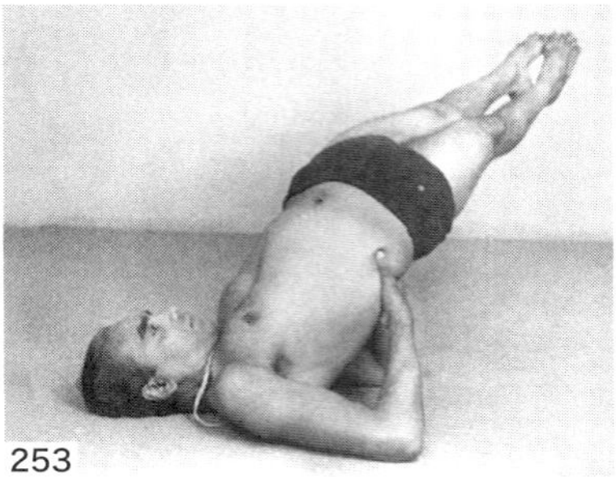

253

③右手のてのひらは、サルワーンガアサナのときと同じように背中の胸椎部分にあてる。

④両足を左手の方に傾け下ろし、両足が床と鋭角をなすようにする（写真254）。ふつうに呼吸しながら20秒間この状態を保つ。

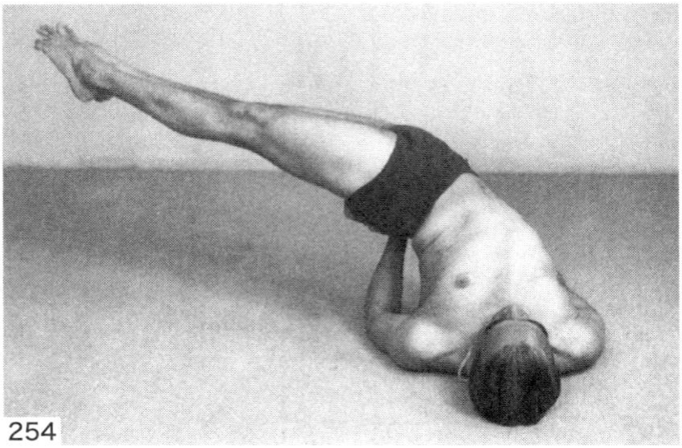

254

⑤息を吐きながら、サーランバ・サルワーンガアサナＩに戻り、右側も同じ時間だけ行なう（写真255）。

〈効果〉

手首を強化する。肝臓、脾臓、膵臓を刺激し、十分な血液をその部分に供給するので、これらの内臓の健康状態が保たれる。

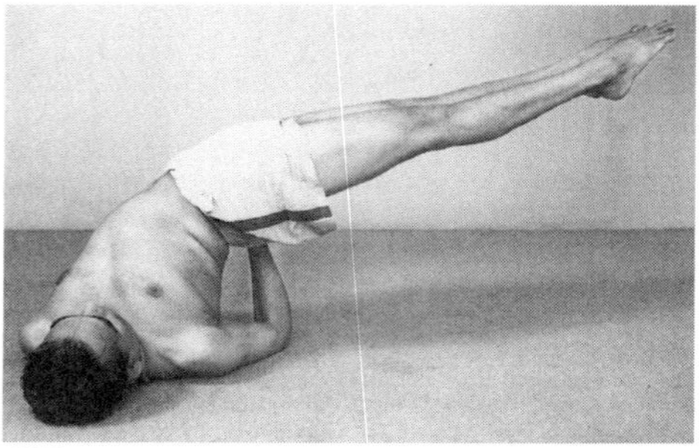

255

98. セツ・バンダ・サルワーンガアサナ

Setu Bandha Sarvāngāsana（写真259）★

セツとは「橋」、セツ・バンダは「橋をかける」こと。このポーズでは、身体をそらせ、肩、足の裏、かかと、腰にあてがった手で全身を支える。このアサナは羽をひろげた孔雀（マユーラ）に似ているので、別名ウッターナ・マユーラアサナとも呼ばれる。ウトゥは「激しい」あるいは「強い」、ターナは「伸ばすこと」を意味する。

〈方法〉

①サーランバ・サルワーンガアサナ（写真223）を行なう。

②てのひらを背中下部にあて、背骨をもちあげ、両足を伸ばしたまま下ろす（写真256）。

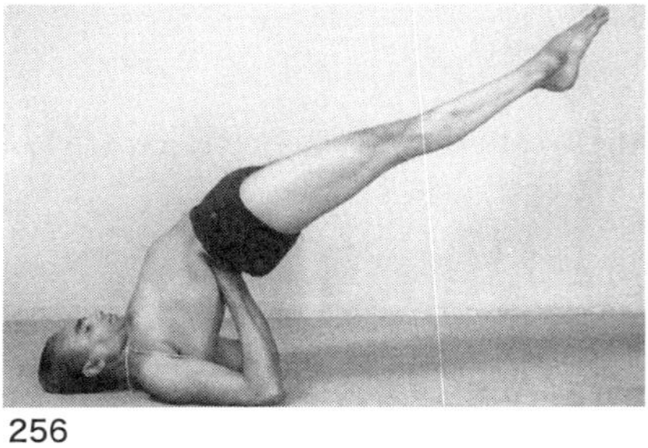

256

あるいは、ひざを曲げて（写真257）床まで下ろす（写真258）。ついで両足をそろえて伸ばす（写真259）。

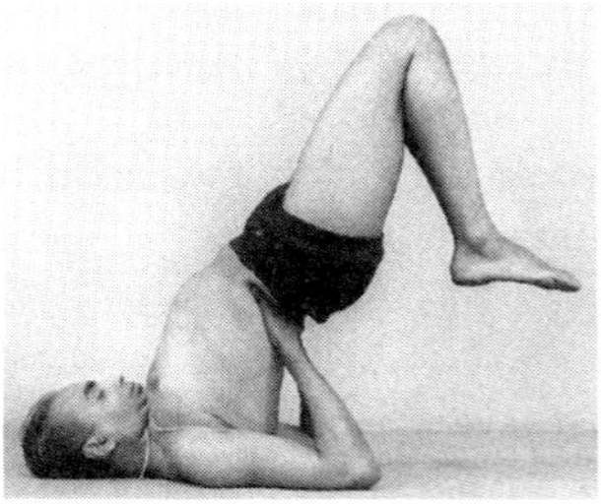
257

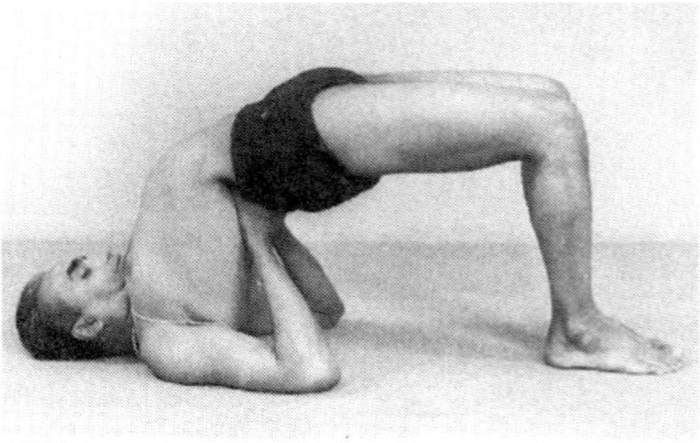
258

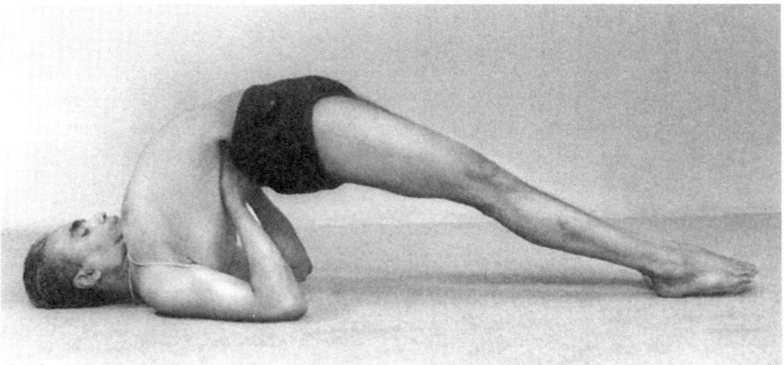
259

③身体全体が橋のような形になる。体重はひじと手首にかける。後頭部、首、肩、ひじ、足の裏のみが床についている。ふつうに呼吸しながら、30秒から１分間この状態を続ける。
④肋骨をひろげ、上下に背骨を伸ばすと、ひじと手首の圧迫が少なくなる。また股関節、ひざの裏の腱を伸ばして、かかとを下方に押しつけると、さらに背骨が伸びる。

99. エーカ・パーダ・セツ・バンダ・サルワーンガアサナ

Eka Pāda Setu Bandha Sarvāngāsana（写真260）★☆

エーカは「1」、パーダは「足」。これは前のポーズの変形で、片足を高くもちあげる。エーカ・パーダ・ウッターナ・マユーラアサナとも呼ばれる。

〈方法〉

①セツ・バンダ・サルワーンガアサナ（写真259）を行なったあと、息を吐きながら右足を垂直になるまで上げていく（写真260）。両足を完全に伸ばし、10秒間この状態を保つ。

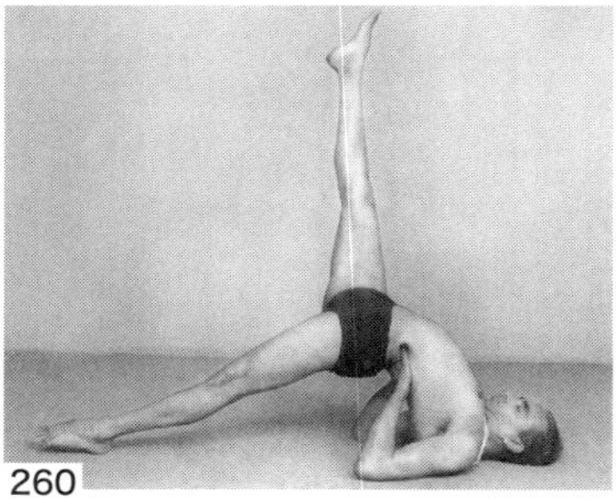

260

②息を吸いながら右足を床まで下ろし、その後、息を吐きながら左足を垂直になるまで上げ、両足を完全に伸ばす。反対側も同じ時間だけ続ける。息を吸いながら左足を床まで下ろす。

③息を吐きながら、両足をサルワーンガアサナ（写真223）まで戻す。両手を背中から離し、ゆっくり両足を下ろして休む。

〈セツ・バンダ・サルワーンガアサナおよびエーカ・パーダ・セツ・バンダ・サルワーンガアサナの効果〉

これら2つのアサナは、背中を後方に向けて動かすので、他の各種のサルワーンガアサナによって生じる首の緊張をほぐす。健康で柔軟な背骨は、神経系の健全さを示す。神経系が健全であれば、人間は心身ともに健やかである。

100. サルワーンガアサナにおける ウールドヴァ・パドマアサナ

Ūrdhva Padmāsana in Sarvāngāsana（写真261）☆☆☆☆

101. サルワーンガアサナにおける パールシュヴァ・ウールドヴァ・パドマアサナ

Pārśva Úrdhva Padmāsana in Sarvāngāsana

（写真262－265）☆☆☆☆☆☆☆

102. ウッターナ・パドマ・マユーラアサナ

Uttāna Padma Mayūrāsana（写真267）★★☆☆☆☆☆

ウールドヴァは「上」とか「高い」、パドマは「蓮」を意味する。このサルワーンガアサナの変形では、両足を上にまっすぐ伸ばすかわりにひざを曲げ、パドマアサナ（結跏趺坐）を組む（写真104）。

〈方法〉

①サーランバ・サルワーンガアサナから両ひざを曲げ、お互いに交差させる。右足を左ももの上に、次に左足を右ももの上におく。

②交差した足を垂直になるまで上げ、両ひざをお互いに近づける。両足は骨盤からできるだけ後方に伸ばす（写真261）。

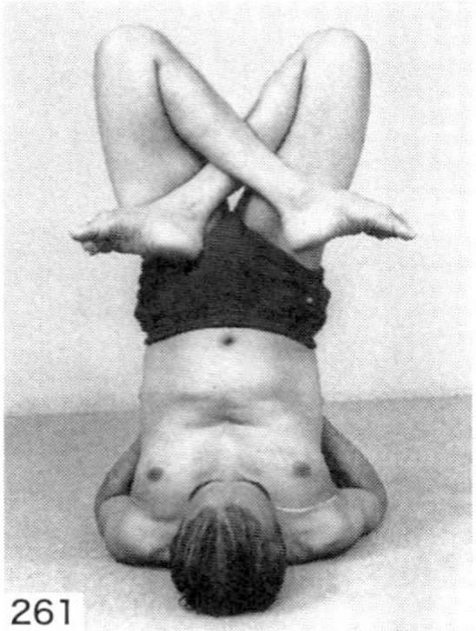

261

③深く規則的な呼吸をしながら、この状態を20～30秒続ける。

④さらに伸ばすために、パールシュヴァ・サルワーンガアサナの方法にしたがい、上体を横にねじる（写真254）。このポーズは、サルワーンガアサナにおけるパールシュヴァ・ウールドヴァ・パドマアサナ（写真262－265）と呼ばれる。パールシュヴァとは「側面」という意味。

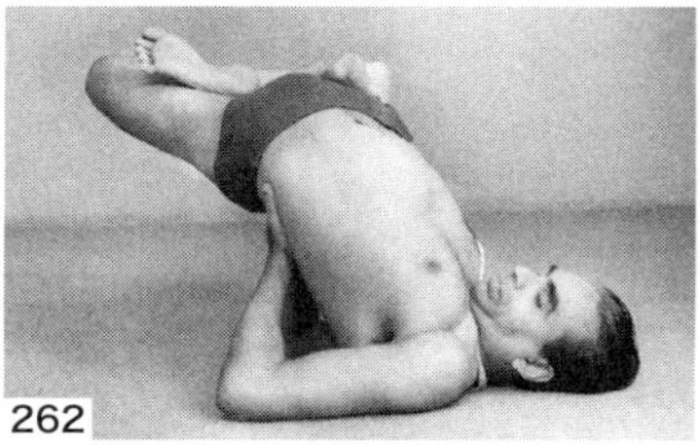
262

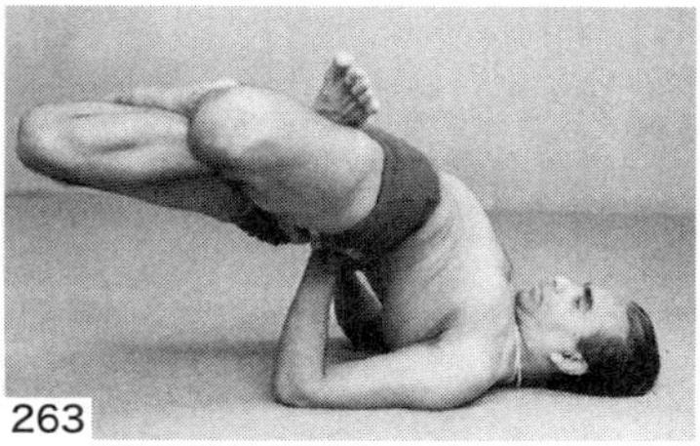
263

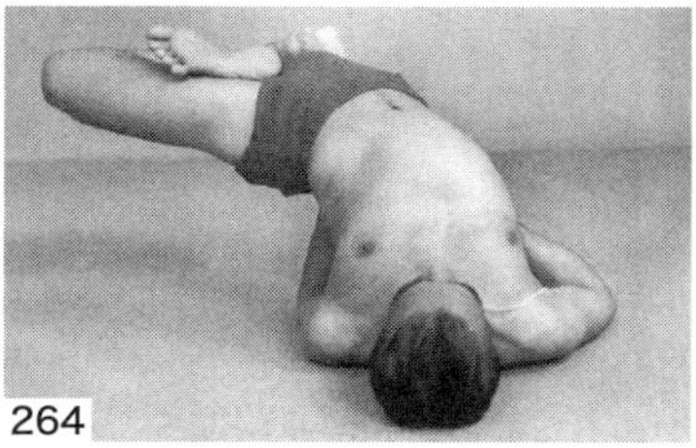
264

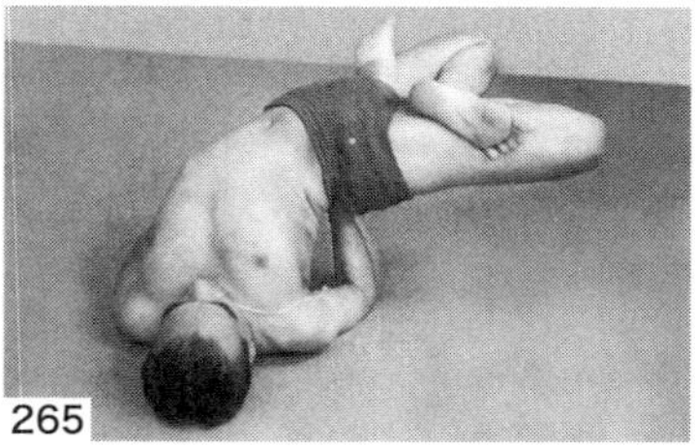
265

⑤ふつうに呼吸しながら、各側面を10～15分間行なう。

⑥息を吐きながら、ウールドヴァ・パドマアサナに戻り、しばらく休む。

⑦今度は、息を吐きながらセツ・バンダ・サルワーンガアサナ（写真259）の方法にそって、上体を後ろにそらせていく（写真266）。

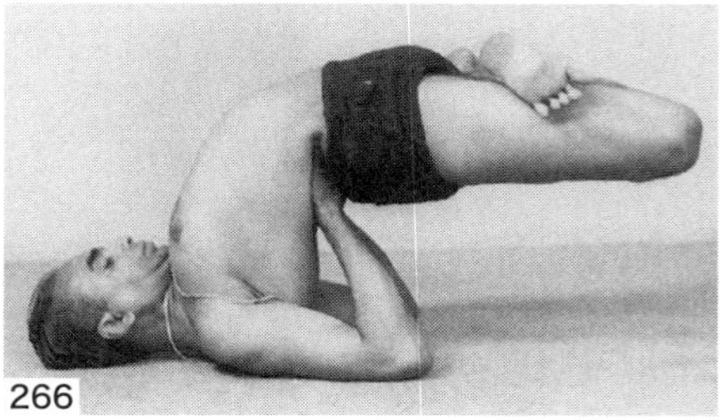
266

次にゆっくりと、ももを後ろにそらし、ひざを床につけて、腕の上に橋を形づくるようにする。これは、ウッターナ・パドマ・マユーラアサナ（写真267）と呼ばれるポーズである。ウッターナとは「激しく伸ばすこと」であり、パドマは「蓮」、マユーラは「孔雀」のことである。

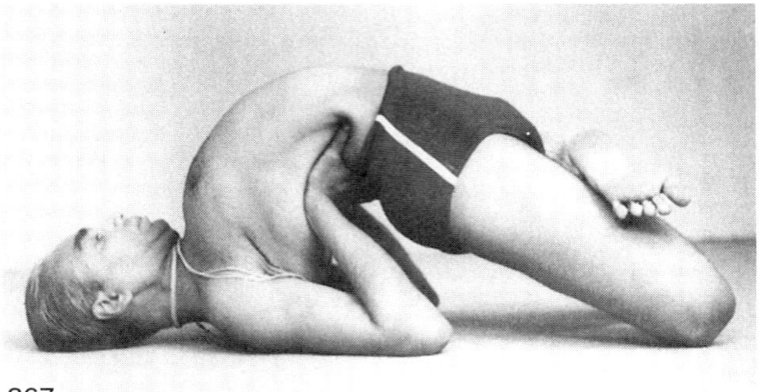

267

⑧この状態を、ふつうに呼吸しながら10〜15秒続ける。
⑨息を吐きながらウールドヴァ・パドマアサナに戻る。
⑩足の組み方を逆にして、同じ時間だけ行なう。

103. サルワーンガアサナにおけるピンダアサナ

Pinḍāsana in Sarvāngāsana（写真269）☆☆☆☆☆

ピンダとは「胎児」。このサルワーンガアサナの変形ポーズは、前ポーズの続きで、交差した両ひざを頭につくまで下ろしていく。このポーズは子宮内の胎児に似ているのでその名がついた。

〈方法〉

①サルワーンガアサナにおけるウールドヴァ・パドマアサナ（写真261）から、息を吐きながら交差した足を尻から曲げ、頭の方に下ろす。
②両足を頭の上におく（写真268）。

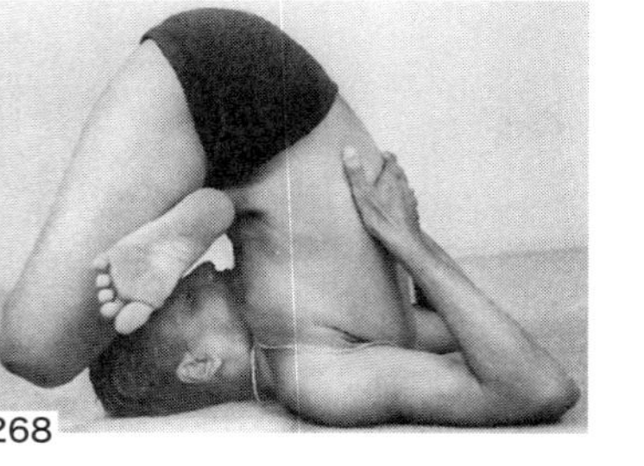

268

③両手を背中から離し、両ひじで両ひざをかかえる（写真269）。両ひざをかかえている間、上体を首の方にできるだけ近づける。

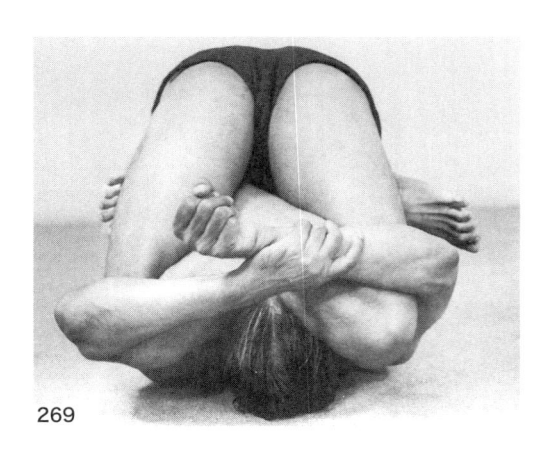

269

④ふつうに呼吸しながら、この状態を20〜30秒続けたあと、サルワーンガアサナにおけるウールドヴァ・パドマアサナに戻る。

104. サルワーンガアサナにおけるパールシュヴァ・ピンダアサナ

Pārśva Pinḍāsana in Sarvāngāsana（写真270・271）

☆☆☆☆☆☆☆☆

パールシュヴァは「横」という意味。前のポーズの変形であるこのピンダアサナでは、両ひざを横に動かし、床につける。

〈方法〉

①ピンダアサナ（写真269）から手をほどき、手を肋骨の裏にあてる（写真268）。

②尻を右に回転させ、息を吐きながらひざを床まで下ろす。このとき左ひざは右肩側にくる（写真270）。

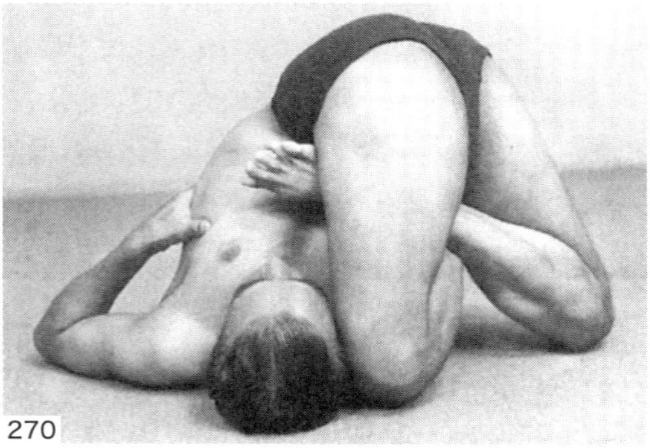

270

③初めのうちは左肩が床から離れやすいので、左肩を床に、左のてのひらも背中に押しつけるようにする。こうしなければバランスがくずれてころんでしまう。

④身体を横にねじることによって、横隔膜が圧迫されるので、呼吸が速く困難になる。

⑤初めのうちはひざがなかなか床につかないが、長く練習すればつくようになる。

⑥ふつうに呼吸しながら20〜30秒この状態を続ける。

⑦息を吐きながら、足を右から上げて左にもっていき、右ひざが左耳のそばの床につくようにする（写真271）。左右とも同じ時間だけ続ける。

⑧ウールドヴァ・パドマアサナ（写真261）に戻る。足をほどき、サーランバ・サルワーンガアサナに戻る。

⑨足の組み方を逆にする。つまり、まず左足を右もも上においてから、右足を左もも上においてパドマアサナを組み、上記の過程を繰り返す。

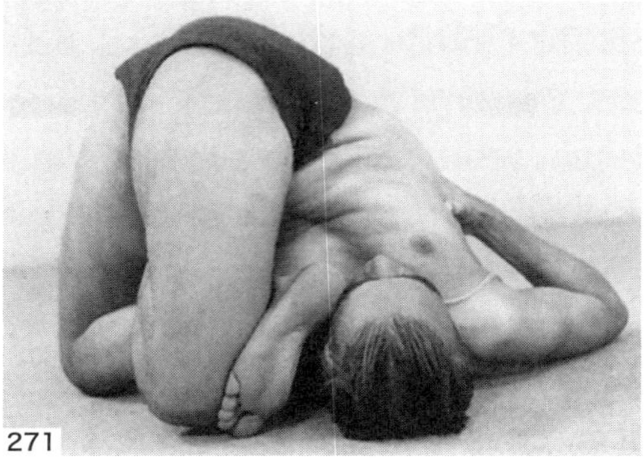

271

〈サルワーンガアサナにおけるウールドヴァ・パドマアサナ、および パールシュヴァ・ピンダアサナの効果〉

足の組み方を変えて両方行なうことにより、腹と結腸を左右から均等に圧迫し、便秘を治す。慢性の便秘に悩む人は、パールシュヴァ・ピンダアサナを長時間行なうとよく、左右各1分間続けると効果が大きい。胃がしくしくと痛むような場合にも効果的である。

この２つのポーズは、ひざが柔軟な人には簡単かもしれないが、多くの人はパドマアサナで足を組むのに苦労する。その場合は、パールシュヴァ・ハラアサナ（写真249）を長く行なうことを勧める。

これらすべてのポーズでは、初めのうちは呼吸が早くなり苦しくなるが、できるだけふつうに呼吸するように心がけること。

各種のサルワーンガアサナの変形ポーズによって、背骨が前後左右に刺激を受ける。したがって、背骨の調子がよくなり、その健康状態を維持するのに役立つ。

背骨については、無敵となった悪魔ヴリトラを退治する武器として、聖仙ダディーチャの背骨で稲妻をつくったという話があるが、この物語は象徴的である。悪魔は、人間の悪と病気をあらわしている。悪と病気を追放し健康と幸福を味わうために、われわれもダディーチャ同様、自分の背骨を稲妻のように強くしなければならない。そうすれば健康、調和、幸福を満喫することができるのである。

105. ジャタラ・パリヴァルタナアサナ

Jaṭhara Parivartanāsana（写真274・275）☆☆☆☆☆

ジャタラは「胃」「腹」。パリヴァルタナは「回転する」という意味。

〈方法〉

①あおむけに寝る（写真219）。

②肩からまっすぐ両手を横に伸ばし、全身を十字架のようにする。

③息を吐きながら、両足をそろえて90度までもちあげる。両足はまっすぐ伸ばし、ひざを曲げないようにする（写真272）。

④この状態で２、３回呼吸する。次に息を吐きながら両足を左手の指先に触れるくらいまで倒す（写真273・274）。このとき、背中全体を床につけているようにする。初めのうちは、右肩が床から離れやすいので、補助者に押さえてもらうか、右手で重い家具などをつかんで行なうとよい。

⑤両足はそろえて倒し、ポーズの間中曲げないようにする。できるだけ腰椎を床につけておき、足は尻から倒すようにする。両足を、伸ばした左手の指先近くまで倒したら、腹部をねじって右に動かす。

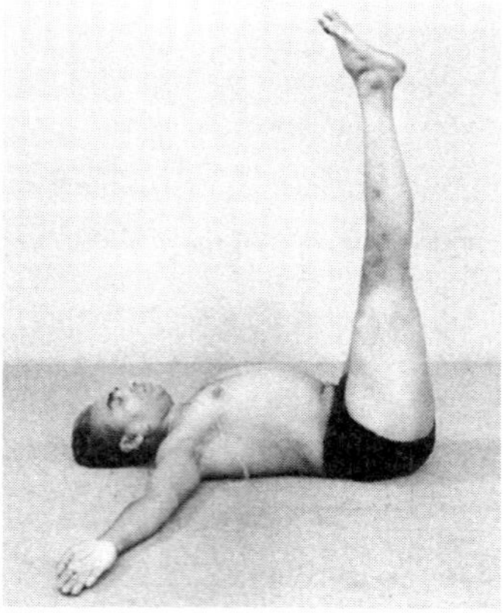

272

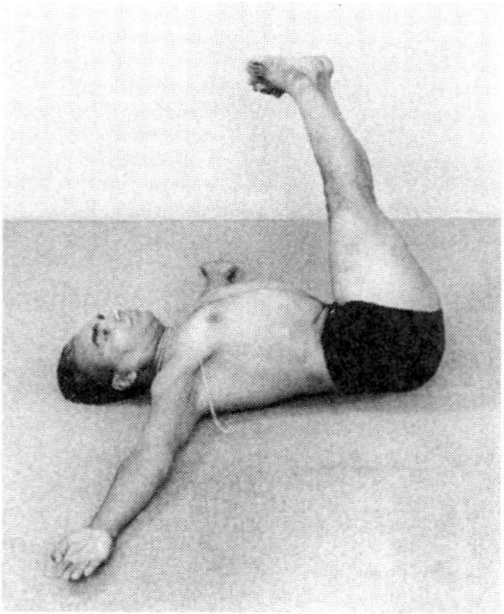

273

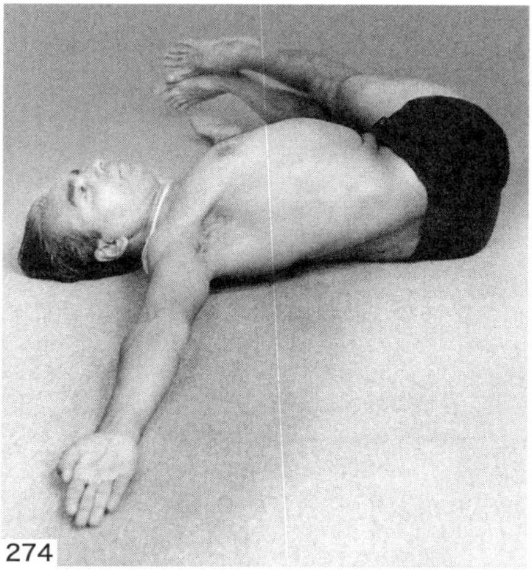

274

⑥ひざを伸ばしたまま、約20秒間この状態を保つ。次に両足をまっすぐ伸ばしたままで息を吐きながら戻してくる(写真272)。

⑦2、3回呼吸したあと、前と同じ要領で右に倒す。このときは腹を左にねじるようにする(写真275)。右側も同時間だけ続ける。次に息を吐きながら両足を真上に戻し、ゆっくりと床に下ろして休む(写真219)。

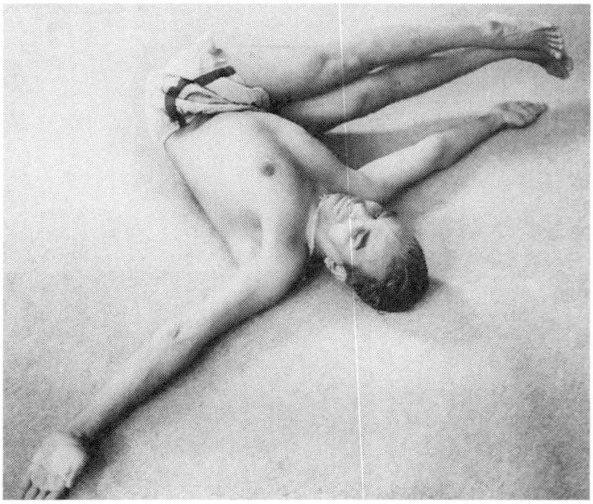

275

〈効果〉

このアサナは不要な脂肪をとりのぞくのに効果がある。肝臓、脾臓、膵臓のだるさをとりのぞき、胃炎を治したり、腸を強化したりする効果もある。このアサナを続けると腹部内臓の働きがととのう。また、腰や尻の痛みや不具合をとりのぞく。

106. ウールドヴァ・プラサーリタ・パーダアサナ

Ūrdhva Prasarita Pādāsana (写真276－279) ☆

ウールドヴァは「高い」、プラサーリタは「伸びた」、パーダは「足」のこと。

〈方法〉

①ひざの裏を伸ばし、両足はまっすぐにしてあおむけに寝る。両手を両足のわきにおく (写真219)。

②息を吐きながら、両手を頭の方にもっていき、床につけて伸ばす (写真276)。２呼吸する。

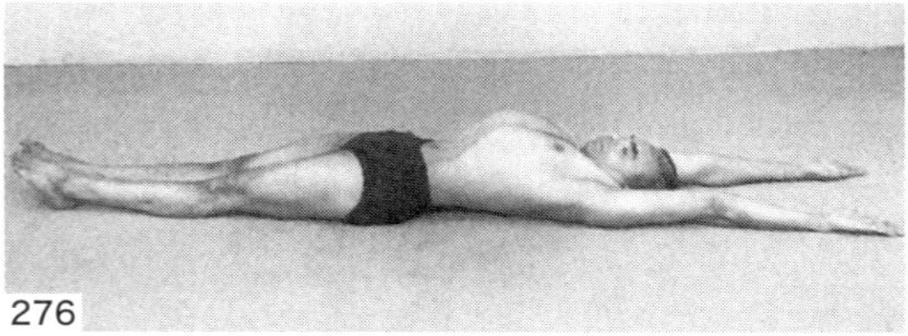

276

③息を吐きながら両足を30度まで上げ (写真277)、15〜20秒間この状態でふつうに呼吸する。

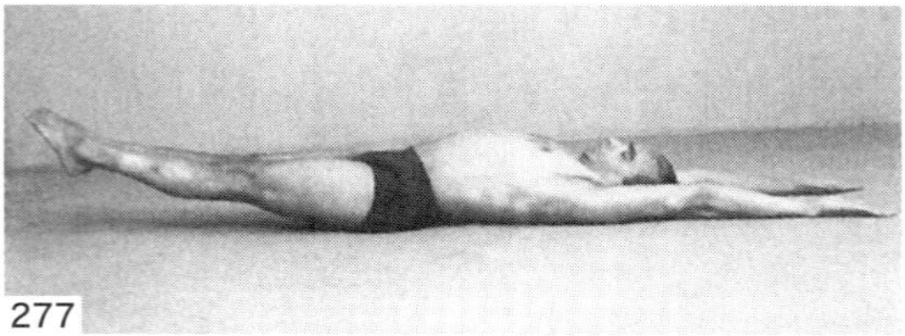

277

④息を吐きながら、両足を60度まで上げ（写真278）、ここで再び15～20秒間ふつうに呼吸する。

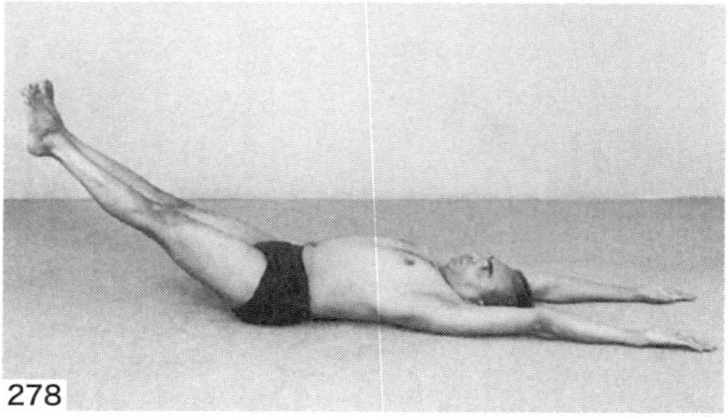

278

⑤息を吐きながら足をさらに高く、垂直になるまで上げ、ふつうに呼吸しながら30秒から１分間、この状態を保つ（写真279）。

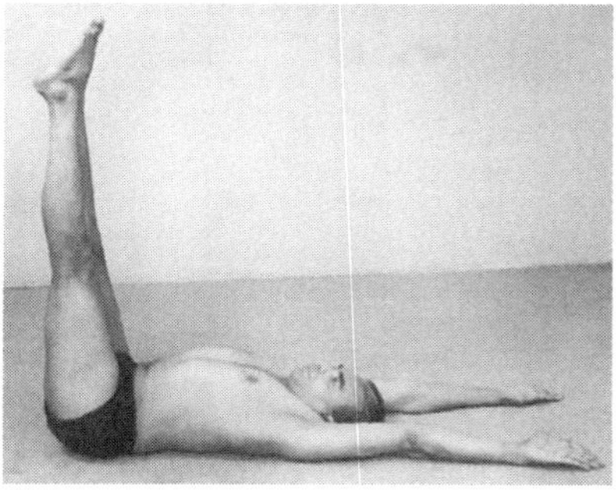

279

⑥息を吐きながらゆっくりと両足を下ろして休む。

⑦②～⑥を３～４回繰り返す。ただし、上記③・④・⑤の一連の動きを１回でできない場合は、各動作のあとで休み、ひとつずつ行なってもよい。

〈効果〉

腹部のぜい肉をとりのぞくのにすばらしい効果がある。腰を強くし、腹部内臓の調子をととのえる。胃の異常を治し、腹にたまったガスをとりのぞく。

107. チャクラアサナ

Chakrāsana（写真280－283）☆☆☆☆

チャクラとは「輪」という意味。このポーズでは、あおむけに寝て両足をそろえて上げ、ハラアサナ（写真239）のように頭越しに両足を移動させる。両手は手首を返し、耳のそばにおく。回転する動きが輪のようにみえるのでこの名がついた。

〈方法〉

①あおむけに寝る（写真219）。

②息を吐きながら両足を上げ、頭越しに移動させる。ハラアサナのときのように足先を床につける。ここで２、３回呼吸する。

③手を頭の向こうへもっていき、ひじを曲げ、指先を足と反対側に向け、てのひら全体を肩のそばの床につける（写真280）。

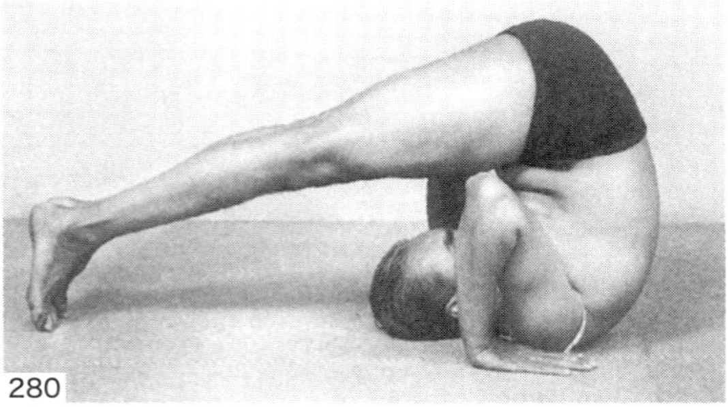

280

④息を吐きながらてのひらを床に押しつけ、両足をさらに伸ばし、頭頂を軸にして首をもちあげていく（写真281－283）。

⑤次に両腕を伸ばし、アドー・ムカ・シュヴァーナアサナに入る（写真75）。

⑥腕を曲げて身体を床に下ろし、あおむけになり休む。

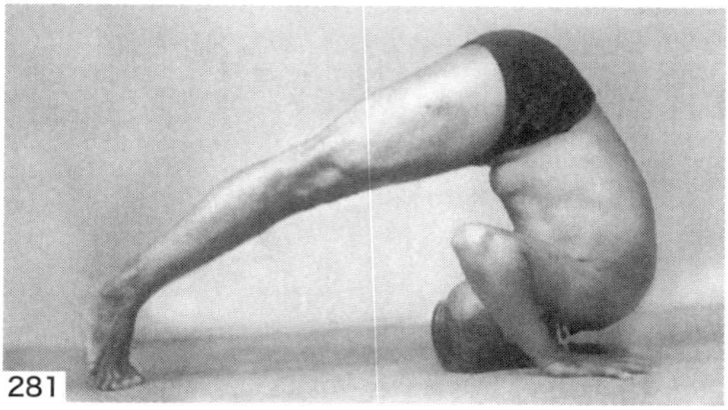

281

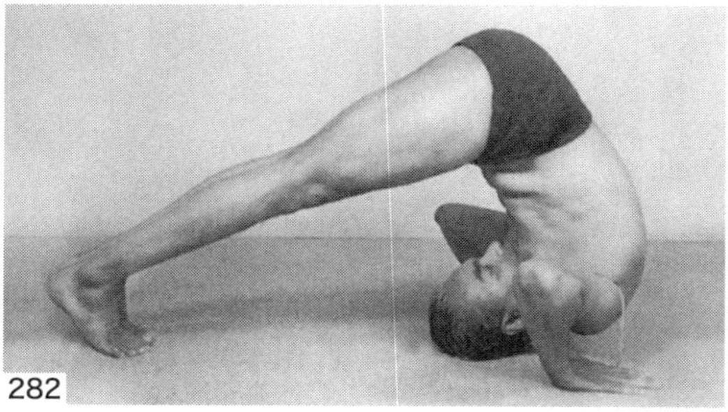

282

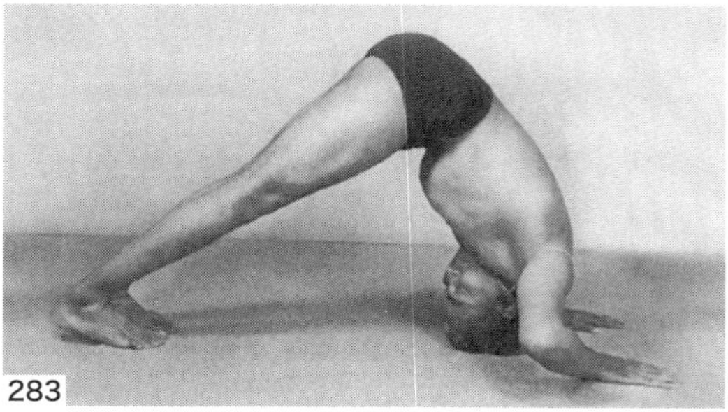

283

〈効果〉

　このアサナは腹部内臓と背骨の働きをととのえる。身体を回転することにより、脊椎のまわりの血行を促進し、若返らせる。胃の異常と肝臓のだるさに悩む人に適している。

108. スプタ・パーダーングシュタアサナ

Supta Pādānguṣṭhāsana（写真285）★☆☆☆

スプタは「横たわる」、パーダは「足」、アングシュタは「足の親指」を意味する。このアサナには３つの段階がある。

〈方法〉

①あおむけに寝る。両ももの内側、外側の筋肉を上にひきあげるようにしてひざを伸ばす（写真219）。

②息を吸いながら、左足を90度まで上げる。右足は床の上で完全に伸ばす。右手を右ももの上におく。

③左手を上げ、親指、人差指、中指で左足の親指をつかむ（写真284）。ここで３、４回深呼吸する。

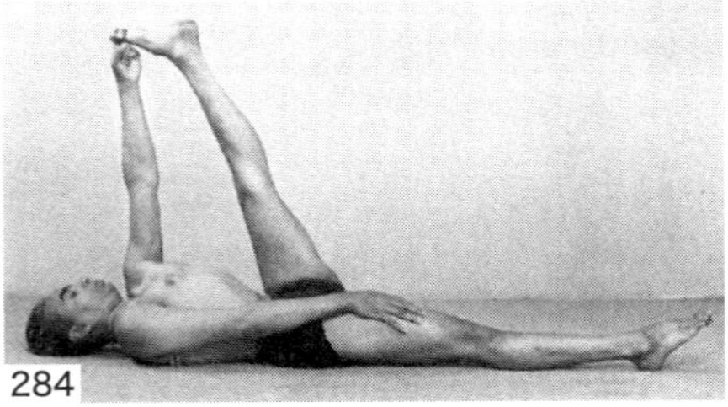

284

④息を吐きながら、肋骨はひろげた状態で頭と上体をもちあげ、あごを左ひざにつける（写真285）。ふつうに呼吸しながら、この状態を約20秒間保つ。このとき右足は完全に伸ばし、床につけておく。

⑤息を吸いながら頭と上体を床まで下ろし、左足を垂直まで戻す。こ

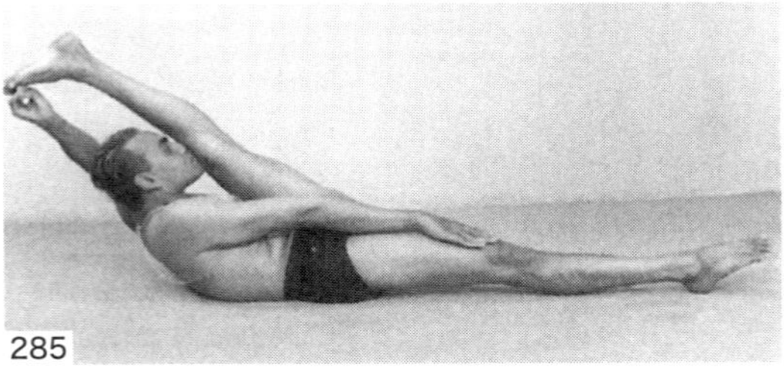

285

こまでが第１段階である。

⑥息を吐きながら左足の親指をつかんで左ひざを曲げ、左足親指を右肩に引きつける。左ひじを曲げ、左手を後方にまわし、頭をむこうずねと左下腕部の間に入れるようにしてもちあげる（写真286）。この状態で２、３回深呼吸する。

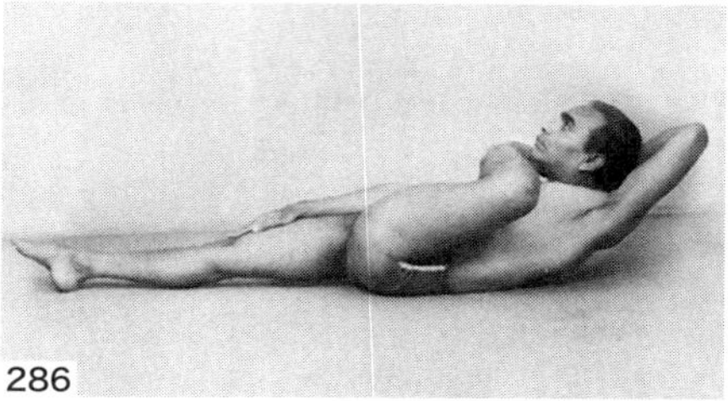

286

⑦息を吸いながら頭を床に戻し、左手を頭の前に戻し、左手、左足を伸ばす。この間、足の親指はつかんだままである（写真284）。この動作の間、右足は完全に伸ばし、床につけておく。右手は右ももの上においたままである。ここまでが第２段階である。

⑧息を吐きながら、頭と上体の位置を変えず、右足を床から離さないようにして左手と左足を左横の床につける（写真287）。つかんでいる足の親指を離さないようにし、左足を肩の線までもってくる。左ひざを曲げないで、ふつうに呼吸しながらこの状態で約20秒間保つ。

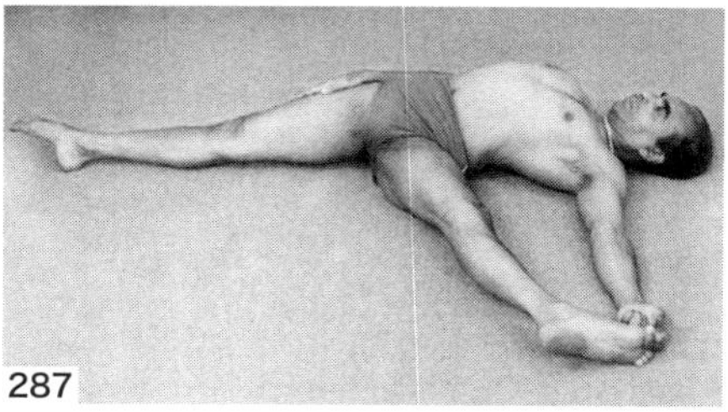

287

⑨次に息を吸いながら、左ひざを曲げないようにして、床に垂直になるまで左足を戻す。つかんでいる左足の親指を離さず、床の上に伸ばしている右足の位置を変えないこと（写真284）。

⑩息を吐きながら足の親指を離し、左足を床に下ろし、右足にそえる。左手を左もも上におく。ここまでが第3段階である。初めのうちは、床につけたままの足を伸ばしておくことはむずかしいので、補助者にそのひざの少し上のもも部分を押さえてもらい、足の裏を壁に押しつけるようにして行なうようにしてもよい。

⑪左側でこの3つの段階を行なったあと、2〜3回呼吸して、今度は左右を逆にして、右側も同じ時間だけ行なう。

〈効果〉

このポーズにより、足が正しく発達する。坐骨神経痛や足の麻痺には効果が大きい。足、臀部の血行を促し、その部分を若返らせる。股関節を柔軟にし、ヘルニアを防ぐ。女性も男性も行なってよい。

109. アナンタアサナ

Anantāsana（写真290）☆☆☆☆☆☆☆☆☆

アナンタは「ヴィシュヌ」または「シェーシャ」のこと。ヒンドゥーの神話によると、ヴィシュヌは原初の海で、千の頭をもつ蛇シェーシャの上で眠るとされている。

〈方法〉

①あおむけに寝る（写真219）。息を吐きながら身体を横にまわし、側面を床につける。

②頭をもちあげ、左手をまっすぐ伸ばし、身体を一直線にする。次に左ひじを曲げ、左のてのひらを頭にあて、頭を支える（写真288）。

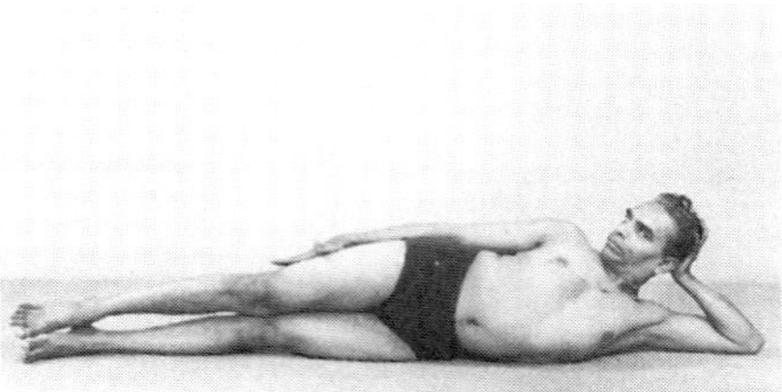

288

ふつうに呼吸するか、深呼吸しながらこの状態を２、３秒保つ。
③右ひざを曲げ、右手の親指、人差指、中指で右足の親指をつかむ（写真289）。

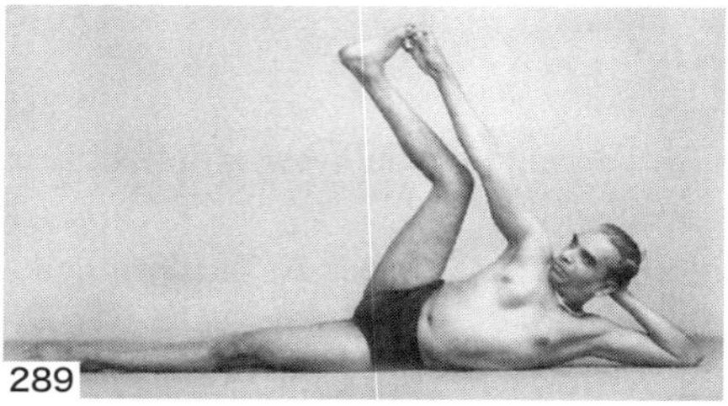
289

④息を吐きながら右手を伸ばし、右足を90度まで上げる（写真290）。
ふつうに呼吸しながら15～20秒間この姿勢を保つ。

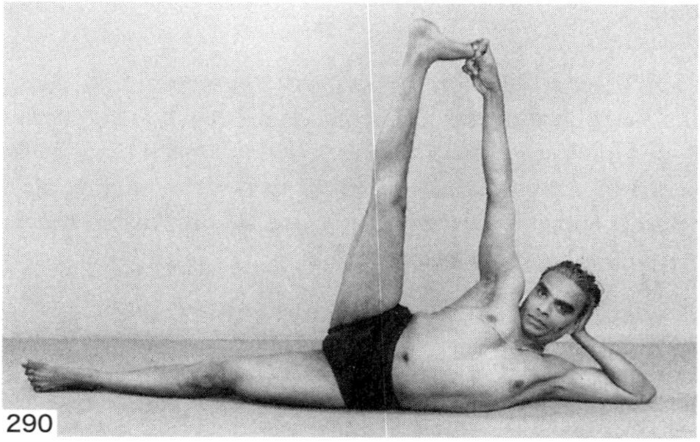
290

⑤息を吐きながら右ひざを曲げ、前の②の状態に戻る。
⑥左のてのひらから頭を下ろし、あおむけに戻る（写真219）。
⑦反対側も同時間だけ行なう。

〈効果〉

骨盤周辺に刺激を与える。ハムストリングをととのえる。このアサナはまた、背中の痛みをとりのぞき、ヘルニアの防止に役立つ。

110. ウッターナ・パーダアサナ

Uttāna Pādāsana（写真292）☆☆☆☆☆☆☆☆☆☆

ウッターナは「伸びた」とか「あおむけに寝る」こと。パーダは「足」である。

〈方法〉

①両ひざを伸ばして、あおむけに寝る（写真219）。この状態で３、４回深呼吸する。

②息を吐きながら背中を床から上げ、のどを伸ばし頭頂を床につけ、そらしていく（写真291）。頭頂を床につけることができない場合は、両手を頭の横にもっていき、胸椎、腰椎にあたる背中の部分をもちあげ、頭と首をそらせ、手を床の上に戻す。この状態で２、３回呼吸する。

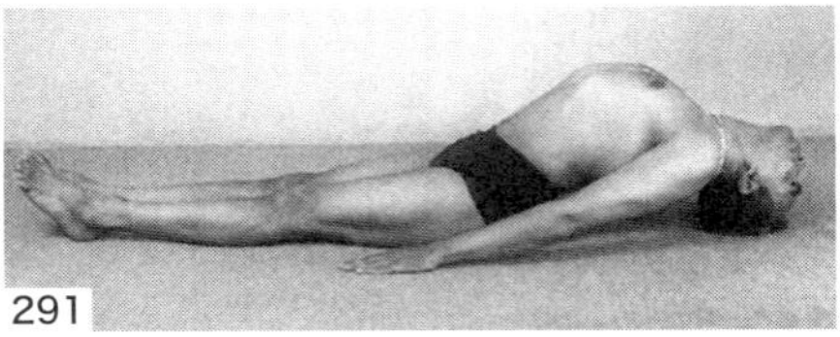

291

③肋骨を開き、背中を上下に伸ばし、息を吐きながら両足を45度ほどもちあげる。両手を上げ、てのひらを合わせ、両腕を足と平行にする（写真292）。両手両足は伸ばしておく。ひじ、ひざも曲げてはならない。両もも、両ひざ、両足首、両足は、互いにつけておく。

④肋骨を完全にひろげ、ふつうに呼吸しながら、１分間このポーズを保つ。このとき、身体は頭頂と尻のみで支えられている。

⑤息を吐きながら両足、両腕を下ろし、首を戻してゆるめ、上体を下ろし、あおむけになって休む。

〈効果〉

胸部を完全に広げる。胸椎を柔軟に健康にする。首、背中の調子をととのえ、甲状腺に新鮮な血を送ることによって、のど周辺の血行が促進され、甲状腺の働きが活発になる。腹筋を伸張、強化する。

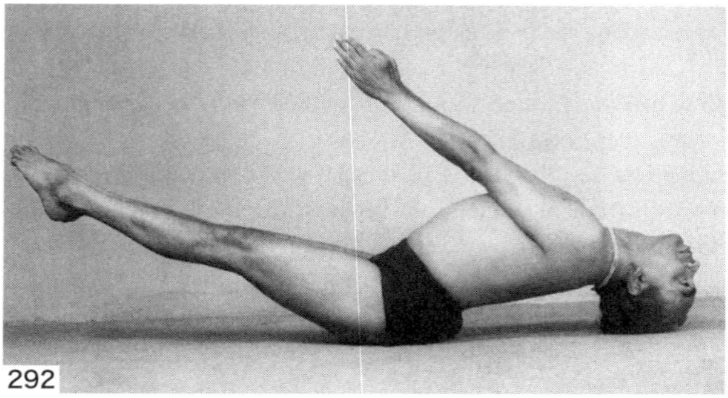

292

111. セツ・バンダアサナ

Setu Bandhāsana（写真296）★☆☆☆☆

セツは「橋」、セツ・バンダは「橋をかける」という意味。身体をアーチ状にして、頭頂部と足で支えるので、この名がついた。

〈方法〉

①あおむけになり（写真219）、2、3回深呼吸をする。

②ひざを曲げ、両側に開き、かかとを尻の方に近づける。

③かかとを合わせ、足の小指側を床につける。

④両手を頭の横におき、息を吐きながら上体をもちあげ、頭頂を床につけて上体をそらせる（写真293）。のどを上に伸ばし、できるだけ上体をもちあげ、頭頂をできるだけ尻の方に近づける。

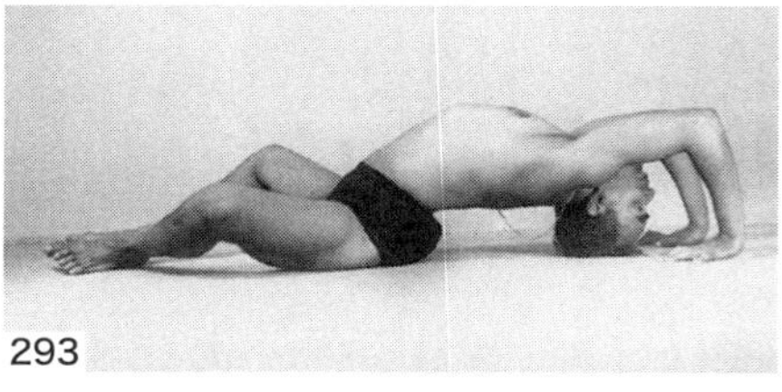

293

⑤胸の上で両腕を互いに組み（写真294）、2、3回呼吸する。

⑥息を吐きながら尻をもちあげ（写真295）、両足をまっすぐ伸ばす（写

真296)。両足を合わせ、足の裏を床にしっかり押しつける。全身が橋、あるいはアーチを形づくる。一端は頭頂、他端は足で支えられている。

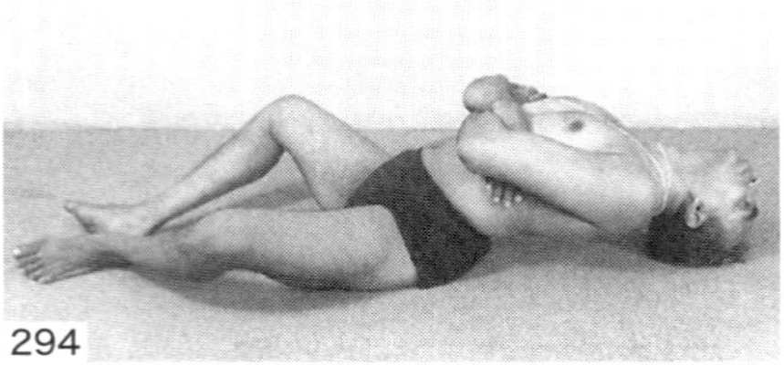
294

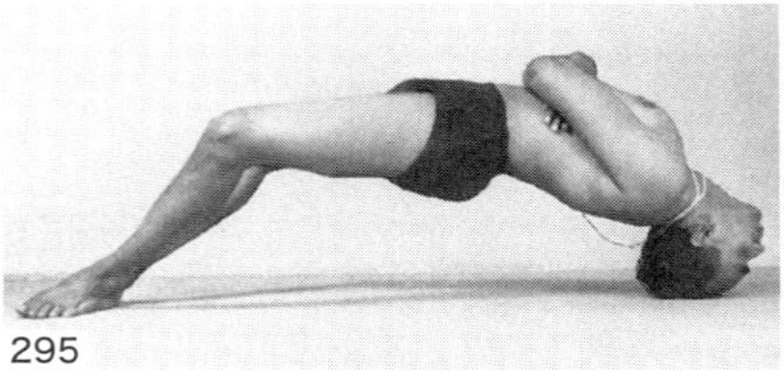
295

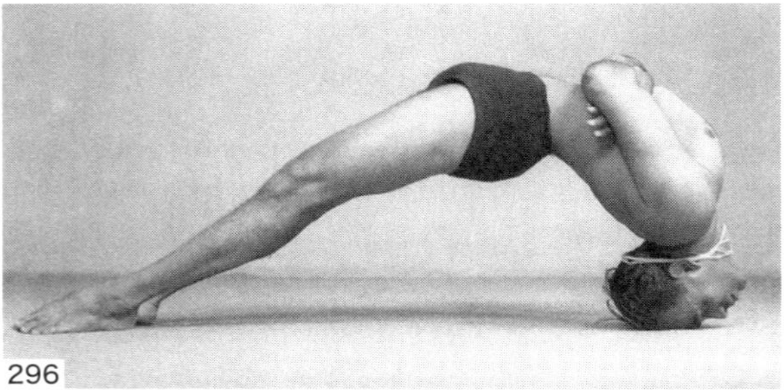
296

⑦ふつうに呼吸しながら、２、３秒間この状態を続ける。

⑧息を吐きながら、腕をほどき、手を床に下ろす。ひざを曲げ、足と上体を床まで下ろし、頭をゆるめ、あおむけに寝て休む。

〈効果〉

首を強化し、頸椎、胸椎、腰椎、仙椎の調子をととのえる。背中の伸筋が強化され、臀部が収縮し、しまってくる。松果腺、脳下垂体、甲状腺、副腎の血行を促進し、働きを正常にする。

112. バラドヴァージャアサナ Ⅰ

Bharadvājāsana I (写真297・298) ☆

バラドヴァージャは、『マハーバーラタ』に語られている軍事指導者。このアサナは、バラドヴァージャに捧げられたものである。

〈方法〉

①両足を前に伸ばしてすわる (写真77)。

②両ひざを曲げ、両足を尻の右側につける。

③尻を床から離さないようにして、両側肋骨を均等に開き、上体を左へ45度ねじる。右手を伸ばして、左もも外側につけ、左ひざの下に入れる。このとき、てのひらは床につける。

④息を吐きながら、左手を肩から後ろにまわし、ひじを曲げて左手で右上腕をつかむ。

⑤首を右にねじり、右肩の上方を見る (写真297・298)。

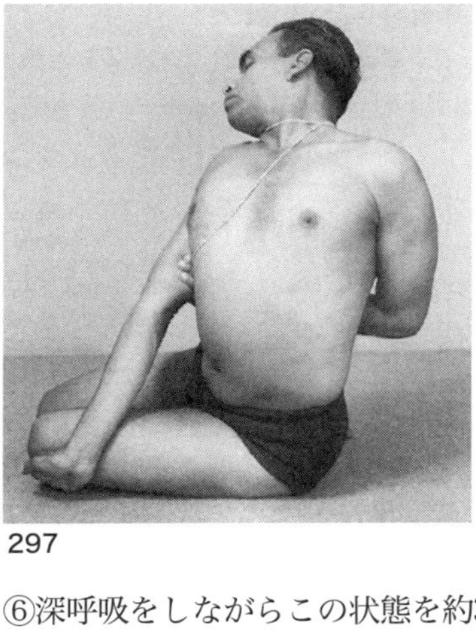

297

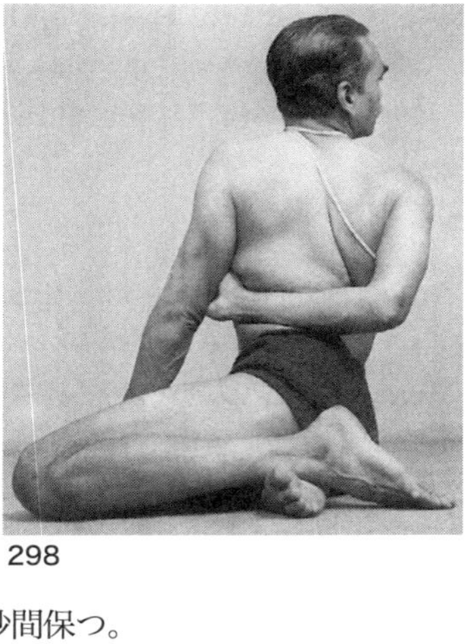

298

⑥深呼吸をしながらこの状態を約30秒間保つ。

⑦手を離し、両足を伸ばし、反対側も同様に行なう。つまり両足を左尻のそばにおき、上体をねじり、左手を伸ばしててのひらを右ひざの下に入れる。右手で左ひじ上部を後ろからつかむ。こちら側も同

じ時間だけ行なう。

〈効果〉

この簡単なアサナは胸椎、腰椎を刺激し、背中を柔軟にするので、他の横にねじるポーズがむずかしい人に適している。関節炎にも効果的である。

113. バラドヴァージャアサナ II

Bharadvājāsana II（写真299・300）☆☆

〈方法〉

①両足を前に伸ばしてすわる（写真77）。

②左ひざを曲げ、左足を両手でつかみ、右ももつけ根を骨盤近くにもっていき、左かかとをへその近くに引き寄せる。つまり左足は、半パドマアサナ（半跏趺坐）の状態である。

③右ひざを曲げ、右かかとを右尻の外側に近づける。右ふくらはぎの内側を右ももの外側につける。両ひざは、お互いに近づけ床につける。

④息を吐きながら左手を肩から後ろにまわし、右尻の近くにもっていき、左足をつかむ。

⑤右手を伸ばし、左もものひざ外側に近づけ、左ひざの下に入れる。てのひらは床につけ、指先は右に向ける（写真299・300）。

⑥左足をしっかりつかみ、左右肋骨を均等に開くようにし、上体をできるだけ左にねじる。首も、その方向にねじり肩の上方を見る。

⑦ふつうに呼吸するか、深呼吸しながら30秒から１分間この姿勢を保つ。

⑧元の状態に戻り、反対の側も同様に同じ時間だけ行なう。

⑨両側を行なったら両足を伸ばし、腕も伸ばして休む。

〈効果〉

ひざと肩が柔らかくなる。背骨が柔軟な人にはそれほど効果がないが、関節炎で悩む人にはたいへん効果的である。

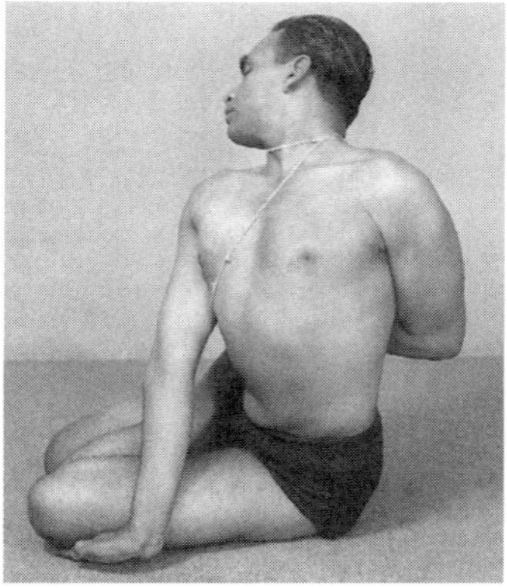

299

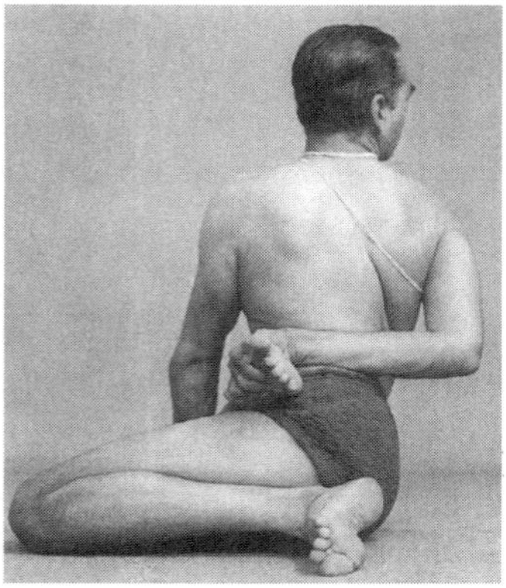

300

114. マリーチアサナ Ⅲ

Marīchyāsana III（写真303・304）★

すわって横にねじるポーズのひとつである。

〈方法〉

①両足を前に伸ばしてすわる（写真77）。

②左ひざを立て、足の裏全体を床につける。左足のむこうずねは床と垂直にし、ふくらはぎは、ももの裏側につける。そして左かかとを股間近くにおく。左足の親指側を、前に伸ばした右足のももの内側につける。

③息を吐きながら、左右肋骨を等しく開くようにし、背骨を90度左にねじる。このとき、胸部は左ひざよりも左に、右腕は左ももの上にもっていく（写真301）。

④右肩を左ひざにつけ、背骨をさらに左にねじると同時に、右腕を前方に伸ばす。背骨をねじるとき、とくに第11・12肋骨を伸ばす（写真302）。この状態で２呼吸する。

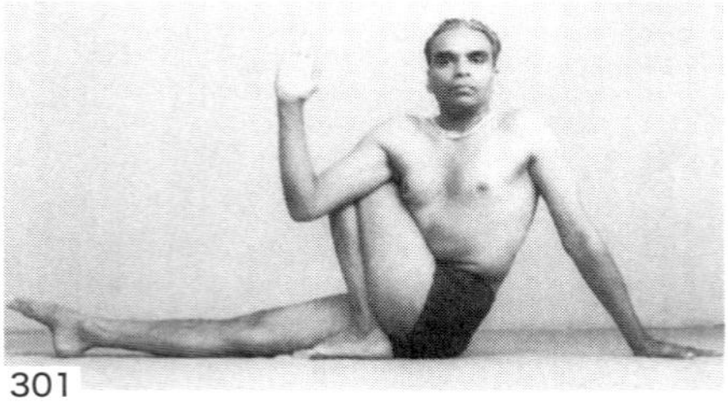

301

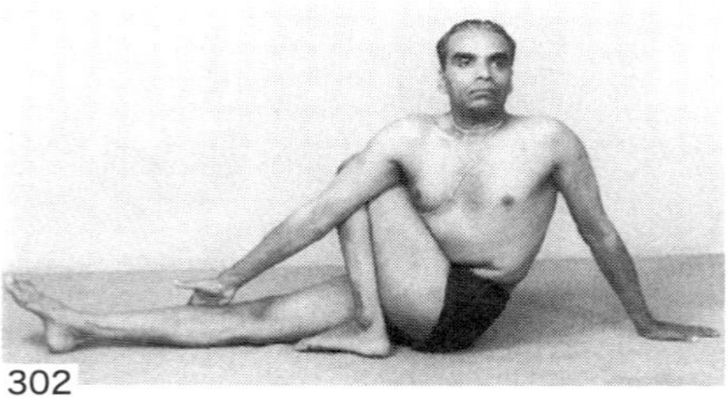

302

⑤息を吐きながら右腕を左ひざにまきつけ、ひじを曲げ、手首を腰にもっていく。この状態で息を吸う。

⑥息を深く吐きながら、左手を肩から後ろにまわし、右手をつかむか、反対に右手で左手をつかむ（写真303・304）。初めのうち、上体をねじるのはむずかしいが、練習次第でわきの下と立てたひざがつくようになる。腕を立てているひざにまきつけたあと、片方の手で、もう一方の手をつかむこともむずかしいが、指をつかみ、てのひ

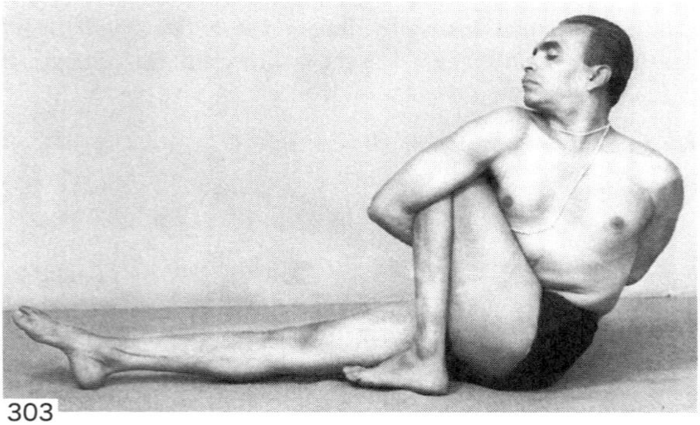

303

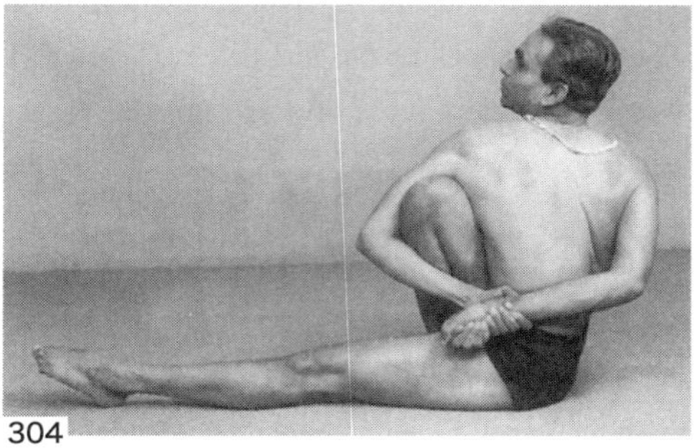

304

ら、手首とだんだんつかめるようになる。

⑦右腕は、しっかり左ひざにつける。右わきの下と立てた左ひざには、すきまがない。

⑧後ろで手をつかんだあと、つかんだ手をひっぱり、背骨をさらに左へねじる。

⑨伸ばした右足全体は床につけておく。初めのうち、これはたいへんむずかしい。ももの筋肉を伸ばして、ひざ頭をももの方にひきあげるようにする。両ももの内側と外側の筋肉を骨盤の方に引きつけるように伸ばし、またふくらはぎの筋肉も伸ばす。そうすると足を床につけておくことができる。

⑩ふつうに呼吸しながら30秒から１分間この姿勢を保つ。伸ばした一方の足を見るか、肩の上方を見る。

⑪手をほどき、上体のねじりを戻し、立てたひざを伸ばし床に下ろす。

⑫反対側も同様に行なう。

〈効果〉

このアサナを定期的に行なうと、激しい背中の痛み、腰痛、尻の痛みを早くとりのぞくのに役立つ。肝臓と脾臓が収縮するので、調子がととのい、そのだるさが消える。首の筋肉が強化される。肩の捻挫や肩関節のずれを治し、肩の可動性を増す。腸にもよい。けれども、やせた人には効果が少ない（やせた人たちのために効果的なポーズをあとで紹介する）。腹部を締める。

115. マリーチアサナ Ⅳ

Marīchyāsana IV（写真305）★☆

この変形ポーズは、マリーチアサナⅡ（写真146）とマリーチアサナⅢ（写真303）の組み合わせである。

〈方法〉

①両足を前に伸ばしてすわる（写真77）。

②右ひざを曲げ、右足を左もものつけ根の上におく。右かかとはへそを押す。足先は伸ばす。右足は半パドマアサナである。

③左ひざを立て、足の裏全体を床につける。むこうずねを床と垂直にし、左ももの裏側を左ふくらはぎにつける。左かかとを股間につける。

④息を吐きながら、背骨を90度ほど左にねじり、右わきの下を左ももの外側につける。

⑤右肩を左ひざより、やや左にもっていき、第11・12肋骨をとくに伸ばす。さらに背骨を伸ばすと同時に、右腕を前方に伸ばす。1呼吸する。

⑥息を吐きながら、右腕を左ひざにまき、右腕を曲げ、右手を腰につける。右わきの下で左ひざをしっかり押さえ、締めつけ、一息吸う。

⑦強く息を吐きながら、左手を肩から後ろにまわし、右手をつかむ。肋骨を開くようにして背骨を伸ばす（写真305・306）。

⑧この状態を30秒間保つ。呼吸が速くなる。

⑨手と足をほどく。

⑩以上の過程を、左右を逆にして繰り返す。反対側も同じ時間だけ続ける。手をほどき、足を伸ばして休む。

〈効果〉

かかとでへそを押し、また手を背後でつかむことにより、へそ周辺の神経を若返らせる。肝臓、脾臓、膵臓の働きをととのえる。肩関節に生じるカルシウム沈着を溶かして、肩の可動性を増す。

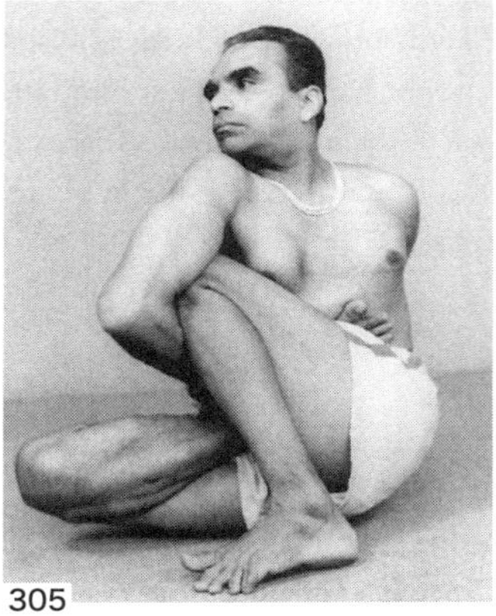

305

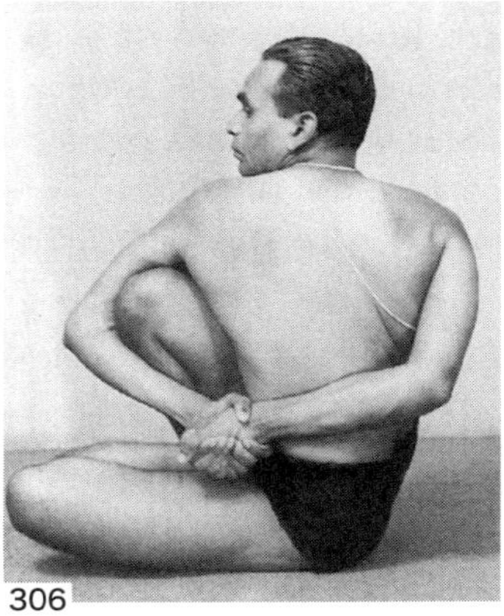

306

116. アルダ・マツィエンドラアサナ Ⅰ

Ardha Matsyendrāsana I (写真311・312) ☆☆☆☆☆☆☆☆

アルダは「半分」。『ハタ・ヨガ・プラディーピカー』では、マツィエンドラは、ハタ・ヨガの創始者の一人であると述べられている。

シヴァが孤島に行って、妻のパールヴァティにヨガの神秘について説明した。そのとき、海岸の近くにいた1尾の魚が身動きせず、その説明に耳を傾けていた。シヴァはその魚がヨガを体得したと解り、その魚に水をふりかけた。すると、その魚は神のような姿になり、マツィエンドラ（魚族の王）となって、ヨガの知識を広めた。

背骨を最高にねじるパリプールナ・マツィエンドラアサナ（写真336・339）は、マツィエンドラに捧げられている。アルダ・マツィエンドラは、そのアサナをやさしくしたものである。

〈方法〉

①両足を前に伸ばしてすわる（写真77）。

②左ひざを曲げ、ももの裏側とふくらはぎを合わせる。尻を床から上げ、左足を尻の下におき、左かかとが左尻の下にくるように、左足

の上にすわる。このとき、左足の小指側が床につくようにする。そうしないと足の上にすわることはできない。この状態で安定させる。

③次に右ひざを曲げ、床からもちあげて立てる。左ももの外に、右足をおく。右足首の外側を左ももの外側にあてる。この状態でバランスをとる。このとき、右むこうずねは常に床に垂直に保つ (写真307)。

④左わきの下が右ももの外側にくるまで、上体を90度ほど右にねじる。左わきの下を右ひざの上にもってくる (写真308)。息を吐きながら左手を肩から伸ばし、右ひざにからませる。左ひじを曲げ、手首を腰にまわす。

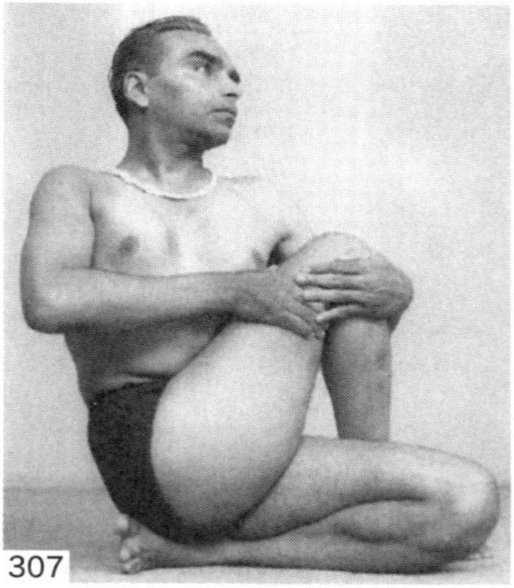

307

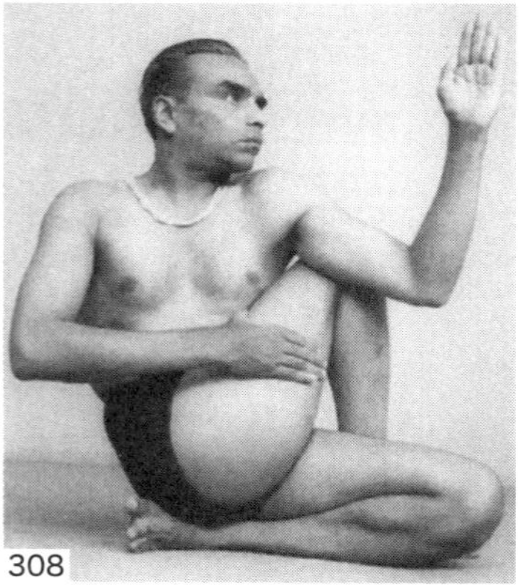

308

⑤左腕は立てている右ひざをしっかり押さえ、左わきと右ひざは密着させる。これを完全に行なうために、息を吐きながら、上体を前方に倒す。この状態で２呼吸耐える。

⑥深く息を吐きながら、右腕を肩から後ろにまわし、右ひじを曲げ、両腕を腰につけ、左手をつかむか、あるいは左手で右手をつかむ。初めのうちは、１本か２本の指がつかめる程度になる。練習により、てのひら手首もつかめるようになる (写真309)。

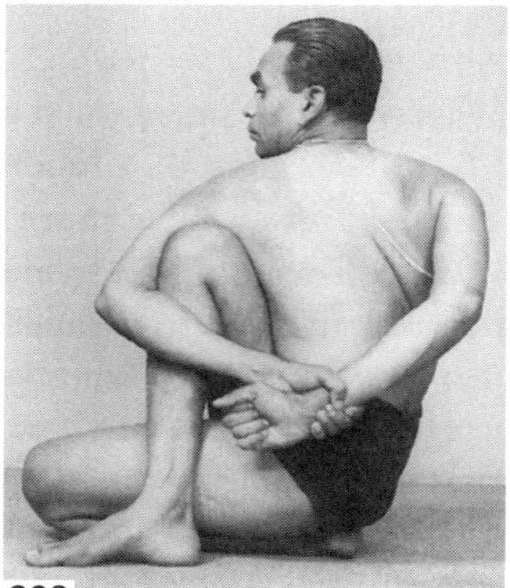
309

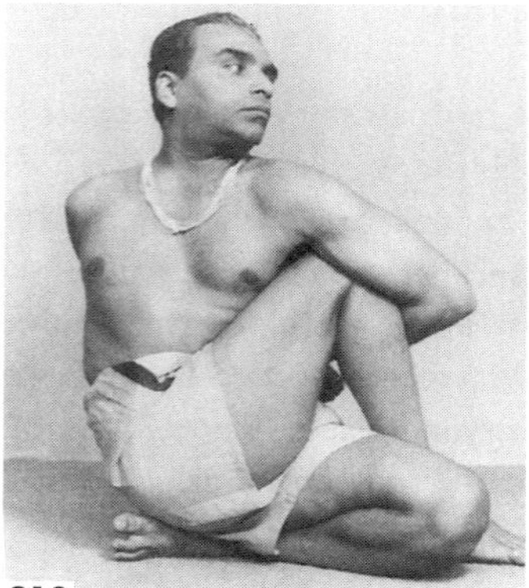
310

⑦首は左にねじり、左肩の上方を見てもよいし（写真310）右にねじって肩の中央部を見つめてもよい（写真311・312）。首を左にねじると背骨をさらにねじることができる。

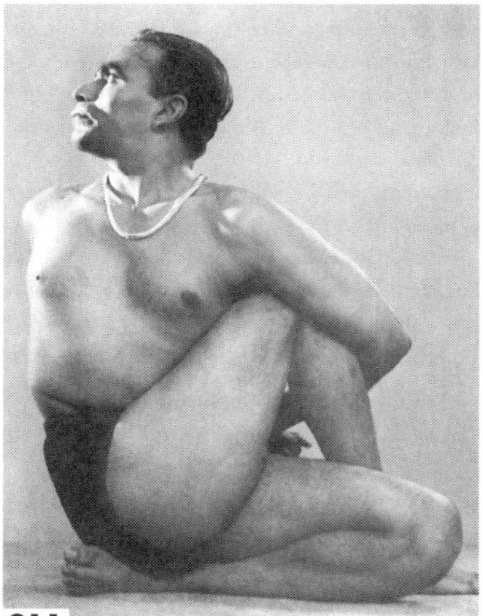
311

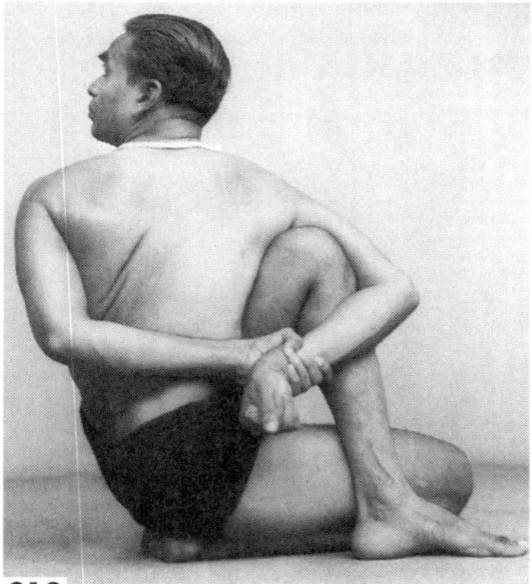
312

⑧背骨をねじることにより、横隔膜が圧迫されるので、初めは呼吸が速くなるが、気にしないでもよい。少し練習すれば、ふつうの呼吸で30秒～１分間続けられるようになる。
⑨手をほどき、右足を床から離し、伸ばしてから、左足を伸ばす。

⑩反対側も同じ時間だけ行なう。つまり右足を曲げ、右足の上にすわり、右かかとは右尻の下にくる。左足首の外側が右ももの外側にくるようにする。上体を90度左にねじり、右わきの下を左ひざの上にもっていき、右腕を左ひざにまきつける。右ひじを曲げ、右手を腰につける。ここで２呼吸し、完全に息を吐きながら、左腕を肩から後ろにまわし、左ひじを曲げ、手をつかむ。最後に手足をほどき休む。

⑪初めのうちは、腕を反対側のひざにまきつけることは不可能かもしれない。その場合には、ひじを曲げないで手を伸ばし、足先をつかんでもよい（写真313・314）。

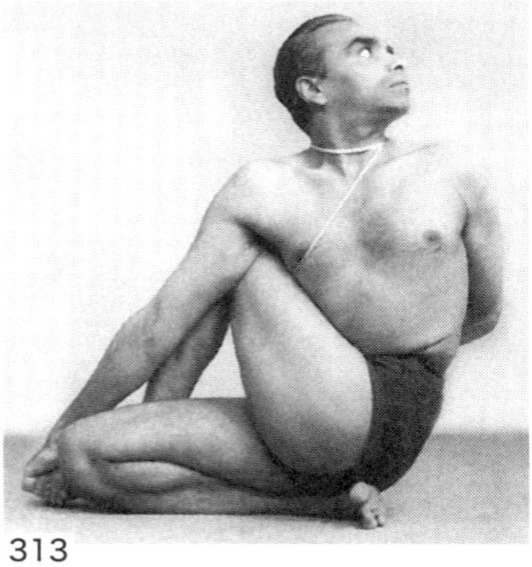

313

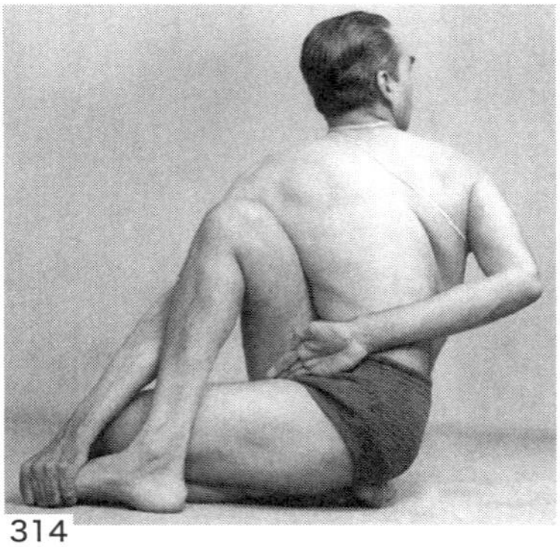

314

腰の後ろで手をつかめるようになるまでには時間を要する。次第に腕が後ろに伸びるようになり、てのひら・手首と順々につかむことができるようになる。手首がつかめるようになったら、さらにもっと上の部分をつかむようにする。片足の上にすわることがむずかしいので、初心者は、床にすわってもよい（写真315・316）。

〈効果〉

マリーチアサナⅢ（写真303）のところで述べたのと同じ効果があるが、このアサナでは、動きがさらに激しいので効果もそれだけ大きい。マリーチアサナⅢでは上腹部が圧迫されるのに対し、このアサナでは下腹部が刺激を受ける。規則的にこのアサナをすると、膀胱や前立腺の肥大を妨ぐことができる。

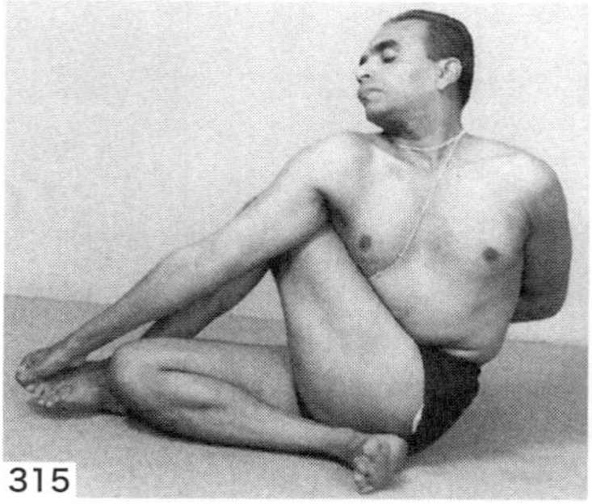
315

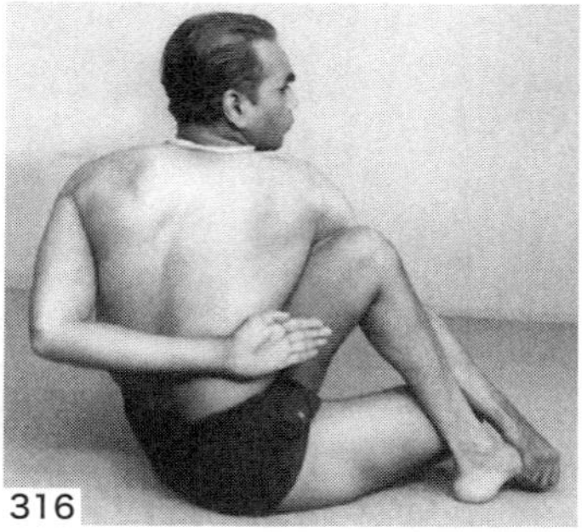
316

117. マーラアサナ　I

Mālāsana I（写真321）☆☆☆☆☆☆☆☆☆

マーラーとは「花輪」のこと。手が首から花輪のようにたれるので、この名がついた。

〈方法〉

①両足、両ひざをそろえてしゃがむ。足の裏は、完全に床につける。尻を床から上げ、バランスをとる（写真317)。

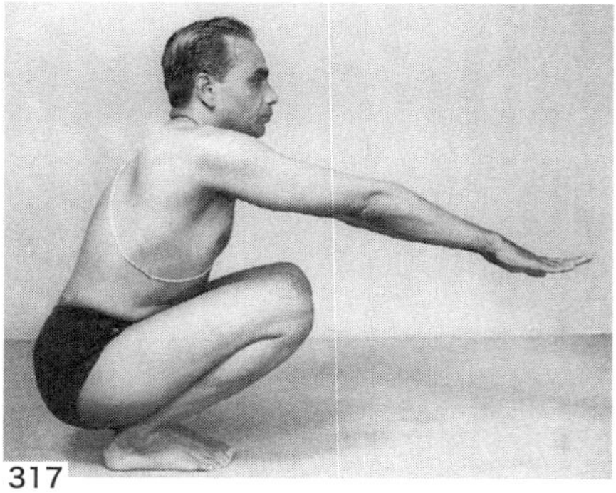
317

②ひざを開き、上体を前屈する。

③息を吐きながら、ひじを曲げ、足を包むようにして、てのひらを床

につける（写真318）。

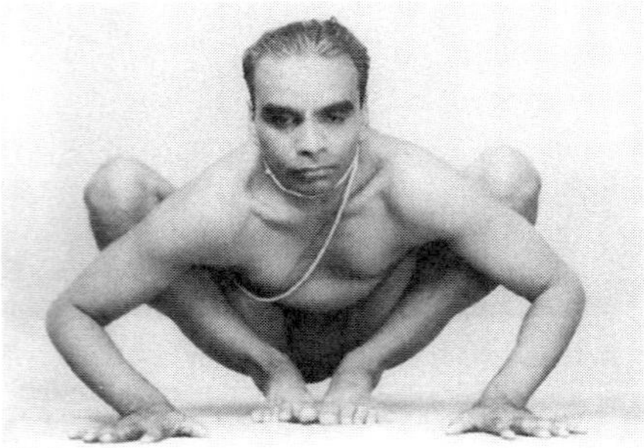

318

④片手でひざを包むように後ろにまわし、次にもう一方の手も後ろにまわし、片方の手でもう一方の指をつかむ（写真319・320）。

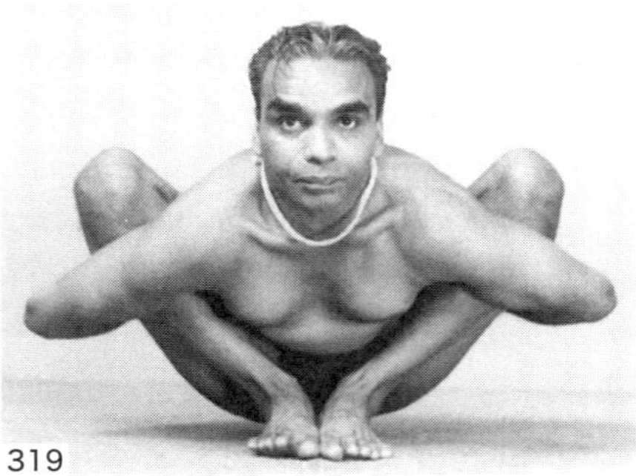

319

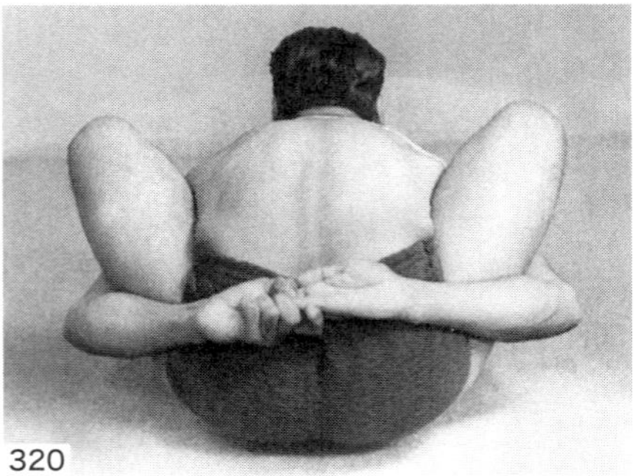

320

⑤背中を伸ばし、首を上げる。
⑥ふつうに呼吸しながら、30秒から1分間この状態を保つ。
⑦次に息を吐きながら前屈し、頭部を床につける（写真321）。再びふつうに呼吸しながら30秒から1分間この状態にとどまる。

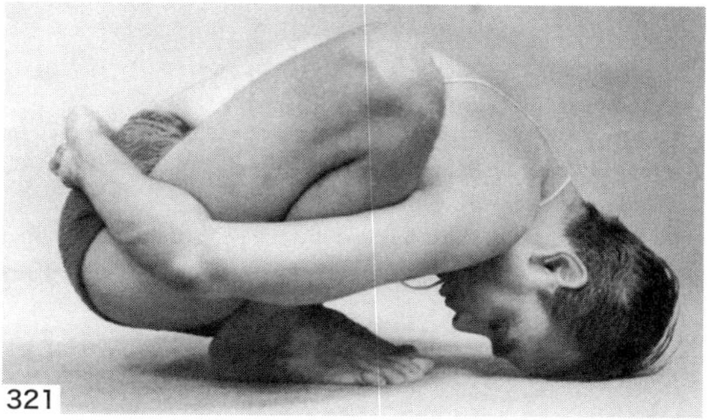
321

⑧息を吸いながら頭を床から離し、⑤の姿勢に戻る。
⑨手をほどき、横たわって休む。

〈効果〉

腹部内臓の調子をととのえ、背中の痛みをとりのぞく。

118. マーラアサナ II

Mālāsana II（写真322）☆☆

〈方法〉

①両足、両ひざをそろえてしゃがむ。足の裏は床に完全につける。尻をやや上げてバランスをとる（写真317）。
②ももとひざを開き、両わきがひざより前方にくるように前屈する。
③両手で足首の後部をつかむ。
④足首をつかんだあと、息を吐きながら額を足先につける（写真322）。
⑤ふつうに呼吸しながら、この状態を約1分間続ける。
⑥息を吸いながら頭を上げ、足首を離し、横になって休む。

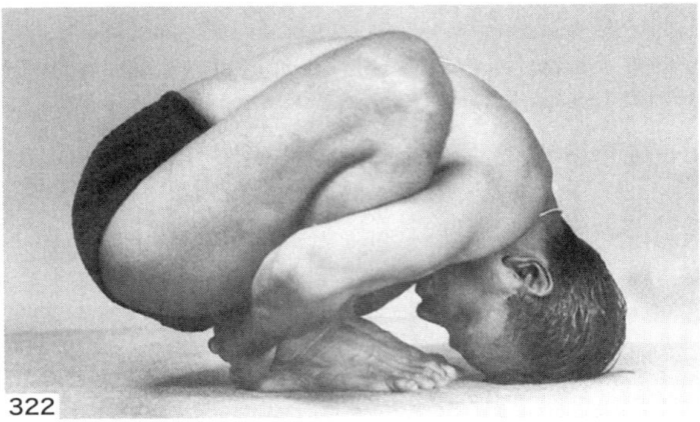

322

〈効果〉

腹部内臓が刺激を受け、強化される。月経期間中の腰痛をやわらげる。

119. パーシャアサナ

Pāśāsana（写真328・329）★☆☆☆☆☆

パーシャとは「縄」「いましめ」を意味する。片腕をひざにまきつけ、他方の腕を後ろにまわして、両手で身体と足を縛るかっこうになるので、この名がついた。

〈方法〉

①両足、両ひざをそろえ、しゃがむ。足の裏を床にぴったりつける。

②両ひざ、両足はお互いにつけたまま、尻を床から上げ、バランスをとる（写真317）。

③②の状態が安定したら、上体を90度右に、つまり左わきの下が右ひざの少し上、外側にくるまでねじる（写真323）。完全にねじるためには、左ひざを約3センチほど前に出すとよい。

④息を吐きながら左手を肩から伸ばす（写真324）。左わきと右ももは密着させる。左腕を右ひざに大きくまき、左腕を左足の方に曲げ、左尻に近づける。息を吸う。

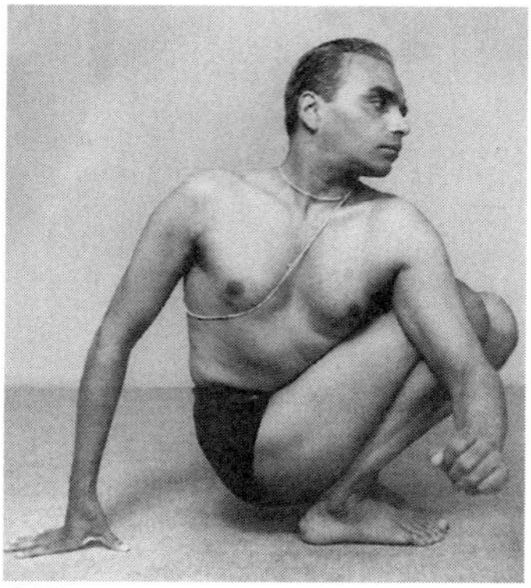
323

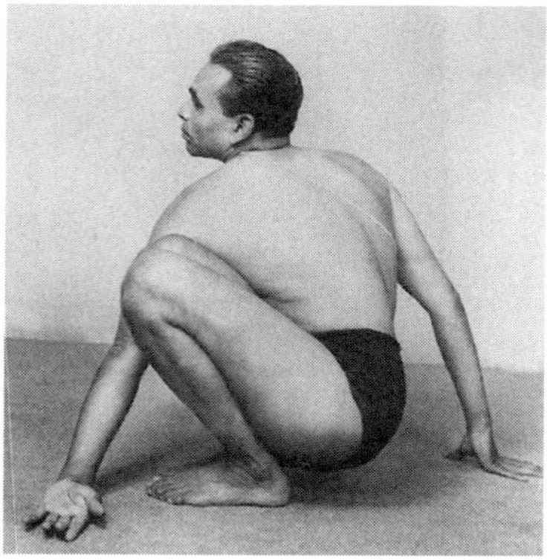
324

⑤息を吐きながら右手を肩から後ろにまわし、右ひじを曲げ、左尻近くで左指をつかむ（写真325）。

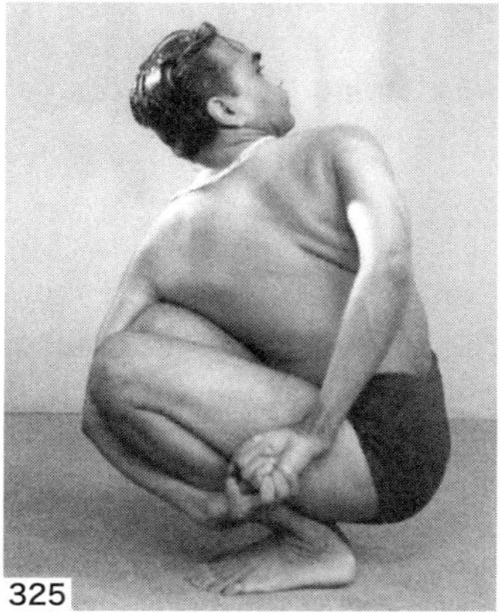
325

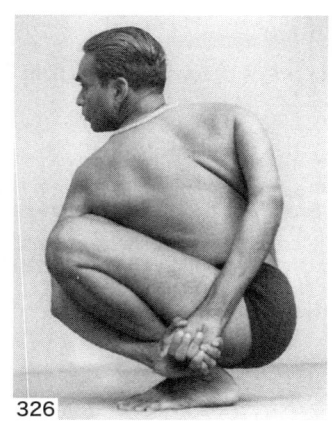

326

⑥次にてのひらをつかみ（写真326）、それがやさしくなったら手首をつかむ（写真327－329）。
⑦バランスを維持するために、ふくらはぎの筋肉を伸ばす。背骨をできるだけ右にねじって、ふつうに呼吸しながら30秒から１分間続ける。首を左か右にねじり、肩上方を見る。
⑧手をほどき、反対側も繰り返す。

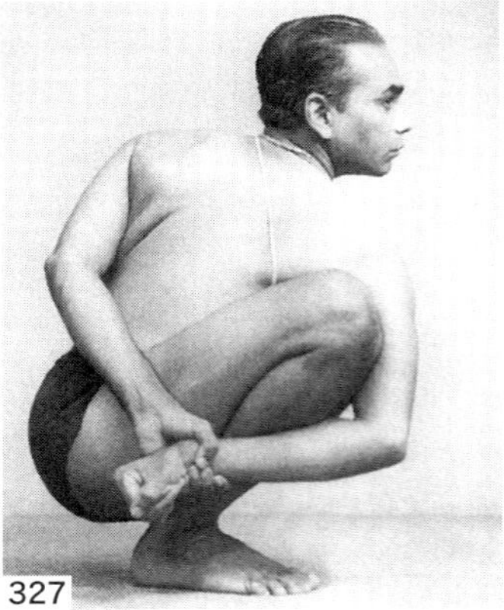

327

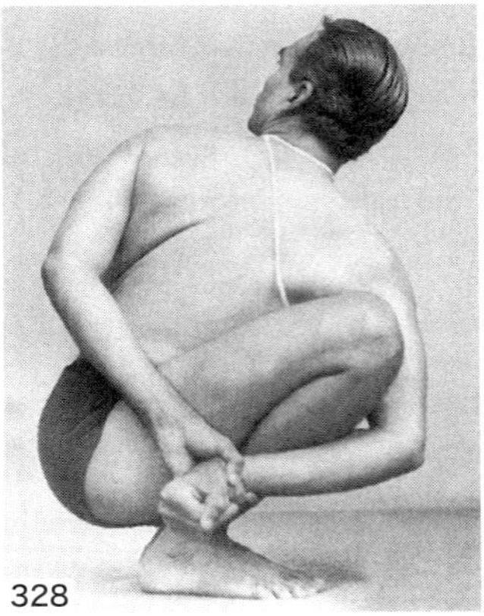

328

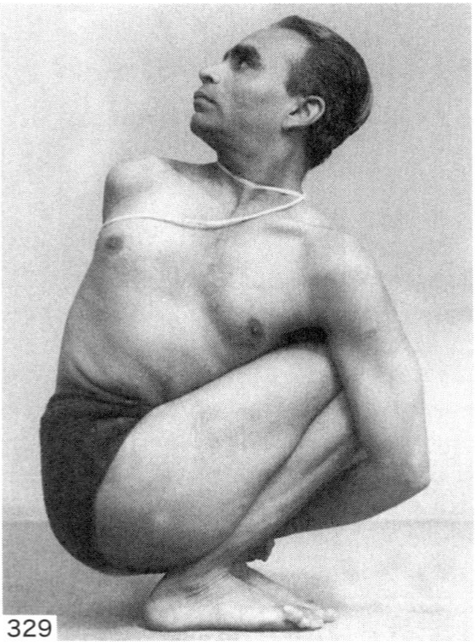

329

〈効果〉

足首を柔軟にし強化する。長い時間立ち仕事をする人は、このポーズをすると、足が休まる。背骨の調子がととのい、敏活になる。肩が柔軟になる。腹部のぜい肉をとりのぞき、腹部内臓をマッサージする。同時に胸を完全に広げる。アルダ・マツィエンドラアサナⅠ・Ⅱ（写真311・330）より激しいポーズなので、効果も大きい。肝臓、脾臓、膵臓のだるさをとるのによく、糖尿病に悩む人にも勧められる。また消化機能を改善する。

120. アルダ・マツィエンドラアサナ Ⅱ

Ardha Matsyendrāsana II（写真330・331）★☆☆☆☆☆☆☆☆☆

これはアルダ・マツィエンドラアサナⅠの変形ポーズで、背骨をさらに大きくねじる。

〈方法〉

①両足をそろえ、前に伸ばしてすわる（写真77）。

②右ひざを曲げ、右足を左ももののつけ根の上におく。ちょうどかかとでへそを押すようになる。

③息を吐きながら上体を90度左にねじり、左手を肩先から腰にまわし、ひじを曲げ、左手で右の足首かむこうずねをつかむ。

④左足はいつも完全に伸ばし、全体を床につけておくこと。右手はまっすぐ伸ばし、左足の裏か足の親指をつかむ。初めのうちは左足を完全に伸ばしておくことはむずかしい。その場合には、まず左ひざを曲げ、右手で左足の親指をつかみ、それから右手と左足を同時に伸ばす。首を右にねじり、右肩の上を見る（写真330・331）。

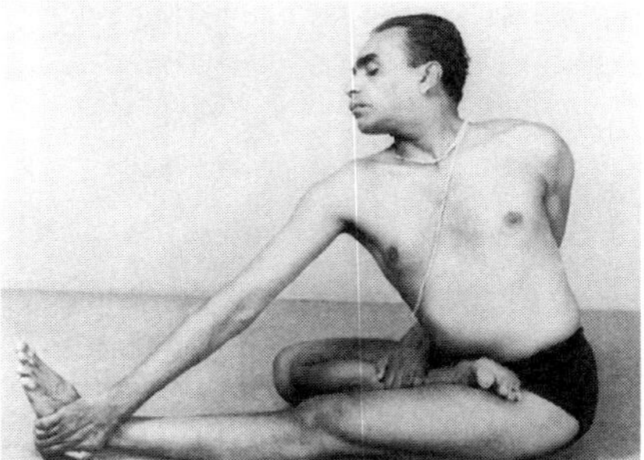

330

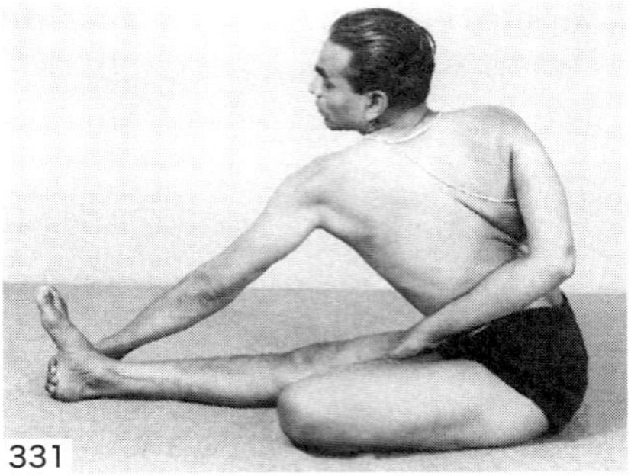

331

⑤両ひざはお互いに近づけ、30秒から１分間この状態を保つ。初めのうちは上体をねじることにより、呼吸が速くなるが、ふつうに呼吸するように努める。

⑥足をつかんでいる手を離し、足を伸ばし、前記の要領で反対側を行なう。

⑦反対側も同じ時間だけ行なったあと、休む。

〈効果〉

腹部の片方を縮め、他方を伸ばすことによって、腹部内臓の調子をととのえる。背骨をねじることにより、背中の痛み、腰痛、股関節の痛みが速やかにとりのぞかれる。首の筋肉が強くなり、肩の可動性を増す。このアサナを続ければ、前立腺、膀胱肥大を防ぐことができる。背骨を最も大きくねじるパリプールナ・マツィエンドラアサナ（写真336・339）がやりやすくなる。

121. アルダ・マツィエンドラアサナ Ⅲ

Ardha Matsyendrāsana III（写真332・333）★★☆☆

〈方法〉

①両足を前にまっすぐ伸ばしてすわる（写真77）。

②左ひざを曲げ、左足を右ももつけ根の上におき、かかとをへそに押しつける。

③右ひざを曲げ、床から右足をもちあげ、左ももの外側にもっていく。右足首を床に近づけ、左もも外側につける。2、3回呼吸する。

④息を吐きながら上体を90度右にねじり、左肩を右ひざの上にもってくる。左わきの下と右ももは密着させること。左手で右足をつかむ。

⑤右手を後ろにまわしてひじを曲げ、背中にあてる。

⑥首を右にねじり、あごを上げ、眉の中央部か鼻の先を見つめる（写真332・333）。

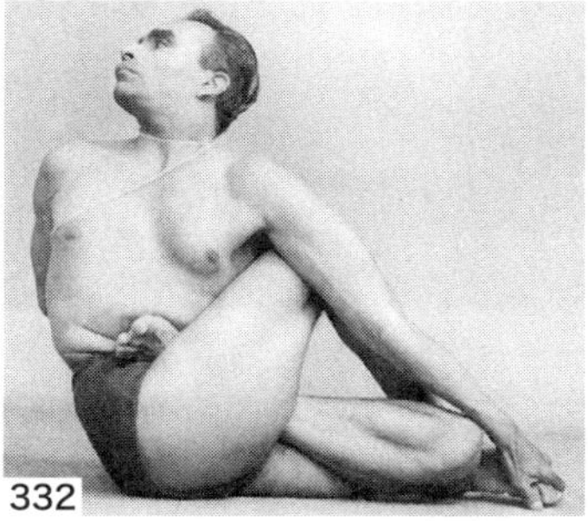
332

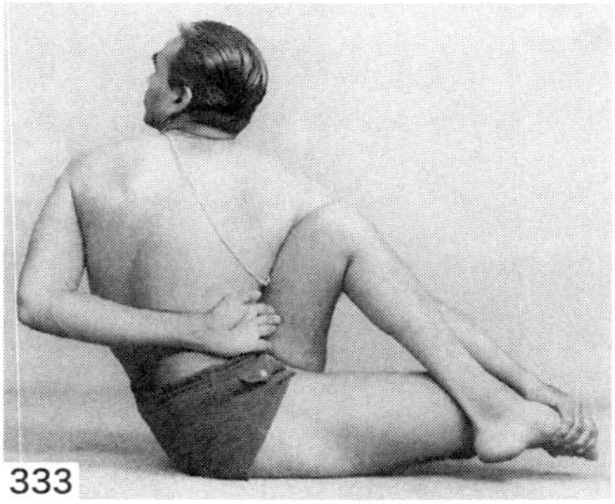
333

⑦各自の能力に応じ、30秒から1分間この姿勢を保つ。呼吸が速くなりやすいが、ふつうにするようにする。

⑧右足をつかんでいる手を離し、右足を戻し、伸ばす。左足を伸ばす。

⑨反対側も同じ時間だけ行なう。

〈効果〉

腹部内臓を刺激し、マッサージするので、その機能を維持する。背骨の働きをととのえ、その柔軟性を保つ。これはパリプールナ・マツィエンドラアサナ（写真336）への準備ポーズである。

122. パリプールナ・マツィエンドラアサナ

Paripūrṇa Matsyendrāsana（写真336・339）

★★★☆☆☆☆☆☆☆☆☆

パリプールナとは「全体の」「完全な」という意味で、マツィエンドラはハタ・ヨガの創始者の一人である。『ハタ・ヨガ・プラディーピカー』には「マツィエンドラアサナは胃の炎をあおぎたて、食欲を起こし、体内のおそろしい病気を壊滅させる。このアサナを行なえばクンダリニーが目覚め、月が安定する」（１章27節）とある。

右の鼻腔での呼吸は熱く、左のそれは冷たいといわれる。そこから、右の鼻腔での呼吸は太陽の呼吸、右のナーディはピンガラー（「炎の色の」という意味）と呼ばれ、反対に左の鼻孔での呼吸は月の呼吸、左のナーディはイダーと呼ばれる。月はイダーを旅し、全組織に蜜をふりまき、太陽はピンガラーを旅し、全組織を乾燥させる。人間の身体が小宇宙だというのはこのためである。月は口蓋の根元に位置し、冷たく神々しい蜜をたらし続けることで、胃の炎を燃やす。

マツィエンドラアサナは月の活動を安定させるポーズである。

〈方法〉

①両足を前に伸ばしてすわる（写真77）。

②右ひざを曲げ、右足を左ももつけ根の上におく。右かかとでへそを押しつける。左ひざを立て、胸に近づける。

③息を吐きながら上体を左にねじり、左手を腰にまわし、右足首をつかむ（写真334）。これが第１段階である。

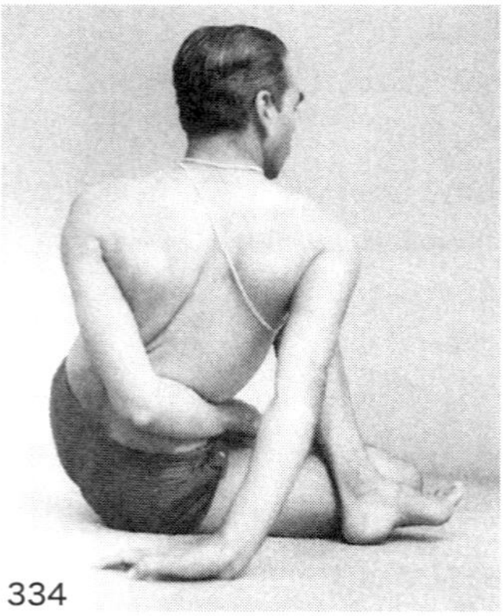

334

④左足をもちあげて右ひざの外側にもってくる（写真335）。２、３回呼吸する。これが第２段階である。

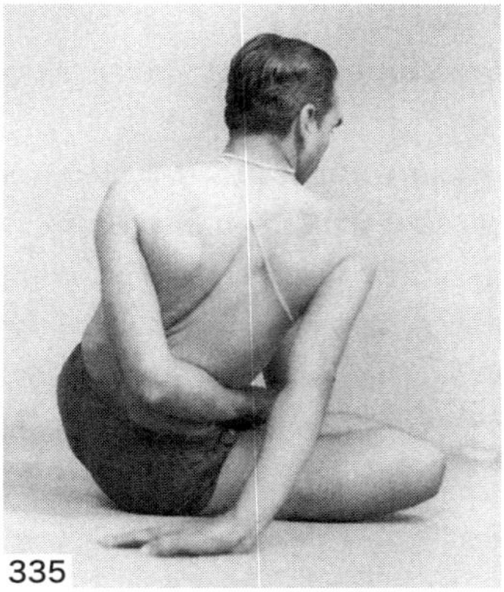

335

⑤再び息を吐きながら、上体を左にねじり、右肩を左ひざの上にもっていき、右手で左足をつかむ。首を左にねじり、あごを上げ、上方を見つめる（写真336）。これがこのアサナの最終段階である。各人の能力に応じ、30秒から１分間この状態を保つ。横隔膜が圧迫されるので、呼吸が速くなる。

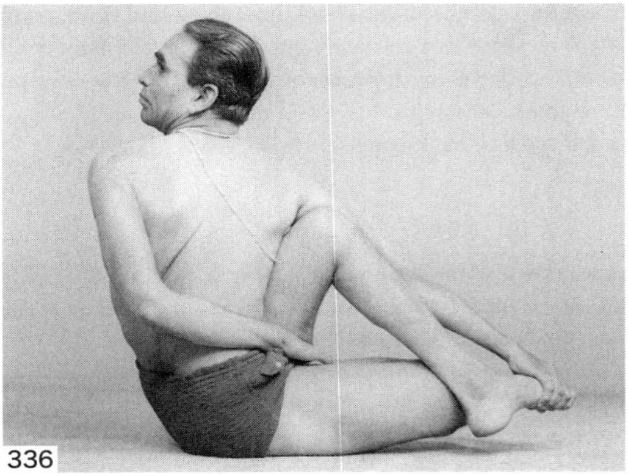

336

⑥まず左足を離し、②の状態に戻し、左足を伸ばす。次に右足首を離し、右足を伸ばして休む。

⑦このポーズでは背骨は最高にねじられる。すべての動きを吐く息で行なうと、やさしくできる。

反対側は次の要領で行なう。

①両足をまっすぐ前に伸ばし、すわる。左ひざを曲げて右ももの つけ根の上におく。左のかかとでへそを押す。

②息を吐きながら上体をねじり、右手を後ろにまわし、左足首を右手でつかむ。右ひざを立てる(写真337)。これが第1段階である。

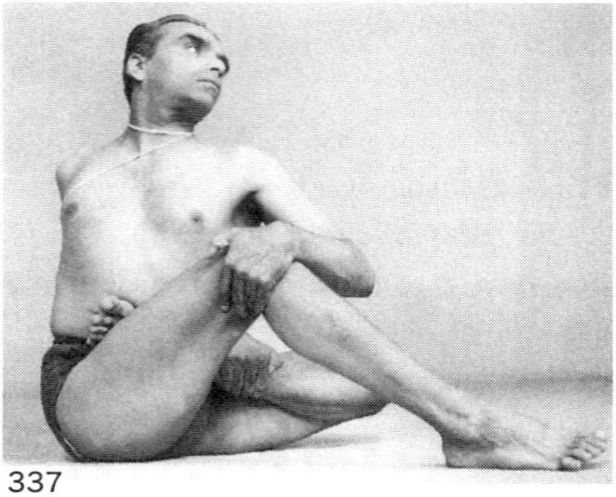

337

③右足を床から上げ、左ひざの外側におき、足の裏を床につける(写真338)。2、3回呼吸する。これが第2段階である。

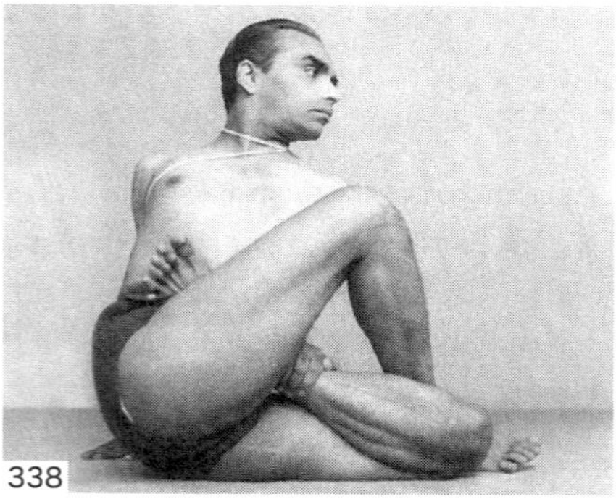

338

④息を吐きながら上体を右にねじり、左肩を右ひざの上におき、左手で右足先をつかむ。首を右にねじり、あごを上げ、上方を見つめる(写真339)。これが最終段階である。こちら側も同じ時間だけ続ける。

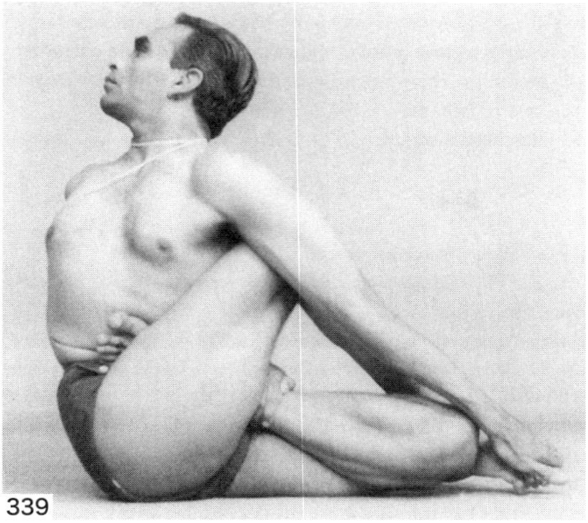
339

⑤左手を右足から離し、右ひざを床からもちあげ、元の位置でひざを立てる。次に右手を左足首から離し、左足を伸ばして休む。

〈効果〉

このむずかしい背骨のねじりポーズでは、多量の血液が脊椎神経周辺に送られるので、脊椎の調子がととのえられる。胃の働きが活発になり、消化と排泄が促される。背骨と腹部が健康に保たれ、心身の安定がもたらされる。このアサナでは背骨が最大限にねじられる。

123. アシュターヴァクラアサナ

Aṣṭāvakrāsana（写真342・343）★☆☆☆

このアサナは、ミティラーのジャナカ王（シーターの父）の師であった賢者アシュターヴァクラに捧げられている。この賢者については次のような話がある。

賢者がまだ母親の胎内にいたとき、父のカゴラがヴェーダをまちがえて暗唱した。そのとき笑い声がお腹の中からきこえてきたので、父親は怒り、障害をもって生まれてくるよう呪いをかけてしまった。こうして賢者は身体に８カ所の異常をもって生まれ、そのためにアシュターヴァクラ（８つのねじれ）という名で呼ばれることになった。その後、父カゴラが宮廷学者ヴァンディに哲学論争で破れるということがあった。すでに偉大な学者となっていた少年賢者は、そのヴァンディを議論で打ち負かして父の仇をとり、ジャナカ王の師となった。そこで父が彼のために祈ったところ、ねじれが消え、まっすぐな身体となったという。このアサナには２つの段階がある。

〈方法〉

①両足を約50センチくらい離して立つ。
②両ひざを曲げ、右のてのひらを両足の間に、左のてのひらを左足のすぐ外におく。
③右足を右腕の後部よりまわし、右ももの後部を上腕後部、ひじの近くにあてる。左足を両手間の右足近くにもってくる（写真340）。
④息を吐きながら両足を床から上げ、左足を右足首の上にのせ、両足を交差させる（写真341）。

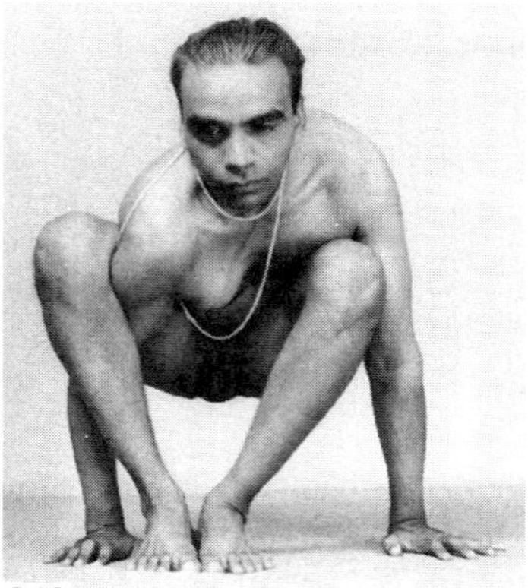
340

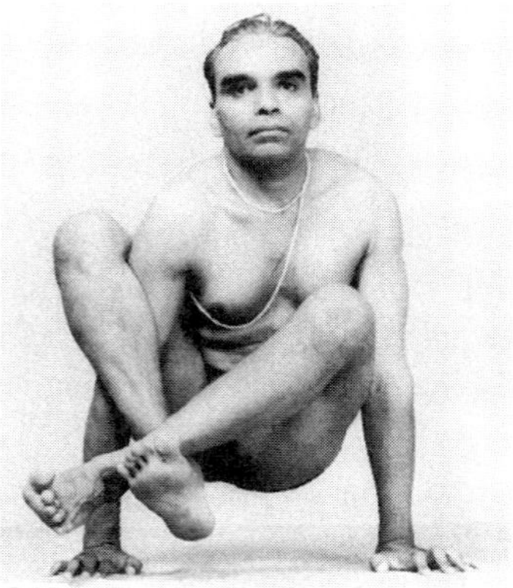
341

両足を右の方に伸ばす（写真342）。

右手を両ももではさみ、ひじを少し曲げる。左手はまっすぐ伸ばす。ふつうに呼吸しながら両手だけで身体全体を支える。これが第１段階である。

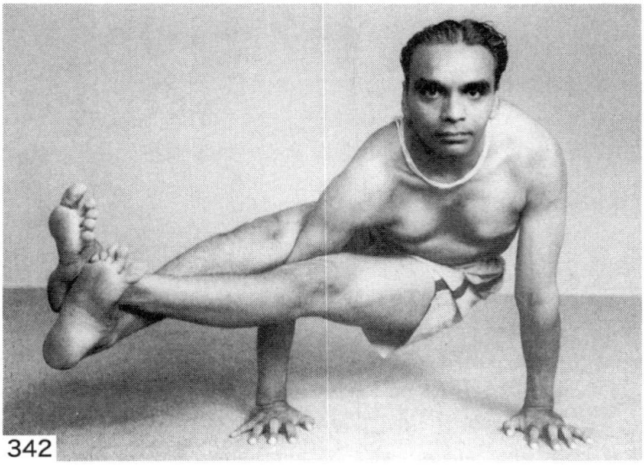

342

⑤次に息を吐きながら両ひじを曲げ、前屈し、上体と頭を床と水平にする（写真343）。ふつうに呼吸しながら上半身を左右に動かす。これが第２段階である。

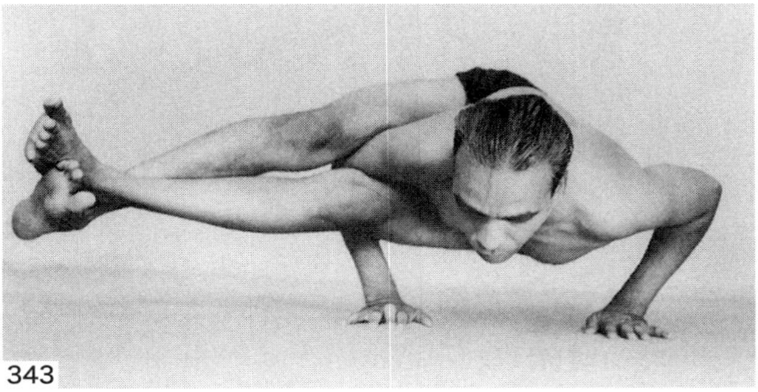

343

⑥息を吸いながら腕を伸ばし、上体を起こす（写真342）。足の交差をほどき、床に下ろす。

⑦②〜⑤を、左右逆にして反対側を行なう。

〈効果〉

手首、腕を強化する。腹部の筋肉を発達させる。

124. エーカ・ハスタ・ブジャアサナ

Eka Hasta Bhujāsana（写真344）☆☆☆☆☆

エーカは「1」、ハスタは「手」、ブジャは「腕」という意味。

〈方法〉

①両足をまっすぐ前に伸ばし、すわる。

②息を吐きながら右ひざを曲げ、右手で右足首をもち、右足を上腕後部のできるだけ高いところに引き寄せる。

③両手のてのひらを床につけ、息を吐きながら全身をもちあげ安定させる（写真344）。

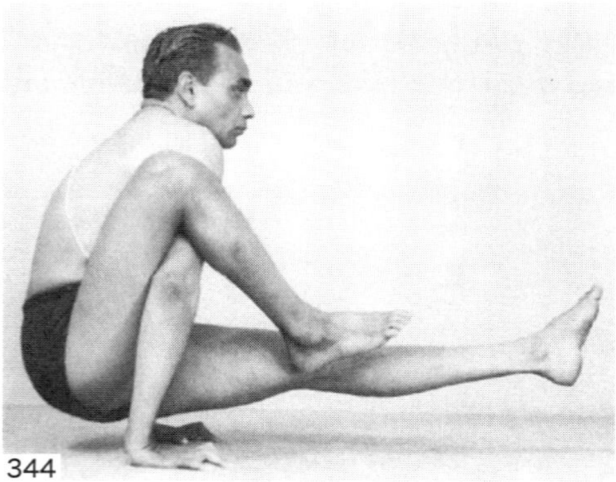

344

④ふつうに呼吸しながら20〜30秒この状態を保つ。

⑤その間、左足はまっすぐ伸ばし、床と平行にしておく。

⑥息を吐きながら身体を床に下ろし、右足を前に伸ばして、反対側も同時間行なう。

〈効果〉

腕を強化し、腹部内臓に刺激を与える。

125. ドゥイ・ハスタ・ブジャアサナ

Dwi Hasta Bhujāsana（写真345）☆☆☆☆

ドゥイは「2」とか「両方」、ハスタは「手」、ブジャは「腕」を意味する。このポーズはエーカ・ハスタ・ブジャアサナ（写真344）の変形である。

〈方法〉

①両足を約50センチ離して立つ。

②両ひざを曲げ、両足間の床に両手のてのひらをおく。

③右足を右腕の上で曲げ、右ももの裏を右上腕後部につける。左ももも同じように左腕にあてる。

④息を吐きながら両足を床からもちあげ、手で支えバランスをとる。両腕は伸ばし、両足ともに高く上げる（写真345）。

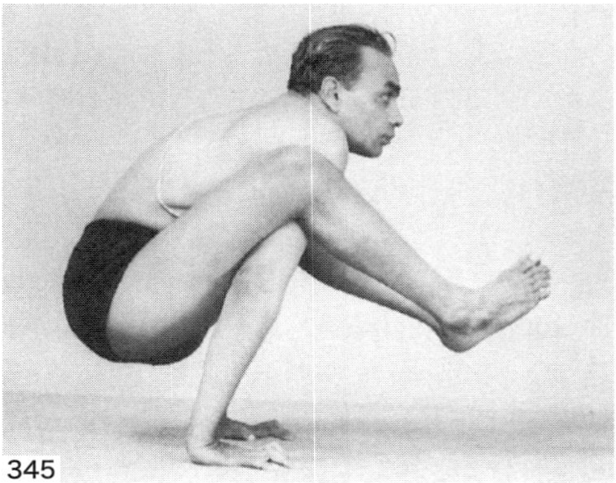

345

⑤ふつうに呼吸しながら、20〜30秒この状態を保つ。

⑥息を吐きながらひじを曲げ、身体を床に下ろし、足を床につけ、前に伸ばして休息する。

〈効果〉

エーカ・ハスタ・ブジャアサナと同じ効果がある。

126. ブジャピーダアサナ

Bhujapīdāsana（写真348）☆☆☆☆☆☆☆☆

ブジャは「腕」とか「肩」、ピーダーは「圧迫」とか「痛み」をさす言葉である。このアサナでは、手で全身をもちあげ、ひざの裏を肩にあてるのでこの名がついた。

〈方法〉

①ターダアサナ（写真1）の姿勢で立ち、両足を50センチほど開く。

②前にかがんでひざを曲げる。

③両手のてのひらを約40センチ離して、両足の間の床におく（写真346）。

④両ももの裏側を、各上腕部（ひじと肩の中間）の後ろにつける。

⑤この姿勢で、まずかかとを床から上げる。

⑥息を吐きながら、ゆっくりと片足ずつ、つまさきを床からもちあげる。手で全身を支え、バランスをとり（写真347）、両足首を交差させる（写真348）。初めのうちは、両足がすべり落ち、バランスをとりにくい。バランスをうまくとるために、ももの裏側を上腕後ろ側の、できるだけ高いところにつける。両ひじはほんの少し曲がってもよい。

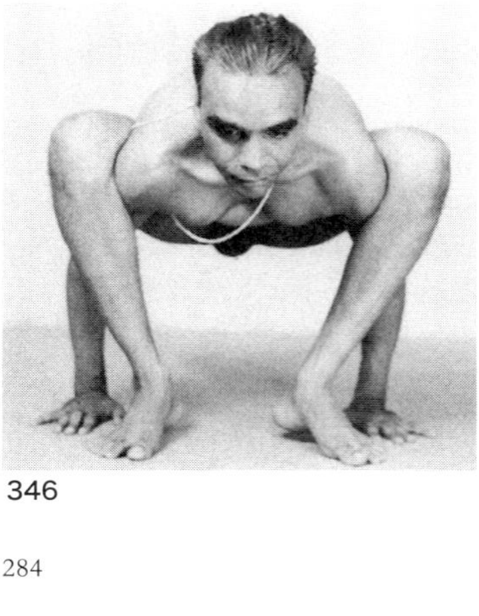

346

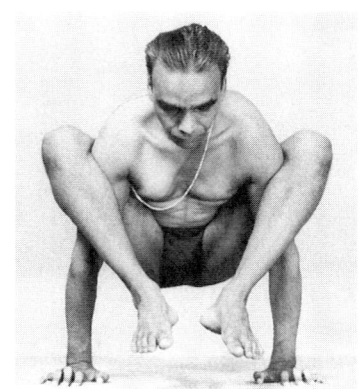

347

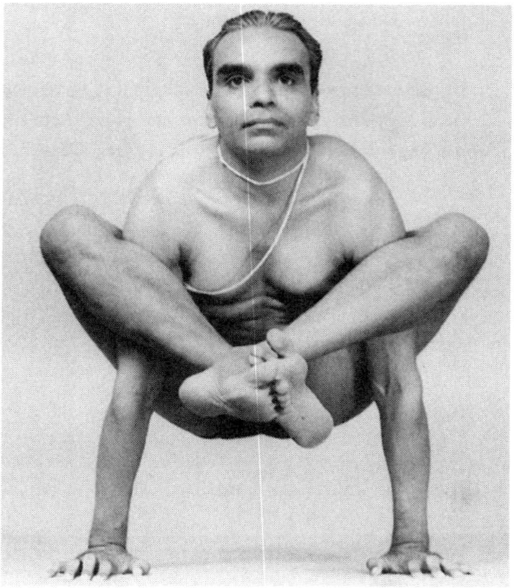

348

⑦ふつうに呼吸しながら、手首が耐えられるだけ、できるだけ長くこの姿勢を続ける。次に片足ずつ（写真349・350）床に下ろす。両手を床から離し、ターダアサナに戻り、立つ。

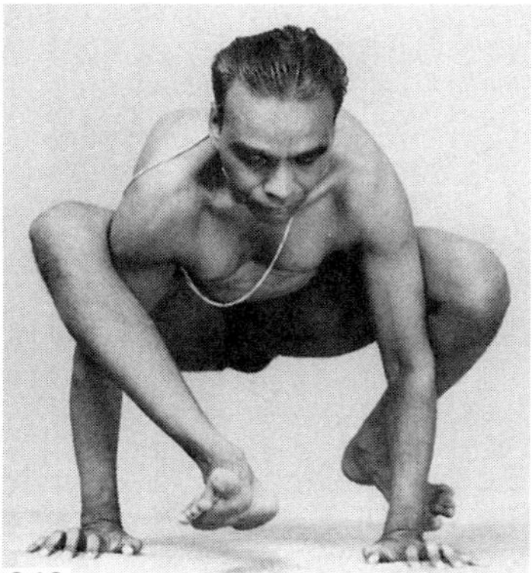

349

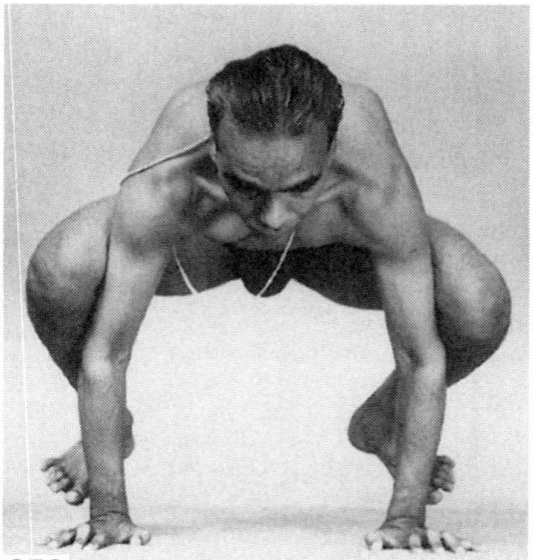

350

⑧足首の交差のし方を逆にして繰り返す。初めに右足を左足の上にして行なったら、今度は左足を右足の上において繰り返す。

〈効果〉

このアサナにより手と手首が強くなる。また腹部が収縮し、筋力がつく。身体が軽くなる。器具を使ったり、ジムなどに通わなくとも、このポーズで腕の各筋肉を発達させ、調子をととのえることができる。辛抱強く行なえば、身体でバランスをとることが体得できる。

127. マユーラアサナ

Mayūrāsana（写真354）☆☆☆☆☆☆☆☆☆

128. パドマ・マユーラアサナ

Padma Mayūrāsana（写真355）★

マユーラとは「孔雀」のこと。

〈方法〉

①両ひざをほんの少し開いてひざまずく。

②四つんばいになる。指先を後ろ向きにし、てのひらを床につけ、両小指は互いにつける（写真351）。

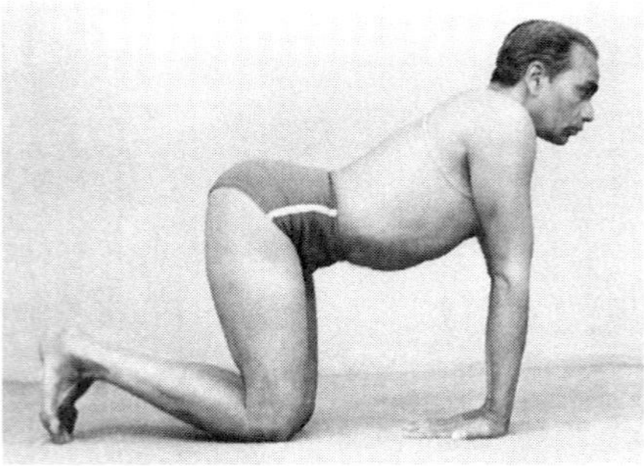

351

③ひじを曲げ、両下腕部を互いにつけ、横隔膜をひじの上にのせ、胸を上腕部につける（写真352）。

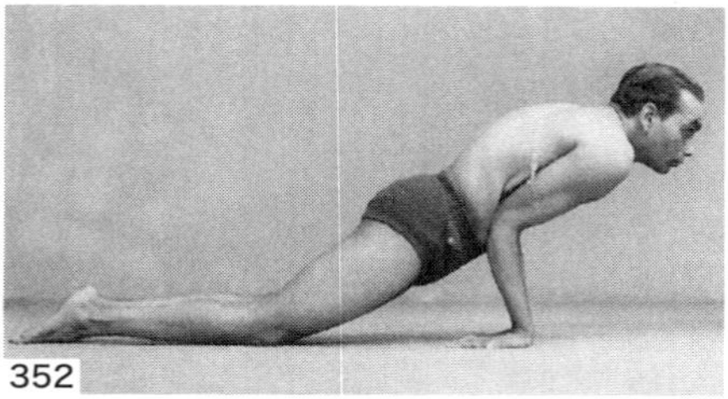

352

④足を片方ずつ伸ばして、両足を合わせ、まっすぐにする（写真353）。

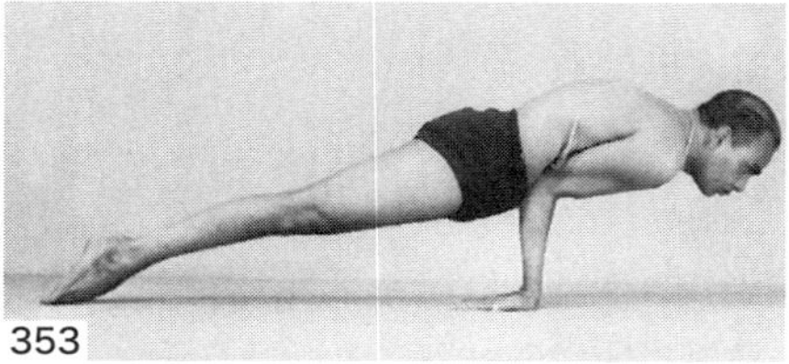

353

⑤息を吐きながら、体重を手首と手にかけ、両足を床から離す。片方ずつ離しても、両足一度に離してもよい。両足を床から上げると同時に、上体を伸ばし、頭を前方にもっていく。全身を床と平行にする。両足はそろえ、まっすぐ伸ばす（写真354）。

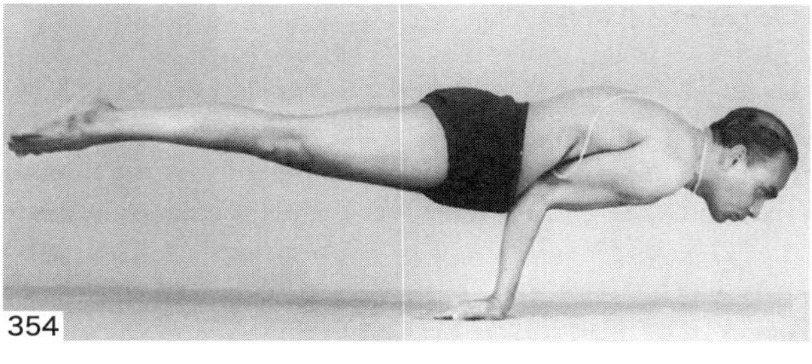

354

⑥だんだん時間をのばして、30秒から１分間続けられるようにする。肋骨を圧迫してはならない。横隔膜が圧迫されるので呼吸が苦しくなる。

⑦頭を床まで下ろし、次に足を下ろす。ひざを手のそばの床におき、手を床から上げて休息する。

⑧このポーズを体得したあとは、両足をまっすぐ伸ばして行なうかわりに、パドマアサナ（写真104）にして行なう。これは、パドマ・マユーラアサナ（写真355）と呼ばれる。

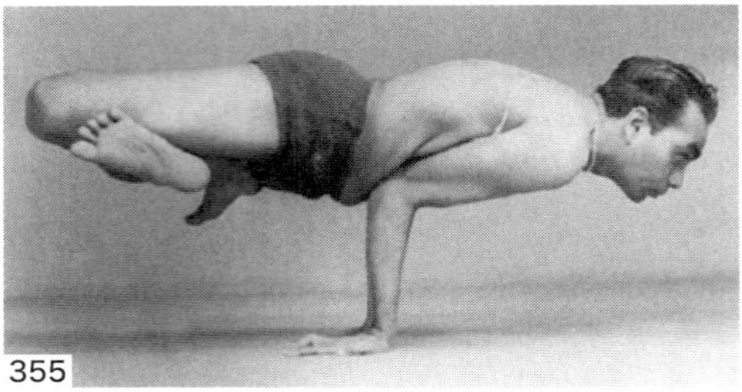

355

〈効果〉

腹部機能の調整にすばらしい効果がある。腹部の大動脈がひじで圧迫されるので、腹部内臓の血行を促進し、消化能力を強化する。また胃や膵臓の病気を治し、誤った食癖により蓄積された毒素をとりのぞくのによい。糖尿病にも効果がある。孔雀が蛇を殺すように、このポーズは毒素を殺してしまう。前腕部、手首、ひじも強化する。

129. ハンサアサナ

Haṃsāsana（写真356）★

ハンサとは「白鳥」という意味。このポーズは、マユーラアサナ（写真354）にたいへんよく似ているが、手の置き方が異なる。マユーラアサナでは手の指先は足の方を向き、両小指が互いにくっついているが、ハンサアサナでは指先は前方を向き、両親指が互いに触れあっている。このポーズは体操の「両手水平腕立」に似ている。

〈方法〉

①両ひざを、互いに少し離してひざ立ちになる。

②両手を床につけ、四つんばいになる。指先は前方に向け、両方の親指は互いにつける。

③ひじを曲げ、両前腕部を互いにつける。横隔膜をひじに、胸を上腕部につける。
④足を片方ずつ伸ばし、両足をそろえる。
⑤息を吐きながら、上体を前方に移し体重を手と手首にかける。両足を床から上げ、そろえ、まっすぐ伸ばし床と平行にする(写真356)。

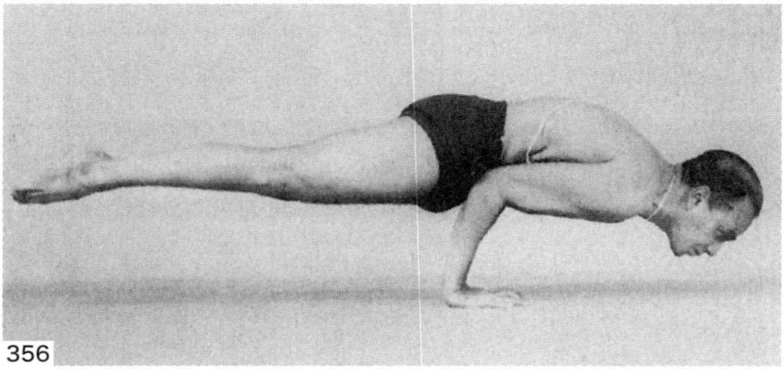
356

⑥息を止めないで、できるだけ長くこの状態でバランスをとる。前ポーズよりももっと体重が手首にかかるので、前腕部は床に垂直にはならない。したがってマユーラアサナよりも、ハンサアサナの方がバランスをとるのがむずかしい。横隔膜が圧迫されるので、呼吸が苦しくなる。マユーラアサナのように、前腕部には体重はかからない。
⑦息を吐きながら、頭と足先を床に下ろし、ひざを両手のそばにおき、身体をひじから離し、手と頭を床から上げて休む。

〈効果〉

両ひじが腹部大動脈を圧迫するので、腹部内臓の血行が促進され、その働きがととのう。消化機能を高めるため、毒素の排出に役立つ。ひじ、前腕部、手首を強化し発達させる。

130. ピーンチャ・マユーラアサナ

Pīnchā Mayūrāsana（写真357）★☆☆

131. シャヤナアサナ

Śayanāsana（写真358）★☆☆☆☆☆

ピーンチャは「あご」とか「羽」、マユーラは「孔雀」という意味。孔雀は、雨期が近づくとダンスをする。初めに羽を高く上げ、扇形にひろげる。このポーズでは上体と足を床からもちあげ、前腕部とてのひらで身体のバランスをとる。このポーズは、孔雀がダンスを始めるところに似ているので、このように名づけられた。

〈方法〉

①床にひざまずく。四つんばいになり、ひじ、前腕部、てのひらを床につける。両ひじの距離は肩幅とする。両前腕部と両手は、互いに平行にする。

②首を伸ばし、頭をできるだけ高くもちあげる。

③息を吐きながら両足を上げ、バランスをとる（写真357）。

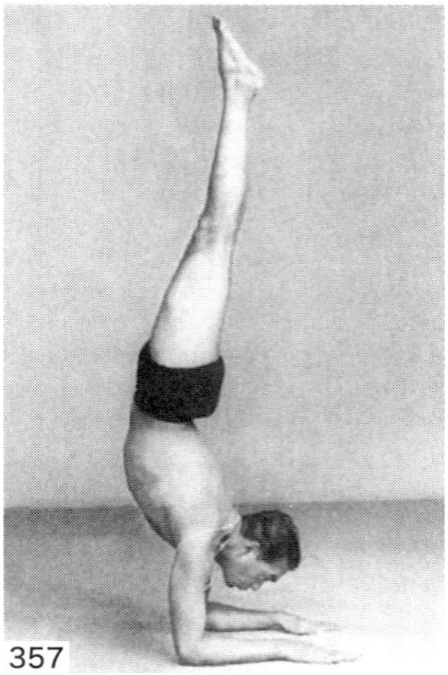

357

④胸部を垂直にもちあげる。両足を床と垂直にし、両ひざと両足首を互いにつける。足先は上に伸ばす。

⑤ももの筋肉を伸ばし、肛門を締め、ひざの裏をとくに伸ばす。バランスをとりながら肩を上方に伸ばし、ももをさらに伸ばす。この状態を１分間保つ。ここまでが第１段階である。初めのうちは、倒れないために壁を利用するとよい。だんだんと背骨と肩を伸ばし、頭をそらすことができるようになる。バランスがとれるようになったら、壁を使わないで行なう。

⑥第１段階ができ、安定したらてのひらを床から片方ずつ離し、両手首を互いに合わせて、あごの下にあてがう。この第２段階では、全身は両ひじだけで支えられている。たいへんむずかしいポーズであるが、忍耐強く練習すれば、できるようになる。この第２段階は休憩のポーズとして知られている。これは、シャヤナアサナ（写真358）とも呼ばれる。

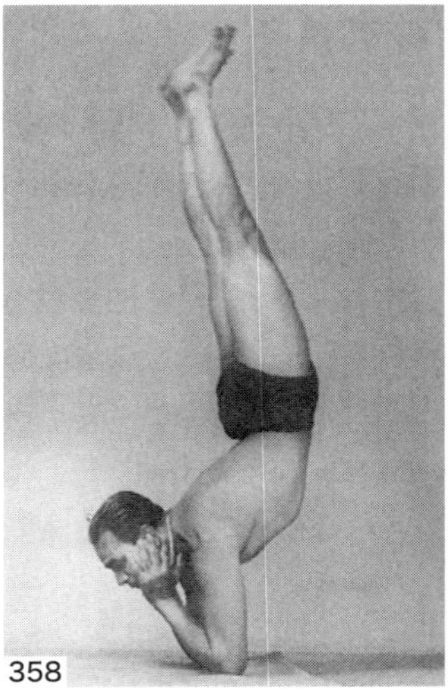

358

〈効果〉

このポーズは肩と背中の筋肉を発達させる。背骨の働きをととのえ、腹部の筋肉を伸ばす。

132. アドー・ムカ・ヴリクシャアサナ

Adho Mukha Vṛkṣāsana（写真359）★

アドー・ムカは「顔を伏せる」こと、ヴリクシャは「木」の意味である。体操でいう逆立ちである。

〈方法〉

①ターダアサナで立つ（写真1）。身体を前方に倒し、てのひらを壁から25センチほど離れた床の上におく。両手のてのひらの間隔は肩幅とする。両腕は完全に伸ばしておく。

②両ひざを曲げ、息を吐きながら両足を上げ、壁につけバランスをとる。両手を壁からあまり離しすぎると、壁で足を支えるとき、背骨が必要以上に曲がり、無理がかかりすぎる。またバランスをとるのもむずかしくなる。この状態で約1分間ふつうに呼吸する。

③壁を利用してバランスがとれるようになったら、壁から足を離す。次に部屋の中央で行なう。両足は完全にまっすぐ伸ばし、足先は上に向ける。頭をできるだけ後ろにそらせる（写真359）。

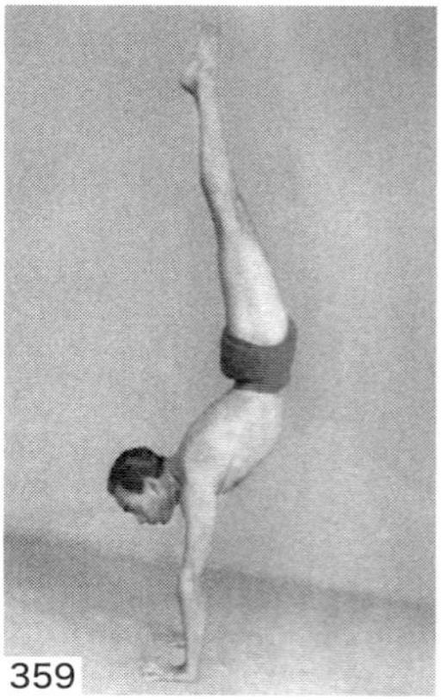

359

〈効果〉

全身が調和して発達するのに役立つ。肩、腕、手首を強化し、胸をいっぱいに開かせる。

133. クールマアサナ

Kūrmāsana（写真363・364）★☆☆☆☆

134. スプタ・クールマアサナ

Supta Kūrmāsana（写真368）★☆☆☆☆

クールマは「亀」という意味。このアサナは、ヴィシュヌの化身の亀に捧げられたものである。

神々の若さを維持するアムリタ（蜜）のみならず、多くの神の宝が大宇宙の洪水で失われた。なくなった宝を取り戻すために、神々は魔族と連合して、宇宙の海をかきまわすことにした。ヴィシュヌは大きな亀になり、海の底に潜っていった。背中には、波をかきたてるためにマンダラ山をかつぎ、ロープとして、神聖な蛇ヴァースキをまきつけた。神々と魔族たちは協力してその蛇をひっぱり、山をくるくるまわし、海をかきまわした。その攪拌された海から、アムリタと神々の宝が出てきた。このアサナには３つの段階がある。

〈方法〉

①両足を前に伸ばしてすわる（写真77）。

②両足を開き、両ひざの間隔を約40センチにする。

③息を吐きながら、両腕を片方ずつそれぞれのひざの下に入れる（写真360・361）。ひざの裏で、腕を押さえ、両手を横に伸ばす。両肩を床につけ、両手のてのひらも床につけておく（写真362）。息を吸う。

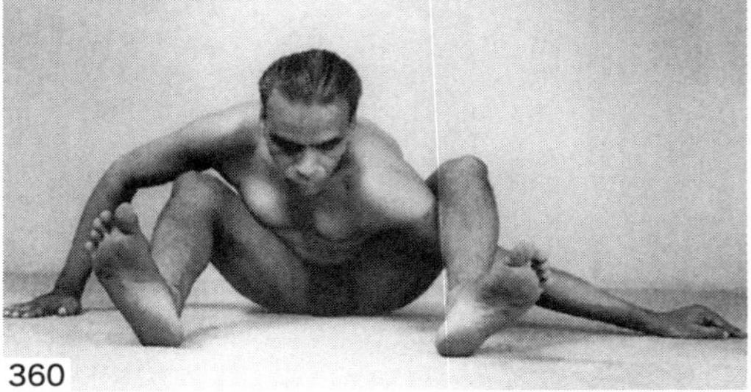

360

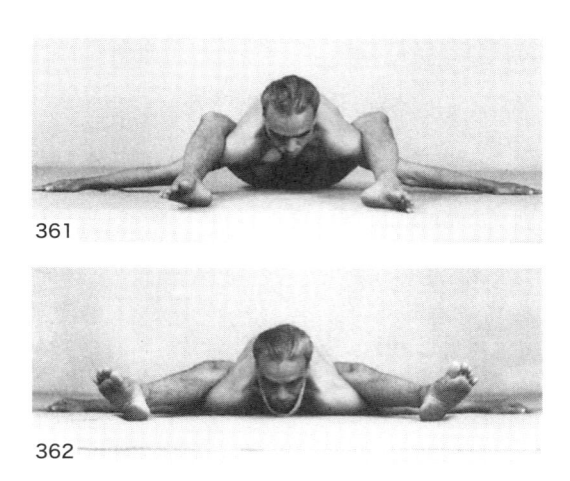

361

362

④息を吐きながら上体を伸ばし、次に首を伸ばし、額、あご、胸の順序で床につけていく。さらに両足をまっすぐ伸ばす（写真363・364）。ひざの裏を上腕部の後ろ側、わきの下に近いところにつける。

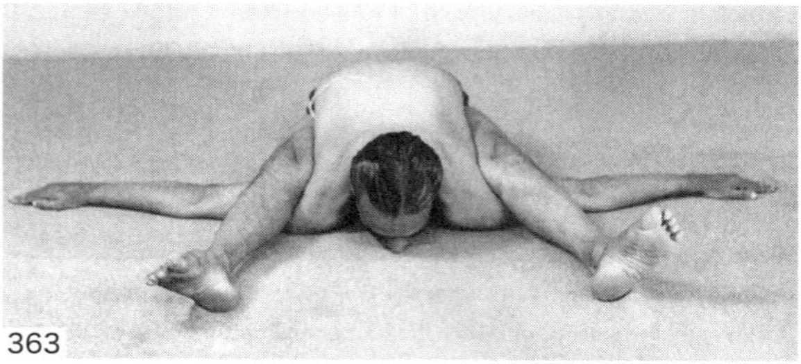

363

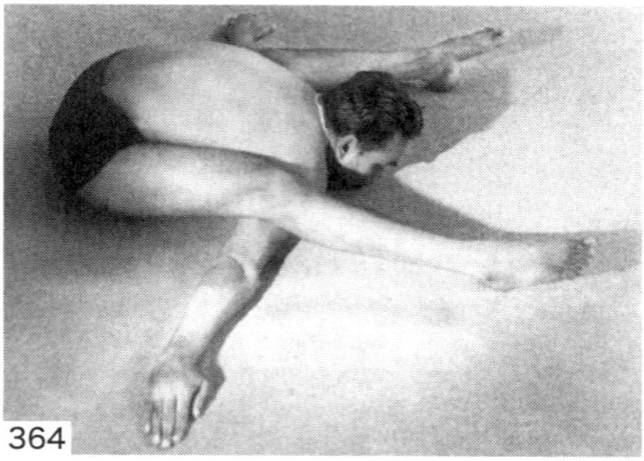

364

⑤あごと胸が床につくまで少しずつ上体を伸ばしていく。両足を伸ばし、かかとを床に押しつける。ここまでが第１段階である。この状態を30秒から１分間続ける。

⑥手首をまわし、てのひらを上に向ける。足、上体、頭を動かさないようにして、両手を肩から伸ばして尻の方向にもっていき、上腕部が股関節近くにくるようにする（写真365）。ひじを曲げないで30秒から１分間この状態を保つ。これが第２段階である。

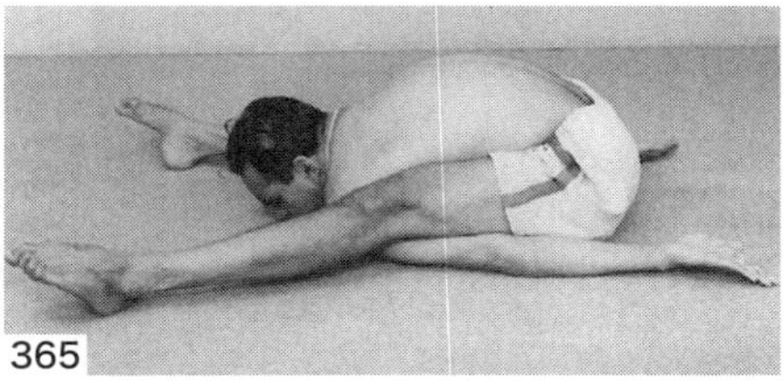
365

⑦ひざを曲げてもちあげ、胸をほんの少し床から離し、腕を曲げ、両手を後方に回して、片方の手で他方の手をつかむ（写真366）。

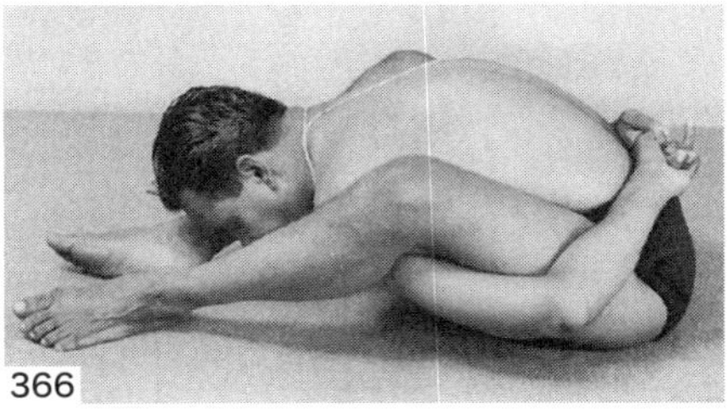
366

⑧両足を頭部に近づけ、右足首と左足首の上に、あるいはその逆で交差する（写真367）。

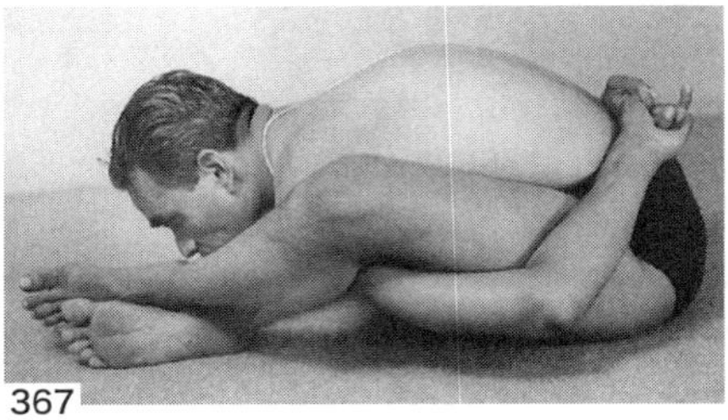
367

⑨息を吐きながら両足の間に頭を入れ、額を床につける。後頭部を、交差した足首につける。これが最終段階で、スプタ・クールマアサナ（写真368）として知られている。この状態を１、２分間保つ。ついで、足の交差を変える。初めに右足を左足の上においたら、次は左足を右足の上におく。こうすれば両足が均等に発達する。

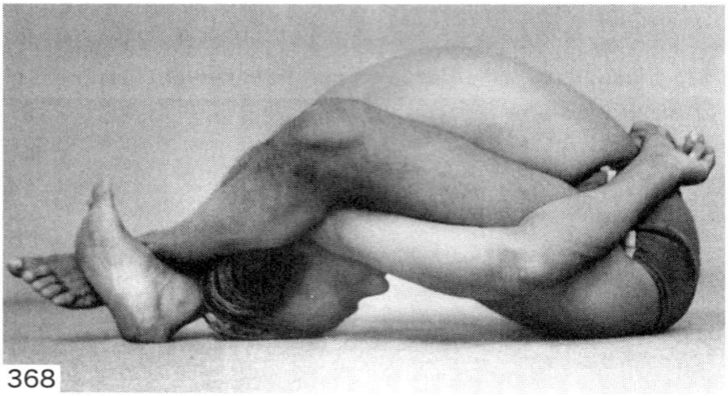
368

⑩息を吸いながら頭を上げ、手と足をほどき、両足を伸ばし、横たわって休む。
⑪前記３段階のどの段階でも、ふつうに呼吸するようにつとめる。

〈効果〉

『バガヴァッド・ギーター』は次のように述べている。「亀が四肢をひっこめるように、人も感覚をその対象物からひっこめるならば、そのとき理解は沈着なものとなるだろう。」（２章58節）

手足がひっこみ、亀のようなかっこうになるこのポーズでは、心が静まり、悲しみにあっても喜びにあっても平静を保つことができるようになる。そして次第に、欲情、恐怖、怒りに心が支配されることがなくなり、苦悩の中にあっても苦しまず、享楽にも影響されなくなる。

また、身体面にもたいへんよい効果がある。背骨の調子をととのえ、腹部内臓の働きを促進し、精力的で健康な身体にする。脳神経を静める。このポーズを行なうと、長くて深い睡眠をとって目覚めたかのように気分がさわやかになる。このアサナは、ヨガの第５段階、プラティヤーハーラへの準備段階である。

135. エーカ・パーダ・シールシャアサナ Ⅰ

Eka Pāda Śīrṣāsana（写真371）★☆☆☆☆☆

エーカは「1」、パーダは「足」、シールシャは「頭」という意味である。

〈方法〉

①両足を前に伸ばし、すわる（写真77）。

②左ひざを曲げ、両手で足首をもち、上体に近づける（写真369）。

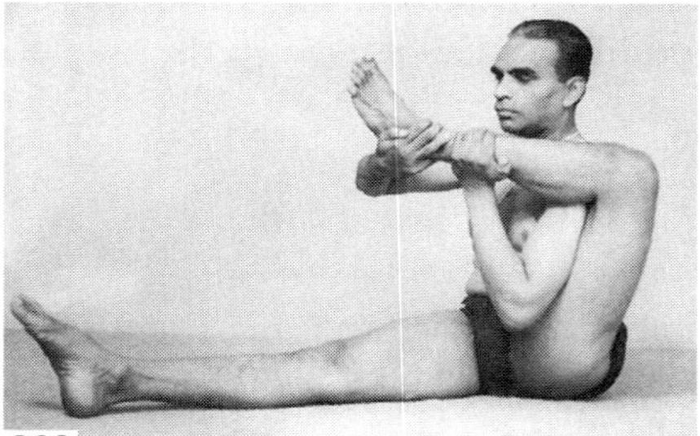

369

③息を吐きながら、左ももをさらに高く後方にもちあげる。上体を少し前かがみにし、左足を首後部につける（写真370）。

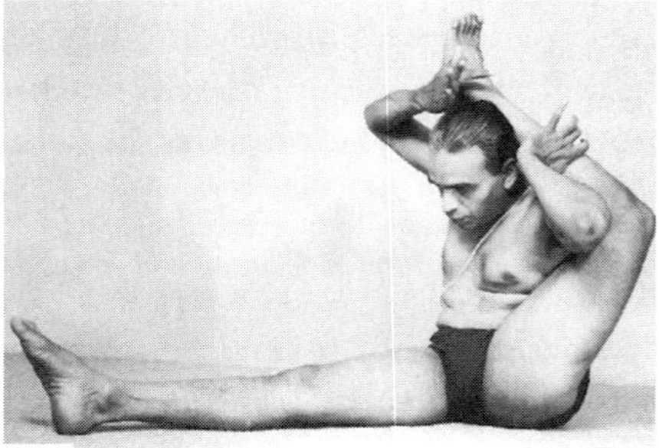

370

④首と頭をもちあげ、背中をまっすぐにする（写真371）。このとき左ももの後ろ側が左肩の後ろにくる。両手を胸の前で合掌する。頭の位置を安定させないと、足が首からすべりおちてしまう。右足は床

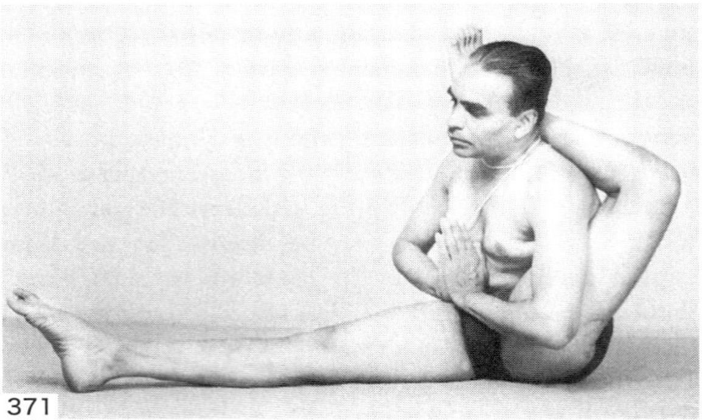

371

の上でまっすぐ伸ばし、足の裏筋肉を完全に床につけ、足先は前方に向ける。

⑤この状態で15秒から１分間深呼吸する。

⑥合掌した両手をほどき、両手で左足首をつかみ、床に下ろして伸ばす。

⑦右側も右足を首につけ、左足は床の上でまっすぐ伸ばして行なう。両側とも同時間だけ行なう。

〈効果〉

このポーズを行なうと首と背中が強くなり、ももとハムストリングが十分に伸びる。腹部の筋肉が収縮し、消化機能が高まる。このポーズをするようになって初めて、首においた足の重さと圧力を感じることができるようになる。

〈エーカ・パーダ・シールシャアサナの変形ポーズ〉

次に述べる８つのアサナは、エーカ・パーダ・シールシャアサナ（写真371）から引き続いて行なう。ひとつずつ分けて行なう必要はない。

まず片足を首におき、エーカ・パーダ・シールシャアサナの変形ポーズを全部行なう。次に１～２分間休んでから、他方の足を首において反対側を行なう。たいへんきついポーズであり、マスターするには練習を必要とする。

136. スカンダアサナ

Skandāsana（写真372）★☆☆☆☆☆☆

スカンダとは軍神カールティケヤの別名であり、その誕生についてはカーリダーサの叙事詩『クマーラ・サンバヴァ』に詳しい。

〈方法〉

①エーカ・パーダ・シールシャアサナ（写真371）を行なう。

②息を吐きながら上体を前屈させ、伸ばした足を両手で、パスチモッターナアサナ（写真160）のようにつかむ。あごを右ひざにつける。

③足がすべりおちないようにあごを伸ばす（写真372）。

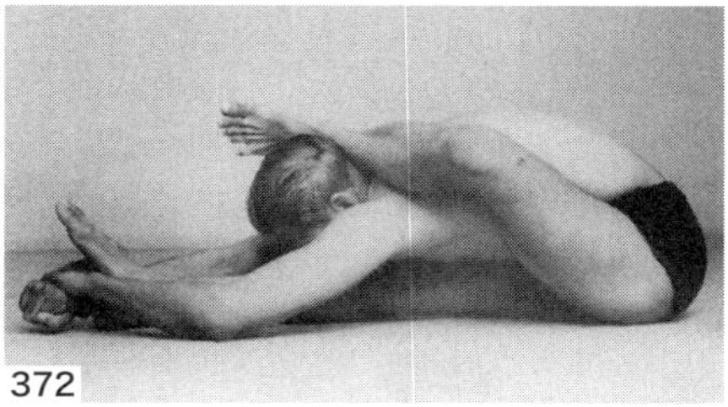

372

④この状態で、約20秒間深呼吸する。

137. ブッダアサナ

Buddhāsana（写真373）★★☆☆

ブッダとは「悟りを開いた者」という意味で、このアサナはスカンダアサナ（写真372）の続きである。

〈方法〉

①スカンダアサナの状態で、左足を首につけたまま、息を吸いながら頭と上体を上げる。

②左手で左足首をつかみ、足をさらに下に下ろす。

③右手を肩から上げ、後ろにまわして上腕部を左足首に近づけ、左手

で右手を、または右手で左手をつかむ（写真373）。
④この状態で約15秒深呼吸する。次に息を吸いながら頭と上体を上げる。

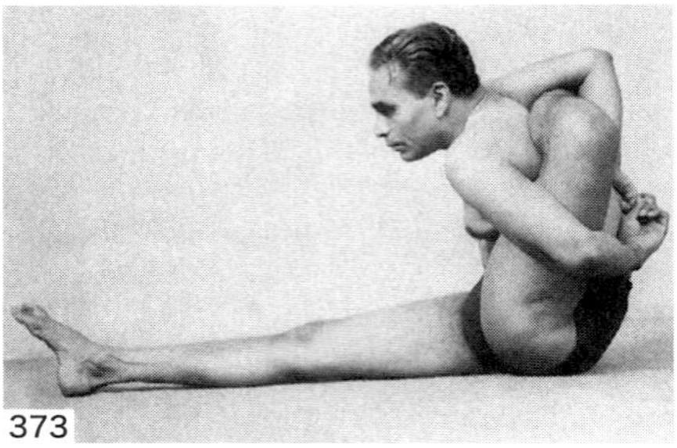

373

138. カピラアサナ

Kapilāsana（写真374）★★☆☆

カピラはサーンキヤ哲学の創始者といわれている、偉大な賢者の名である。このアサナはブッダアサナ（写真373）の続きである。

〈方法〉

①ブッダアサナの状態で、互いにつかんだ両手を離さないようにし、上体を前屈させ、あごを伸ばした右足のひざにパスチモッターナアサナ（写真160）のようにつける。
②この状態で約10〜15秒深呼吸したあと、息を吸いながら頭と上体をもちあげ、つかんだ手を離す。

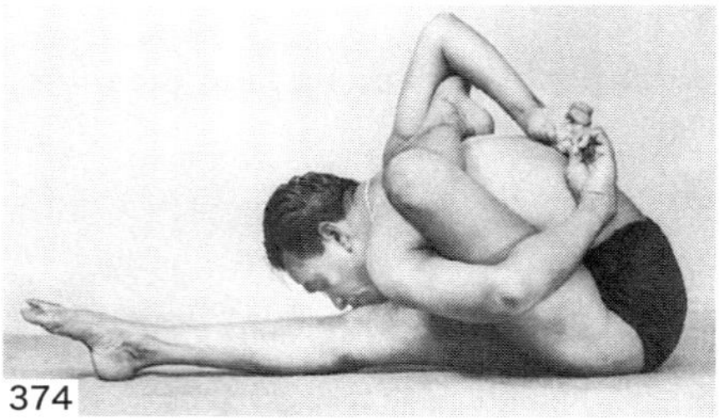

374

139. バイラヴァアサナ

Bhairavāsana（写真375）★☆☆☆☆☆☆

バイラヴァは「おそろしい」という意味で、シヴァのもつ８つの相のうちのひとつである。

〈方法〉

①カピラアサナ（写真374）から、つかんでいる両手を離して、息を吐きながら上体を後ろに倒す。

②胸部で合掌する。伸ばした右足は曲げないで、床に完全につけておく（写真375）。

③この状態で約20秒深呼吸する。

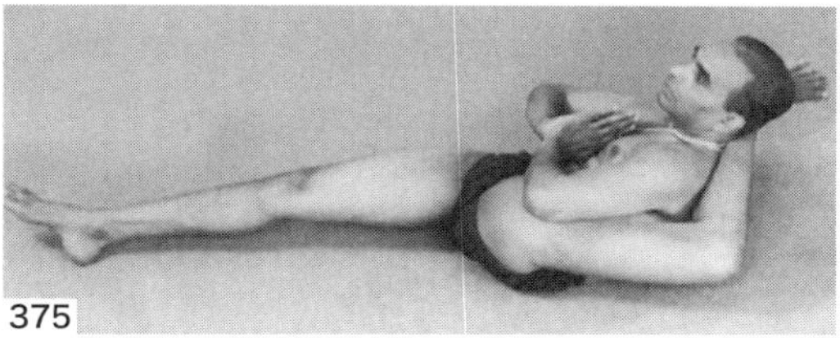

375

140. カーラ・バイラヴァアサナ

Kāla Bhairavāsana（写真378）★☆☆☆☆☆☆☆☆☆

カーラ・バイラヴァは、シヴァが宇宙の破壊者に変身したときのおそろしい姿であり、破壊の原則を擬人化したものである。

〈方法〉

①バイラヴァアサナ（写真375）の完成後、両手を床についてエーカ・パーダ・シールシャアサナに戻るが、両手は尻の両脇の床につけたままである。

②右足を右に開く。

③息を吐きながら両手で全身を床から上げ（写真376）、数回呼吸する。

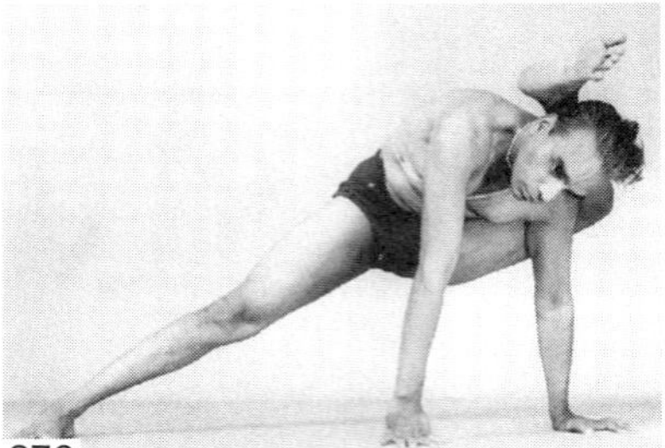

376

④息を吐きながら右手を床から離し、上体を右にねじり、右手を右ももにつける（写真377）。２呼吸する。

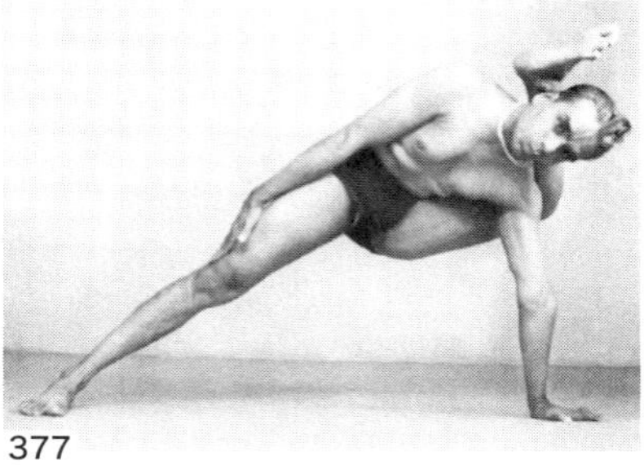

377

⑤右手を上げ、床と垂直にする（写真378）。

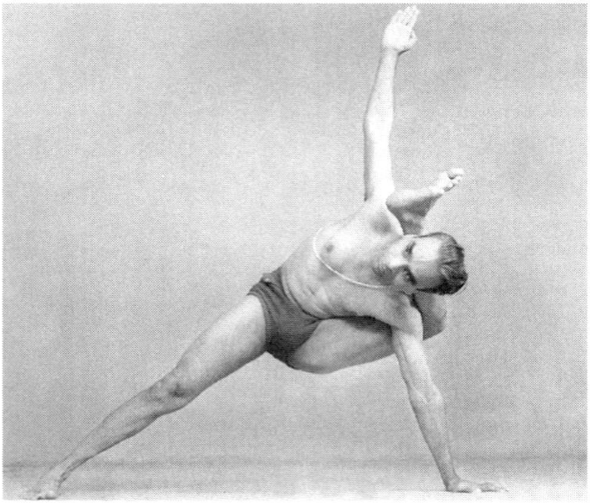

378

⑥全身を左手と右足の外側、つまり小指側だけで支える。右足と床のなす角度は、30度である。
⑦この状態で約20秒間深呼吸する。

141. チャコーラアサナ

Chakorāsana（写真379・380）★★

チャコーラは、コジュケイに似た鳥で、月の光を食べて生きるとされている。

〈方法〉

①カーラ・バイラヴァアサナ（写真378）から右手を床につけ、右ひざを曲げて、左足は首につけたままにして上体を起こし、エーカ・パーダ・シールシャアサナ（写真371）に戻る。
②両てのひらを尻の両脇の床におく。
③両手で尻をもちあげ、身体を両手のてのひらで支える。伸ばした方の足を、床と60〜75度までもちあげる（写真379・380）。ふつうに呼吸しながら、各自の能力に応じて続ける。

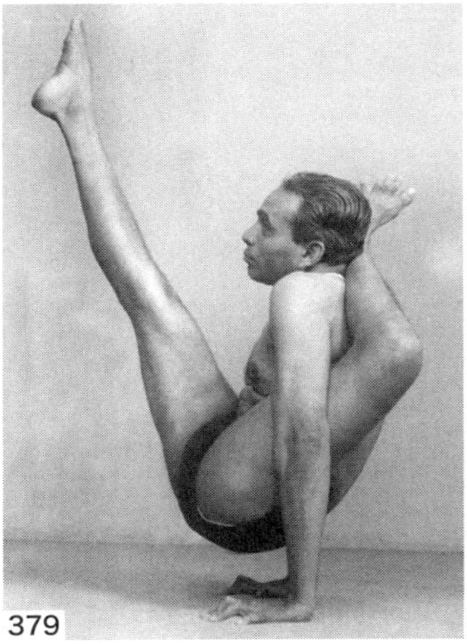
379

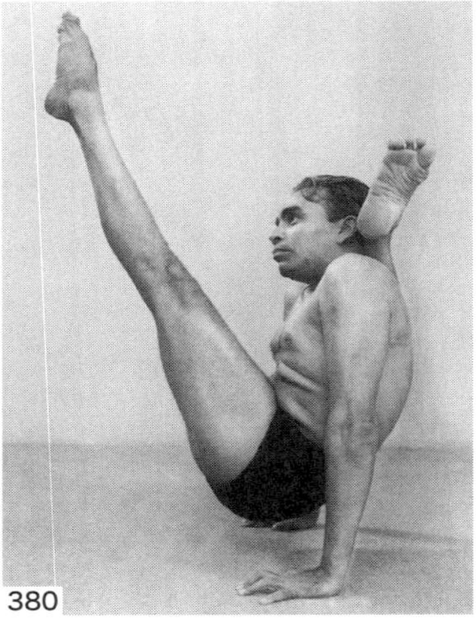
380

142. ドゥルヴァーサアサナ

Dūrvāsāsana （写真383）★★☆

ドゥルヴァーサは、短気で有名な、ある賢者の名である。

〈方法〉

①チャコーラアサナ（写真379）から、伸ばした足を床に下ろし、ひざを曲げ、両手は床につけたまましゃがむ（写真381）。

②両手のてのひらを右ももにつけ、息を吐きながら上体をもちあげ、ゆっくりと右足で立つ。このとき、筋肉を伸ばして右足をまっすぐにする（写真382）。

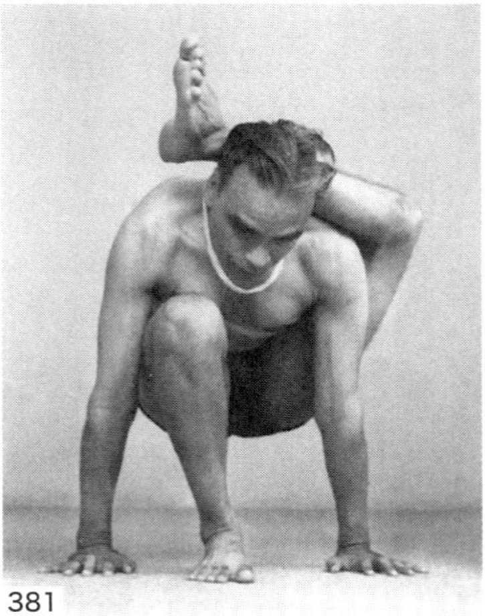

381

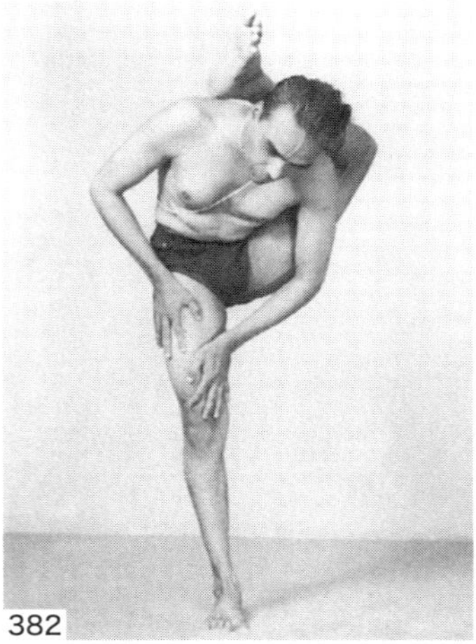

382

③腰と胸を上へもちあげ、両手のてのひらを胸部で合掌し、全身を右足で支える（写真383）。左足は首の後ろにつけたままである。ふつうに呼吸するようにする。

④できるだけ長くバランスをとる。初めのうちはたいへんむずかしいので、壁や補助者の助けを借りて行なう。

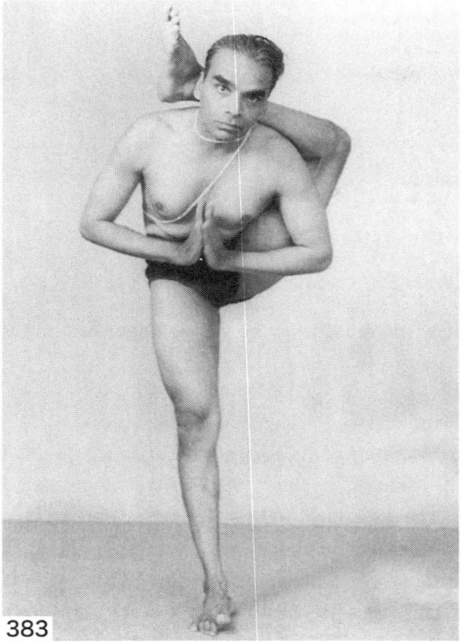

383

143. リチカアサナ

Ṛchikāsana（写真384・385）★☆☆☆☆☆☆☆☆

リチカは、ヴィシュヌの第6の化身、バガヴァーン・パラシュラーマの祖父である賢者の名である。

〈方法〉

①ドゥルヴァーサアサナ（写真383）の完成後、息を吐きながら前屈して、両手を右足の両横の床におく（写真384・385）。

②左足が首から離れないようにし、頭を右ひざにつける。次第に首を伸ばし、ウッターナアサナ（写真48）のように、あごをひざにつける。

③この状態で約15秒間ふつうに呼吸する。

④右ひざを曲げて床にすわり、左足を首からはずして休む。

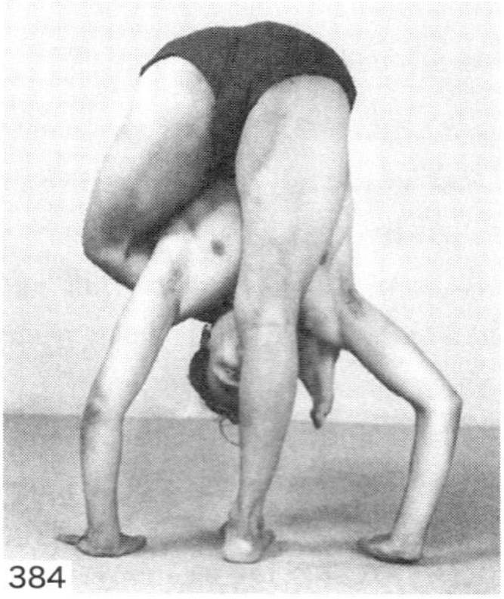

384

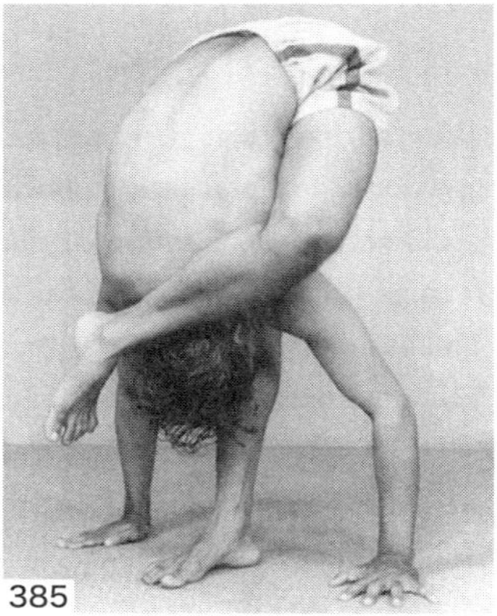

385

⑤次は右足を首につけ、前記の指示どおり左右反対にして、反対側も８つのアサナを続けて行なう。

〈エーカ・パーダ・シールシャアサナの変形ポーズの効果〉

これらの変形ポーズは、全身の筋肉組織、神経系、循環器系の機能をととのえる。多量の血液が背骨に送られるので、チャクラ（背骨にある各種の神経叢）内の神経エネルギーが増す。胸部が発達し、呼吸がより深くなり、身体が引き締まる。神経を安定させ、神経に起因する病気をとりのぞく。きれいな血を身体のすみずみに送り、毒素をとりのぞき、滞留した血を心臓と肺に送り返し、浄化する。心身を壮健にし、作業能力を高める。

144. ヴィランチャアサナ　I

Viranchyāsana I（写真386・387）★☆☆☆☆☆☆☆☆☆

ヴィランチャまたはヴィランチとは、至高の存在であり、天地創造を司るヒンドゥー三大神の第一の神ブラフマーの名前のひとつ。

〈方法〉

①両足を前に伸ばし、すわる（写真77）。

②右足を曲げて、左もものつけ根の上におき、半パドマアサナ（半跏趺坐）を組む。

③左足をもちあげ、両手で左の足首をつかむ。息を吐きながら、左ももをもちあげ、後ろへまわし、上体を少し前かがみにして左足首の外側のすぐ上の部分を首につける。

④左足首にこだわらないで、頭と首を上げ、背中をまっすぐにする。

⑤次に左腕を垂直に上げ、ひじを曲げて後ろへまわし、左足の上から首に近づける。右ひじを曲げて前腕部を後ろにまわし、右手を肩胛骨につけ、両肩の間で両手を組む（写真386・387）。

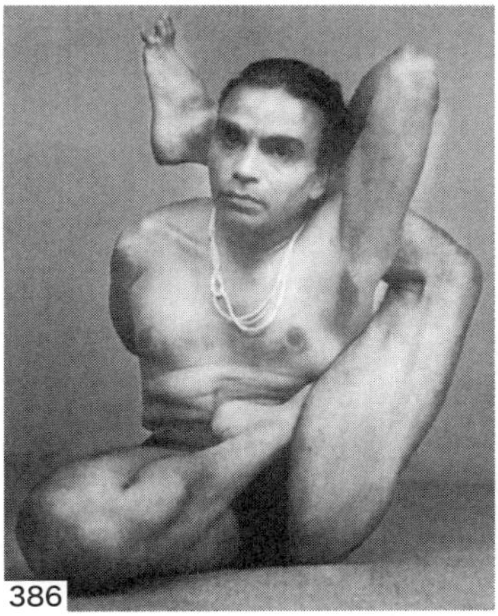

386

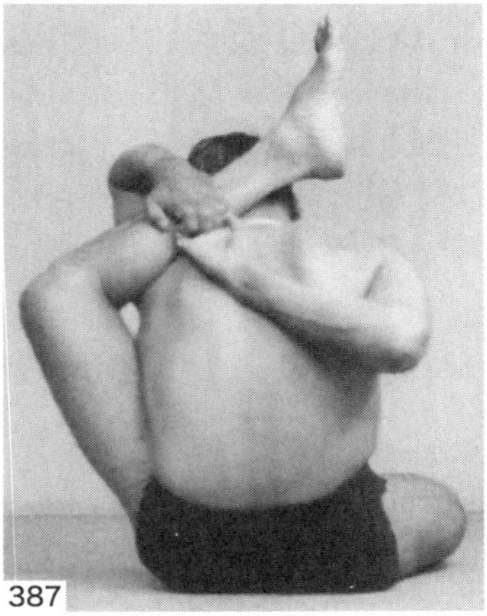

387

⑥この状態で10〜20秒間ふつうに呼吸する。次に両手を離し、左足を下ろし、右足を伸ばして①に戻る。

⑦前記の指示に従い、左右を逆にして反対側も同時間だけ行なう。

145. ヴィランチャアサナ II

Viranchyāsana II（写真388）★

〈方法〉

①両足を前に伸ばしてすわる（写真77）。

②左ひざを外に曲げ、左足を尻の横におく。足先は後方に向ける。この左足は、ヴィーラアサナ（写真89）の状態である。

③次にヴィランチャアサナ I（写真386）の方法に従う。

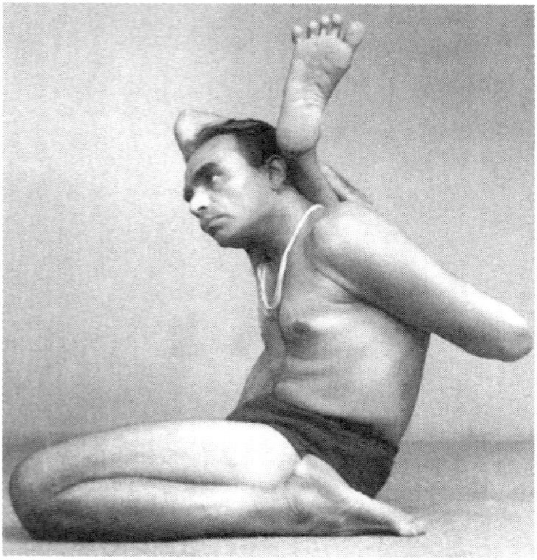

388

〈効果〉

両ポーズとも肩を柔軟にし、背中と首を強化する。ももの筋肉とハムストリングを十分に伸ばし、また腹部の筋肉を収縮させるので消化機能が高まる。

146. ヨガニドラアサナ

Yoganidrāsana（写真391）★☆☆☆☆☆☆☆☆

ニドラーは「眠り」、ヨガニドラーは眠りと覚醒の中間状態のこと。ユガ（時代）の終わりのヴィシュヌの眠りのことでもある。

〈方法〉

①床にあおむけに寝る（写真219）。

②両ひざを曲げ、頭の上にもってくる。

③息を吐きながら両手で右足をつかみ、エーカ・パーダ・シールシャアサナのように首の後ろ側につける（写真389）。

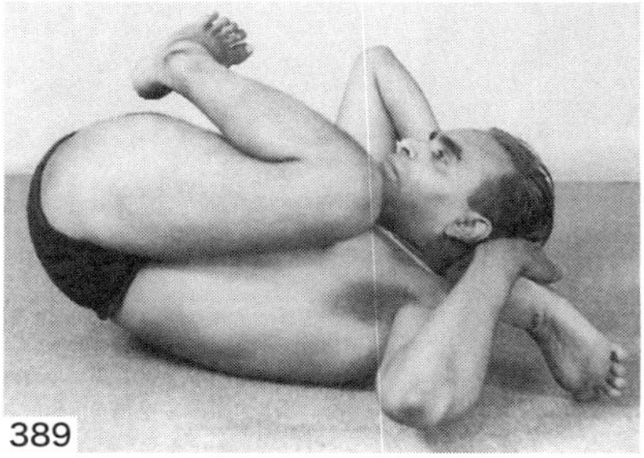

389

④右足を動かさないようにし、数回呼吸する。

⑤息を吐きながら、左手で左足を左肩の後ろにまわし、右足の下におく（写真390）。両足首を組む。

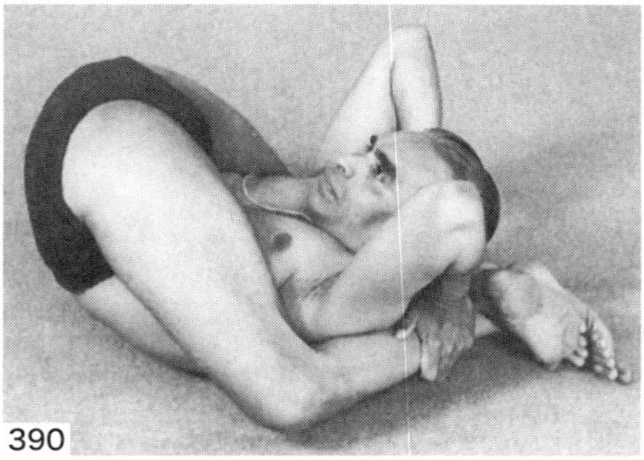

390

⑥両肩を開くようにして上げ、両手を背中にまわし、組む（写真391）。
両腕の後ろ側が両ももの後ろ側につく。数回呼吸する。

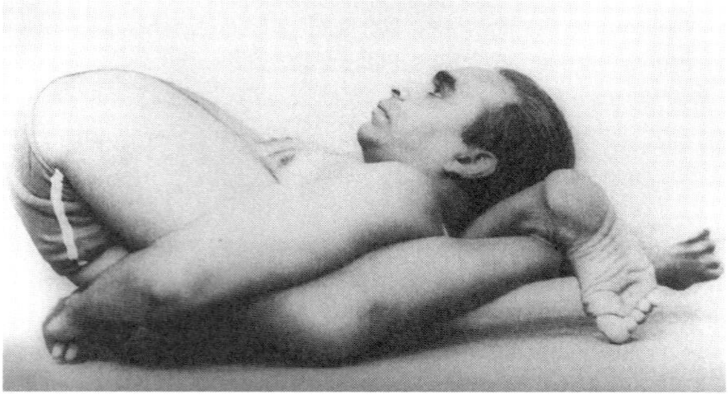
391

⑦息を吐きながら胸を上げ、首を後方に伸ばす。これが目的のポーズであり、スプタ・クールマアサナ（写真368）の逆ポーズである。ふつうに呼吸するようにつとめながら、30秒から１分間この状態を保つ。

⑧息を吐きながら両手を離し、両足も離す。

⑨両足を伸ばしてしばらく休む。

⑩次に左足を首の下に、右足をその下に入れ、反対側も同時間だけ行なう。

⑪両手足を離し、休む。

⑫先に、両足首を交差してから、首の後ろにもってきてはいけない。そうするとこのアサナの効果を正しく感じることができない。必ず一方の足を先に首の後ろにもってきてから他方の足をその下におく。両足を首の後ろの下につける前に、首と胸椎の部分をもちあげ、肩を張り、肩が胸と足の間におちこまないようにする。これが、正しい行ない方である。

〈効果〉

このポーズでは、背骨が前屈する方向に十分伸ばされ、背中に心地よい感覚をおぼえる。前屈ポーズのうちで、最も優れたもののひとつである。パスチモッターナアサナ（写真160）で最大限に伸ばしても、このアサナほどの刺激、心地よさ、休息を得ることはできない。

後屈ポーズにおいては肺と腹筋が最大限に伸びるが、このアサナでは肺と腹筋が最大限に収縮する。腎臓、肝臓、脾臓、腸、胆嚢、前立腺、膀胱の調子を速やかにととのえる。このアサナを続けていると、内臓が病気になることはない。また生殖腺に刺激を与え、エネルギーと活力を生み出す。神経が休まり、思考や仕事の能力を高めるためのエネルギーが身体にたくわえられる。

---

147. ドゥイ・パーダ・シールシャアサナ

Dwi Pāda Śīrṣāsana (写真393) ★★☆☆☆☆

148. ティッティバアサナ

Ṭiṭṭibhāsana (写真395) ★★☆☆

ドゥイは「2」とか「両方」、パーダは「足」という意味なので、ドゥイ・パーダは「両足」をさす。エーカ・パーダ・シールシャアサナ (写真371) では片方の足を首の後ろにつけるが、このアサナでは両足を首の後ろにつけ、両手を胸部の前で合掌し、尾骶骨周辺の小さな面積で全身を支える。これはむずかしいポーズで、後ろに倒れやすい。ヨガニドラアサナ (写真391) によく似ているが、このポーズでは身体が床と垂直である。

〈方法〉

①両足をまっすぐ前に伸ばしてすわる (写真77)。
②両ひざを曲げ、両足を上体に近づける。
③息を吐きながら両手で右足首をつかみ、右ももをさらにもちあげ、後ろにまわし、上体を少し前かがみにして、エーカ・パーダ・シールシャアサナのように右足を首の後ろにつける。このとき右ももの裏側を右肩の後ろにつける。両手を離し、数回呼吸する。
④息を吐きながら、右足と同じ要領で左手で左足首をつかみ、左ももをもちあげ、後ろにもっていき、左足を右足の上におく。両足首を

組んだまま、左手を左足首から離す。両手を尻の両横の床につけ、尾骶骨周辺で支え、全身をまっすぐ伸ばす（写真392）。ここまでできるようになるにもたいへんな練習を要する。この状態でふつうに呼吸するようにする。

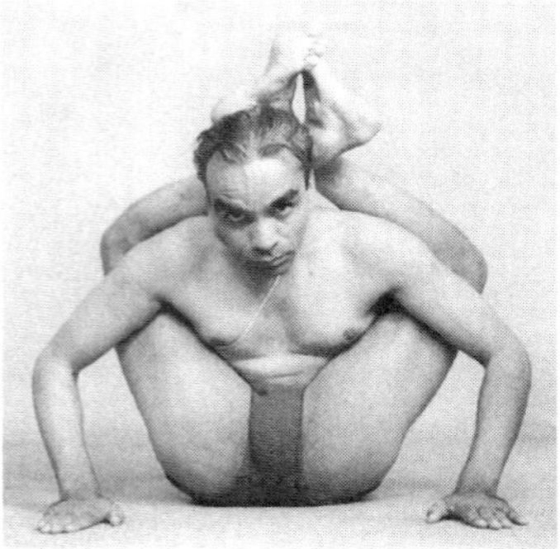

392

⑤両手を床から上げ、胸部で合掌し、全身を床と垂直にし、能力に応じて10〜30秒バランスをとる（写真393）。これが最終ポーズである。

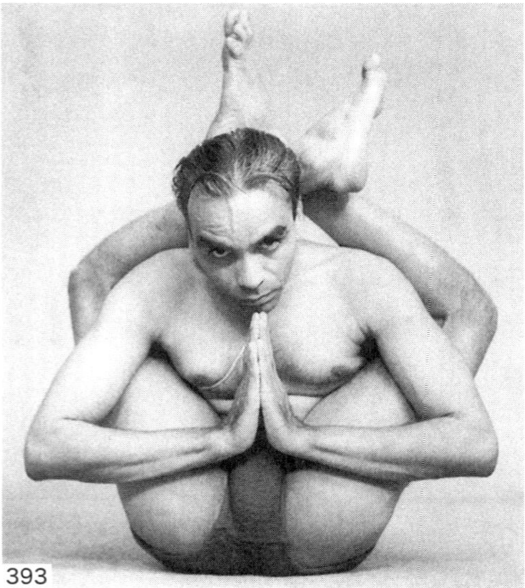

393

⑥しばらくバランスをとったあと、両手を尻の両横の床に下ろし、息を吐きながら両手を伸ばして体重を移しながら身体をもちあげる。この間、交差させた足首を離さないこと（写真394）。能力に応じて10〜30秒この状態を保つ。

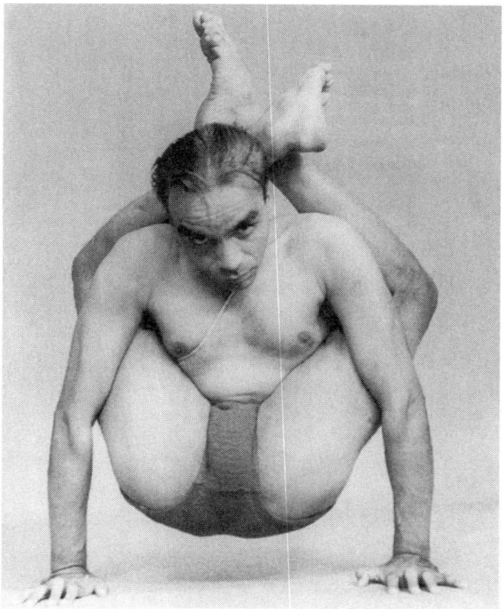

394

⑦足首をほどき、両足を伸ばしてできるだけ垂直に高くもちあげ、両手でバランスをとる。これがティッティバアサナ（写真395）である。ティッティバは蛍のような昆虫である。

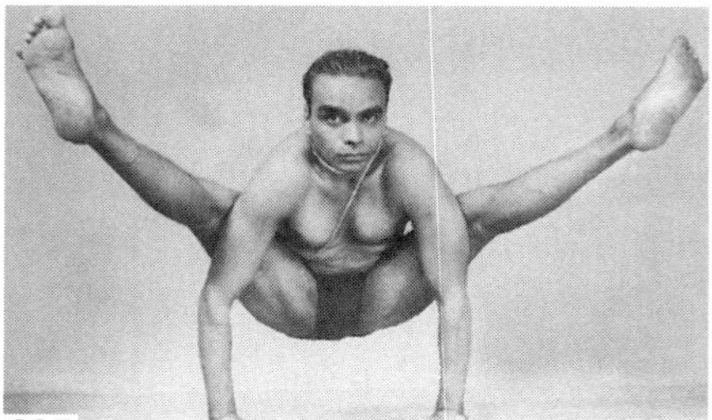

395

この状態で数秒バランスをとったあと、両ひざを曲げ、身体を床に下ろし、両足を床に下ろし、伸ばして数秒休む。

⑧次に左足を首にまずもってきて、それから右足をその上に重ねる。このように反対側も同時間だけ行なう。両側を終えたとき、横になって休む。

〈効果〉

このアサナでは肺と腹筋が最も強く収縮する。背骨が前かがみの状態で十分に伸ばされ、腹部内臓の調子が速やかにととのう。ヨガニドラアサナ（写真391）と同じ効果があるが、このポーズではももがさらに伸び、首、腰、仙椎周辺、腹部などがさらに強く刺激される。

149. ヴァシシュタアサナ

Vasiṣṭhāsana（写真398）★☆☆☆☆☆☆☆☆

ヴァシシュタは太陽王家に仕えた司祭で、ヴェーダ讃歌、とくに『リグ・ヴェーダ』の第７マンダラの作者として名高い。バラモンの典型であり、おおぐま座（北斗七星）で象徴される七賢人のうちの一人でもある。クシャトリヤ（武人階級）に属しながら敬神と苦行によりバラモンとなった、王仙ヴィシュヴァーミトラと彼との対立は、多くの伝説の主題となった。

このアサナは賢者ヴァシシュタに捧げられたものである。

〈方法〉

①ターダアサナで立つ（写真１）。四つんばいになり、両手を床につき、アドー・ムカ・シュヴァーナアサナ（写真75）のように、両足を１メートルから１メートル30センチ後方にひく。

②全身を右にひねり、右手と右足だけで全身を支える。右足の外側、つまり小指側はしっかりと床につける。左足は右足の上に合わせ、左手は左の尻におきバランスをとる。全身をまっすぐにしておく（写真396）。うまくバランスをとるために、右足の内側（親指側）を壁などにつけて練習するとよい。

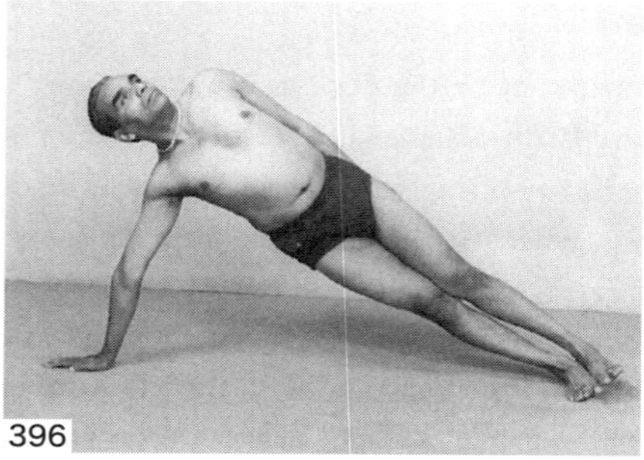

396

③息を吐きながら左ひざを曲げ、身体をほんの少し前方に倒し、左手の親指、人差指、中指で左足の親指をつかむ(写真397)。左手で左足をひっぱり、垂直にする(写真398)。左足の親指のつかみ方はちょうどスプタ・パーダーングシュタアサナのようである(写真284)。両手足をまっすぐ伸ばして、深呼吸しながらこの状態で20〜30秒間バランスをとる。

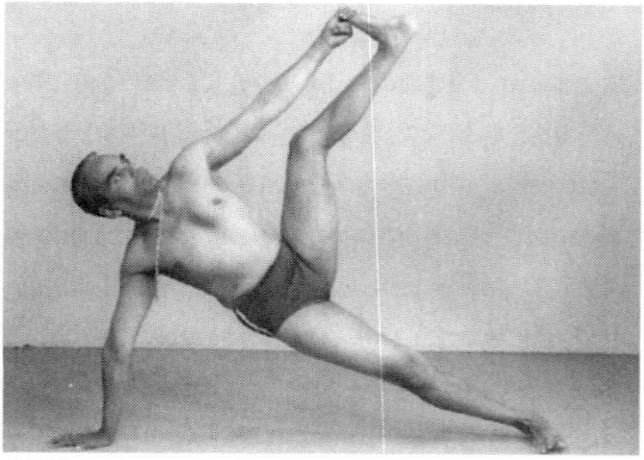

397

④左足の親指を離し、左足を右足の上に戻し、左手を左尻につける。

⑤息を吐きながら身体を左に回転し、今度は左手と左足だけで全身を支えるようにする。前と同様のし方で、反対側にも同時間だけ行なう。

〈効果〉

手首を強化し、足に刺激を与え、腰椎と尾骶骨周辺の調子をととのえる。

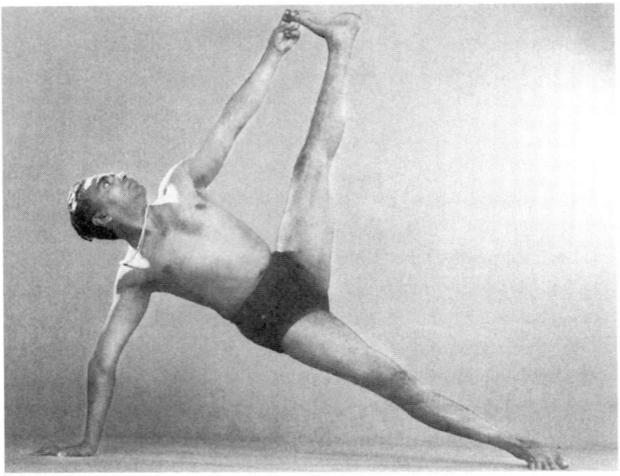

398

150. カシュヤパアサナ

Kaśyapāsana（写真399・400）★☆☆☆☆☆☆☆☆☆

このアサナは賢人カシュヤパ（父親は賢人マリーチ、祖父はブラフマー）に捧げられたものである。彼は天地創造に重要な役割を果たした。カシュヤパはダクシャの13人の娘と結婚し、アディティとの間に12人のアーディティヤ（神）、ディティとの間にダイティヤ（魔族）たちをもうけた。また他の妻との間にも、蛇、爬虫類、小鳥、妖精たちというような、多くの雑多な子孫をもうけた。彼はスーリヤ（太陽神）の父であり、あらゆる生類の生みの親であり、プラジャーパティ（始祖）と呼ばれることも多い。

〈方法〉

①ターダアサナで立つ（写真1）。上体を前方に倒し、ウッターナアサナ（写真47）のようにてのひらを床におき、アドー・ムカ・シュヴァーナアサナ（写真75）のように両足を1メートルから1メートル30センチ後方にもってゆく。

②身体全体を右へ倒し、右手右足で身体全体を支え、バランスをとる。右足小指側をしっかりと床につける。左足は右足に重ね、左のてのひらは尻におき、身体全体をまっすぐにする（写真396）。

③息を吐きながら左ひざを曲げ、半パドマアサナのように、左足を右ももつけ根におく。左手を肩から後ろへまわし、左足の親指をつかむ。これが最終のポーズである（写真399・400）。深呼吸をしながらしばらくバランスをとる。胸部全体と、伸ばしている右手が一平面をなすようにする。

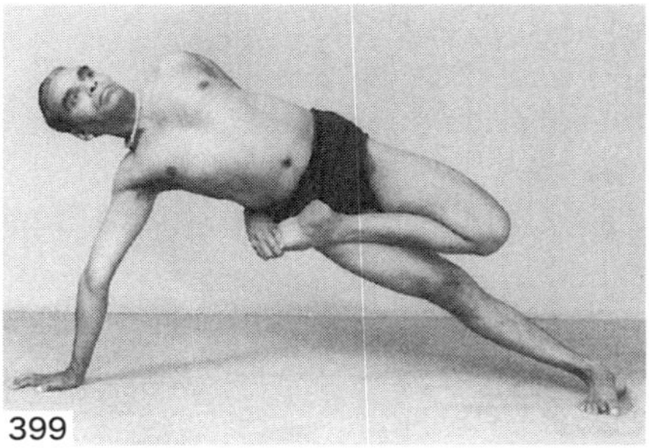
399

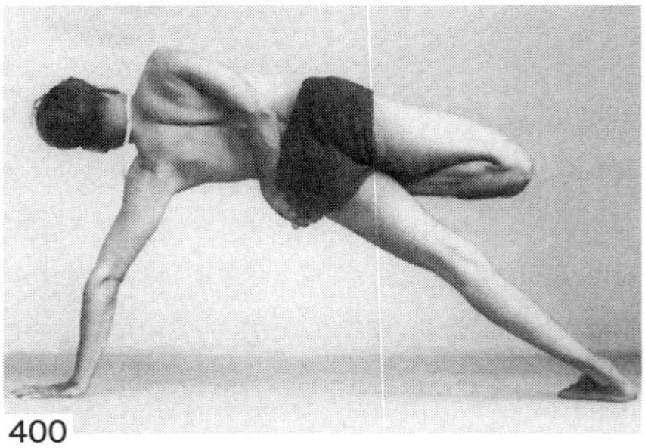
400

④息を吐きながら左足をももから離し、右足の上に重ね、左手は尻におく（写真396）。この状態で数回深呼吸をする。

⑤息を吐きながら、身体全体を左へまわし、左手と左足でバランスをとる。右ひざを曲げ、半パドマアサナのように右足を左ももつけ根におく。右手を肩から後ろへまわし、右足先をつかむ。左右とも

同時間行なう。

⑥息を吐きながら右足をももから離し、左足の上に重ね、右手は右もも上におく。

⑦右のてのひらを床の上におき、ウッターナアサナ（写真47）に戻り、数回呼吸をしたあと、息を吐きながらターダアサナに戻る。

〈効果〉

このアサナは手を強化し、仙骨の痛み、硬さをとりのぞく。

151. ヴィシュヴァーミトラアサナ

Viśvāmitrāsana（写真403）★★

ヴィシュヴァーミトラは高名な賢人の名前。彼はクシャトリヤに属するカニャークブジャの王であったが、過酷な行をつみ、ついにはバラモンの賢者になった。苦行の最中に天女メナカーが彼を誘惑し、カーリダーサの有名な戯曲のヒロイン、シャクンタラーを懐妊した。

このアサナはヴィシュヴァーミトラに捧げられたものである。

〈方法〉

①ターダアサナのポーズで立つ（写真1）。四つんばいになり、てのひらを床につけ、両足をアドー・ムカ・シュヴァーナアサナ（写真75）のように、両足を1メートルから1メートル30センチ後方に移す。

②息を吐きながら、右足を右手の上にもっていき、右ももの後ろ側を右上腕後部にのせる（写真401）。

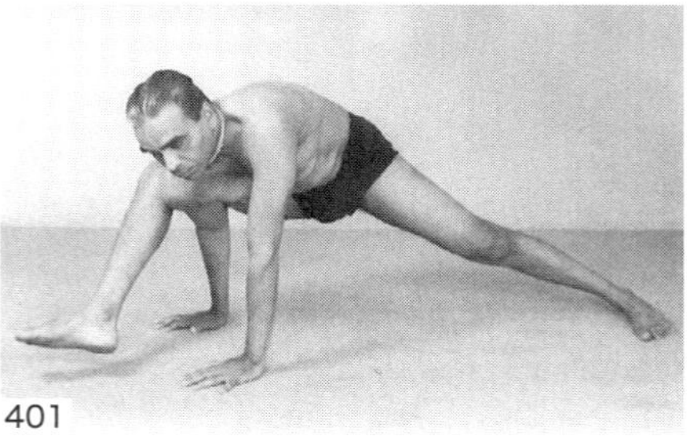

401

③すぐに身体を左にねじり、左手を左もも上につけ、バランスをとる（写真402）。

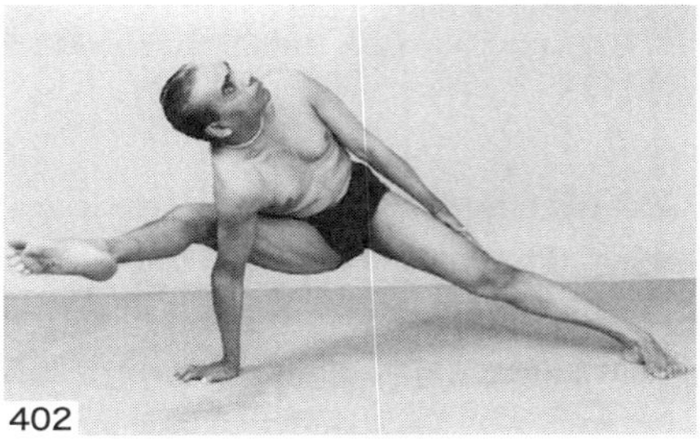

402

④左足をさらに後ろへひき、かかと全体を床につける。

⑤右足を上に伸ばし２呼吸する。

⑥息を吐きながら左手を垂直に上げ、その手を見つめる（写真403）。

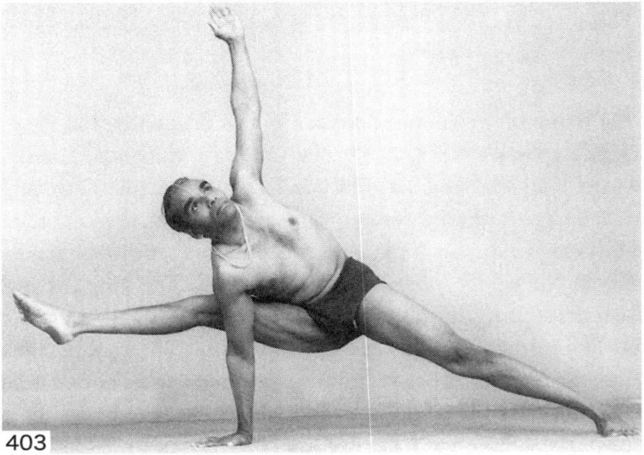

403

⑦そのポーズで20〜30秒深呼吸する。

⑧息を吐きながら右足を下ろし、①に戻る。

⑨次に反対側を同時間行なう。

〈効果〉

このポーズにより手、腹部内臓が強化され、ももの筋肉が刺激を受ける。

152. バカアサナ

Bakāsana（写真406・410）☆☆☆☆☆☆☆☆☆

バカは「鶴」。このポーズは、川瀬を渡る鶴によく似ているのでこう名づけられた。

初心者用と上級者用の２つの方法がある。

〈方法〉初心者用

①両足をそろえてしゃがむ。両足の裏とかかとは、ぴったりと床につける。尻を床から離し、身体全体のバランスを保つ（写真317）。

②ひざを広げ、上体を前方に倒す。

③息を吐きながら両手を足の近くの床の上におく（写真318）。

④ひじを曲げ、かかとを床から上げ、上体をさらに前方へ倒し、むこうずねを上腕部の後ろ側に近づける（写真404）。その状態で２〜３呼吸する。

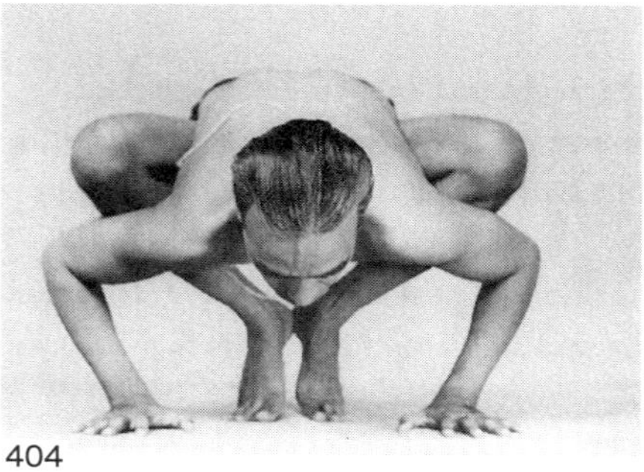

404

⑤息を吐きながら上体をさらに前方へ倒し、足を床からもちあげる（写真405）。

⑥腕をまっすぐ伸ばし、手で身体全体を支える（写真406）。

⑦このポーズで、20〜30秒ふつうに呼吸する。

⑧息を吐きながらひじを曲げ、上体を下げ、足を上腕部から離す。足を床につけてしゃがみ、リラックスする。

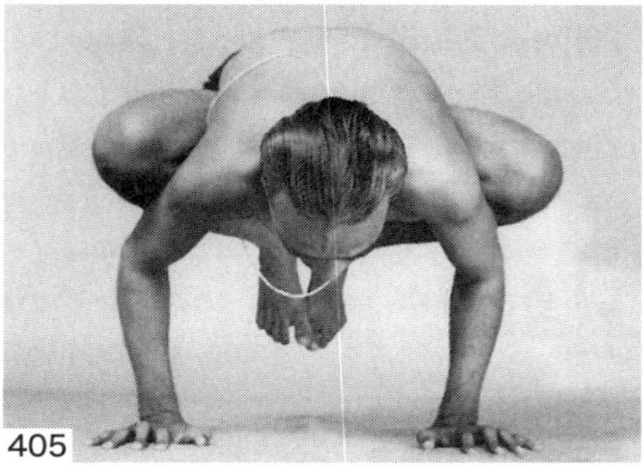

405

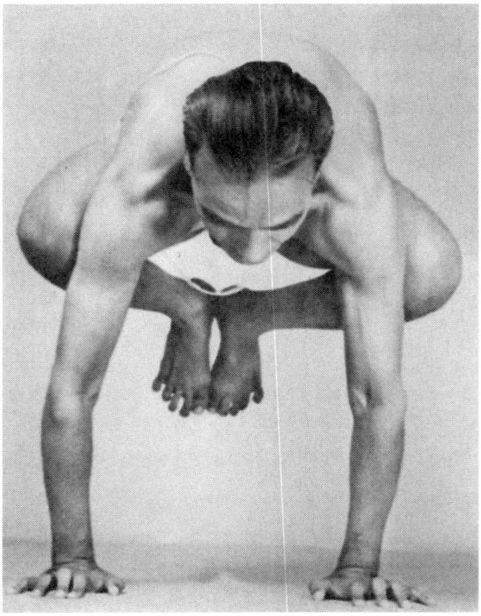

406

〈方法〉上級者用

①サーランバ・シールシャアサナIIのポーズをする（写真192）。

②息を吐きながら両ひざを曲げ、両ももを胃、および胸部のあたりにつける。

③右ひざを右上腕後ろ側のわきの下近くにつけ、次に同じようにして、左ひざを左上腕後ろ側につける。両足はともにそろえる（写真407）。この状態を保ち、ふつうに呼吸しながら、バランスをとる。

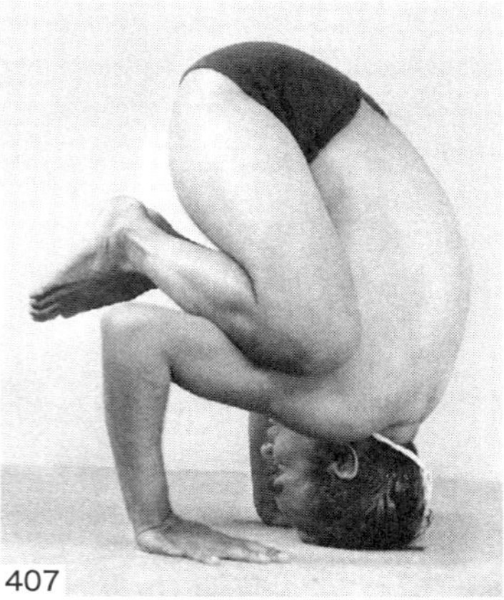

407

④息を吐きながら身体全体をもちあげ、頭も床から離す（写真408）。腕をまっすぐ伸ばし、尻をもちあげる（写真409）。首を伸ばし、頭をできるだけ高くしておく（写真410）。

⑤肋骨部を広げるようにして数秒間バランスをとる。ふつうに呼吸するようにする。

⑥息を吐きながら頭を床の上に下ろし、サーランバ・シールシャアサナⅡに戻る。その後、足を床に下ろす。上級者はシールシャアサナⅡから、足を後方に倒し、ウールドヴァ・ダヌラアサナ（写真486）を

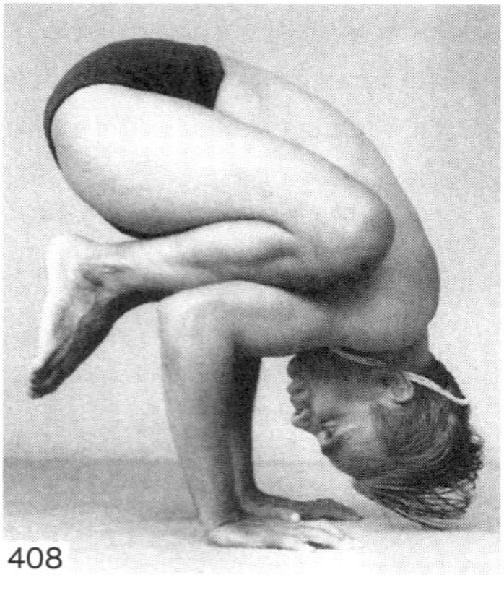

408

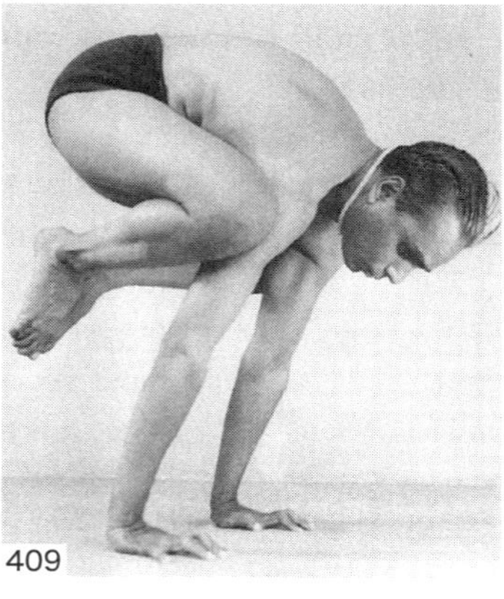

409

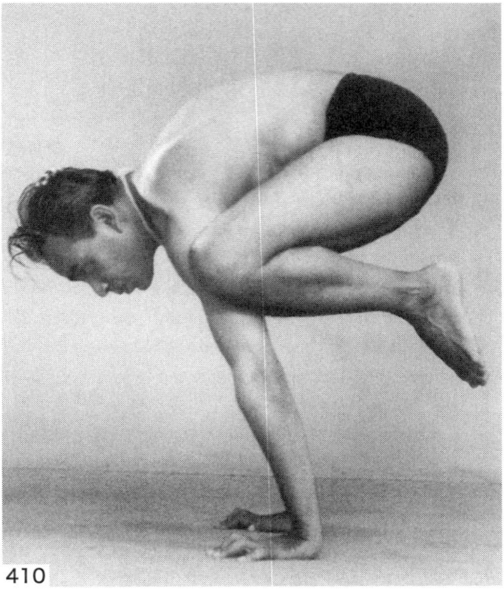

410

行ない（変形）、ターダアサナ（写真1）に戻るのもよい。ヴィパリータ・チャクラアサナ（写真488－499）のできる人はウールドヴァ・ダヌラアサナのあとで行なうと、バカアサナとは逆の刺激となり効果が高まる。

〈効果〉

このアサナは腹部内臓を収縮させるので、内臓を強化し、腕も強くする。

153. パールシュヴァ・バカアサナ

Pārśva Bakāsana（写真412）★☆☆☆☆☆

パールシュヴァというのは「横腹」あるいは「斜め」、バカというのは「鶴」または「渉禽類《しょうきんるい》」という意味。このポーズでは、足を横腹のわきにおく。

〈方法〉

①サーランバ・シールシャアサナⅡ（写真192）のポーズをとる。

②息を吐きながらひざを曲げ、ももを胃と胸部のあたりにつける。

③両足と両ひざをそろえ、両足を右側に移し、上体も右にねじる。左ももを右上腕後ろ側、できるだけわきの下近くにもっていく（写真411）。この状態で身体のバランスをとりながら、数回深呼吸を繰り返す。

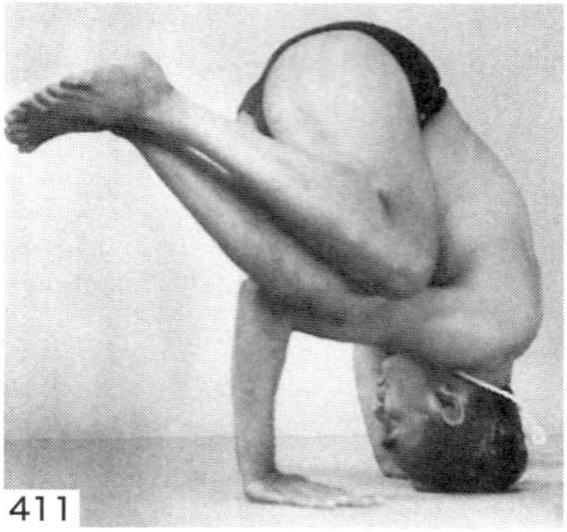
411

④息を吐きながら頭を床からもちあげ、肋骨部を広げるようにして腕をまっすぐ伸ばし、両手で全身を支える（写真412）。規則的な呼吸をしながら、この状態を数秒保つ。足をのせていない方の腕は一見力がかからないようだが、この腕の方に非常な力が加わる。

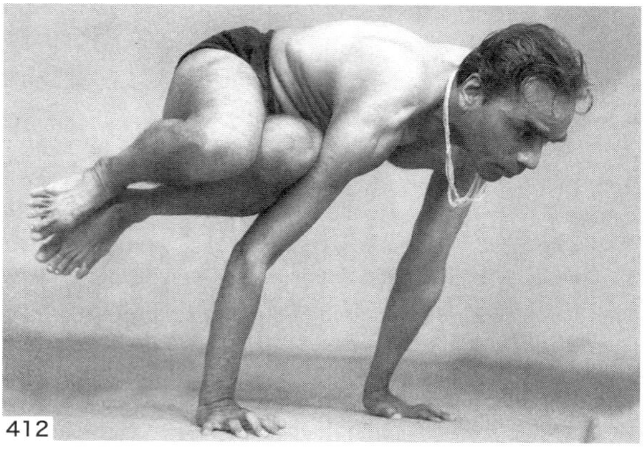
412

⑤腕を曲げ、頭を床の上におき（写真411)、サーランバ・シールシャアサナⅡに戻る。

⑥再びひざを曲げ、今度は曲げた足を左側に移し、上体も左にねじる。右ももを左上腕後ろ側のわきの下近くにもっていく。息を吐きながら、頭を床からもちあげ、前の④の要領でバランスをとる。

⑦再びサーランバ・シールシャアサナⅡに戻り、頭を床の上につける。その後、両足を床に下ろし、リラックスするか、あるいはウールドヴァ・ダヌラアサナ（写真486）を行なってから、ターダアサナ（写真1）に戻って直立する。ヴィパリータ・チャクラアサナ（写真488－499）のできる人は、ウールドヴァ・ダヌラアサナのあと、これを行なうとパールシュヴァ・バカアサナとは逆の刺激となり、効果が高まる。

〈効果〉

このポーズは腕を強化する。このポーズを継続して行なうと、脇腹の筋肉が発達し、腸が強化される。

154. ウールドヴァ・クックタアサナ

Ūrdhva Kukkuṭāsana（写真417－419）★☆☆☆☆☆☆☆☆

ウールドヴァというのは「上」、クックタというのは「雄鶏」という意味である。このポーズは雄鶏が歩いているかっこうによく似ているので、名づけられた。

〈方法〉

①サーランバ・シールシャアサナⅡ（写真192）を行なう。

②このポーズで安定したら、まず右足を曲げ、左ももつけ根におき、次に左足を曲げ、右ももつけ根におく。このときの足はパドマアサナの状態である（写真413)。

息を吐きながら両ひざを曲げ、両足をそれぞれ上腕後ろ側のわきの下近くにおく（写真414)。

このポーズで規則的な呼吸を繰り返し、バランスをとる。

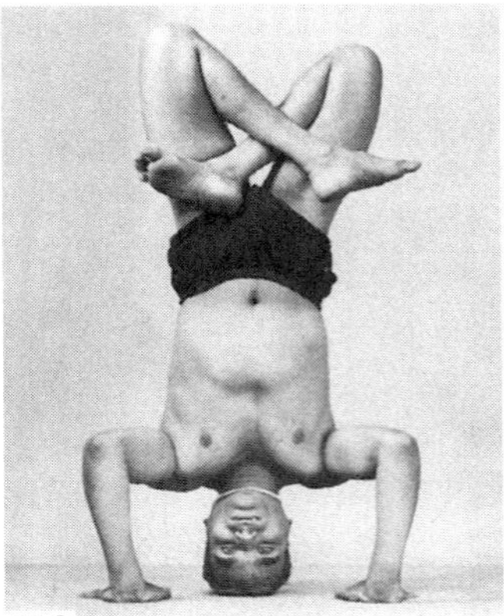

413

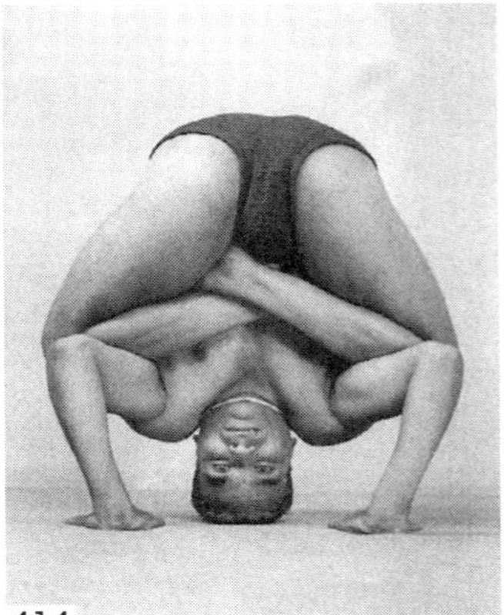

414

③息を吐きながら、両手で強く床を押しつけ、上体をもちあげ、頭を床から離す（写真415・416）。腕をまっすぐ伸ばす。尻も高く上げ、首を伸ばし、頭はできるだけ高くもちあげておく（写真417－419）。

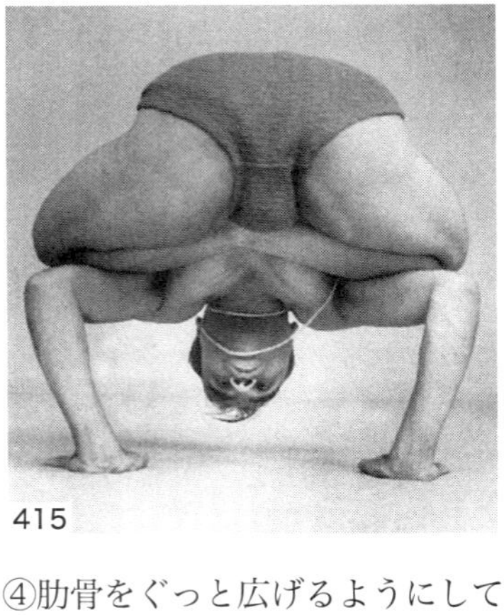

415

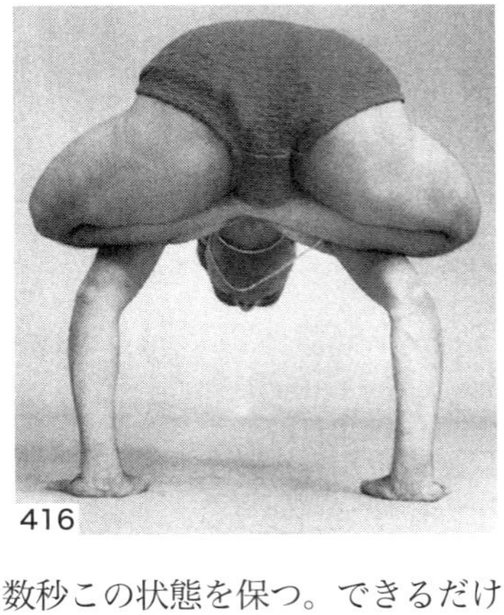

416

④肋骨をぐっと広げるようにして、数秒この状態を保つ。できるだけふつうに呼吸をする。

⑤息を吐きながら腕を曲げ、頭を床につけ、写真414・413の順序で元に戻し、パドマアサナの組んだ足をといてサーランバ・シールシャアサナⅡに戻る。

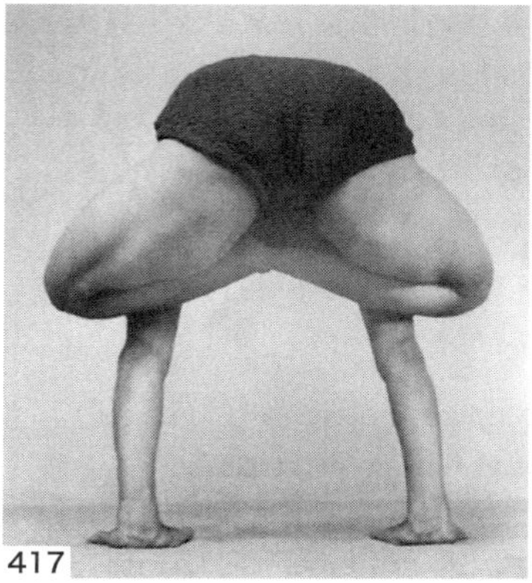

417

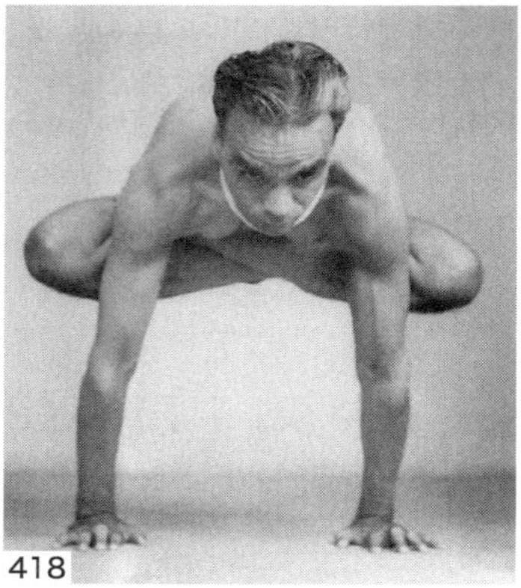

418

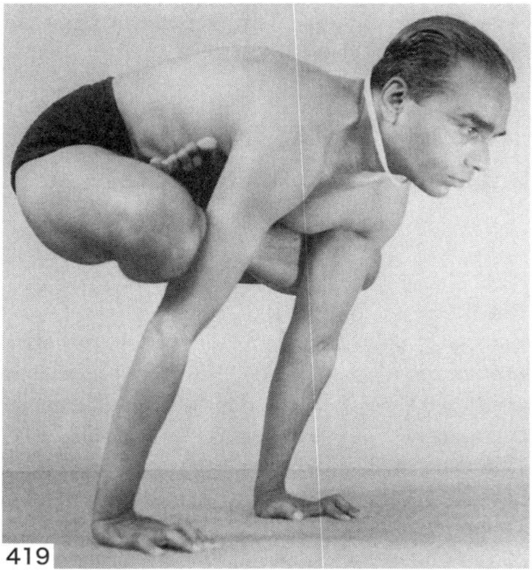

419

⑥再びパドマアサナを行なう。足を曲げ、前とは逆に、つまり先に右もものつけ根に左足をおき、次に左ももつけ根に右足をおく。前の②より⑤までの要領で同様に行なう。

⑦上の２つを同時間だけ行ない、サーランバ・シールシャアサナⅡに戻り、両足を床に下ろし、リラックスする。上級者は、このサーランバ・シールシャアサナから、足を背中へもっていき、後方に足を

下ろし、腕で上体をもちあげて、ウールドヴァ・ダヌラアサナ（写真486）を行なったあと、ターダアサナ（写真1）に戻ってもよい。ヴィパリータ・チャクラアサナ（写真488－499）のできる人は、ウールドヴァ・ダヌラアサナのあと、このヴィパリータ・チャクラアサナを行なうと、逆の刺激となり、ウールドヴァ・クックタアサナによる疲れがとりのぞかれる。

155. パールシュヴァ・クックタアサナ

Pārśva Kukkuṭāsana（写真424・425）★★☆☆☆☆

パールシュヴァというのは「側面」「横腹」「斜め」。クックタは「雄鶏」という意味である。

〈方法〉

①サーランバ・シールシャアサナII（写真192）を行なう。

②まず、右足を曲げ、左ももののつけ根におき、次に同じようにして左足を右もものつけ根におく。足はパドマアサナである（写真413）。その状態で安定したら、息を吐きながら身体全体を右にねじり（写真420）、両足を下げ、左ももを右上腕後ろ側につける（写真421）。この状態でバランスをとり、規則的な呼吸をする。身体全体を側面に

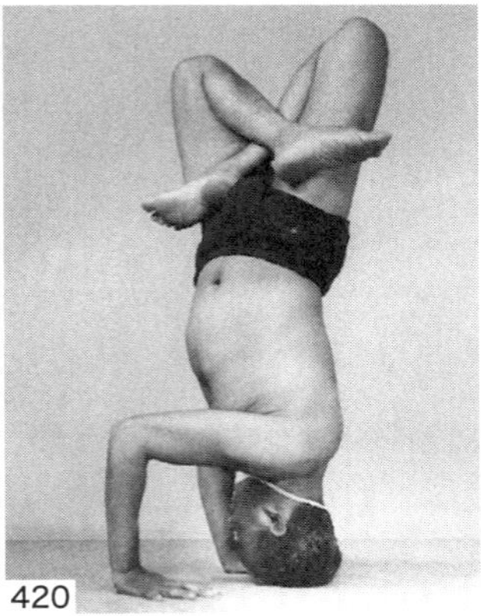
420

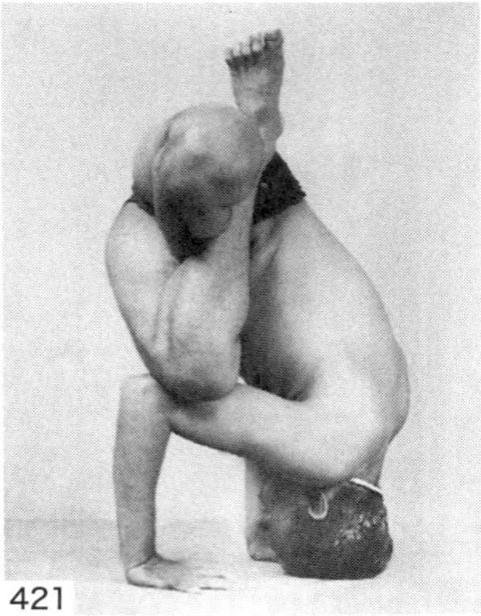
421

ねじっているので、呼吸は少し速めである。

③このポーズは、足を反対のももにおくポーズのうちでもかなりむずかしいポーズのひとつである。とりわけ初心者には、ももを上腕部におき、バランスをとるのがむずかしく、途中で尻もちをつくこともしばしばある。

④息を吐きながら、床を両手で押さえつけ、頭を床からもちあげ（写真422）、上体をあげるようにして、両手で支える（写真423）。腕をま

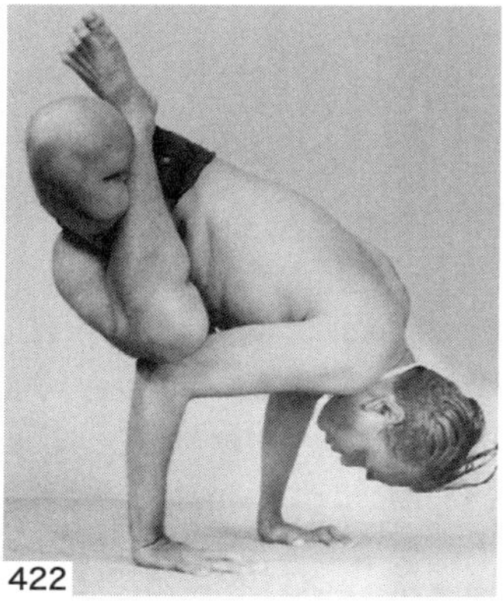

422

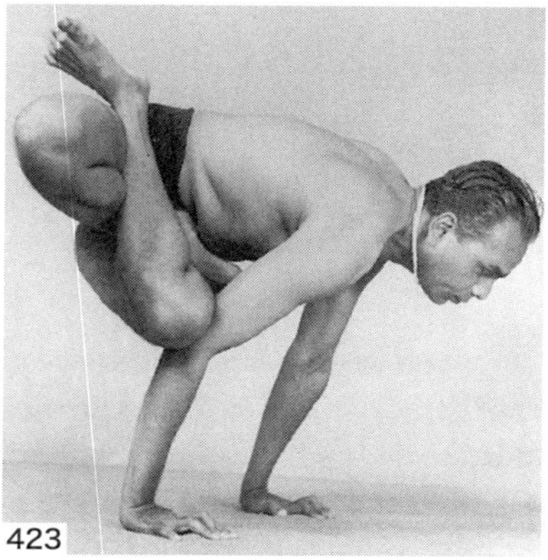

423

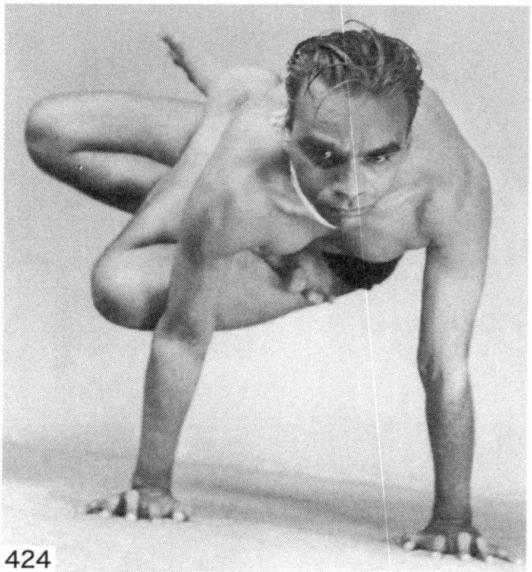

424

っすぐ伸ばし、尻をもちあげる。首を前方に伸ばしたあと、頭はできるだけ高くもちあげる（写真424）。

⑤これが完成ポーズである。できるだけ長くこのポーズを保つ。左腕は一見何でもないように見えるが、非常な力が加わる。

⑥息を吐きながらひじを曲げ、頭を床に下ろし、再びシールシャアサナⅡに戻る。その後、パドマアサナの足をほどく。

⑦しばらくシールシャアサナのポーズを保ち、再びパドマアサナに足を組む。今度は、最初に右ものつけ根に左足をおき、次に左もものつけ根に右足をおく。その後は、左側のポーズを行なう（写真425）。この場合は、右ももは左上腕後ろ側におく。両手でバランスをとりながら必ず足の組み方を前と逆にする。さもないと反対の上腕後ろ側に足を移すことは非常にむずかしい。

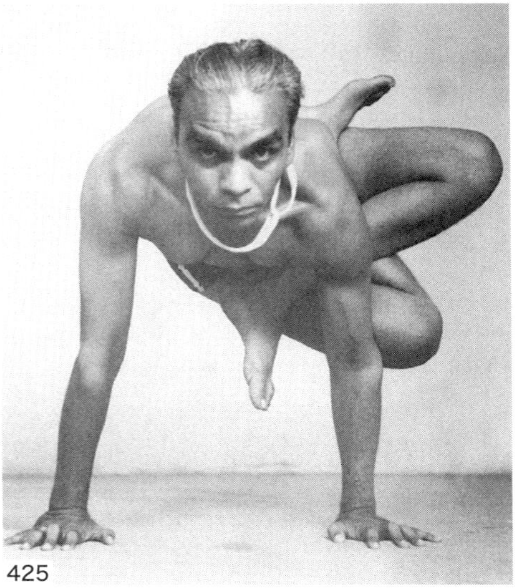

425

⑧左右とも同時間だけ行なう。

⑨前の④から⑦のポーズが完全にできるようになったら、⑥の足をほどくことを省略し、足の組み方を変えないで身体を左へやり、右ももを左上腕後ろ側におき、頭を床からもちあげ、身体のバランスを

とることをやってもよい（写真424ａ）。

⑩シールシャアサナⅡに戻る。それから⑦より交差した足を変えないで上体を右へやり、左ももを右上腕の後ろ側におき、床から頭をもちあげて行なうのである（写真425ａ）。

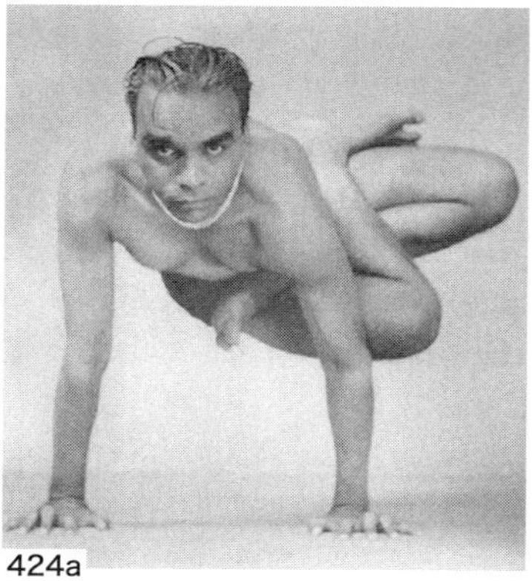
424a

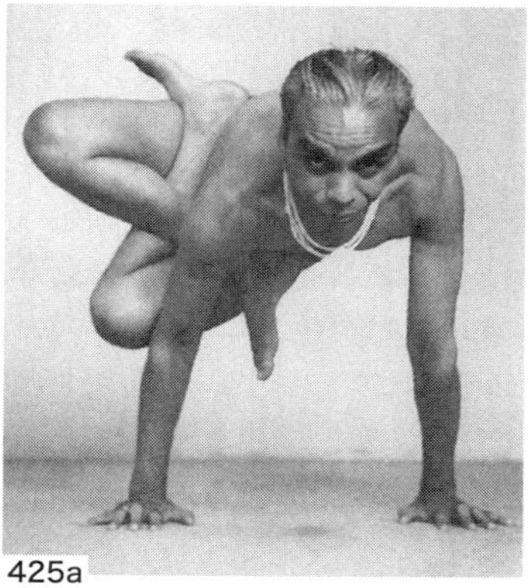
425a

⑪いつの場合でも同時間かけてポーズを行なう。それからシールシャアサナⅡに戻り、足を下ろして休む。あるいはシールシャアサナのあと、ウールドヴァ・ダヌラアサナ（写真486）を行ない、そのポーズから直立してタータダアサナ（写真１）に戻る。ヴィパリータ・チャクラアサナ（写真488－499）をマスターした人は、ウールドヴァ・ダヌラアサナのあと、そのポーズで終えると、いっそう気分が爽快になる。

〈効果〉

ウールドヴァ・クックタアサナ（写真419）の効果のみならず、背骨が横にねじられ、ととのえられる。胸、腕、腹の筋肉および内臓が強化され、生命力が高まる。

156. ガーラヴァアサナ

Gālavāsana（写真427・428）★☆☆☆☆☆☆

ガーラヴァはヴィシュヴァーミトラの弟子の賢人の名前である。このポーズは彼に捧げられたものである。

〈方法〉

①サーランバ・シールシャアサナⅡ（写真192）を行なう。

②そのポーズから右足を曲げ、左もものつけ根におき、左足を右もものつけ根において、パドマアサナに移る（写真413）。息を吐きながら足を手前に下ろし、ももを胃、および胸のあたりにつける。

③この状態で数回呼吸し、呼吸をととのえたあと、上体を右にやり、息を吐きながら組んだ足を下げ、交差したむこうずねの部分を右上腕後ろ側につける（写真426）。この状態で深呼吸をしながらバランスをとる。

④息を吐きながら頭を床からもちあげる。両手で上体を起こすようにもちあげ、肋骨を四方に開くようにして腕はまっすぐ伸ばし、手でバランスをとる（写真427）。この状態で数秒間耐える。このポーズでは左肩と左腕は力がかからないように見えるが、大きな力が加わる。

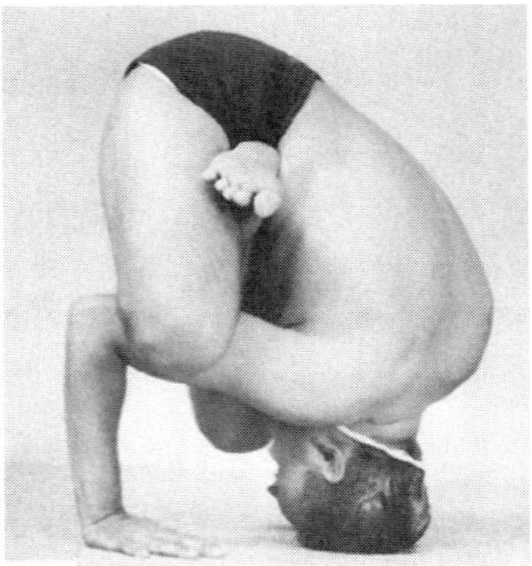
426

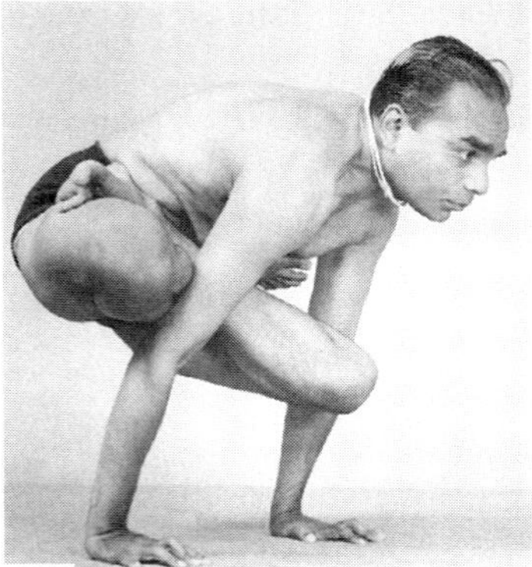
427

⑤腕を曲げ、頭を床につけ、サーランバ・シールシャアサナⅡに戻る。ただし、組んだ足（パドマアサナ）はそのままにしておく。
⑥息を吐きながら上体を反対側に移し、両足を左上腕後ろ側につけ、バランスをとる（写真428）。

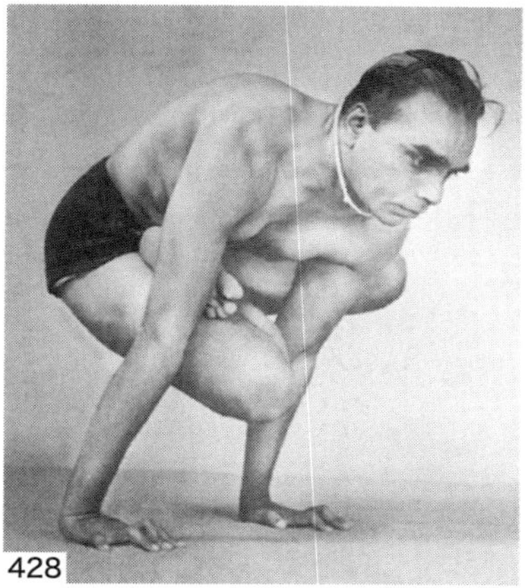
428

⑦ひじを曲げ、頭を床につけ、サーランバ・シールシャアサナⅡに戻り、組んだ足をといてまっすぐ伸ばす。ついでパドマアサナを行なう。ただし、この場合はまず左足を右ももつけ根にのせ、次に右足を左ももつけ根におき、前の要領で繰り返す。
⑧今一度頭を床に下ろし、サーランバ・シールシャアサナⅡのポーズに戻る。その後、足を床に下ろし、リラックスするか、あるいはウールドヴァ・ダヌラアサナ（写真486）を行ない、ターダアサナ（写真1）で直立する。ヴィパリータ・チャクラアサナ（写真488－499）のできる人は、ウールドヴァ・ダヌラアサナのあと、そのポーズで終えるとガーラヴァアサナとは逆の刺激となり、疲れがとれる。

〈効果〉

このポーズを練習すると、手首および腹部内臓が強化され、脇腹の筋肉も発達する。背骨も柔軟になり、首、肩も丈夫になる。このポーズは、シールシャアサナ（写真184）、パドマアサナ（写真104）およびパスチモッターナアサナ（写真160）を合わせた効果がある。

157. エーカ・パーダ・ガーラヴァアサナ

Eka Pāda Gālavāsana（写真431－433）★★☆

エーカは「1」、パーダは「足」、ガーラヴァは賢人の名前。

〈方法〉

①サーランバ・シールシャアサナII（写真192）を行なう。

②息を吐きながら右足を曲げ、左ももののつけ根におき、下半身を下ろし、両足を床と平行にする。

③その後左ひざを曲げ、この状態で数回深呼吸を繰り返す。息を吐きながら右足の甲を左上腕後ろ側、わきの下につける。このとき、右つまさきが手の指先と同じ方向をさすように足をおく。右ひざは右上腕後ろ側におく（写真429）。

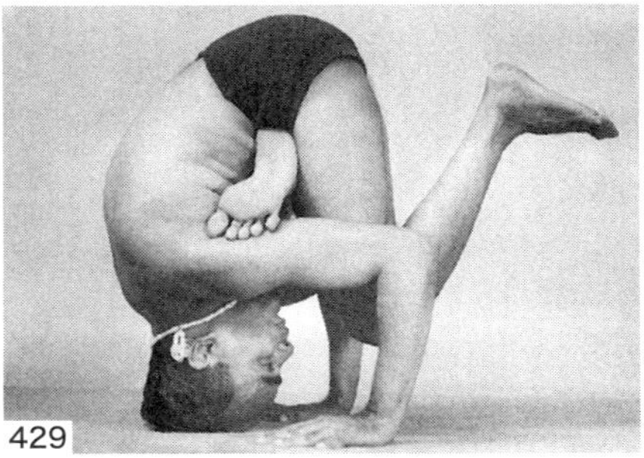

429

④右足を動かさないようにして深呼吸を繰り返す。左足はまっすぐ伸ばし、床と平行にする（写真430）。

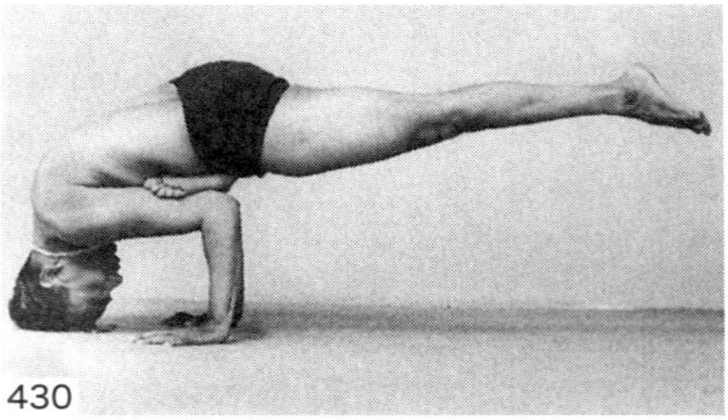

430

⑤息を吐きながら頭を床から上げ、身体全体をもちあげる。このとき左足はまっすぐ床と平行にしておく。ひじは曲げたままで上腕部は床と平行であり、手首からひじまでの下腕部は床と垂直である（写真431）。

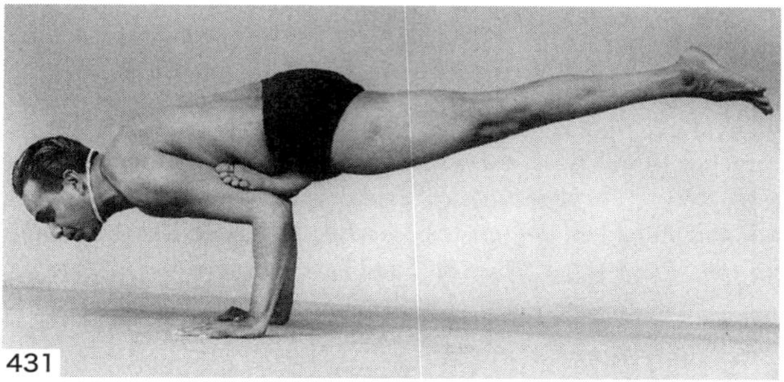

431

⑥首を伸ばしながら、頭をできるだけ高くもちあげる。このポーズを数秒間行なう。横隔膜が圧迫されるので、呼吸は速くなり、苦しくなる。

⑦左ひざを曲げ、頭を床につけ、再びサーランバ・シールシャアサナIIに戻る。

⑧深呼吸を数回したあと、逆側のアサナをやる。このときは、左足を半パドマアサナにし、左足の甲を右上腕の後ろに、左ひざを左上腕の後ろにつけて頭をもちあげる（写真432・433）。

両側ともそれぞれ同時間だけ行ない、再びシールシャアサナに戻る。

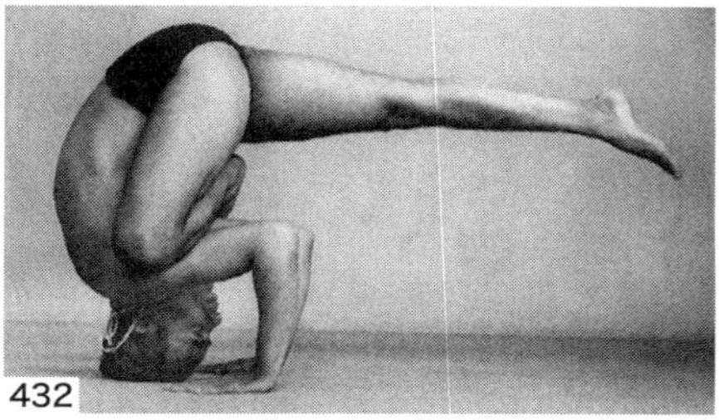

432

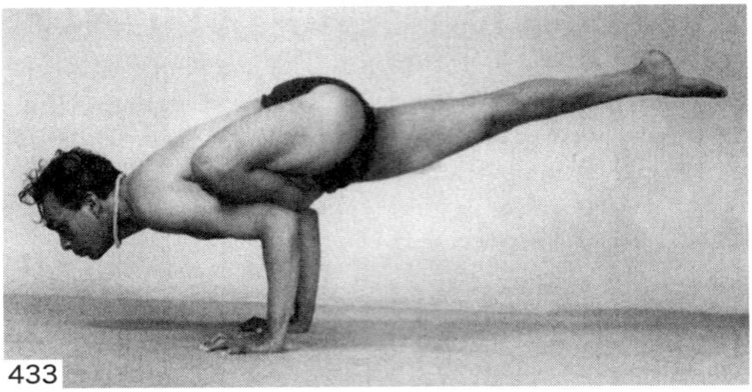

433

⑨このポーズを終えるときは、両足を床に下ろすか、あるいは完成ポーズからウールドヴァ・ダヌラアサナ（写真486）に入り、ターダアサナ（写真1）に戻ってもよいし、ヴィパリータ・チャクラアサナ（写真488－499）をマスターした人は、ウールドヴァ・ダヌラアサナのあと、そのポーズを行なって終えると気分がよい。

〈効果〉

このポーズは手首を強化する。また足で腹部を圧迫するので、腹部内臓のマッサージにもなる。

158. ドゥイ・パーダ・カウンディンニャアサナ

Dwi Pāda Kauṇḍinyāsana（写真438）★★☆☆

ドゥイ・パーダは「両足」という意味。カウンディンニャはヴァシシュタ家の賢人の一人で、カウンディンニャ派を創設した。このアサナは彼に捧げられたものである。

〈方法〉

①サーランバ・シールシャアサナⅡ（写真192）を行なう。

②息を吐きながらまっすぐ両足を伸ばし、下ろして床と平行にする（写真434）。この状態で数回呼吸をととのえる。

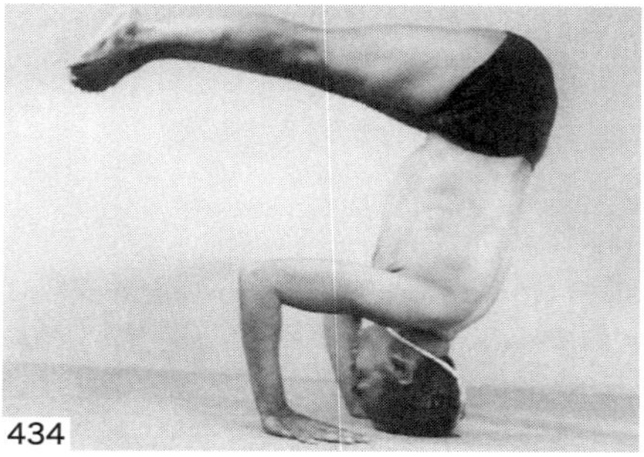
434

③息を吐きながら、身体全体を少しだけ右へやり、両足を右側へもっていく（写真435）。両足を右腕に寄せ、左もも外側を右上腕後ろ側におく（写真436）。

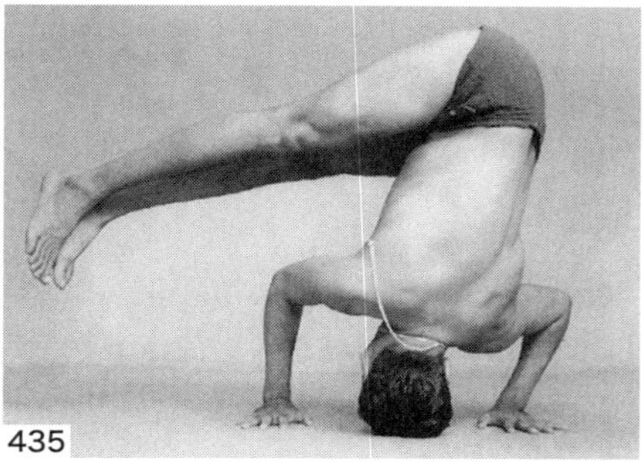
435

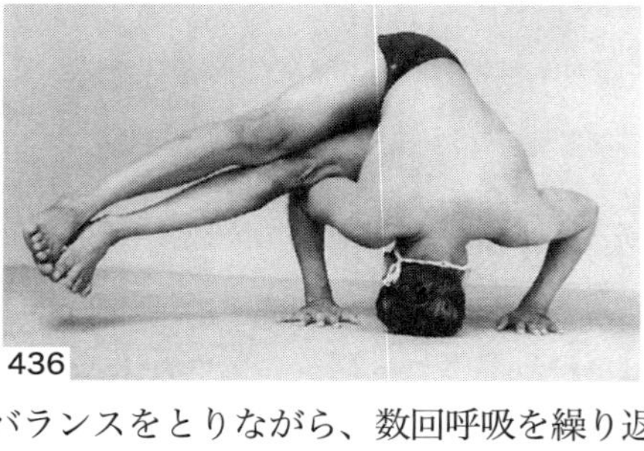
436

④この状態でバランスをとりながら、数回呼吸を繰り返す。息を吐きながら両手のてのひらで床を強く押しつけ、床から頭をもちあげる（写真437）。次に全身をもちあげ、首を伸ばす（写真438）。このポーズ

が完成ポーズで、足は床から離れ、床と平行である。身体全体をねじっているので呼吸は速くなる。10〜20秒間バランスをとりながら続ける。左肩と左腕には力は加わらないように見えるが、右腕よりもっと力がかかる。

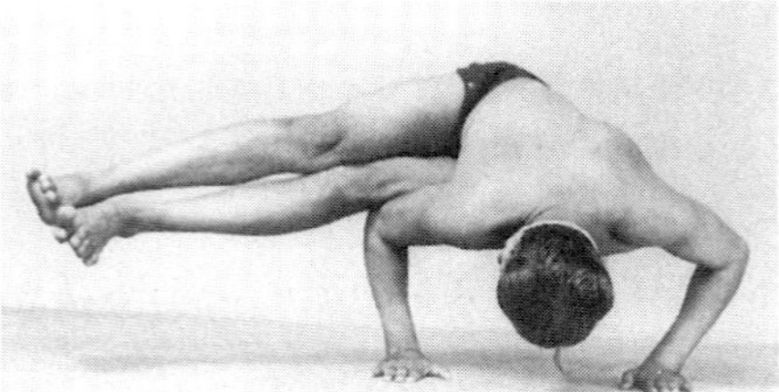

437

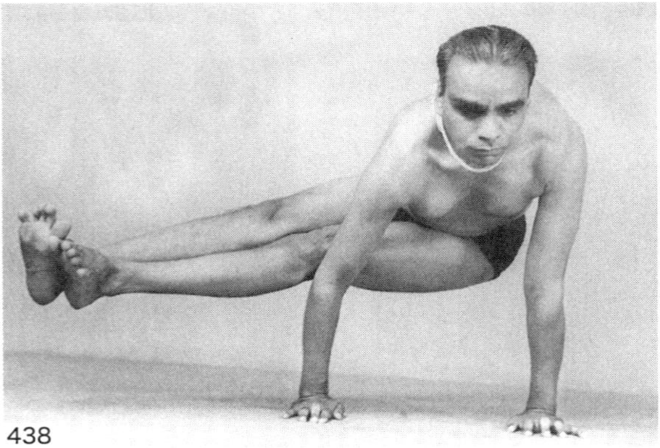

438

⑤ひざを曲げ、頭を床につけ、サーランバ・シールシャアサナⅡに戻る。この状態でしばらく休息し、再び右の要領で、左右を逆にして左側にも行なう。右ももを左上腕後ろ側の上におく。左右とも同時間行ない、シールシャアサナに戻る。

⑥このシールシャアサナのあとは、足を床に下ろし、リラックスするか、あるいはウールドヴァ・ダヌラアサナ（写真486）を行ない、その後ターダアサナ（写真1）で直立する。ヴィパリータ・チャクラアサナ（写真488－499）をマスターした人は、ウールドヴァ・ダヌラアサナのあと、そのポーズで終えると気分が爽快になる。

〈効果〉

このポーズは、腹部内臓をととのえる。また、結腸に刺激を与えるので、結腸の毒素を排出させる効果がある。足を十分伸ばした状態でバランスをとること。相当の練習が必要であるが、足を曲げたりして、姿勢がくずれると、腹部への刺激は非常に弱くなる。身体を横にする動きにより、背骨が柔軟になり、首および腕が丈夫になる。

159. エーカ・パーダ・カウンディンニャアサナ I

Eka Pāda Kauṇḍinyāsana I (写真441) ★★☆☆☆

エーカというのは「1」、パーダは「足」、カウンディンニャは賢人の名前。

〈方法〉

①サーランバ・シールシャアサナII (写真192) を行なう。

②息を吐きながら両足を伸ばし、足を下ろして床と平行にする (写真434)。この状態で数回呼吸をととのえる。

③息を吐きながら両足を曲げ、左足を右側へやり、左ひざを右上腕後ろ側の上におく。このとき左ももはできるだけ右わきに近づける (写真439)。この状態で数回呼吸をし、バランスをとる。

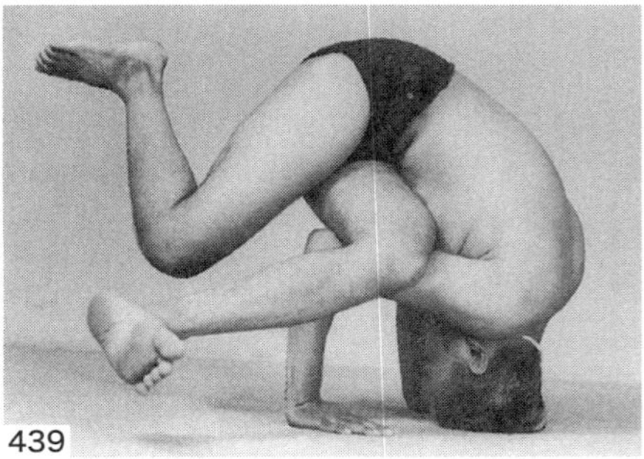

439

④左足を真横に、右足をまっすぐ後ろに伸ばす (写真440)。この状態で呼吸する。

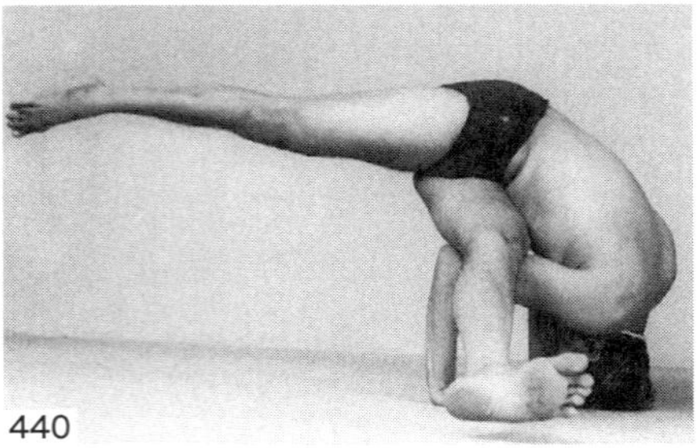

440

⑤息を吐きながら頭を床からもちあげ、腕を伸ばし、手で身体全体のバランスをとる。このとき両ひざとも伸ばす（写真441）。これが完成ポーズである。ふつうに呼吸しながら、この状態を20〜30秒または耐えられるだけ続ける。

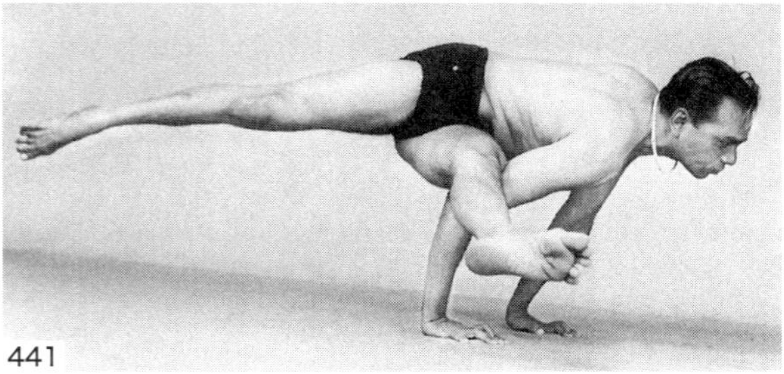

441

⑥両ひじを曲げ、息を吐きながら頭を床に下ろし、シールシャアサナに戻る。ふつうに呼吸しながらしばらく休む。

⑦今一度、以上の要領で同時間、反対側も行なう。

⑧足を床に下ろし、リラックスするか、あるいはウールドヴァ・ダヌラアサナ（写真486）を行なったあと、ターダアサナ（写真１）で直立する。ヴィパリータ・チャクラアサナ（写真488－499）ができる人は、ウールドヴァ・ダヌラアサナのあと、ヴィパリータ・チャクラアサナで終えると気分が爽快になり、効果的である。

〈効果〉

足で腹部に刺激を加えるので、腹部内臓のマッサージになる。ねじることで、背骨が強化され若返る。また腕と首が強くなる。

160. エーカ・パーダ・カウンディンニャアサナ II

Eka Pāda Kauṇḍinyāsana II (写真442・443) ★★☆☆☆☆

〈方法〉

①右足を右上腕後ろ側におき、ヴィシュヴァーミトラアサナ (写真403) を行なう。

②息を吐きながら、左手を床に下ろす。頭および身体全体を床の方に近づける。両ひじを曲げ、身体は床と平行にし、両足をまっすぐ伸ばし、足を床から離す。この状態で、手で全身を支え、耐えられるだけ耐える。このとき左足は後ろに、右足は横に伸ばし、右もも内側は右上腕後ろ側の上におく (写真442・443)

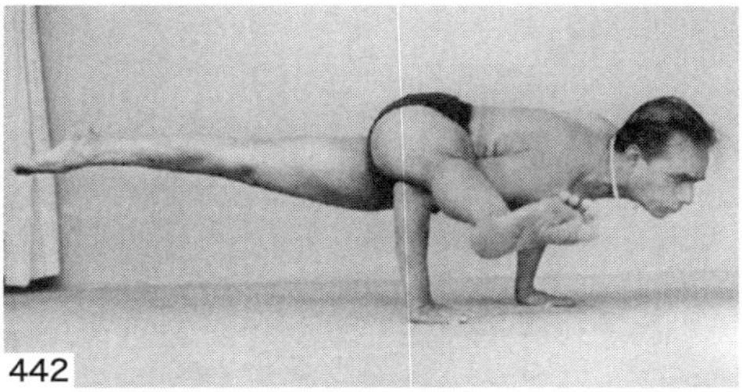

442

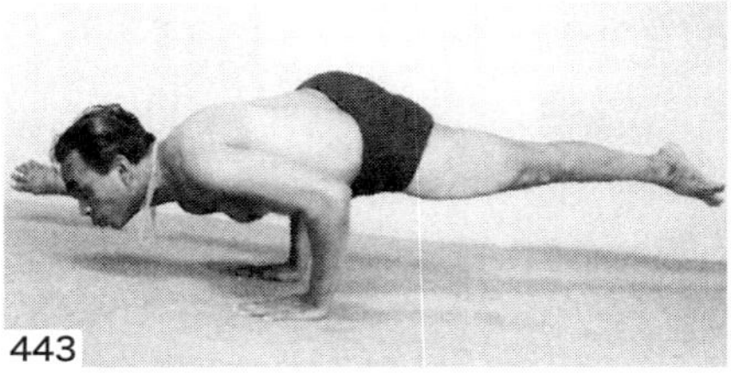

443

③このポーズは、きわめてむずかしく、修得するには不断の努力を要する。呼吸は速く困難になる。首は伸ばして頭は上げておく。

④足を床に下ろし、右足を右腕から離し、しばらくリラックスする。

⑤今度は反対側を行なう。このときは、左足を左上腕につけ、右足はまっすぐ後方に伸ばす。左右とも同時間行なう。

⑥上級者はサーランバ・シールシャアサナⅡ（写真192）から入り、エーカ・パーダ・カウンディンニャアサナⅠ（写真441）の要領で、写真444のように一方の足を同じ側の上腕部におき、頭を床から離し、両足をまっすぐに伸ばして床に平行にする方法で行なってもよい。

⑦左右ともそれぞれ同時間行ない、シールシャアサナⅡに戻り、その後、ウールドヴァ・ダヌラアサナ（写真486）を行ない、ターダアサナ（写真1）で直立するか、あるいはウールドヴァ・ダヌラアサナのあと、ヴィパリータ・チャクラアサナ（写真488－499）を行なう。

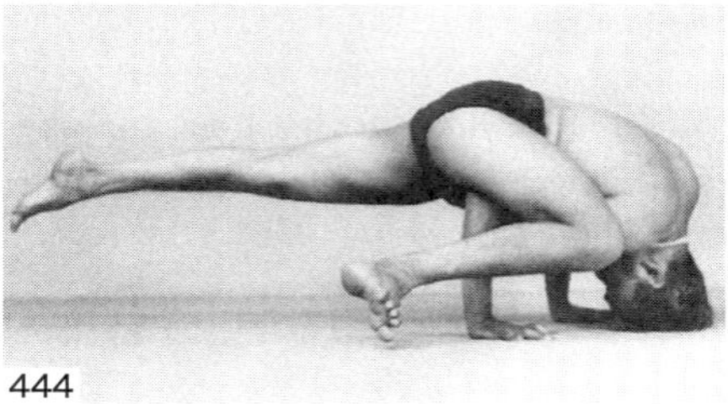
444

〈効果〉

このポーズは腕、腹部内臓、ももの筋肉を強化する。

161. エーカ・パーダ・バカアサナ Ⅰ

Eka Pāda Bakāsana I（写真446・447）★★☆☆☆☆☆

エーカは「1」、パーダは「足」、バカは「鶴」である。

〈方法〉

①サーランバ・シールシャアサナⅡ（写真192）を行なう。

②息を吐きながら足を下ろし、床と平行にする（写真434）。

③右ひざを曲げ、右むこうずねを右上腕後ろ側につける。左足はそのまま床と平行にする（写真445）。この状態で規則的に呼吸しながらバランスをとる。息を吐きながら身体全体をもちあげ、頭も床からもちあげ、首は前方へ伸ばす。身体全体はできるだけ床と平行にし、どの部分も左腕に触れてはならない（写真446・447）。

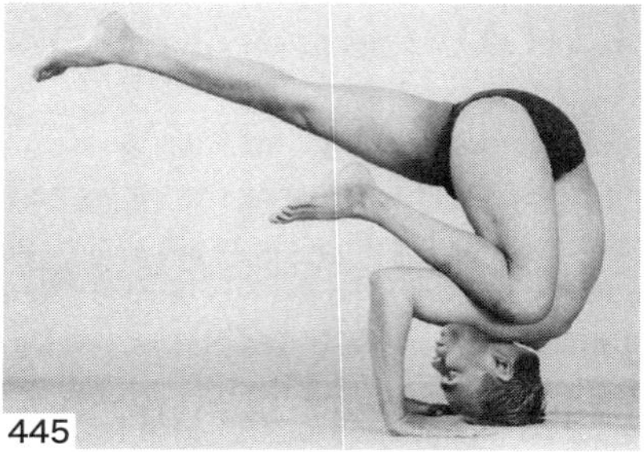

445

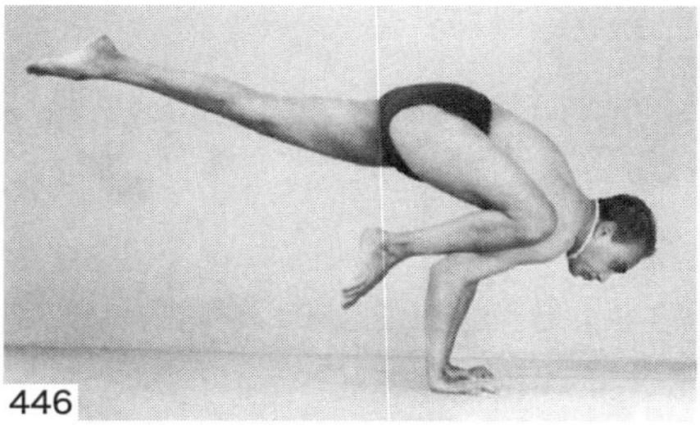

446

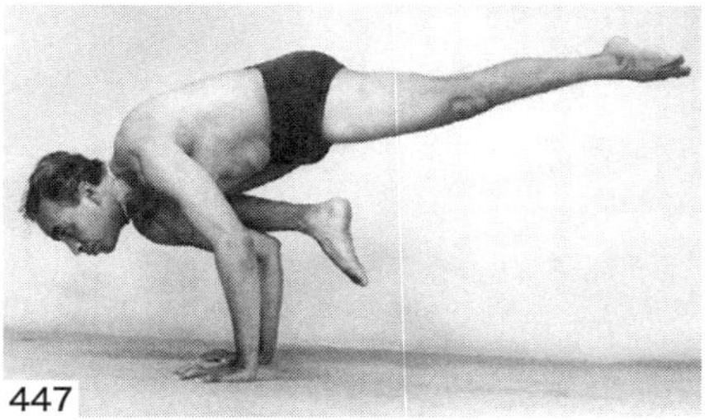

447

④左足、背骨はまっすぐ伸ばし、10〜20秒この状態を保つ。

⑤左ひざを曲げ、頭を床につける。息を吐きながらサーランバ・シールシャアサナⅡに戻る。

⑥今度は反対に左側を同時間だけ行なう。このとき右足は床と平行にし、伸ばしておく。

⑦サーランバ・シールシャアサナⅡに戻り、足を床に下ろしてくつろぐ。上級者はウールドヴァ・ダヌラアサナ（写真486）へと続け、ターダアサナ（写真1）で直立する。ヴィパリータ・チャクラアサナ

（写真488－499）のできる人はウールドヴァ・ダヌラアサナのあと、ヴィパリータ・チャクラアサナで終えると気分が爽快になる。

〈効果〉

内臓および腹部の一方が収縮され、他方は伸ばされる。バランスをとることで、腕よりも腹部筋肉、腹部内臓に刺激が加わる。

162. エーカ・パーダ・バカアサナ II

Eka Pāda Bakāsana II（写真451・452）★★☆☆☆☆☆

〈方法〉

①サーランバ・シールシャアサナII（写真192）を行なう。

②息を吐きながら足を下げ、床と平行にする（写真434）。バカアサナのように左ひざを曲げ、左むこうずねを左上腕後ろ側につける（写真410のように、できるだけわきの下に近づける）。右足も右側にやり、右もも内側を右上腕後ろ側につける（写真448）。

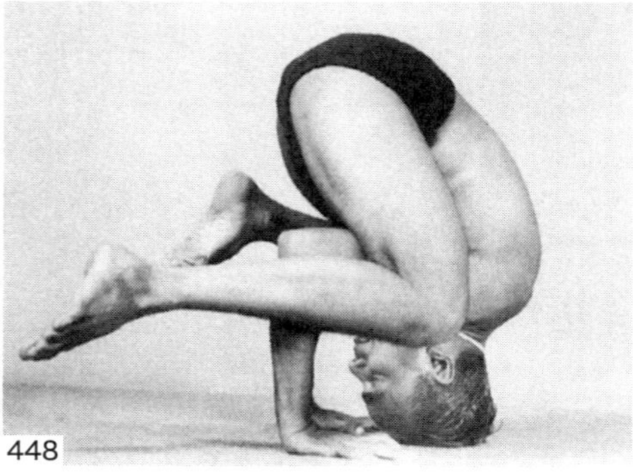

448

③息を吐きながら、上体をもちあげ、頭も床から離し、首を前方に伸ばす（写真449・450）。次に、右足を前方にひきあげ、まっすぐ前方に伸ばす。足は床に触れないようにし、両腕をまっすぐ伸ばし、バランスをとる（写真451）。

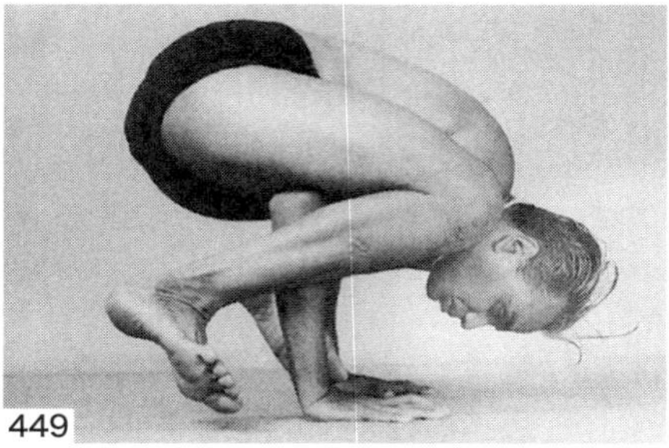

449

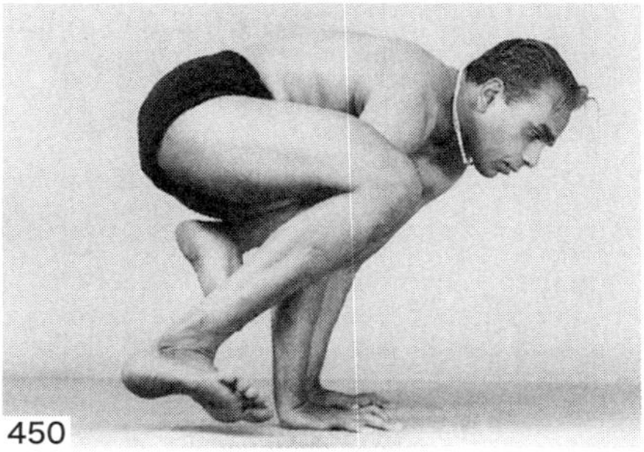

450

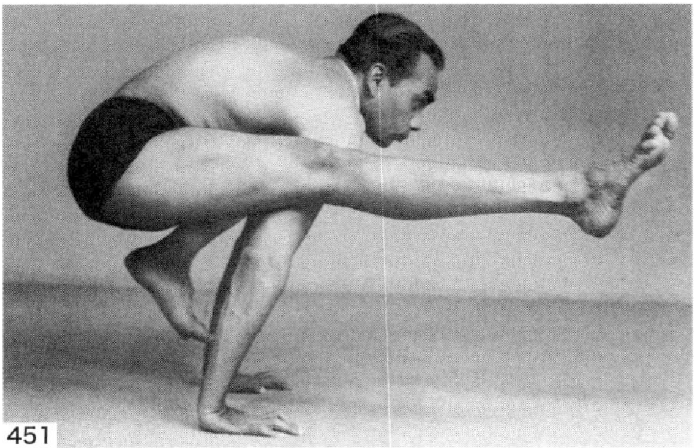

451

④背骨を前後に、右足もいっぱいに伸ばすようにして10〜20秒この状態に耐える。このとき、できるだけふつうに呼吸するようにする。

⑤右ひざを曲げ、頭を床につけ、サーランバ・シールシャアサナⅡ（写真192）に戻る。

⑥今度は反対側を同時間だけ行なう。このときは、左足をまっすぐ前に伸ばし、右足は曲げて右上腕後ろ側におく（写真452）。

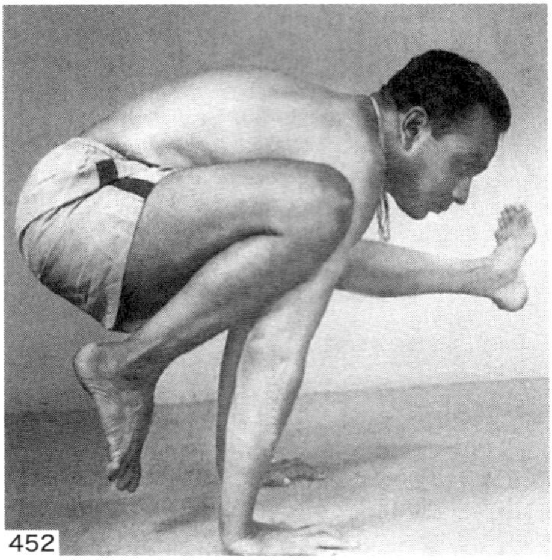

452

⑦このポーズを終えるには、２つの方法がある。ひとつは、前で伸ばした足を曲げ、シールシャアサナに戻り、足を下ろす。このやり方ができるようになったら、次のやり方も試みる。まず前で伸ばした足は、そのまま伸ばしておく。その状態でひじを曲げ、曲げている一方の足を床と平行に後方へまっすぐ伸ばす。足が床に触れないようにして、身体全体を床からもちあげる。そのポーズは、エーカ・パーダ・カウンディンニャアサナ（写真442・443）になる。次に息を吐きながら、頭を床につけ両足を曲げ、シールシャアサナⅡに戻る。その後、ウールドヴァ・ダヌラアサナ（写真486）に入り、続いてヴィパリータ・チャクラアサナ（写真488－499）を行なう。

〈効果〉

手、胸部、背中のみならず、腹部の臓器および筋肉が強化される。このポーズでは、自分の身体を重量挙げのようにもちあげ、さまざまな方向に動かすので、その重さに耐えられるように身体の各部位の力が高められる。

163. ヨガダンダアサナ

Yogadaṇḍāsana（写真456）★☆☆☆☆☆☆☆☆☆

ヨガダンダというのは、「ヨギの杖」という意味である。このポーズでは、ヨギが一方の足を松葉杖のようにわきの下に当ててすわるので、この名前がつけられた。

〈方法〉

①両足をそろえて、まっすぐ前に出してすわる（写真77）。

②右ひざを曲げて、右足を尻外側におく。右足はヴィーラアサナ（写真88）の状態になる。

③左足を左へ広げ、ひざを曲げ、左足を右ひざに近づける（写真453）。

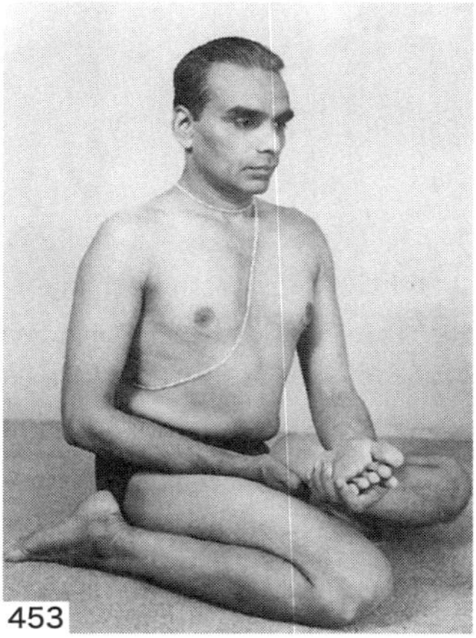

453

④左ひざを床につけたまま、右手で左足をつかみ、上体を右へねじって左の足の裏を胸の方に向ける。数回呼吸をととのえ、次に息を吐きながら、左足を左わきの下に引きつける。このとき、左足は左わきの下を支え、杖のようにおく（写真454）。

⑤数回呼吸をし、呼吸をととのえたあと、息を吐きながら左手を後ろへまわし、腕を曲げ、左ももにつける（写真455）。

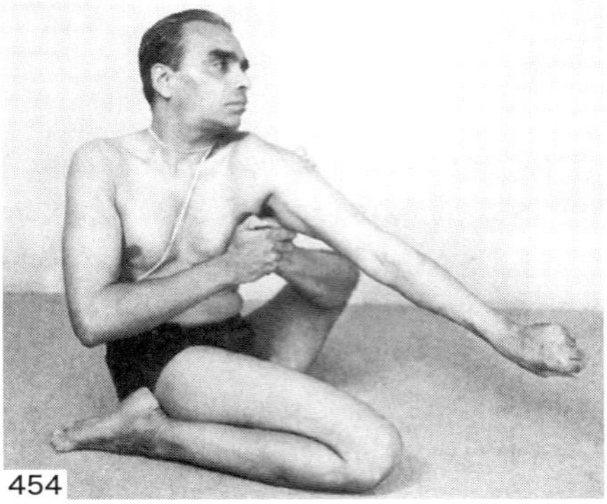
454

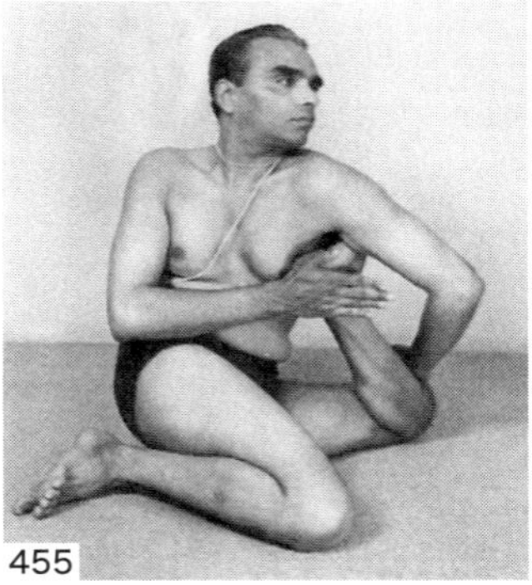
455

右手を肩から後ろへまわし、左下腕部をつかみ、頭を右へ向け、あごを上げて一点を見つめる（写真456）。

⑥深呼吸をして、20〜30秒このポーズを続ける。

⑦両手を元に戻し、足を伸ばし、くつろぐ。

⑧反対側も同時間行なう。このときは、左足を曲げて左尻の外側につけ、右足は松葉杖のように左わきの下にもってきて、左手を後ろへまわし、後ろから右下腕部をつかむ。

⑨このアサナが快適にできるようになるには時間を要するが、慣れるとくつろげ、心身が落ち着いてくる。

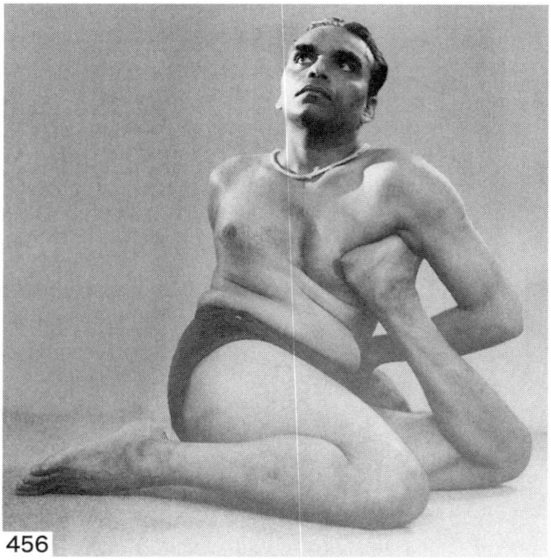

456

〈効果〉

このポーズは、背骨に休息を、身体にくつろぎを与える。また、ひざ、足首の柔軟性が増す。

164. スプタ・ベーカアサナ

Supta Bhekāsana (写真458) ★★☆

スプタというのは「もたれかかる」、ベーカというのは「蛙」を意味する。このポーズは、ベーカアサナ (写真100) の逆のポーズである。

〈方法〉

①ヴィーラアサナですわる (写真86)。

②両てのひらを上に向け、手を後ろにまわし、それぞれの足をつかむ。足を上へ押しあげ、上体は後ろへそる。その状態で2～3呼吸する。

③息を吐きながら、尻をもちあげ (写真457)、ももを股中央に向かってひっぱりあげ、股関節をもちあげながら頭頂部を床につける (写真458)。

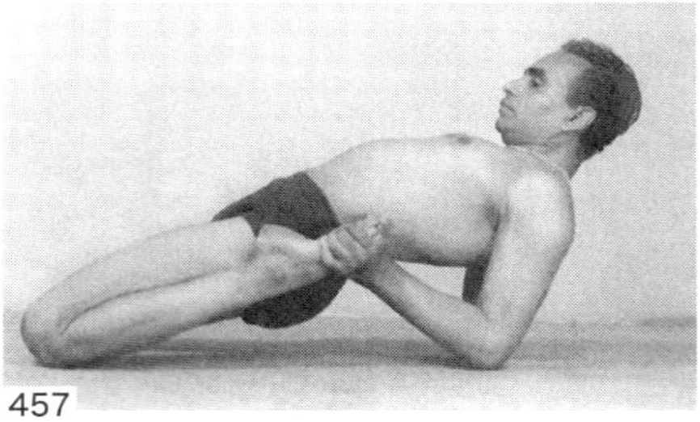

457

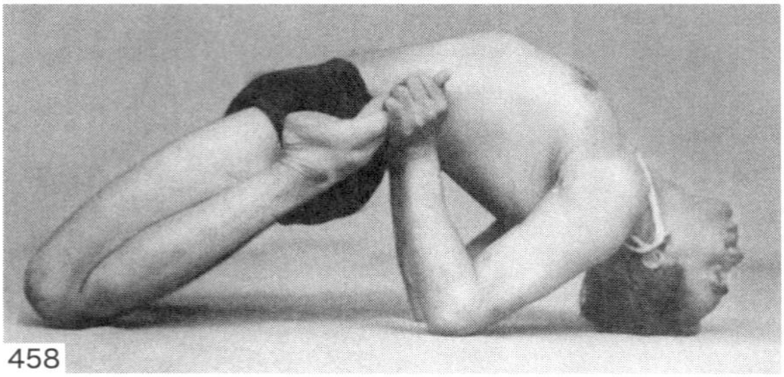

458

④頭頂部、ひじ、ひざで、身体を支える。ひじから前腕部は床に垂直で、手はできるだけ足先外側をつかむ。足先を、できるだけ腸骨に近づけるようにもちあげる。

⑤20～30秒、ふつうに呼吸しながらこの状態を保つ。

⑥頭を床からもちあげ、両手も足から離して両足を床に下ろし、スプタ・ヴィーラアサナのポーズを行なう（写真96）。

〈効果〉

このポーズは背骨をととのえる。ひざ、足首、尻、首の血行を促進し、背中の痛みをとり、ひざの関節障害もとりのぞく。このポーズでは、手で足先を押しつけるので、足の土ふまずが強化され、扁平足も矯正される。このアサナを続けると、足の筋肉の萎縮、衰えも回復する。肺もいっぱいに広がり、腹部内臓の機能も促進される。

165. ムーラバンダアサナ

Mūlabandhāsana (写真462・463) ★★★☆☆

ムーラは「根」「底」「初め」あるいは「基本」、バンダは「足かせ」または「姿勢」という意味である。

〈方法〉

①バッダ・コーナアサナ(合蹠《がっせき》)ですわる(写真101)。

②両手を、左右のふくらはぎとももの間に入れ、ふくらはぎの下から足先をつかむ。

③両足裏を合わせ、足先は床につけたままかかとを上げ、両足を股のつけ根に引きつける(写真459)。

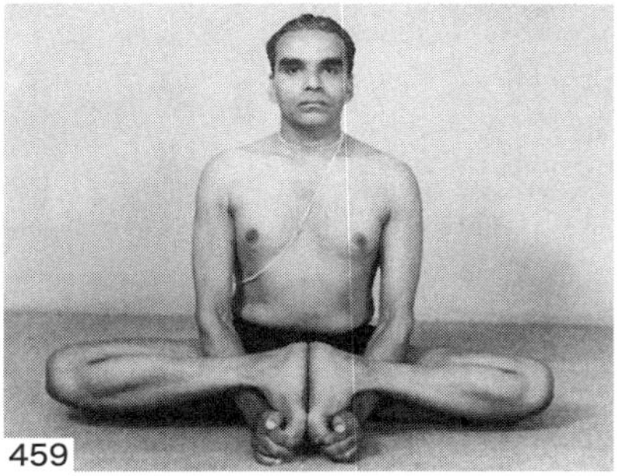

459

④この状態を保ち、手を尻の後ろで床につける(写真460)。

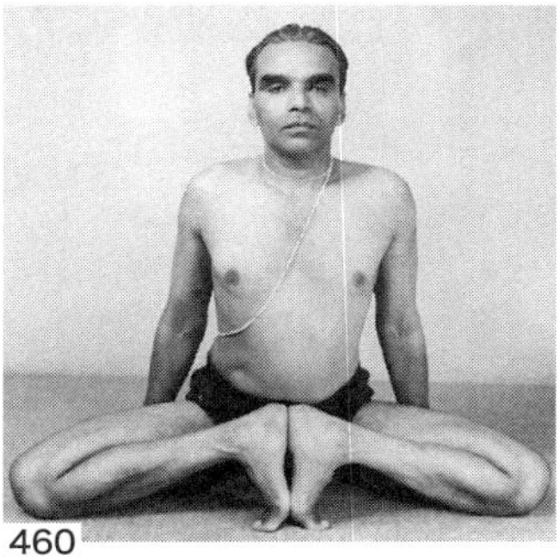

460

⑤両手で床を押しつけるようにし、上体をもちあげ、尻を前にもってくる（写真461）。

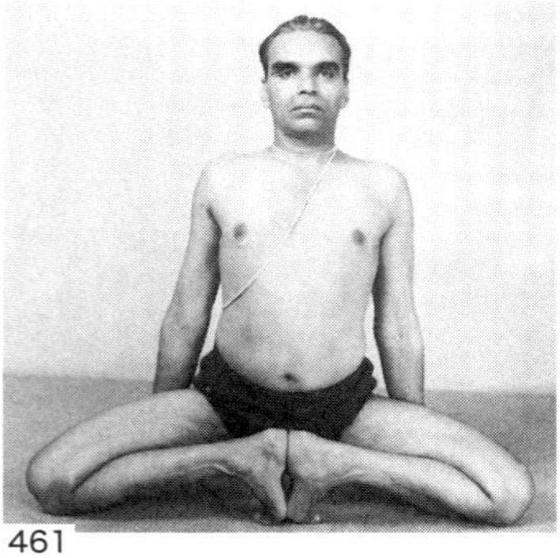

461

同時に、足先、ひざの位置はそのままで、かかとを前方へ突き出す（写真462・463）。

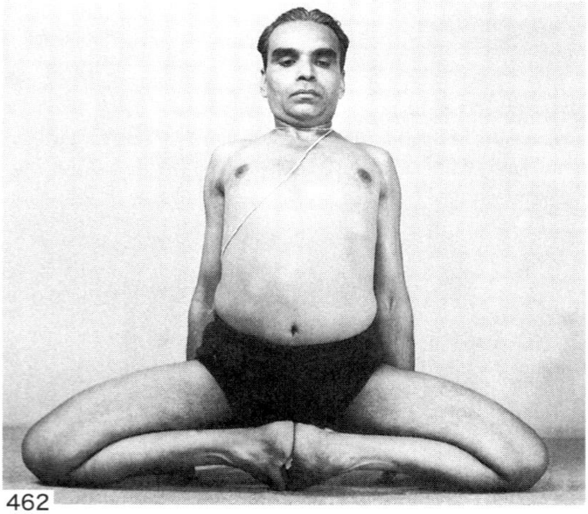

462

⑥このとき、足先、ひざで身体を支えるようにし、深呼吸をしながら30秒～１分間この状態を保つ。

⑦元に戻るときは、まず両手を手前の床につき、両手で身体全体を支えて次に上体をもちあげ、かかとを戻し、足をまっすぐ伸ばす。

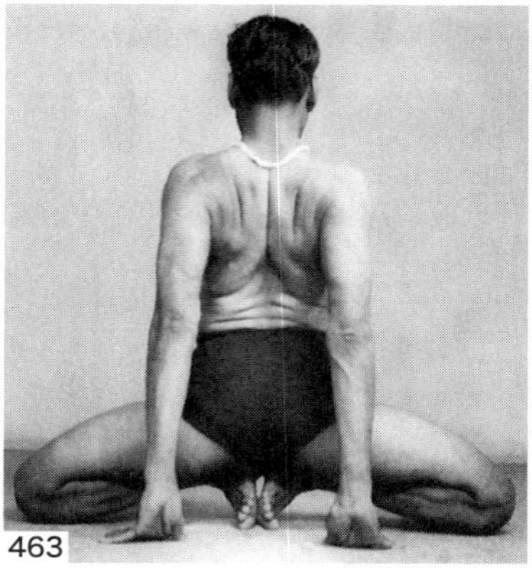

463

戻るときは絶対に両足に体重をかけないこと。

〈効果〉

このポーズは、前立腺、生殖腺の源であるムーラーダーラ・チャクラに刺激を与える。またバッダ・コーナアサナ（写真101）とともに、過剰な性欲を抑制するのに効果があり、エネルギーをよい状態で体内に保つ。したがって心のコントロールや安定化にも役立つ。

166. ヴァーマデーヴァアサナ Ⅰ

Vāmadevāsana I（写真465）★☆☆☆☆☆

ヴァーマデーヴァというのは賢人の名前であり、ヒンドゥー教の三大神の一人で、破壊を司るシヴァの別名でもある。

〈方法〉

①バッダ・コーナアサナですわる（写真101）。

②右手を右ももとふくらはぎの間に入れる。右足先は床につけておき、かかとを上げ、股のつけ根に引きつける。手を離し、足先を手前にし、かかとを床に押しつけるように上体を床から上げる。右ひざを床につけたまま、右尻を前方に突き出し、右足はムーラバンダアサナの状態である（写真464）。

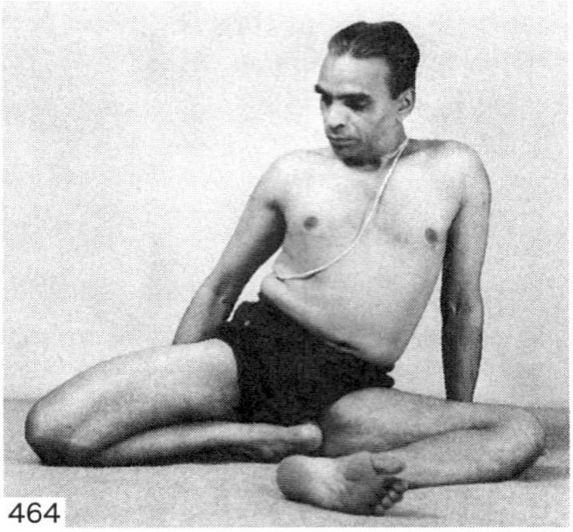

464

③左足を、右もものつけ根の上に引きつける。すなわち、左足はパドマアサナ（写真104）の状態である。
④左手を肩から後方にまわし、息を吐きながら、左足親指をつかみ、右手で左足の甲をつかむ。
⑤顔を右側にまわし（写真465）、深呼吸をしながら30秒間その状態を保つ。

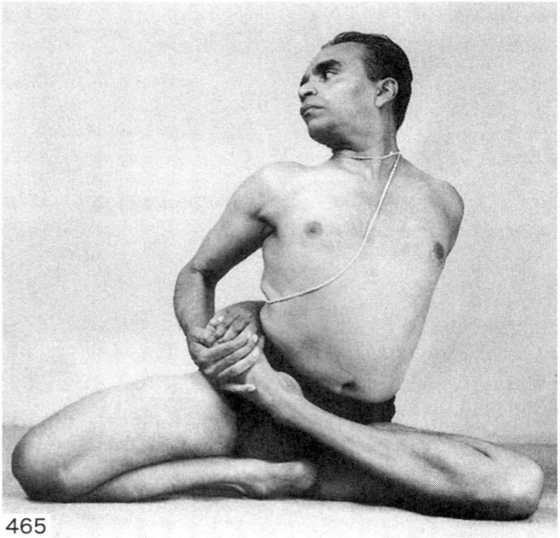

465

⑥その後はバッダ・コーナアサナに戻り、再び反対側を同じ要領で左右逆にして行なう。

〈効果〉

このポーズは、足の張りと痛みをとりのぞく。また生殖機能を健康に保ち、背骨の調子をととのえ、消化を助ける。

167. ヴァーマデーヴァアサナ Ⅱ

Vāmadevāsana II (写真466) ★☆☆☆☆☆

〈方法〉

①両足を大きく開いてすわる。

②左ひざを後ろに曲げ、左ふくらはぎを左ももの後ろ側につける。

③左手で左足をもちあげ、左かかとを左腸骨につける。左手で、ベーカアサナ (写真100) のように左足をつかむ。

④右手で、パドマアサナ (写真104) のように、右足を左もものつけ根の上におく。

⑤両手で、両方の足裏を引きつけるようにして、両足裏を合わせる (写真466)。

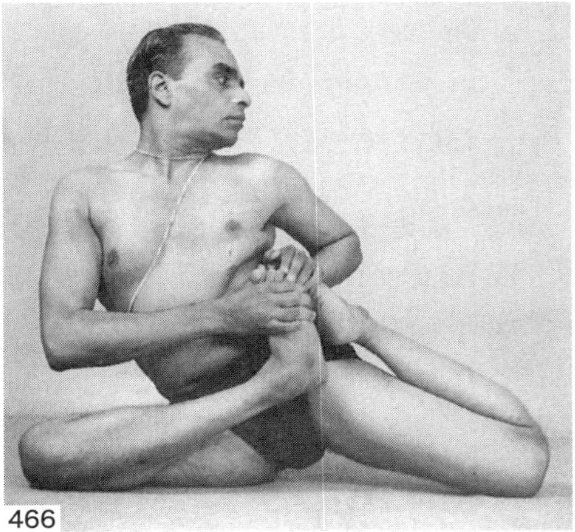

466

⑥上体をパドマアサナの足の方へ傾ける。両手で足をしっかりとつかみ、深呼吸して30秒間この状態を保つ。

⑦手足を元に戻し、反対側を行なう。このとき、右足はベーカアサナ、左足はパドマアサナのようになる。左右同時間行なう。

〈効果〉

このアサナは、足の痛みと張りをとりのぞき、生殖機能を健康に保つ。また背骨の調子をととのえ、消化機能を向上させる。

168. カンダアサナ

Kandāsana（写真470・471）★★★☆☆☆☆☆☆☆☆☆

カンダというのは「球根」「結び目」という意味。『ハタ・ヨガ・プラディーピカー』の第３章には次のように述べられている。

「クンダリニーはカンダ（へその近くにある、ナーディが交差するところ）の上部に眠る。これにより、ヨギにはムクティ（解脱）が与えられ、愚者には束縛が与えられる。クンダリニーを知る者がヨガを知る。」（107節）

「カンダは、肛門から約20センチ上にあり、約2.5センチの広がりをもつ。それは丸くて、やわらかい白い布でおおわれている、といわれる。」（113節。実際の長さの単位はヴィタスティである。）

〈方法〉

①両足を前に出し、伸ばしてすわる（写真77）。ひざを曲げ、両ひざは床につけたまま両ももを広げ、両足を自分の方に引きつけ、かかとを股のつけ根に近づける。この状態は、バッダ・コーナアサナ（写真101）に似ている。

②それぞれの手で右足、左足をつかむ。

③足を手前に引きつけ、もちあげて、足首をひねり、足裏を上に向ける（写真467）。

手でひざ、ももをひっぱりあげ（写真468）、かかとおよび足の外側をへそ、胸部につける（写真469）。

このとき、足がずり落ちやすいので、足をしっかり胸につけておくようにして、数秒間このポーズを行なう。

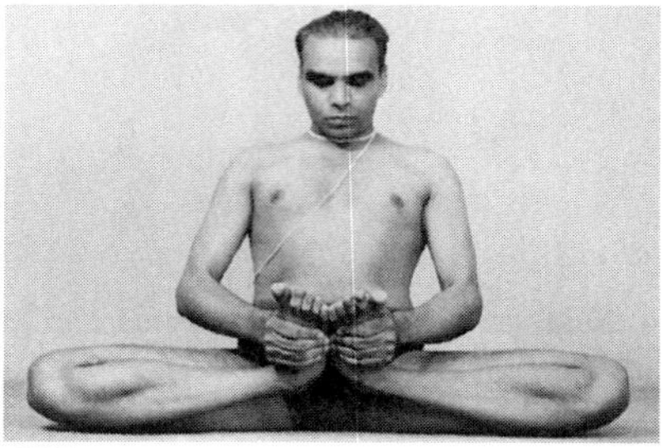
467

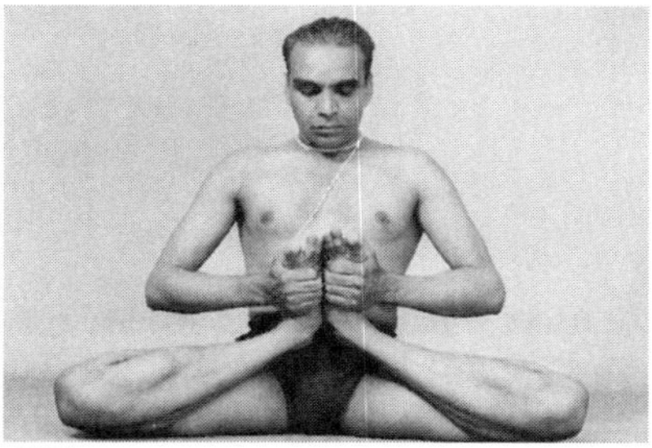
468

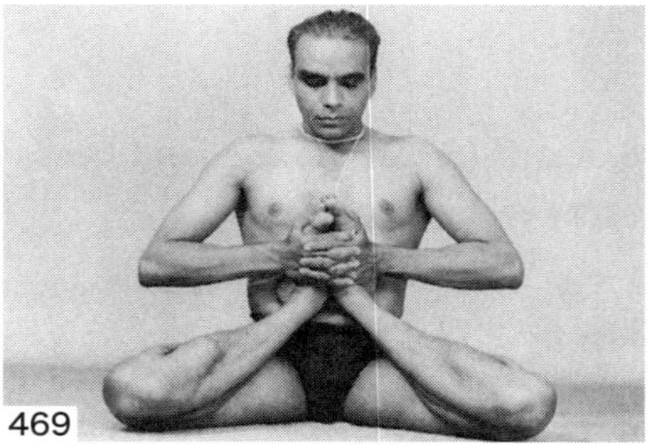
469

④次に足から手を離し、両腕をまっすぐ伸ばし、手の甲をひざの上に置く（写真470）か、あるいは胸の前で合掌する（写真471）。肋骨を四方に広げながら、背筋をまっすぐ伸ばし、深呼吸しながら約30秒この状態を保つ。

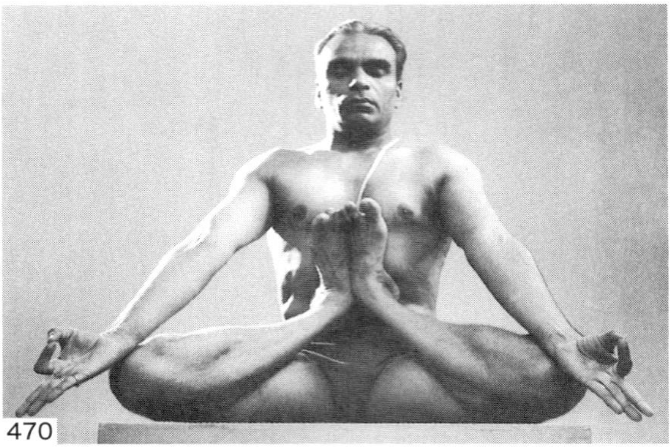

470

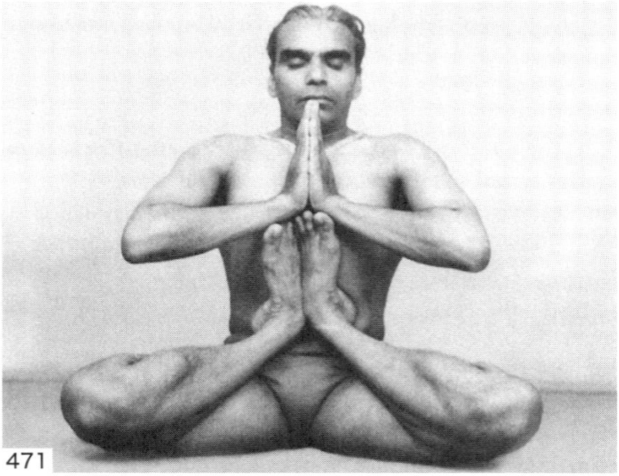

471

⑤上級者は、このとき両手を上にあげ、てのひらを合わせてもよい（写真471 a）。また、てのひらを背中で合わせ（背中で合掌）するとよい（写真471 b）。これが、このアサナで最もむずかしいところである。

⑥両手で両足をつかみ、足を床に下ろし、休息する。

⑦このポーズをするには、肢関節を柔軟にしておく必要があるので、マスターするまでには相当の期間を要する。

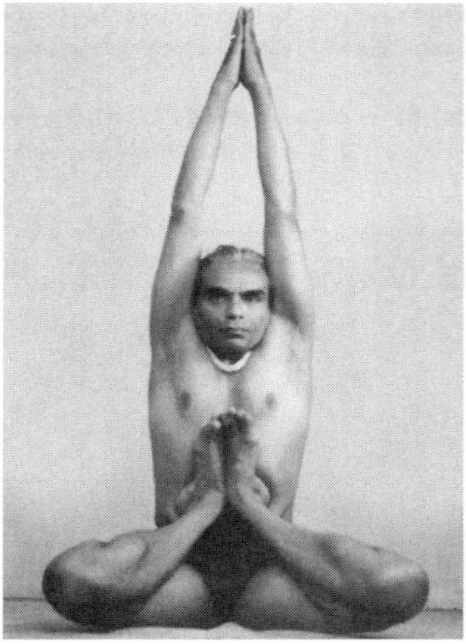

471a

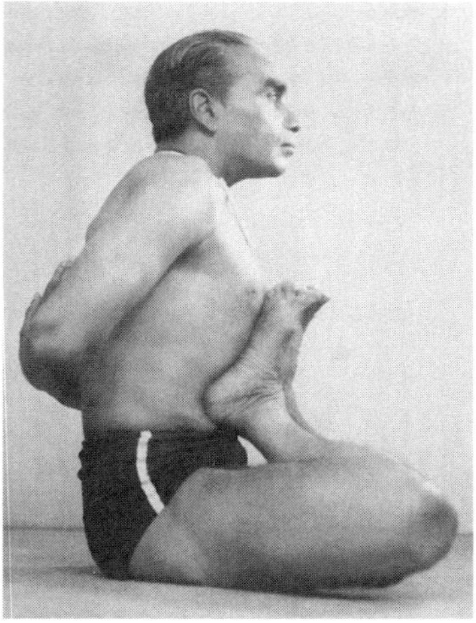

471b

〈効果〉

このポーズにより、へそから下のすべての筋肉が刺激される。股関節、ひざと足首の関節が柔軟になる。性欲減退の回復に効果があると同時に、性欲のコントロールにも役立つ。

またこのアサナは、スヴァーディシュターナ・チャクラとマニプーラカ・チャクラを刺激し、それにより消化機能がととのう。

169. ハヌマーンアサナ

Hanumānāsana（写真475－476ａ）★★★☆☆☆☆☆☆

ハヌマーンというのは、超人的な強さと武勇を兼ね備えた猿族の長の名前である。ハヌマーンは海を飛び越えヒマーラヤに至り、薬草が生えている山の頂ごともちかえり、重傷を負った友ラクシュマナを救ったとされる。このアサナはハヌマーンに捧げられたもので、海を飛んでわたった逸話に由来している。

手を胸の前で組み、両足を横に大きく開いて腰を落としていくポーズで、バレエのスプリッツに似ている。

〈方法〉

①床の上にひざ立ちする（写真40）。

②両手は約25センチ離して、臀部横の床におく。

③両ひざをもちあげ、右足を前に、左足を後ろにもってくる（写真472）。息を吐きながら両足をまっすぐ伸ばすようにする。このときは臀部をもちあげるようにしておく（写真473）。両足・尻を床に押しつけるようにして、両手で身体を支える（写真474）。

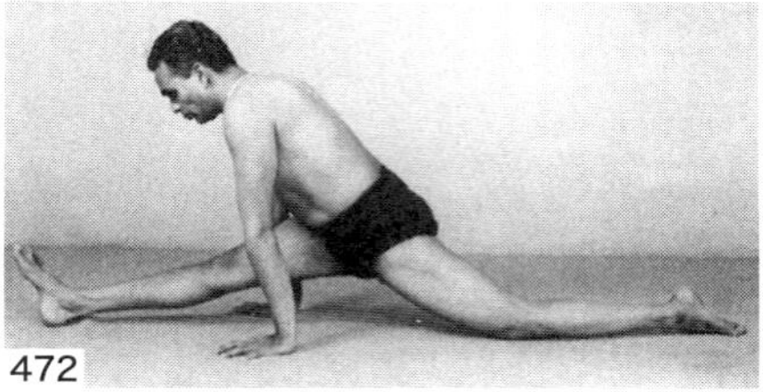
472

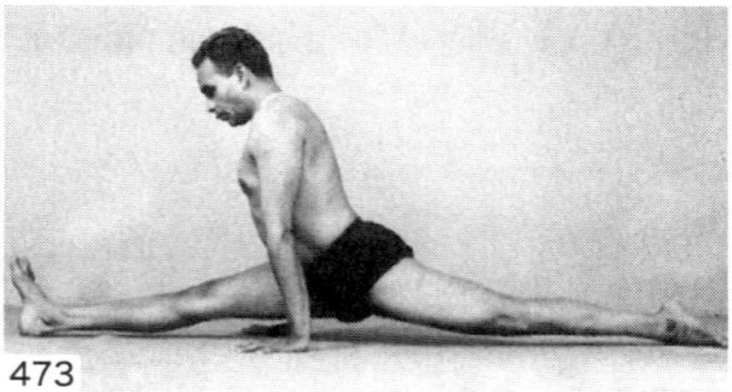
473

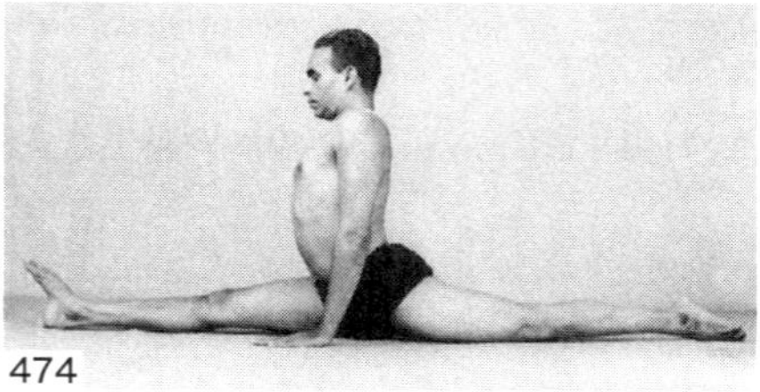
474

④ここまでできるようになるまでには、相当の期間が必要であり、毎日両足をまっすぐ伸ばし、床につける練習が必要である。なお完成ポーズでは、前にきた足の後ろ側と、後ろにきた足の前側を完全に床につけること。

⑤足をまっすぐ床につけられるようになったら、両足はまっすぐ伸ばしたまま、両手を胸の前で合掌し（写真475）、ふつうに呼吸しながらこの状態を10～30秒保つ。

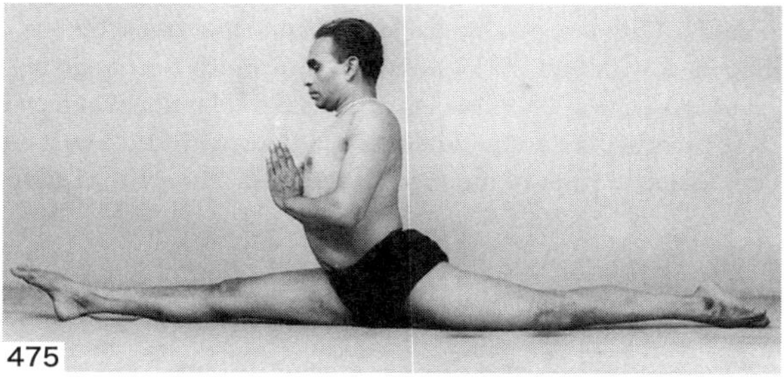

475

⑥その後、両手で尻をもちあげ、反対側を同時間行なう。このときは左足が前で、右足が後ろになる（写真476）。

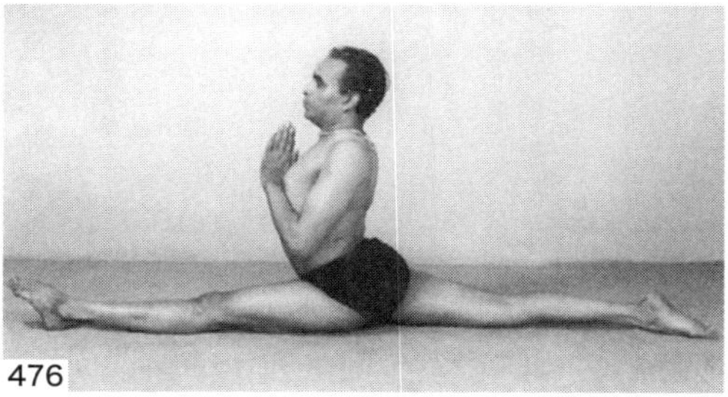

476

⑦前の足のひざの後ろ側と、後ろの足のひざの前側は完全に床につけること。

⑧上級者は、完成ポーズのとき両手を上げて伸ばし、てのひらを合わせてもよい（写真476ａ）。足がさらに伸びるので、背中の緊張がとれる。

〈効果〉

この美しいポーズは、坐骨神経痛を治し、足の機能障害を治すのに役立つ。また、足の筋肉をととのえ、調子のよい状態に保つので、短・長距離走者《ランナー》は定期的にこのポーズをすることを勧める。ももの外転筋をリラックスさせ、強化する。

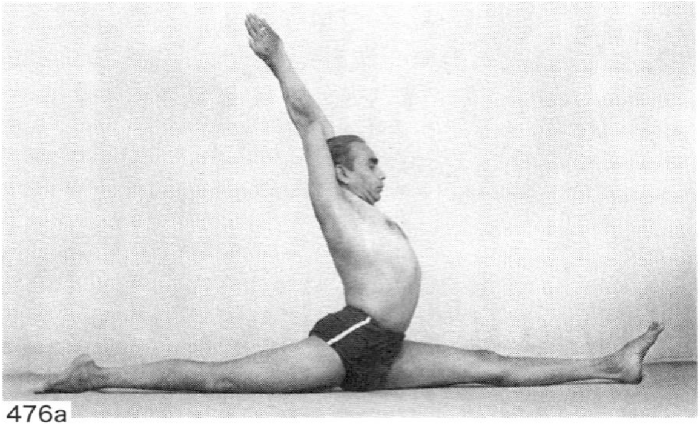

476a

170. サマコーナアサナ

Samakoṇāsana（写真477）★★★☆☆☆☆☆☆☆☆☆

サマは「同一の」「同じような」「平らな」「まっすぐな」、コーナは「角」「羅針盤の方位」という意味である。このポーズは、足を左右に開き、手を胸の前で合掌するものだが、足を前後に開くハヌマーンアサナ（写真475）よりむずかしい。このポーズでは、両足および骨盤を一直線にする。

〈方法〉

①ターダアサナ（写真１）で立ち、両手は腰におき、能力に応じ両足をいっぱいに広げる（写真29）。

②両手を床につけ（写真30）、息を吐きながら両足をさらに両横に伸ばし、両足を一直線にしてすわる。両足の裏面、とくにひざの裏面は床につける。

③手を胸の前で合掌し（写真477）、この状態を数秒保つ。

④完成ポーズ後は、両手を床におき、尻をもちあげ、両足をだんだん近づけてウッターナアサナ（写真47）に戻る。その後、ターダアサナ（写真１）に戻り、リラックスする。

〈効果〉

このポーズは股関節に刺激を与え、両足はあらゆる方向に動かされ

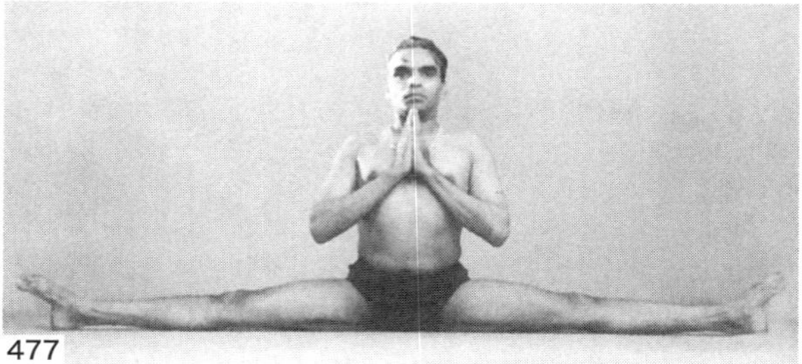

477

る。背骨は伸ばされ、背骨下部のあらゆる異常は修正される。ハヌマーンアサナ（写真475）のように、このポーズもまた筋肉をととのえ、美しい足をつくる。またヘルニアおよび脱腸の予防に役立ち、坐骨神経痛の痛みをとりのぞき、骨盤周辺と生殖器の血行を促進し、その健康を維持する。

171. スプタ・トゥリヴィクラマアサナ

Supta Trivikramāsana（写真478）★★★☆☆☆☆☆☆☆☆☆

スプタというのは「もたれかかる」という意味で、トゥリヴィクラマ（トゥリは「3」、ヴィクラマは「ステップ」）はヴィシュヌの別名である。このアサナは、ヴィシュヌの化身である小人ヴァーマナ（トゥリヴィクラマ）に捧げられたものである。

このアサナはハヌマーンアサナ（写真475）よりむずかしい。床にあおむけに寝て、両足を大きく開いて一方の足は頭上に伸ばし、両手でそのかかとをもって、他方の足は床につけたままで行なう。

〈方法〉

①あおむけに寝て、両足はまっすぐ伸ばす（写真219）。
②右足を上げる。両手を組み合わせて伸ばし、右かかとをつかむ。
③息を吐きながら右足をまっすぐ伸ばし、両手を右足から離さないようにして頭の先にもってきて、右足の親指を床につける（写真478）。
このとき、右ふくらはぎの内側は右耳につけ、両ひじは少し広げ

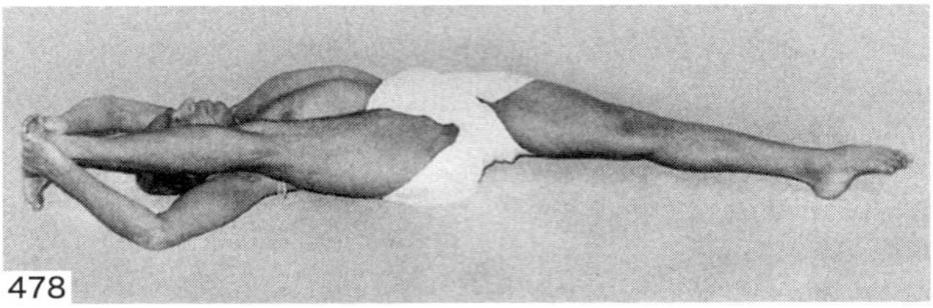
478

る。なお、左足全体は床につけたままである。

④能力に応じ、ふつうに呼吸しながら、できるだけ長くこの状態を続ける。

⑤上の完成ポーズのあと、両手を離し、右足を元に戻す。

⑥次は反対側の足を同じ時間だけ行なう。このとき、右足は床につけたまま、両手で左かかとをつかむ。

⑦この強いポーズを終えたあとは、しばらく休息する。

〈効果〉

このポーズでは足がいっぱいに伸ばされるので、ヘルニアの予防と治療に役立つ。性欲のコントロールに役立ち、心を平静にする。

172. ウールドヴァ・ダヌラアサナ Ⅰ

Ūrdhva Dhanurāsana I（写真482）☆☆☆☆☆☆☆

ウールドヴァというのは「上へ」ということを意味し、ダヌーは「弓」という意味である。このポーズでは、両てのひらと両足の裏で身体全体を支え、弓状に曲げる。

〈方法〉

①あおむけに寝る（写真219）。

②両腕を曲げ、両手を肩の下におく。手と手の間隔は肩幅より広くならないようにし、手先を足の方に向ける。

③ひざを曲げ、両足をできるだけ臀部に近づける（写真479）。

④息を吐きながら身体全体をもちあげ、頭頂を床につける（写真480）。ここで２呼吸する。

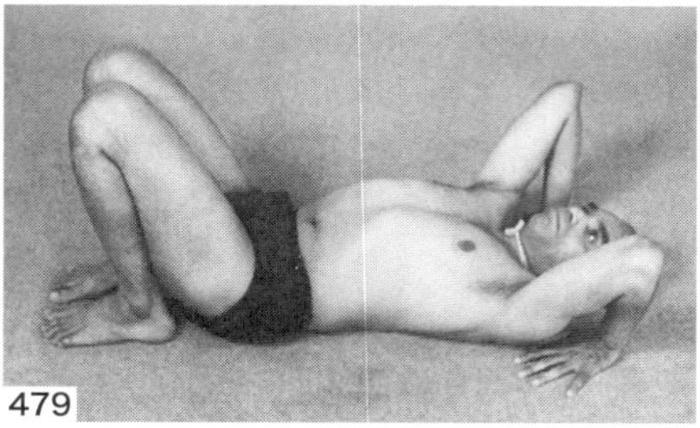

479

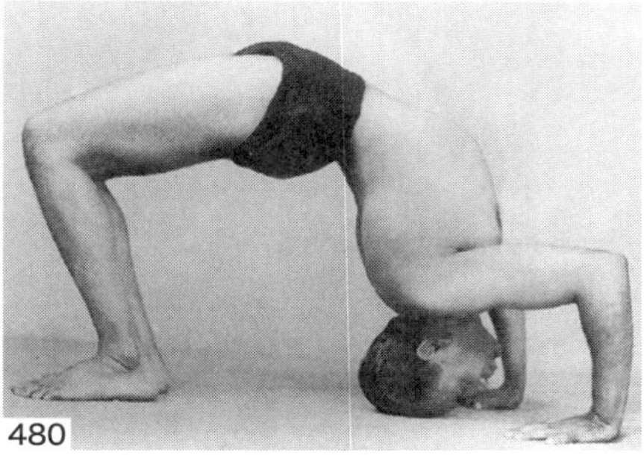

480

⑤次にまた、息を吐きながら身体および頭をもちあげ、体を弓なりにして手と足で支える（写真481）。

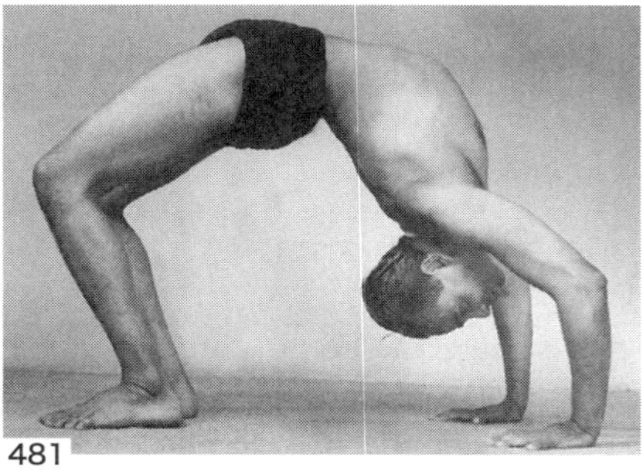

481

⑥手を肩のつけ根からまっすぐ伸ばすと同時に、内股の筋肉を股のつけ根に向けてひきあげる（写真482）。

⑦身体全体をもっと伸ばすには、息を吐きながら両かかとを床からも

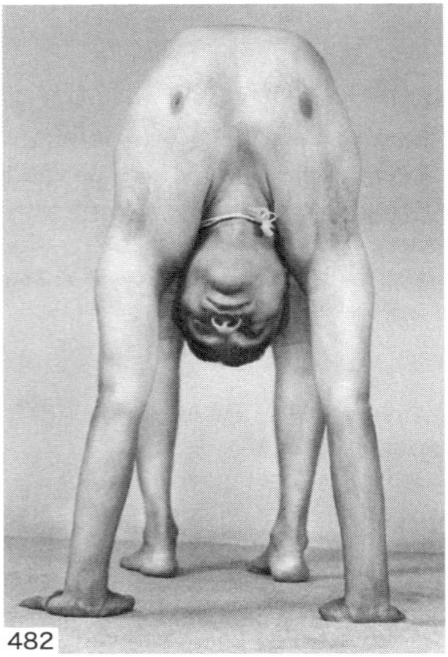

482

ちあげ（ただし、かかとは下方に向けて押すようにしてふくらはぎの両横の筋肉を伸ばす）、ももをさらにひっぱりあげるようにする。胸部を広げ、恥骨をもっと上げるようにして仙骨を伸ばし、腹部を太鼓のようにぴんと張る。その後、背骨を伸ばしたままかかとを床に向けて下ろす。

⑧ふつうに呼吸しながら、30〜60秒この状態を保つ。

⑨息を吐きながらひざとひじを曲げ、体を床に下ろす。

173. ウールドヴァ・ダヌラアサナ II

Ūrdhva Dhanurāsana II（写真486）★☆☆☆☆☆

〈方法〉中級者用

①手は尻におき、両足を約25センチ開いて立つ。

②肛門を締めながら骨盤を少し前に突き出し（写真483）、息を吐きながら上体をそらせる。

身体全体の体重がももと土ふまずにかかってくる（写真484）。

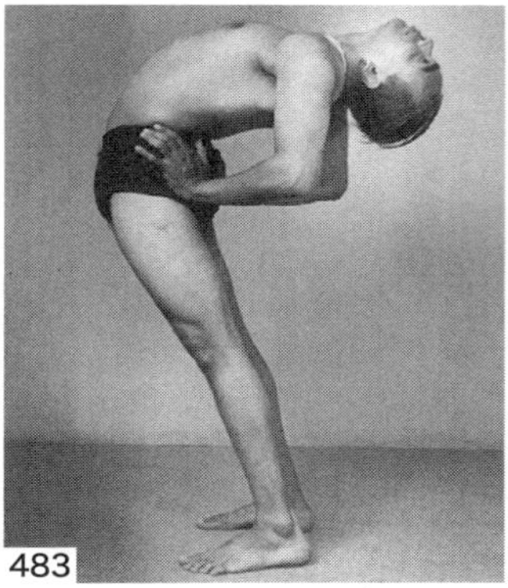

483

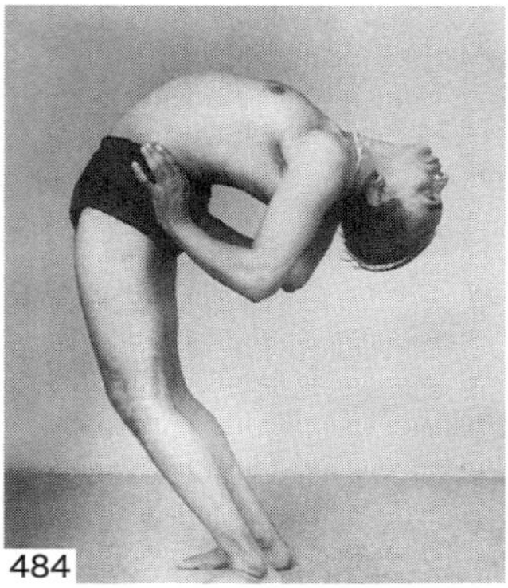

484

③手を頭越しに伸ばし、床につける（写真485）。両ひじを伸ばし、てのひらを床につける（写真486）。てのひらが床につくと同時に両ひじを伸ばさないと、尻もちをつくおそれがある。

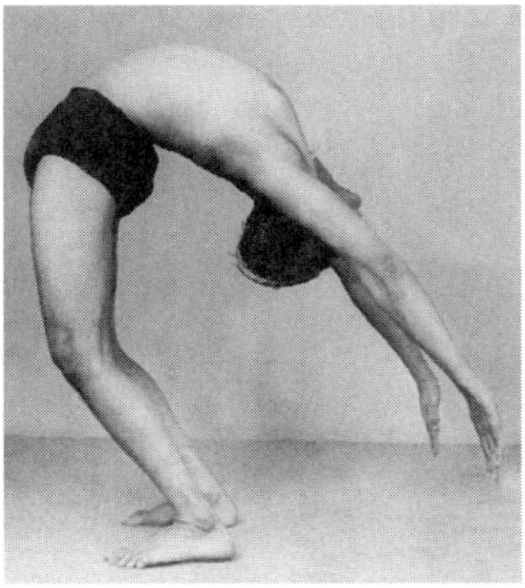

485

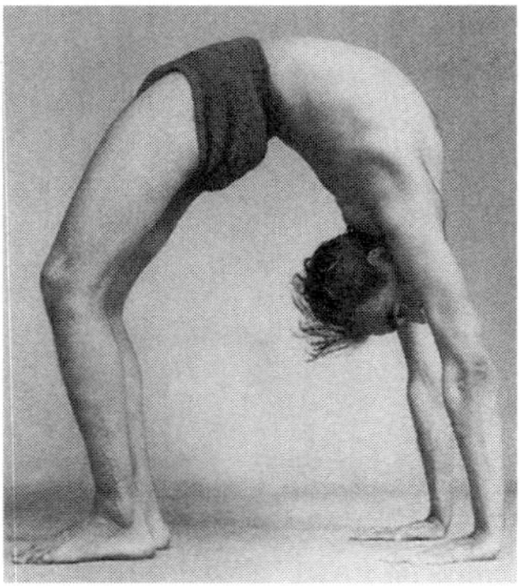

486

④このポーズで安定したら、さらに両足、両手を伸ばす（写真487）。

⑤このポーズを練習するには、誰かに補助してもらってもよいし、壁を使ってもよい。壁を背にして、約80センチ離れて立つ。手を頭上に上げ、てのひらを壁につける。肛門を締めながら恥骨を前に押し出すようにして、骨盤を前に突き出し、体重をももにかけ、壁につ

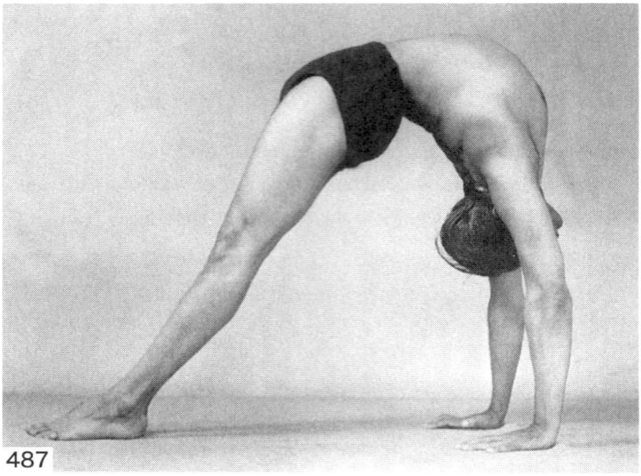

487

けた手をだんだん下へ移動させ、床につける。戻るときは同じような方法で壁を使い、逆に手をだんだん上に上げる。これができるようになったら、半分くらい上がってくるまでの間だけ壁を使う。それもできるようになったら、何も使わないで部屋の真ん中で行なう。

174. ウールドヴァ・ダヌラアサナにおける ヴィパリータ・チャクラアサナ

Viparīta Chakrāsana in Ūrdhva Dhanurāsana (写真488－499)

★★☆☆☆☆☆☆

〈方法〉上級者用

①直立する。上体を前方に曲げ、手を床につく。息を吐きながら腕をまっすぐ伸ばし、逆立ちをして両足を上げ（写真359)、次にひざを曲げ、身体をさらに弓状に曲げて、足を頭の後ろの床につける（写真486)。

②この足を床につけるとき、肛門を締め、肋骨を開いて背中を伸ばして上に上げるようにし、腹部を伸ばすようにして、ひじもまっすぐ伸ばす。そうしないと、床に尻もちをつく。

③以上のことが全部マスターできたら、写真488から499に見られるポーズを練習する。このときは足を上げ、上げた足を宙がえりして床に下ろす。この両手を床につき、前屈していく過程をヴィパリータ・チャクラアサナという。すなわち、反対側に旋回するポーズである。ほとんどの人の場合、ふさわしい指導者のもとで行なうことが必要である。

④よき指導者がいない場合でも、自信があればこの旋回を行なってみてもよい。まずウールドヴァ・ダヌラアサナを壁の近くで行なう。このとき、この完成ポーズの足が壁から約25センチ離れるように行なう。息を吐きながら、身体全体を肩（手前）の方に寄せ、手と肩

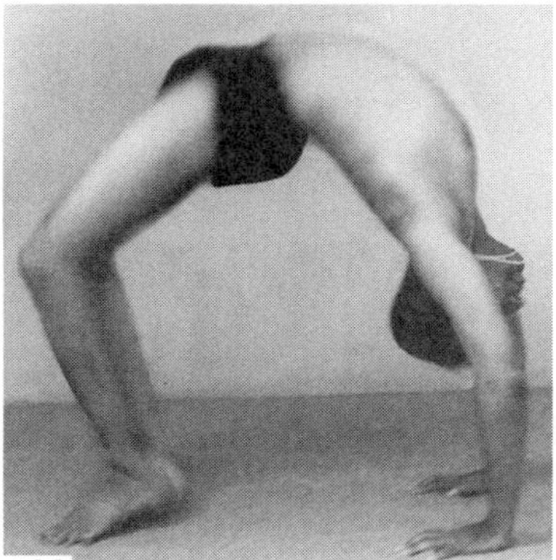
488

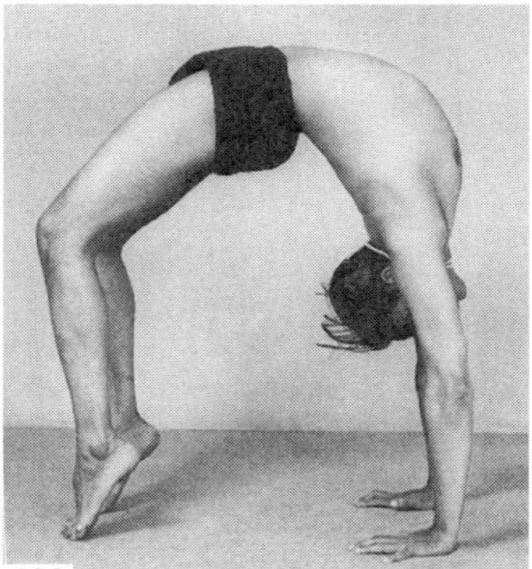
489

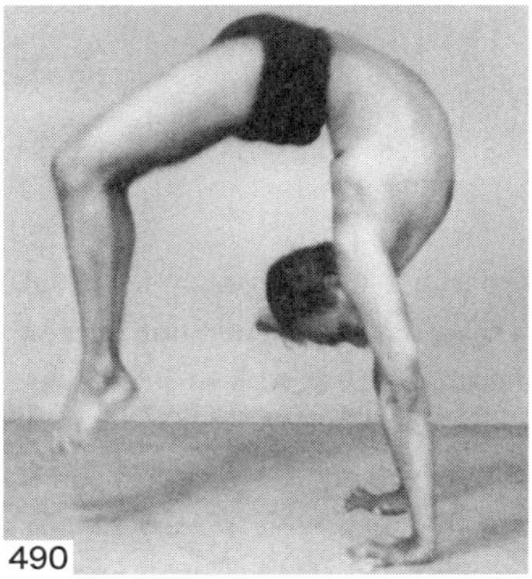
490

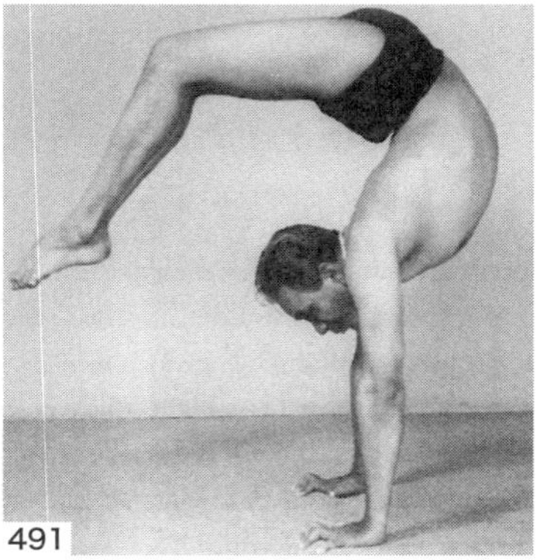
491

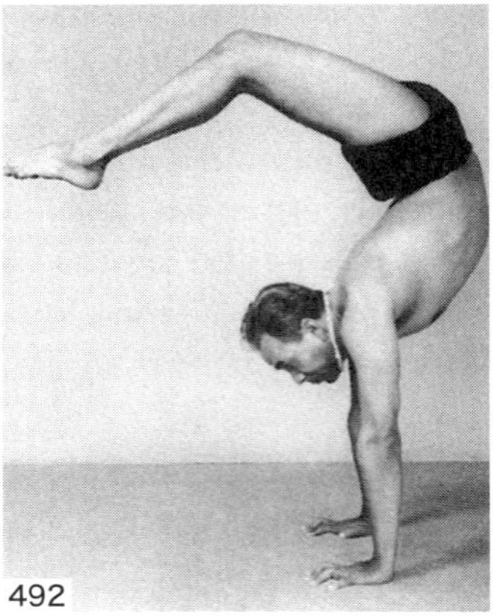

492

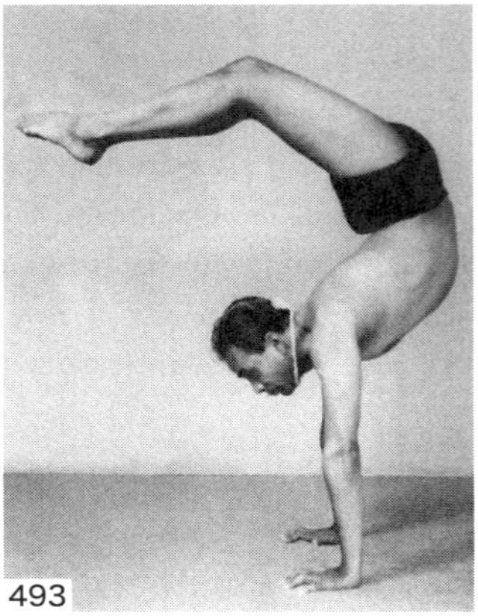

493

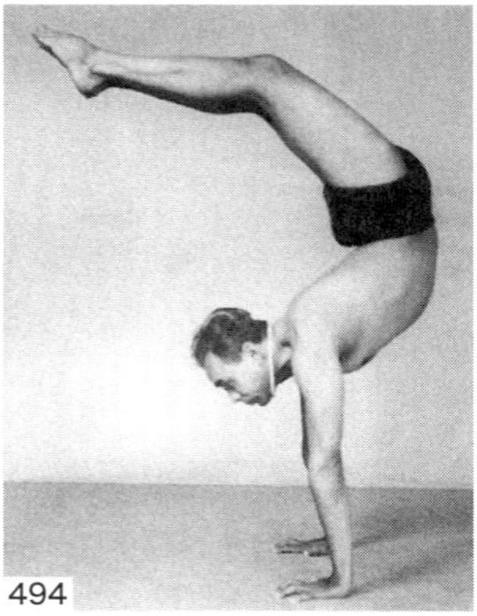

494

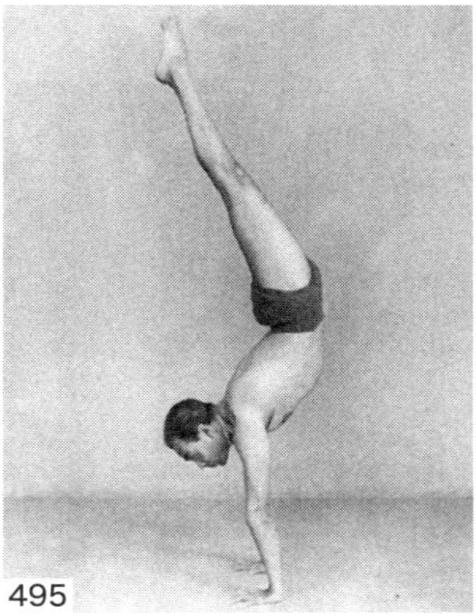

495

で支えるようにする。その後、一方の足を床から上げ、その足を床上約50センチの高さにおく。その足で壁を押しつけるようにして、もう一方の足も床からもちあげ、息を吐きながら両足を回転させる。繰り返し練習をすると、自信がつく。この反対の旋回のポーズで足を少し後ろへやり、身体を前後にゆすることや上体を前方にやることが体得できる。足を床から離すことに自信がついたら、壁を使わないで、部屋の真ん中でヴィパリータ・チャクラアサナをやってみる。私はこうして、ヴィパリータ・チャクラアサナ、逆旋回の

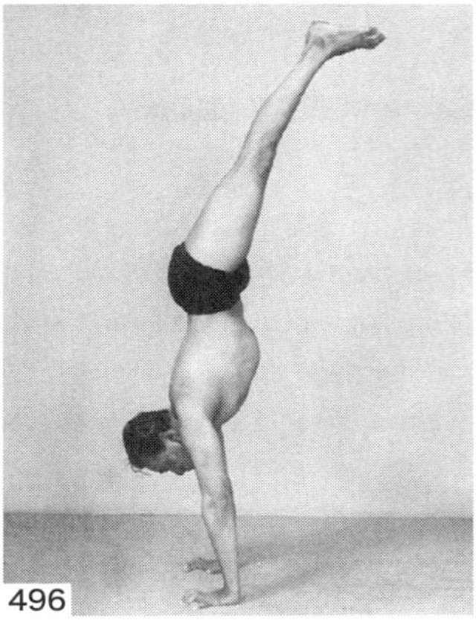
496

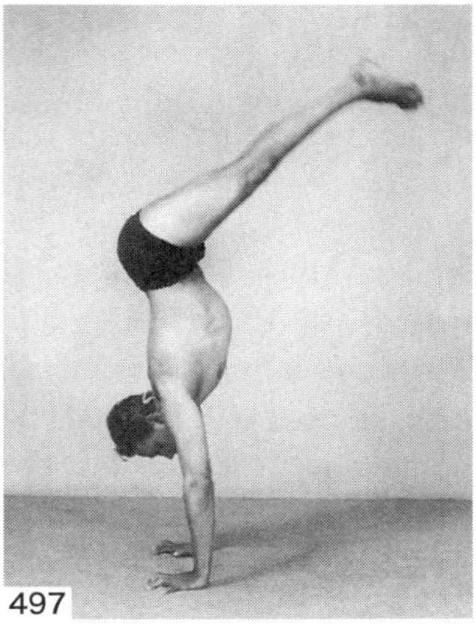
497

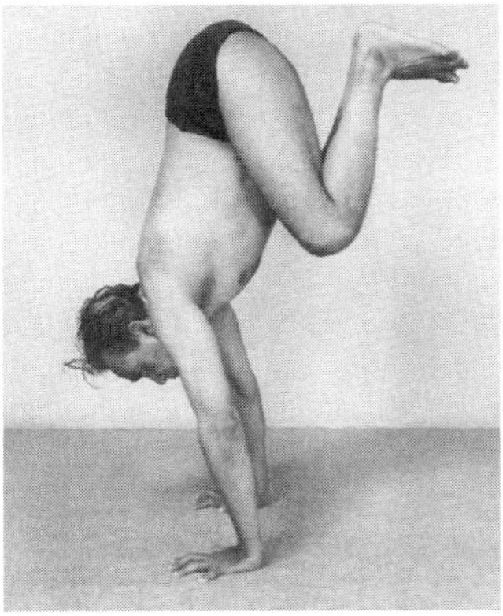
498

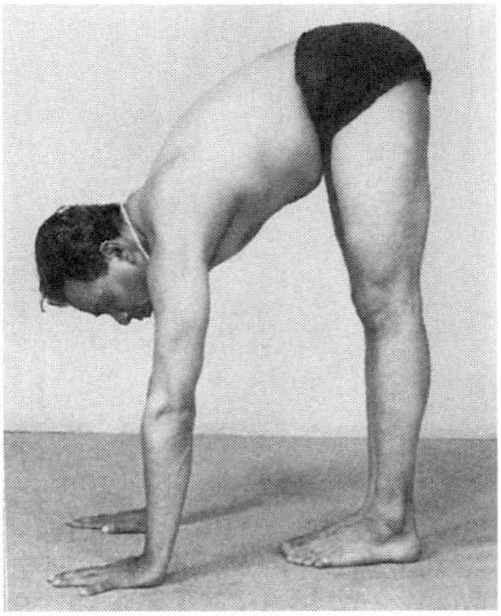
499

ポーズを学んだ。

〈効果〉

このアサナは、上級者向きのポーズの入門篇といってもよい、背ぞりのむずかしいポーズのひとつである。このポーズは、背骨を十二分に伸ばすことによりととのえ、身体を敏捷かつしなやかにする。背中が強くなり、充実感が得られる。腕と手首を強化し、頭脳を休める。ヴィパリータ・チャクラアサナができるようになったら、1日に数回行なってもよい。活力とスタミナが得られ、身体が軽くなる。

175. エーカ・パーダ・ウールドヴァ・ダヌラアサナ

Eka Pāda Ūrdhva Dhanurāsana (写真501・502) ★☆☆

エーカは「1」、パーダは「足」、ウールドヴァは「上に」、ダヌーは「弓」という意味である。

〈方法〉

①ウールドヴァ・ダヌラアサナ（写真486）を行ない、息を吐きながら右足を床からもちあげる。

②右足を床と約45度でまっすぐ伸ばす（写真500）。

③次に右手を床から離し、右ももの上において（写真501）、左手・左足で身体全体を支える。この状態で10～15秒ふつうに呼吸する。

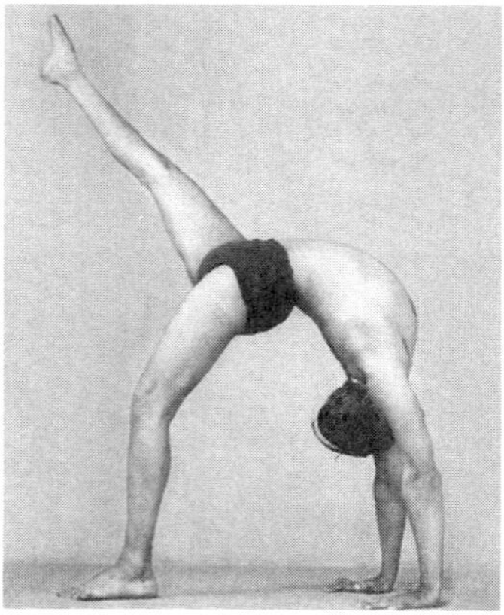

500

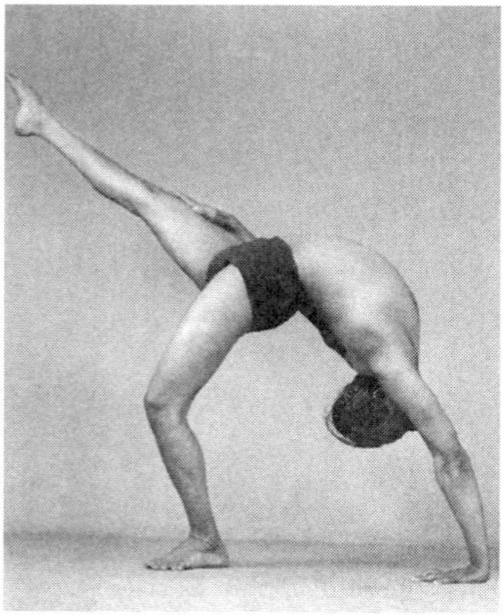

501

④息を吐きながら上げた手足を下ろし、初めのウールドヴァ・ダヌラアサナに戻る。

⑤次に左足をもちあげ、左手は左ももにおき、右手と右足で身体全体を支える（写真502）。これも同じ時間だけ行なう。

〈効果〉

ウールドヴァ・ダヌラアサナ（写真486）の効果のほかに、この美しいポーズはバランス感覚を高め、美と調和をもたらす。

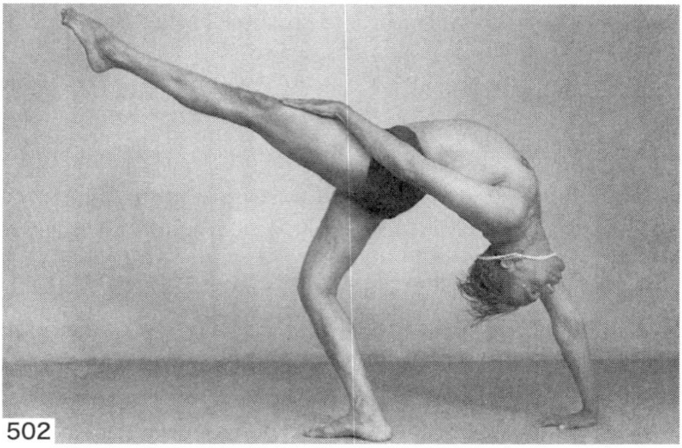

502

176. カポタアサナ

Kapotāsana（写真507・512）★★☆

カポタというのは「鳩」という意味。このポーズでは胸部が広げられ、完成ポーズが鳩が胸をふくらませた姿に似ているので、この名前がついた。

〈方法〉初心者用

①毛布を折り、その上にヴィーラアサナ（割り坐　写真90）ですわる。

②この姿勢で寝て、スプタ・ヴィーラアサナ（写真95）を行なう。手は頭の方に伸ばし、ひじを曲げ、両てのひらを耳のそばにおく。このとき指先は、肩の方へ向ける（写真503）。

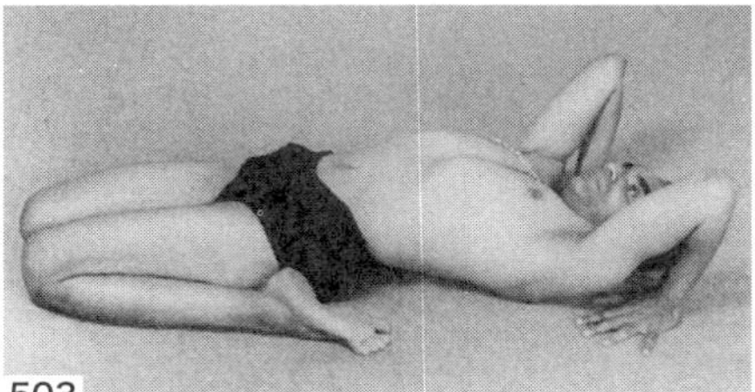

503

③体重を手にもかけて、息を吐く。手を伸ばし、ひざから上、身体全体をもちあげる。このとき、内股を股のつけ根に向けてひきあげる。ひざを合わせ、内側に力を入れる（写真504）。

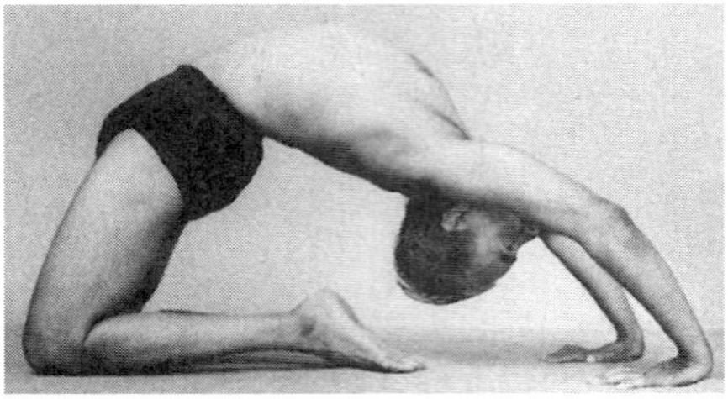

504

④肛門を締め、肋骨を開くと背骨全体が上下に伸びる。腕を伸ばし、両手で足先をつかまえる（写真505）。その後、下腕部を床につける（写真506）。このとき、呼吸はたいへん速く困難になり、横隔膜が最高に開かれる。

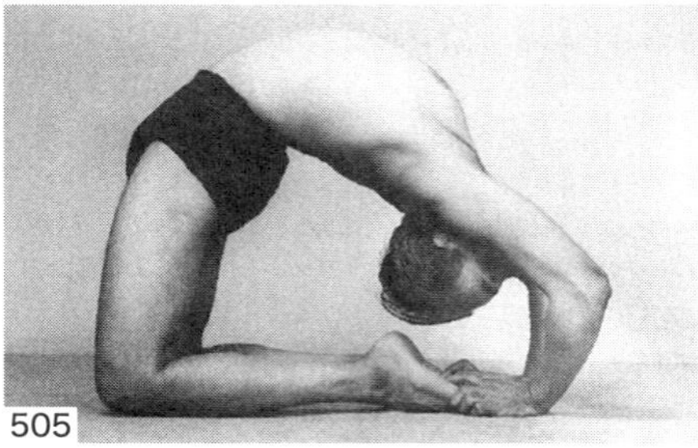

505

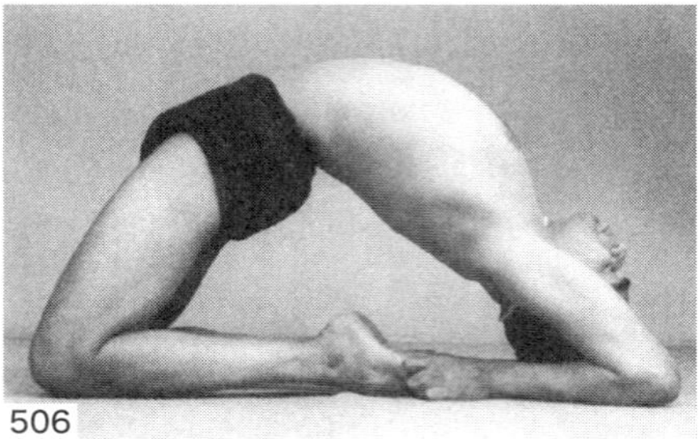

506

⑤数回速い呼吸を行ない、息を吐きながら内ももの筋肉を伸ばし、骨盤をもちあげる。徐々に手をかかとに近づけ、頭もかかとの方へ近づけて、手でかかとをつかむ。頭頂部を足の裏につける（写真507）。

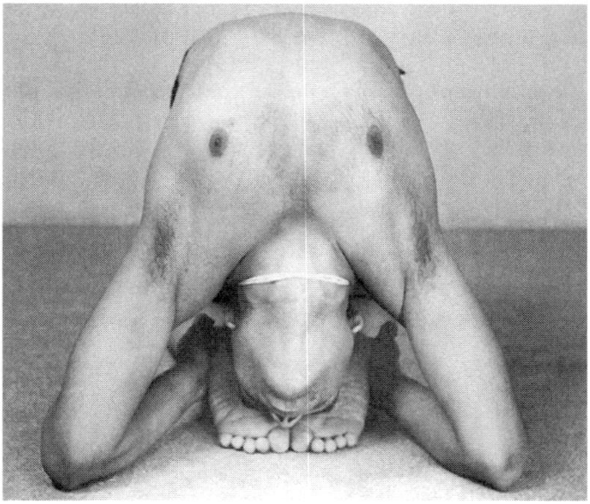

507

⑥この状態を数秒間保つ。練習を重ねてだんだん長く行なうようにし、各自の能力に応じ、1分ぐらいまでできるようにする。

⑦息を吐きながら足をつかんでいた手を離し、頭と身体を床に下ろし、スプタ・ヴィーラアサナ（写真95）に戻る。このあと、足を片方ずつ伸ばしくつろぐ。

〈方法〉上級者用

①両ひざをそろえ、毛布の上にひざ立ちになり、手を尻の上におき、ひざから上が床と90度になるようにし、内股を伸ばす（写真40）。

②息を吐きながら、背骨全体を伸ばすようにして写真508・509のように後ろにそる。次に手を頭上に上げて後ろにまわし、両手でかかとをつかむ（写真510）。このとき、呼吸は速くなり、きつくなる。この状態で速い呼吸を数回繰り返す。

③息を吐きながら、さらに背骨を後方に伸ばすようにしてひじを曲げ、ひじから下腕部を床につける（写真511）。

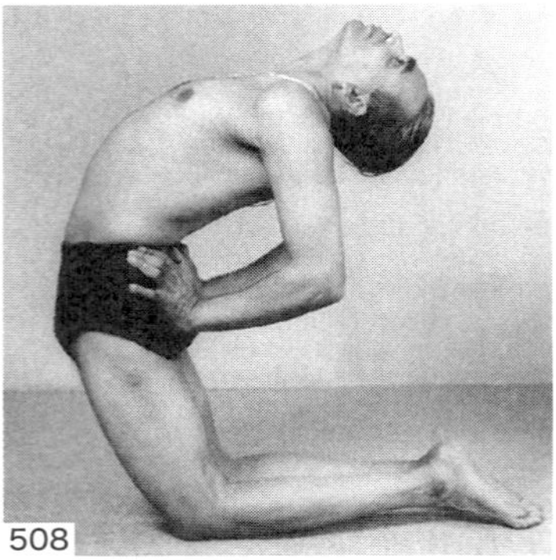
508

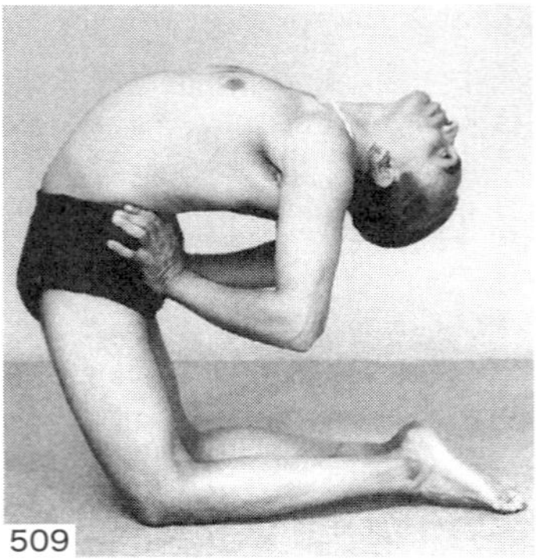
509

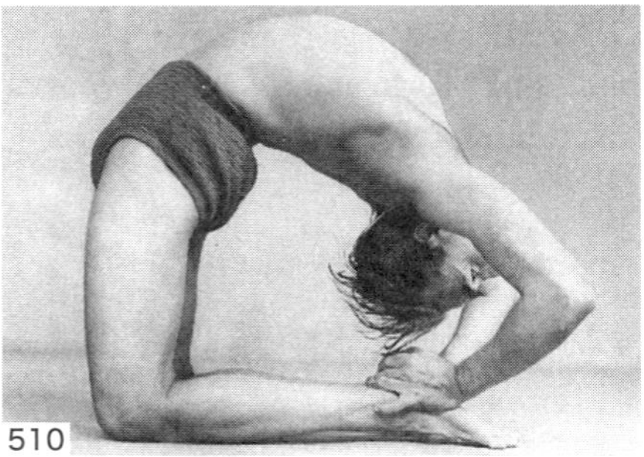
510

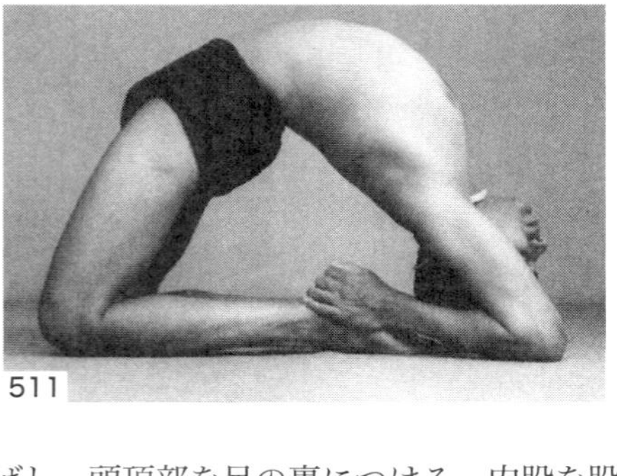
511

④首すじを伸ばし、頭頂部を足の裏につける。内股を股のつけ根に向かってひきあげ、ひざの内側に力を入れて、仙骨を下方に伸ばすようにして肛門を締め、両手で足首をつかむ（写真512）。

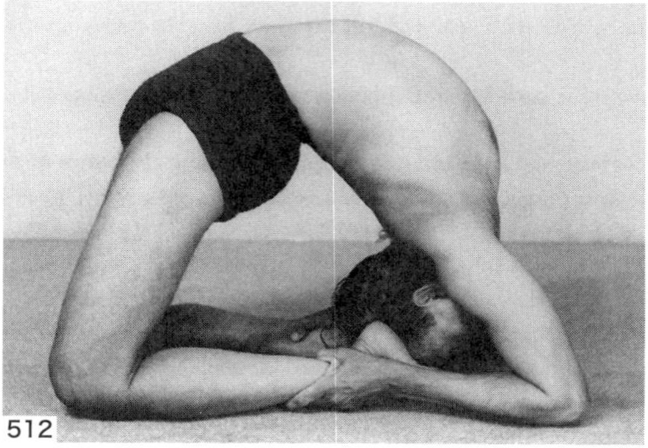

512

⑤できたら60秒くらい、リズミカルに呼吸を繰り返す。

⑥足首をつかんでいた手を離し、腕を伸ばし、上体を元に戻してひざ立ちになる。その後、横たわりリラックスする。

〈効果〉

背椎周辺の血行をよくするので、このポーズは背骨全体の働きをととのえる。骨盤も十分伸ばされるので、生殖機能を健康に保つ。また横隔膜がもちあげられるので、心臓が穏やかにマッサージされ、心臓機能が強化される。胸部は十分に広がる。カポタアサナは、背ぞりのポーズの基本であり、このカポタアサナ、ヴィパリータ・ダンダアサナ（写真516）からマンダラアサナ（写真525－535）をマスターしないと、背ぞりのもっとむずかしいポーズはできない。

177. ラグ・ヴァジュラアサナ

Laghu Vajrāsana（写真513）★★☆☆☆

ラグには、「美しい」「端麗」「かわいい」という意味のほかに、「小さい」「容易な」という意味がある。ヴァジュラは、神々の王であるインドラの武器、雷を意味する。

〈方法〉

①両ひざ、両足をそろえ、ひざ立ちになり、両てのひらを腰におく（写真40）。

②内ももの筋肉を伸ばすようにして、後ろへそる（写真508・509）。

③尻を前に突き出し、上体をさらにそらせ、頭頂を足の裏につける。このポーズをとるには、相当な背骨の弾力性を要する。このとき、体重を頭の方にかけてはならない。

④上のポーズができたら、手を腰から離して伸ばし、手を肩のつけ根から伸ばすようにして、両ひざをそれぞれつかむ（写真513）。

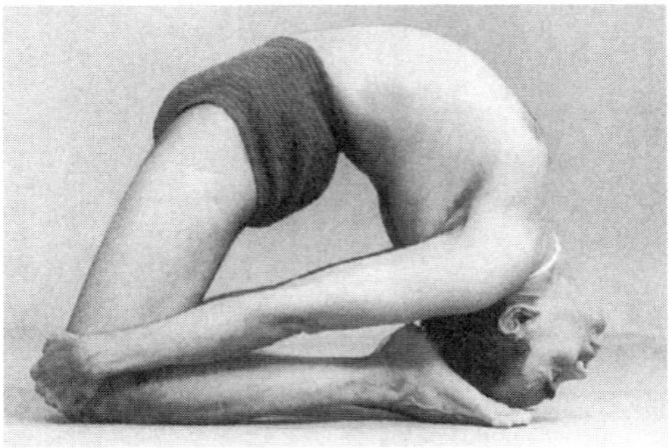

513

⑤背骨はまっすぐ伸び、腹部は圧迫されるので、呼吸は速くきつくなる。ふつうに呼吸しながら10〜15秒続けるようにする。

⑥両ひざを締めるようにして、息を吐きながら上体を起こし、最初のようにひざ立ちになる。この後、床の上にすわり、休息する。

〈効果〉

このポーズは、脊髄神経の働きをととのえ、尾骶骨に刺激を与える。このポーズを定期的に行なえば、背骨下部の痛みをとりのぞき、そのずれを修正することができる。後ろにそることによって、腹部筋肉、胸部が十分に伸ばされる。

178. ドゥイ・パーダ・ヴィパリータ・ダンダアサナ

Dwi Pāda Viparīta Daṇḍāsana (写真516) ★★☆☆☆☆

ドゥイ・パーダは「両足」、ヴィパリータは「反対の」「逆の」という意味。ダンダは「棒」「杖」「象徴」「権威」「罰」をさすが、「身体」とか「ひれ伏す」という意味もある。ヒンドゥー教徒は、両手を伸ばして床にまっすぐうつぶせになって神にひれ伏すが、ヨギはこの優美な弓なりのポーズで、自分自身にひれ伏すのである。

〈方法〉初心者用

①床の上にあおむけに寝る（写真219）。

②手をまっすぐ伸ばし、頭の方にもってきて、ひじを曲げ、てのひらを肩の下におく。このとき、指先は足の方をさす。ひざを曲げて足をもちあげ、尻に近づける（写真479）。

③息を吐きながら、頭と身体全体を同時にもちあげ、頭頂を床におく（写真480）。ここで数回呼吸する。

④息を吐きながら、両手、頭、首に体重を移すようにして、まず一方の足を伸ばし、次に他方の足を伸ばす（写真514）。

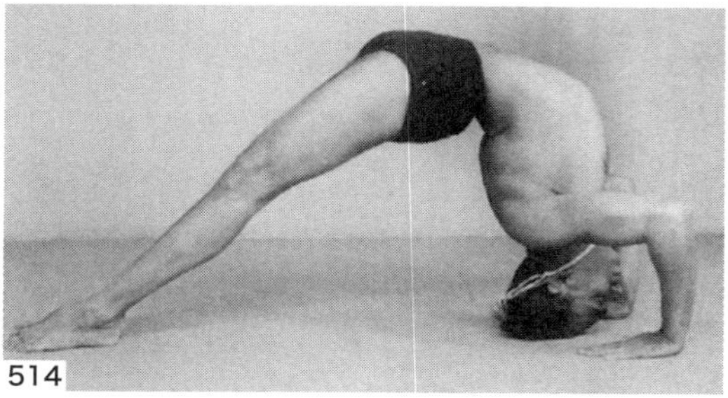

514

⑤左手を床から離し、後頭部につける。このとき、左ひじは床につけたままにしておく。ここで２呼吸する（写真515）。

⑥次に同じようにして、右手を床から離し、ひじから先は床につけたままにして右手を頭につける。両手を組み合わせて頭をかかえ、支えるようにする。これが、完全ポーズである（写真516）。

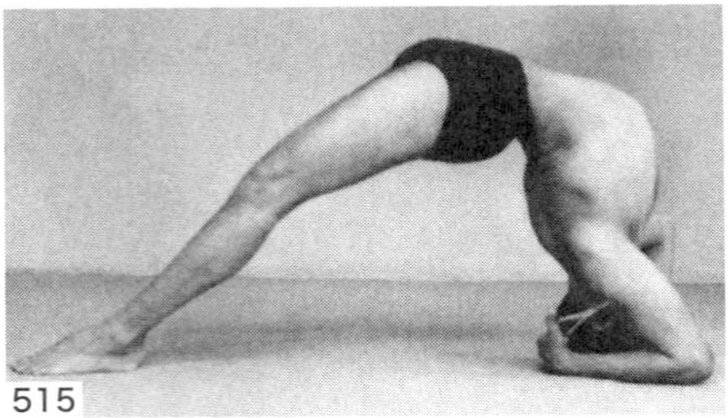

515

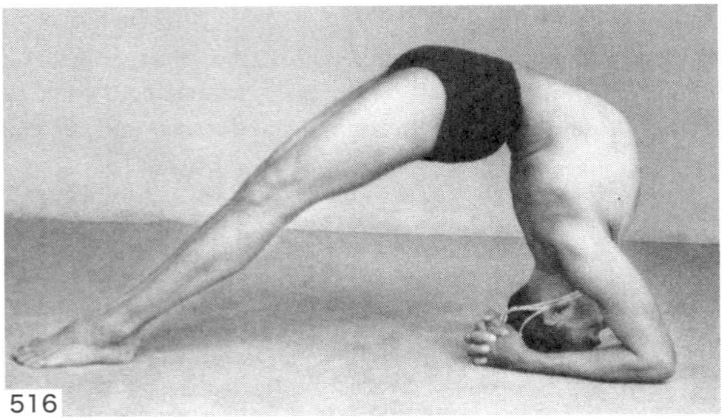

516

手と頭の位置は、サーランバ・シールシャアサナⅠ（写真190）と同じ状態にする。

⑦横隔膜が広がるので、呼吸は速く短くなる。この状態で数回呼吸し、息を吐きながら、肩を床からできるだけ高くもちあげる。胸部、上体、尻、もも、足も同様に、できるだけ高くもちあげる。骨盤からくるぶしにかけて、両足をまっすぐ伸ばすようにする。

⑧両足を頭の方へ引き寄せ、ひざを曲げ、組んでいた両手を離し、床から頭を上げて身体全体を下ろし、リラックスする。

⑨首、胸部、肩はいっぱいに伸ばし、骨盤もできるだけ高くもちあげるようにする。首は⑥の完成ポーズでは床と垂直になるが、初めからそうすると、首が組んだ両手からずり落ち、安定させるのがむずかしいので、初めは垂直にしないこと。うまくできない人は、壁に足をつけ、誰かにひじを押さえてもらい、背骨と足をいっぱいに伸ばした状態で、頭と足の距離を適度に調整してもらう。

〈方法〉上級者用

①まず、サーランバ・シールシャアサナⅠ（写真184）を行ない、両ひざを曲げ、写真517－519の動きに見られる要領で、両足を頭部後方の床に下ろす。

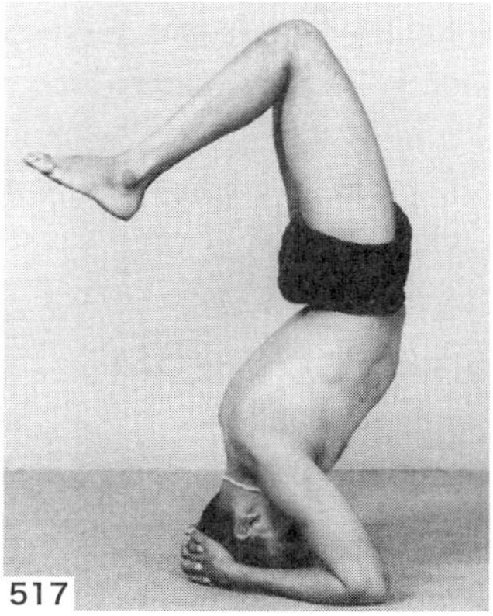

517

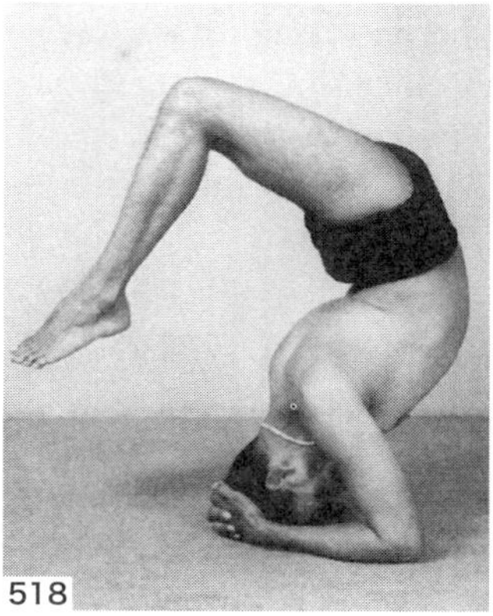

518

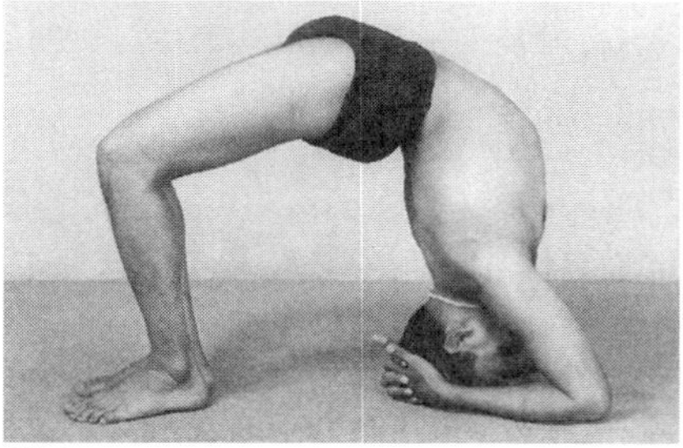

519

②上のポーズの途中、ひじ前腕部を床から離してはならない。また、頭の位置を動かしてはいけない。

③次に、足を片方の足から順次伸ばし（写真520・516）、胸椎、腰椎をもちあげながら伸ばす。このとき、両かかとはしっかりと床につけておく。

④臀部中央を恥骨に向かって伸ばすようにして肛門を締め、骨盤をもちあげ、もも、ふくらはぎを伸ばす。

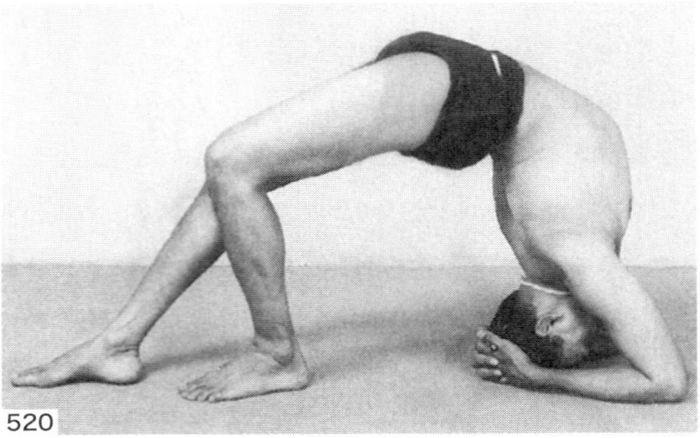

520

⑤ふつうに呼吸しながら１、２分この状態でいるよう試みる。

⑥その後、ひざを曲げ、息を吐きながら足を上げ、サーランバ・シールシャアサナＩに戻る。その状態で数秒間深呼吸をし、足を床に下ろす。組み合わせた手をほどき、頭を床から上げ、リラックスするか、あるいは、ウールドヴァ・ダヌラアサナ（写真486）をしたあと、ターダアサナ（写真１）で直立するか、ヴィパリータ・チャクラアサナ（写真488－499）で終える。

〈効果〉

気分を陽気にしてくれるこのアサナは、胸を十分に広げ、背骨を正常かつ健康に保つ。このポーズには、シールシャアサナと同じ効果がある。とくに尾骶骨周辺の痛みをとりたいときに行なうとよい。

また、心を鎮めるのに大きな効果があるので、感情の起伏があるときに行なうと非常によい結果が得られる。

179. エーカ・パーダ・ヴィパリータ・ダンダアサナ　Ｉ

Eka Pāda Viparīta Daṇḍāsana I（写真521）★★☆☆☆☆☆☆

エーカは「１」、パーダは「足」、ヴィパリータは「反対の」または「逆の」という意味。ダンダは「棒」「杖」「権威の象徴」「罰」をさすが、「身体」という意味もある。このポーズは、ドゥイ・パーダ・ヴィパリータ・ダンダアサナ（写真516）をより高度にしたものである。

〈方法〉

①まずドゥイ・パーダ・ヴィパリータ・ダンダアサナを行なう（写真516）。

②息を吐きながら左足を垂直に上げ、右足はヴィパリータ・ダンダアサナのように床につけたままにしておく（写真521）。

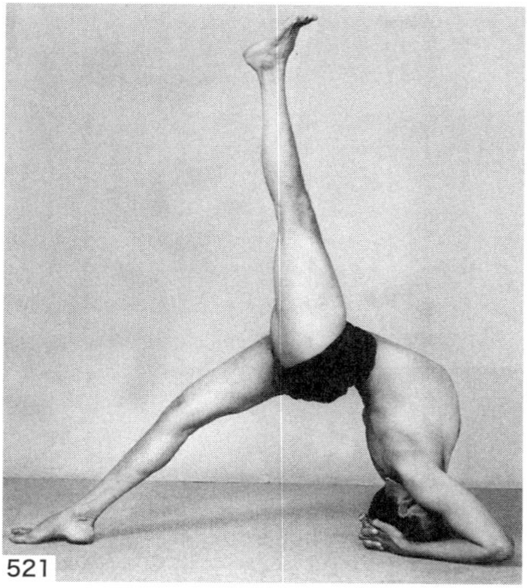

521

③ふつうに呼吸しながら、約10秒くらいこの状態を保つ。

④左足を下げ、ヴィパリータ・ダンダアサナに戻る。次は、また息を吐きながら、右の要領で右足を同時間だけ上げておく。このときは、右足が床と垂直になる。

⑤反対側も終えたら、ヴィパリータ・ダンダアサナに戻り、床の上でリラックスする。

⑥上級者は、床に戻る前に、息を吐きながら両足を同時にもちあげてサーランバ・シールシャアサナⅠ（写真190）を行ない、その後、両足を床につけ（上体は弓状）、リラックスしてもよいし、またはウールドヴァ・ダヌラアサナ（写真486）を行なってもよい。その後、タ－ダアサナ（写真1）で直立するか、あるいはヴィパリータ・チャクラアサナ（写真488－499）を行なってもよい。

〈効果〉

このポーズは背骨をととのえ、胸部をいっぱいに広げる。また、シールシャアサナと同じ効果がある。気分を陽気にするこのポーズは、心を平静にする。

180. エーカ・パーダ・ヴィパリータ・ダンダアサナ II

Eka Pāda Viparīta Daṇḍāsana II (写真523)

★★☆☆☆☆☆☆☆☆☆

このポーズは、179のポーズをさらにきつくしたポーズである。

〈方法〉

①ドゥイ・パーダ・ヴィパリータ・ダンダアサナを行なう(写真516)。

②両足を頭の方へ引きつける。

③頭につけていた手をほどいて頭から離し、両手首の間隔を広げ、てのひらを床につける。

④息を吐きながら頭を床からもちあげていき、首を足の方に伸ばして、右足を両手の方にさらに引き寄せる。

⑤両手で右足首をつかむ。このとき、右足の裏は床に完全につけたままである(写真522)。

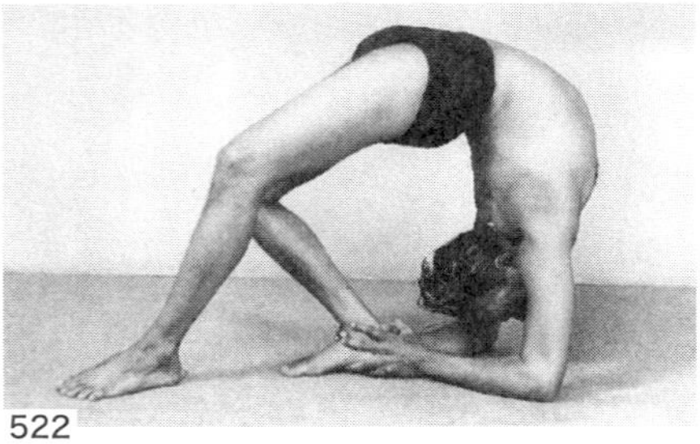

522

⑥両手でしっかりと右足首をつかんだら、両肩を上に伸ばし、背骨を伸ばすようにして、左足を垂直に上げる。このとき、左ひざはまっすぐ伸ばす(写真523)。

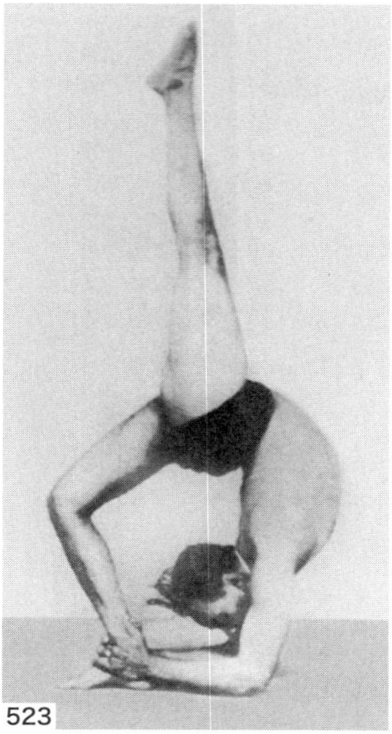

523

⑦10〜15秒間、この状態を保つ。腹部の筋肉が圧迫されるので、呼吸は速く苦しくなる。

⑧左足を床に下ろす。

⑨両手を右足首から離し、次は両手で左足首をつかむ。⑥と同じ要領で、右足を垂直に上げる。この状態を⑥と同じ時間だけ続け、上げた右足を下ろす。

⑩両手を足首から離し、息を吐きながら両足を上へもちあげ、サーランバ・シールシャアサナⅠ（写真190）を行なってから、両足を床に下ろしてリラックスするか、あるいはウールドヴァ・ダヌラアサナ（写真486）を行なったあと、ターダアサナ（写真1）で終えるか、ヴィパリータ・チャクラアサナ（写真488－499）で終える。

〈効果〉

　このポーズでは、腹部の筋肉が刺激され、背骨がととのえられる。背のそりも大きく、きつくなるので、それだけ効果も大きい。

181. チャクラ・バンダアサナ

Chakra Bandhāsana (写真524) ★★★☆

チャクラとは「神経中枢」あるいは「機械のはずみ車」(すなわち身体の中心) のことをさす。バンダは「足かせ」「束縛」という意味。チャクラは背骨の中にある、ナーディが交差する場所である。人間には7つのチャクラがある。

①ムーラーダーラ・チャクラ (骨盤神経叢)

②スヴァーディシュターナ・チャクラ (下腹部神経叢)

③マニプーラカ・チャクラ (太陽神経叢)

④アナーハタ・チャクラ (心臓神経叢)

⑤ヴィシュダ・チャクラ (咽頭神経叢)

⑥アージュニャー・チャクラ (眉間にある司令の座)

⑦サハスラーラ・チャクラ (大脳神経叢あるいは千枚花弁の蓮)

チャクラは微妙なもので、実体をつかみかねる。ここでは、チャクラを各種の神経叢と関連して説明しておくが、神経叢だけがチャクラではないことを、心にとめておかねばならない。

〈方法〉

①ドゥイ・パーダ・ヴィパリータ・ダンダアサナ (写真516) を行なう。

②息を吐きながら、両足を頭の方に近づける。

③組んでいた両手を離し、両手首の間隔を広げ、両手前腕部を床につけておく。このとき、両手指先は足の方向に向ける。2呼吸する。

④息を吐きながら頭を床からもちあげ、首を足の方向に伸ばし、両足をできるだけ両手に近づける。

⑤右手で右足首、左手で左足首をつかむ。両足の裏は床につけ、ここで2呼吸する。

⑥両手で両足首をしっかりとつかみ、息を吐きながら足の裏とひじを床に押しつけ、肩、ももを伸ばしながら身体全体を弓状にそらせる (写真524)。

⑦10〜15秒、この状態を保つ。このとき、呼吸は速くなる。

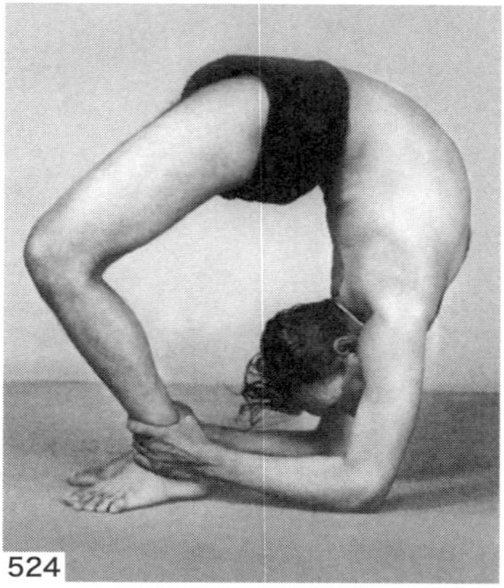
524

⑧両足首をつかまえていた手を離し、頭頂部を床につけ、両手を組み合わせて後頭部におく。次に、息を吐きながら両足をもちあげ、サーランバ・シールシャアサナⅠ（写真190）を行ない、その後両足を床に下ろしてリラックスするか、ウールドヴァ・ダヌラアサナ（写真486）を行なったあと、ヴィパリータ・チャクラアサナ（写真488－499）で終えるか、もしくはタ一ダアサナ（写真１）で終える。

〈効果〉

このポーズにより、すべてのチャクラが刺激を受け、副腎の機能を高める。また、直腸、腎臓、首、眼の筋肉が刺激を受ける。

182. マンダラアサナ

Maṇḍalāsana（写真525－535）★★☆☆☆☆☆☆☆

マンダラというのは「車輪」「輪」「軌道」という意味である。このポーズでは、サーランバ・シールシャアサナⅠ（写真190）のように、頭を床につけたまま、頭を中心に時計回りと反時計回りで回転する。このポーズでは足が頭の周りを円、すなわちマンダラ（軌道）を描いて回る。

〈方法〉

①ドゥイ・パーダ・ヴィパリータ・ダンダアサナ（写真525）を行なう。

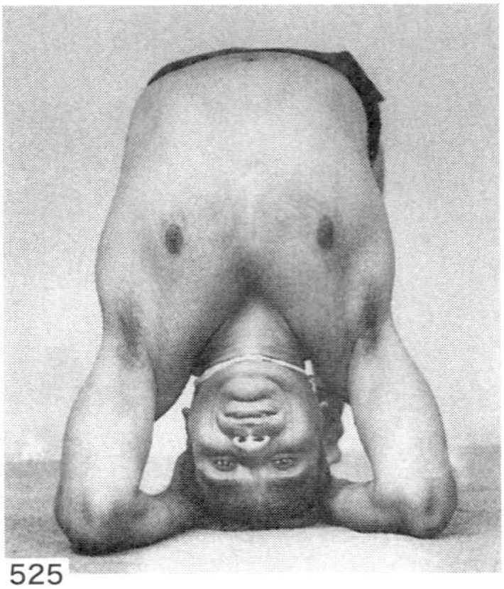

525

②頭の位置を動かさないで固定し、肩と胸部をできるだけ高くもちあげる。

③両足を１本ずつ右に動かし、頭の周りを１回転させる。両足が時計の針の３時と９時の位置にきたときは、反対側の肩を少し上げ、胸部を突き上げて前にもってきて、身体全体をねじるようにする（写真525－535）。背骨は360度完全に回ることになる。

④右回りを完全に行なったら少し休み、数回深呼吸をする。次に同じ要領で、左回りを行なう。

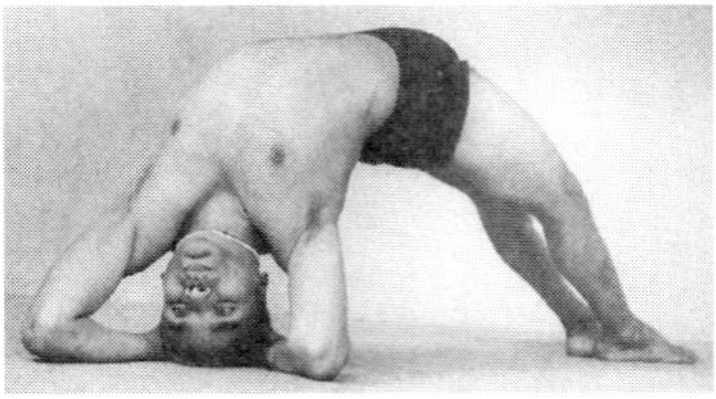

526

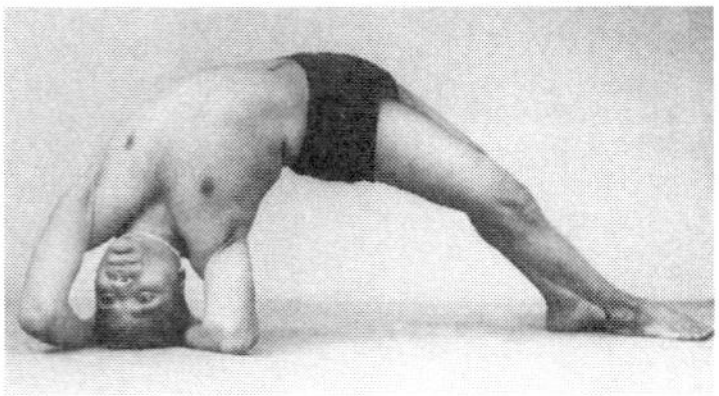

527

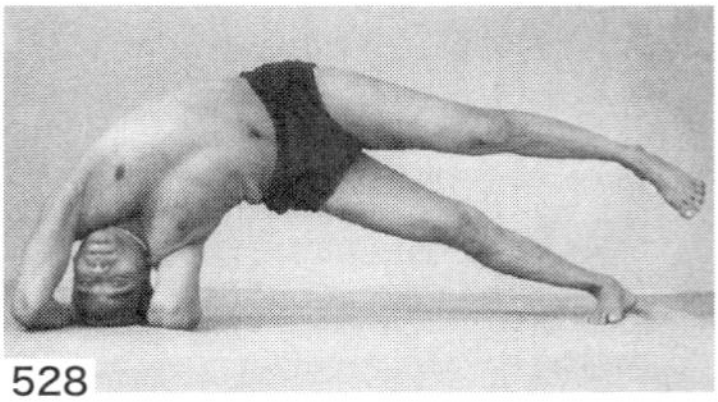
528

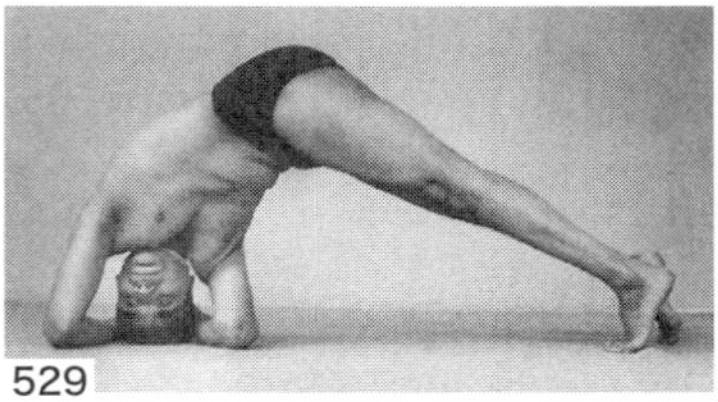
529

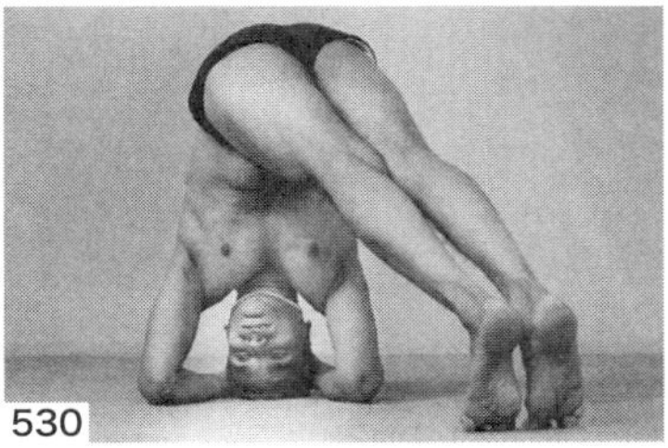
530

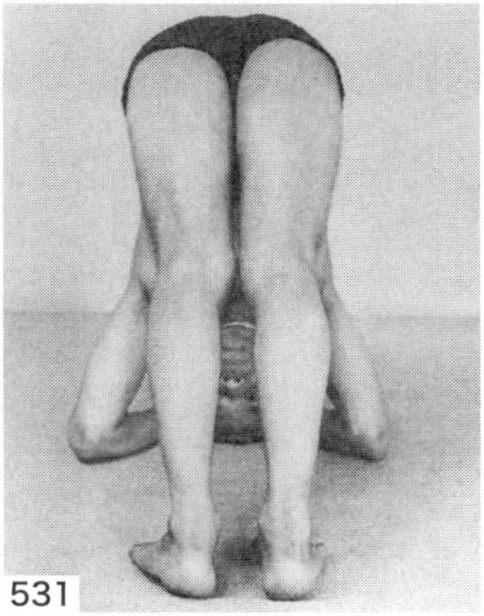
531

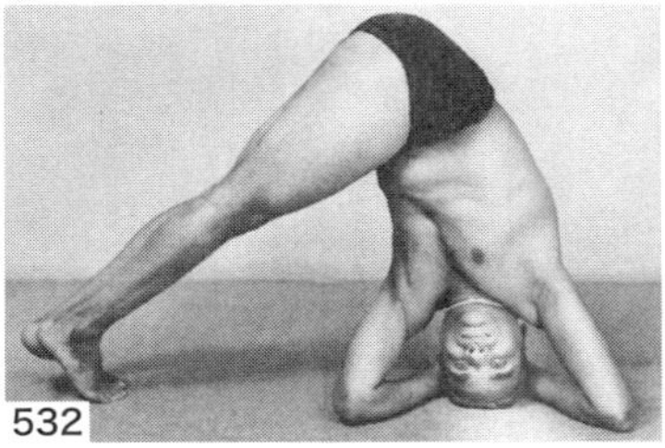
532

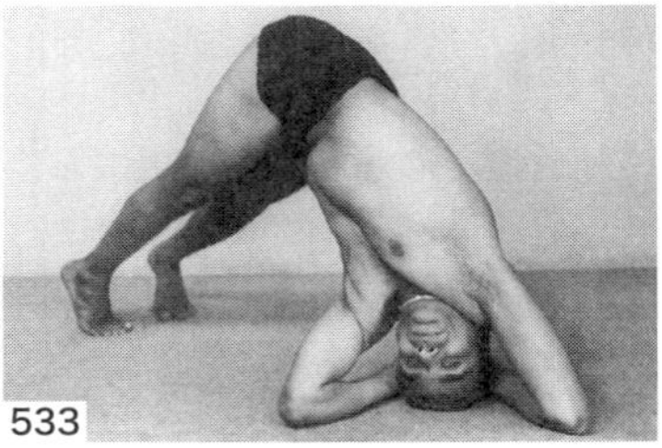
533

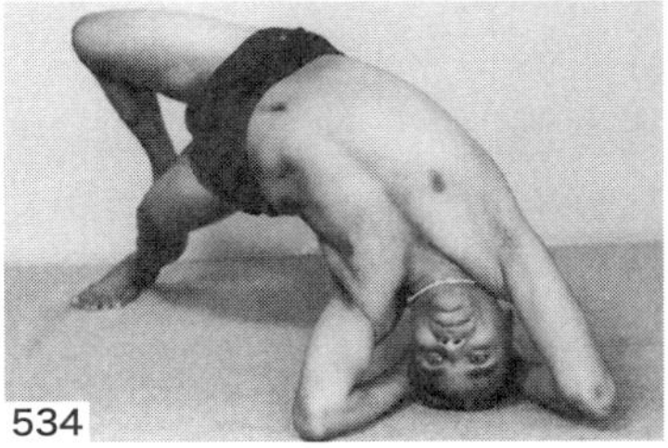
534

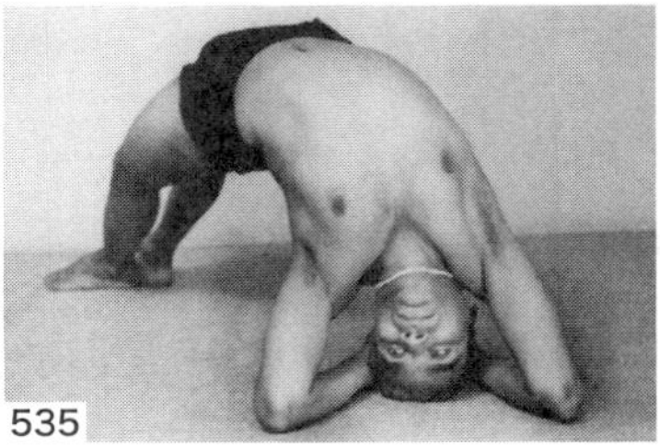
535

⑤このポーズを行なうには、背骨に十分な弾力性が必要である。初めのうちは首や肩が床に落ち込んでしまいそうになるので、ウールドヴァ・ダヌラアサナ（写真486）やヴィパリータ・チャクラアサナ（写真488－499）により身体を強くし、背中を柔軟にしてからこのアサナを行なうとやりやすい。

〈効果〉

両足を回転させている間は、上体および腹部の一方が収縮し、反対側が伸ばされる。これにより、背骨および腹部内臓がととのえられ、その機能が高まる。健康と長寿を約束するアサナである。

183. ヴリシュチカアサナ Ⅰ

Vṛśchikāsana I（写真536・537）★★★☆☆

ヴリシュチカとは「さそり」の意味。さそりは、餌を捕えるときには尾を背中の方にまるめ、その尾で頭越しに獲物をしとめる。さそりが獲物を捕えるところに似ているので、この名がついた。

〈方法〉

①ひざ立ちになって上体を前に倒し、両ひじ、下腕部、てのひらを互いに平行にして、床の上におく。このとき、両腕の間隔は肩幅と同じにする。

②首を伸ばし、頭をできるだけ高くもちあげる。

③息を吐きながら、上体、足を高くもちあげる。このとき、両足が頭越しに床に落ちないように注意する。また、胸部を垂直にもちあげるようにし、腕から肩にかけても床と垂直にする。両足も床に垂直にする。これはピーンチャ・マユーラアサナである（写真357）。

④前腕部でバランスをとり、息を吐きながらひざを曲げ、首、頭を床からできるだけ高くもちあげる。肩から背骨を伸ばし、足を頭の方に下ろして、かかとを頭頂につける（写真536・537）。このとき、ひざからかかとにかけては頭と垂直にする。また、むこうずねと上腕部は互いに平行をなす。

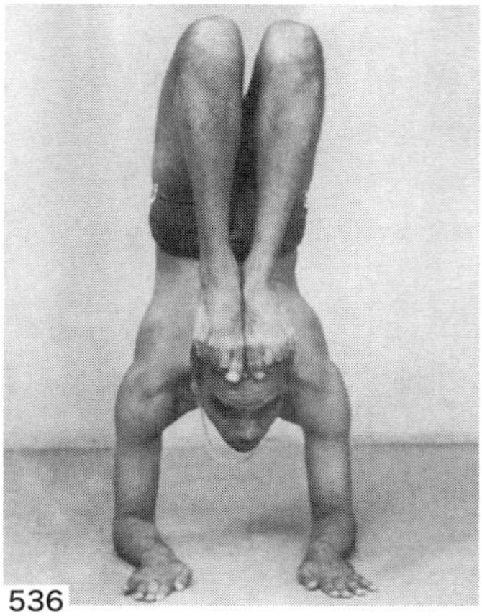
536

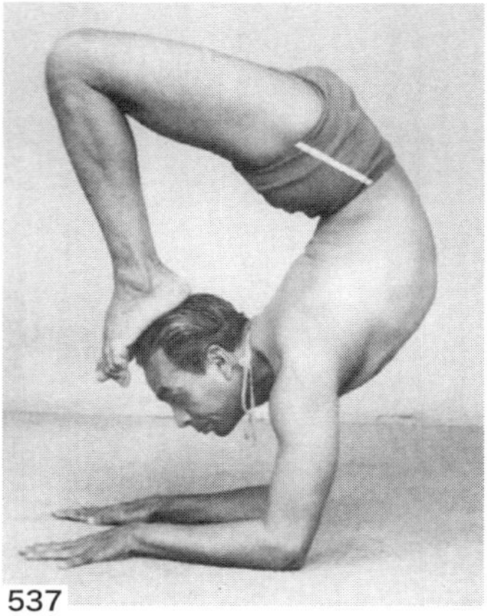
537

⑤こうして首、肩、胸部、背骨および腹が極度に伸ばされるので、呼吸は速く、たいへん苦しくなる。ふつうの呼吸をするようにして、約30秒、このポーズを続けるよう試みる。

⑥足を頭越しに床に下ろし、両腕を床から上げ、両手を伸ばしてウールドヴァ・ダヌラアサナ（写真486）を行なう。

⑦そのあとはターダアサナ（写真1）で直立するか、ヴィパリータ・チャクラアサナ（写真488－499）を行なう。

⑧このヴリシュチカアサナで起こる背中の緊張をとるには、ひざを曲げずに身体を前方に曲げ、両てのひらを床につけるウッターナアサナ（写真48）を行なう。

184. ヴリシュチカアサナ II

Vṛśchikāsana II（写真538）★★★☆☆☆

このポーズでは、完全に手だけで身体を支えて逆立ちするアドー・ムカ・ヴリクシャアサナ（写真359）を行なうので、ヴリシュチカアサナIよりもむずかしくなる。

〈方法〉

①ターダアサナ（写真１）で直立する。身体を前に倒し、てのひらを床につける。両てのひらの間隔は肩幅と同じにする。腕は十分伸ばしておく。

②両足をもちあげ、ひざを曲げる。息を吐きながら上体および足をまっすぐにし、両手でバランスをとる。このポーズはアドー・ムカ・ヴリクシャアサナ（写真359）である。

③この状態が安定したら、息を吐きながらひざを曲げ、背骨・胸部をまっすぐ伸ばして両足を頭に近づけ、頭頂部をかかとにつける。このとき、足の指先を伸ばすようにする。バランスをとりながら、両足のひざ、くるぶしを互いにつける。むこうずねは頭と垂直に、腕は床と垂直にする（写真538）。

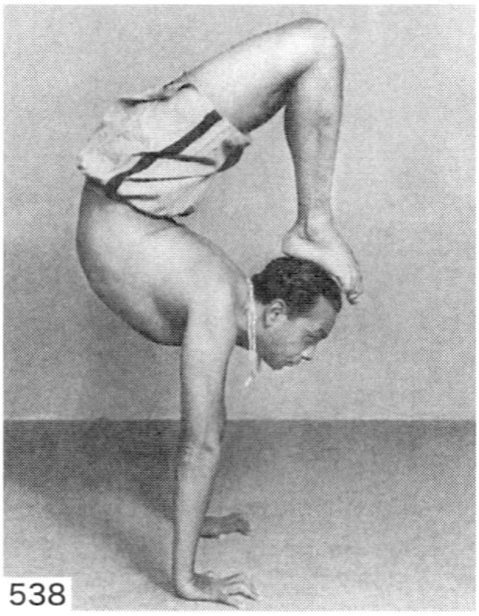

538

④このポーズはきわめてむずかしく、前のヴリシュチカアサナⅠ（写真537）でバランスをとるよりも、たいへんむずかしい。

⑤手首にはたいへんな力が加わり、このポーズができるようになるまでには長期的な努力を要する。このポーズでは首、肩、胸部、背骨は伸ばされ、腹部は収縮されるので、呼吸は速く苦しくなる。ふつうの呼吸をするようにして、10〜15秒くらいこの状態を保つようにする。

⑥次に、両足を頭越しに床まで下ろし、ウールドヴァ・ダヌラアサナ（写真486）を行なったあと、ターダアサナ（写真１）で直立するか、あるいはヴィパリータ・チャクラアサナ（写真488－499）を行なう。このヴリシュチカアサナで起こる背中の緊張をとるには、ひざを曲げないで身体を前屈させ、両てのひらを床につけるウッターナアサナ（写真48）を行なう。

〈効果〉

腹部筋肉が伸ばされ、肺が十分に広がる。背骨全体を生き生きととのえ、健康に保つ。このアサナはまた、精神面にも大きな効果をもたらす。頭は知識と力の座であるが、同時に、うぬぼれ、怒り、憎しみ、嫉み、不寛容、悪意の座でもある。こうした感情はさそりの毒よりも有害なので、ヨギは自分の足で頭を踏みつけることにより、自己を破滅に導くそれらの感情と欲望を根絶やしにし、謙遜、落ち着き、寛容さを育て、エゴから自身を解放しようとする。エゴを征服できれば、調和と幸福が訪れるのである。

185. エーカ・パーダ・ラージャカポタアサナ Ｉ

Eka Pāda Rājakapotāsana I（写真542）★★☆☆☆☆☆☆☆☆

エーカは「１」、パーダは「足」、カポタは「鳩」を意味する。ラージャカポタは「鳩の王様」のこと。このポーズでは胸部が鳩のように前方に突き出されるので、この名前がつけられた。

〈方法〉

①両足を前に出してすわる（写真77）。

②右足を曲げ、右かかとを股のつけ根に引きつける。右ひざは床につけておく。

③左足を後方にまっすぐ伸ばす。このとき、左足のひざ、むこうずね、および足先を床につける。

④両手を腰にあて、胸部を前に出し、首を伸ばして頭をできるだけ後方にやり、この状態でしばらくバランスをとる（写真539）。

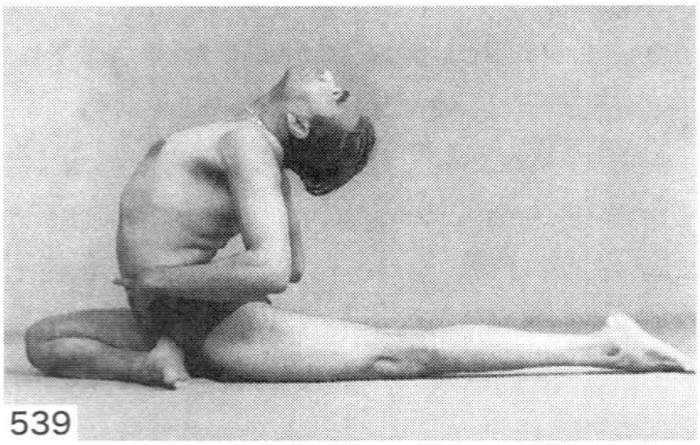
539

⑤次に両手を手前床につけ、左ひざを曲げて左足先を上げ、できるだけ頭に近づける。このとき左内ももの筋肉を、ひざの内側に力を入れるようにして、股のつけ根に向けて伸ばす。左ひざからくるぶしにかけては、床と垂直にする。

⑥息を吐きながら、右手で左足を頭越しにつかむ（写真540）。ここで数回呼吸し、次に再び息を吐きながら、同じ要領で左手で左足をつかむ。頭を左足の裏にのせる（写真541）。

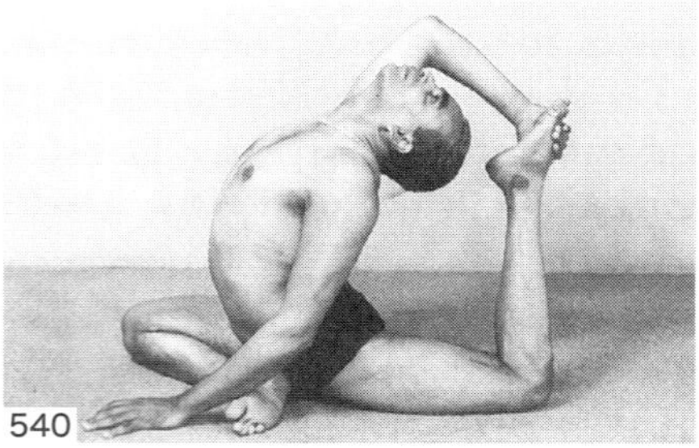
540

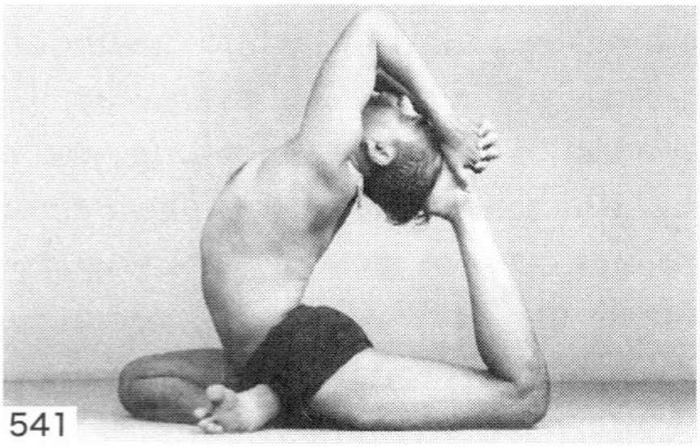
541

⑦胸を前に出し、足先をつかんでいる両手をさらに下げ、両手でくるぶしをつかむ。頭をさらに後ろにそらせ、上唇が左かかとにつくようにする（写真542）。10秒間このポーズを続ける。腹部は圧迫され、胸部はいっぱいに広げられるので、呼吸は速くなる。ふつうに呼吸するようにする。

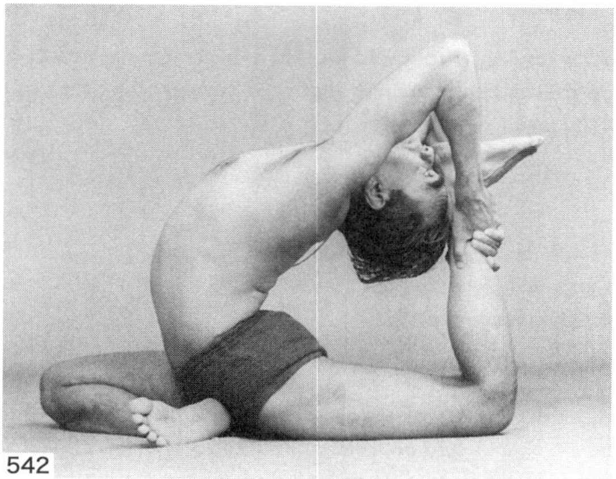

542

⑧左足をつかんでいる両手を片方ずつ離し、両手を床に下ろす。ここで左足を伸ばし、手前にもってきて、次に右足も伸ばす。

⑨同じ要領で、反対側も同じ時間だけ行なう。このときは、左かかとを右股のつけ根につけ、右足をまっすぐ真後ろに伸ばし、両手を伸ばして頭越しに右足をつかむ。

186. ヴァーラキリヤアサナ

Vālakhilyāsana（写真544）★★★★☆☆☆☆☆

ヴァーラキリヤというのは、創造主の身体から生まれた親指ほどの大きさをもつ天の種族のこと。彼らは太陽の戦車を先導し、その数は６万にも達したといわれている。これについては、カーリダーサの叙事詩『ラグヴァンシャ』に詳しい。

このむずかしいポーズは、エーカ・パーダ・ラージャカポタアサナ

Ⅰ（写真542）から続けて行なうものである。したがって、そのアサナができるようになるまでは、このポーズを行なってはならない。練習次第では、このポーズも容易に、きれいにできるようになる。

〈方法〉

①まずエーカ・パーダ・ラージャカポタアサナⅠを行なう。両手でしっかりと左足首をつかみ、前方に尾骶骨を押すようにして肛門を締める。両手を足首から離さないで、左足を後ろに伸ばし（写真543）、数回深呼吸する。

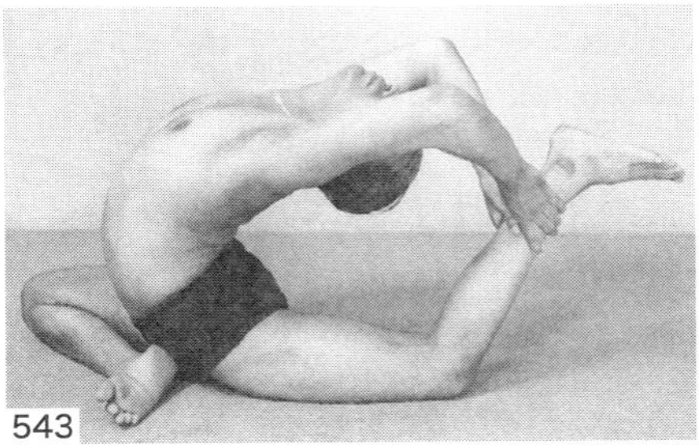

543

②息を吐きながら両手をさらに伸ばし、左足を床まで下ろしていく。すなわち、左足のももから足先まで全体を床につける（写真544）。

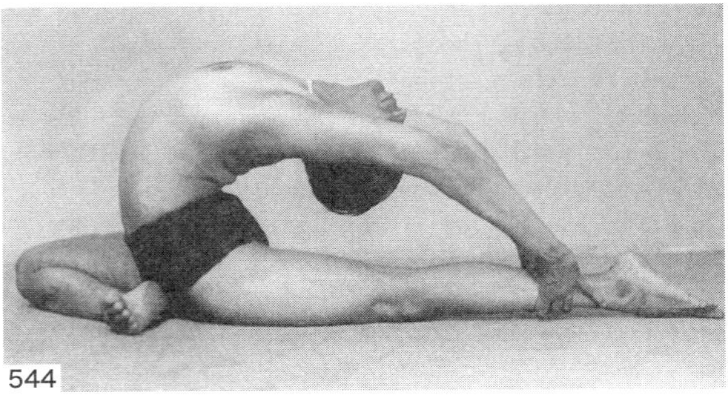

544

③数秒間この状態に耐える。胸部は完全に広がり、腹部内臓は圧迫されるので、呼吸は速く苦しくなる。

④くるぶしから手を離し、背すじを伸ばし、しばらく休息する。

⑤反対側も、同じ要領で同時間行なう。

〈効果〉

このポーズは、ジャーヌ・シールシャアサナ（写真127）と反対の動きのポーズで、背骨下部を若返らせる。恥骨周辺の血行がよくなり、その機能が保持される。このポーズとラージャカポタアサナの各種の変形ポーズをあわせて行なうと、泌尿器系の異常も改善される。このポーズにより首、肩の筋肉は十分な刺激を受け、また甲状腺、副甲状腺、副腎、生殖腺の血行が非常によくなり、生命力がみなぎってくる。このポーズ、および各種のラージャカポタアサナの変形ポーズは、性欲のコントロールに役立つ。

187. エーカ・パーダ・ラージャカポタアサナ Ⅱ

Eka Pāda Rājakapotāsana II（写真545）

★★☆☆☆☆☆☆☆☆

〈方法〉

①両足を前方に伸ばしてすわる（写真77）。

②右ひざを曲げて足の裏だけ床につけ、ひざを立てる。このとき、ひざから下は床とほぼ垂直で、ふくらはぎはももの裏につける。右かかとはできるだけ股のつけ根に近づける。この右足は、マリーチアサナⅠ（写真144）と同じ状態である。

③左足を真後ろにまわして伸ばし、足全体を床につける。

④左ひざを曲げ、床と垂直にする。右足と左ひざで身体全体のバランスをとる。バランスをとりやすくするために、右ひざを前に押し出すようにして、右ももが床と平行になり、むこうずねが床と約40度をなすようにする。

⑤息を吐きながら右手を頭越しに後ろへまわし、右足をつかむ。左手も同じ要領でつかむ。このとき、頭は足につける（写真545）。

⑥胸部を前に突き出して、この状態を約15秒保つ。

⑦このとき、胸部は広がり、腹部は収縮するので、呼吸は速くなる。

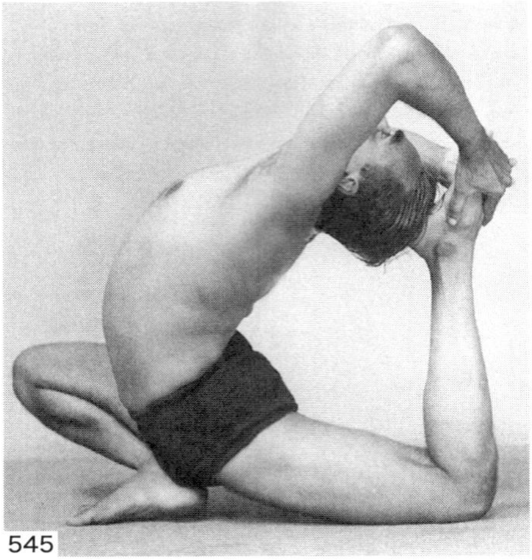

545

できるだけふつうに呼吸するように心がける。

⑧両足から両手を離し、両足を伸ばす。

⑨次に反対側を行なう。このときは、左足はマリーチアサナⅠと同じ状態で、両手で右足をつかみ、頭を右足につけてバランスをとる。こちら側も同時間だけ行なう。

⑩このポーズは、バランスをとることさえできるようになれば、前のポーズよりもやりやすい。

188. エーカ・パーダ・ラージャカポタアサナ Ⅲ

Eka Pāda Rājakapotāsana III （写真546）★★★

〈方法〉

①両足を前に出してすわる（写真77）。

②左ひざを曲げて足先を真後ろに向け、左尻を床から離さない。左かかとを左尻の下におく。左ふくらはぎの内側を左ももの外側に合わせ、左ひざを床から離してはならない。

③右足を真後ろへまわして伸ばし、足全体を床につける。

④両てのひらを床の上におく。息を吐きながら右ひざを曲げ、右足をできるだけ頭に近づける。このとき、右むこうずねは床と垂直にする。そのためには、右ももの筋肉を伸ばすようにする。ここで数回呼吸する。

⑤息を吐きながら背骨と首を伸ばして頭を後ろへそらし、手を片方ずつ頭越しに後ろへまわし、両手で右足をつかみ、頭を右足につける(写真546)。この状態で約15秒バランスをとり、ふつうに呼吸をするようにする。

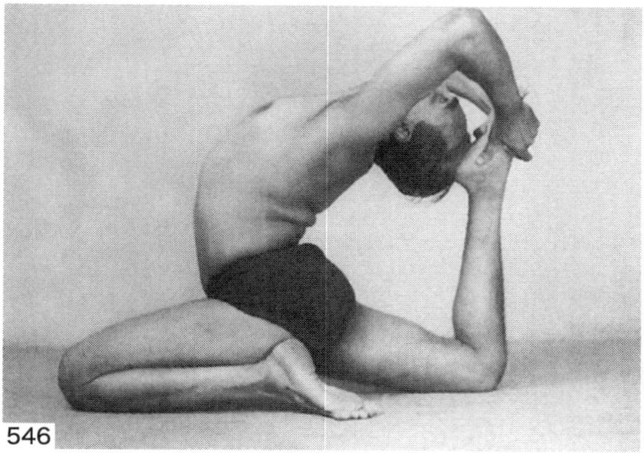

546

⑥右足から両手を離し、両足をまっすぐ伸ばす。

⑦反対側も同時間行なう。このとき、右足はヴィーラアサナのようになり、同じ要領で両手で左足をつかみ、頭は左足につける。

189. エーカ・パーダ・ラージャカポタアサナ Ⅳ

Eka Pāda Rājakapotāsana IV (写真547) ★★★★

〈方法〉

①ひざ立ちになり、両手は両横の床におく。ひざをもちあげ、右足は前に、左足は後ろにもっていき、息を吐きながら両足を伸ばす。両足とも床につけるようにする。両足の状態はハヌマーンアサナ(写

真475）と同じ状態で、バレエで両足を前後に開いてピッタリと床につけた状態に似ている。

②胸部を前方に突き出して首を伸ばし、頭はできるだけ後方にもってゆく。左ひざを曲げ、左足を頭に近づける。このとき、左むこうずねは床と垂直にする。

③息を吐きながら左手を頭越しに後ろへまわし、左足をつかむ。数回呼吸したあと、再び息を吐きながら右手を左手同様後ろへまわし、左足をつかむ。ここで頭を足につける（写真547）。

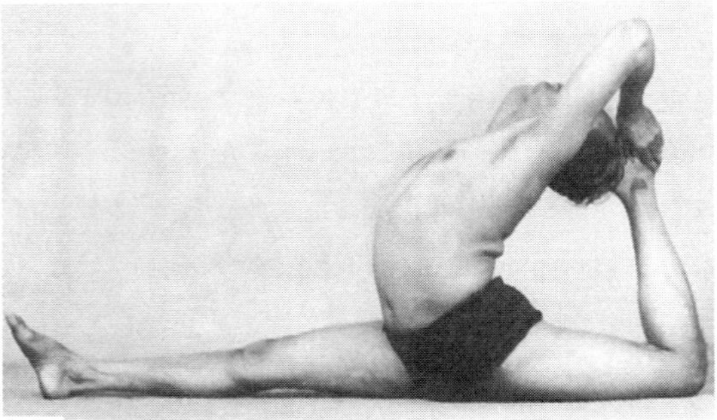

547

④約10秒この状態を続け、左足から両手を離し、ハヌマーンアサナ（写真475）に戻る。両手を床につき、尻を床から上げる。

⑤次に、再びハヌマーンアサナを行ない、今度は左足を前方にまっすぐ伸ばし、右ひざを曲げて右足を頭に近づける。

⑥前と同じ要領で両手で右足をつかみ、頭を足につける。反対側と同じ時間だけ行なう。

〈効果〉

このポーズは腰椎、胸椎の周辺を若返らせる。首と肩の筋肉が十分に刺激を受ける。足をさまざまに動かすことで、ももと足首が強くなる。甲状腺、副甲状腺、副腎、生殖腺の血行がよくなることで、それらの機能が促進され、生命力が高まる。また恥骨周辺の血行もよくなり、健康が保たれる。これらのアサナは泌尿器系の異常を治し、性欲をコントロールするのに役立つ。

190. ブジャンガアサナ II

Bhujaṅgāsana II (写真550) ★★★☆☆☆☆☆☆☆

ブジャンガは「蛇」という意味。このポーズは、ラージャカポタアサナ (写真551) のための準備ポーズであり、蛇が獲物に飛びかかろうとする姿に似ている。

〈方法〉

①うつぶせに寝る。ひじを曲げ、てのひらを腰の両脇で床の上におく。

②息を吐きながら両手を十分に伸ばし、頭、上体をもちあげるようにして後ろへそる。ただし、股のつけ根および両足は動かさない。

③この状態を保ち、ふつうに数回呼吸する。

④息を吐きながら両ひざを曲げ、ひざから先をもちあげる。身体全体の重みを、骨盤周辺、もも、両手にかけるようにする。ここで数回呼吸。

⑤次に、右手を床に押しつけるようにして、左手を床から離す。さらに息を吐ききるようにして、左手を肩から後ろへまわし、左ひざがしらをつかむ (写真548)。この状態で数回呼吸をととのえ、再び速く深い呼吸で息を吐ききるようにして、右手を肩から後ろへまわし、右ひざがしらをつかむ (写真549)。

⑥両手をひざがしらから離さないようにして、両足をまっすぐ伸ばし

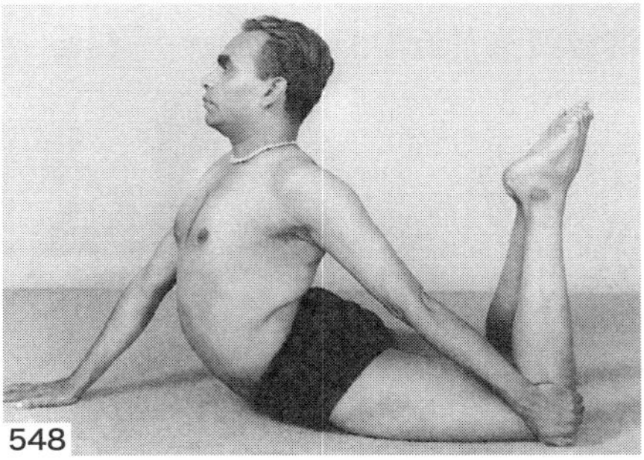
548

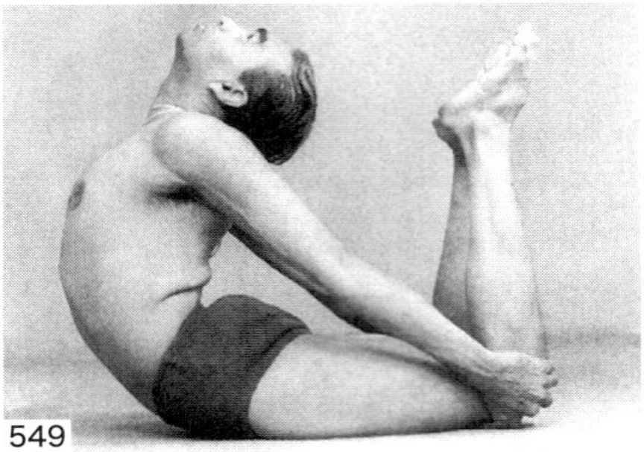

549

て床の上におき、首をまっすぐ伸ばし、頭をできるだけ後方へそらせる（写真550）。両ひざの間隔をだんだん縮めていく。

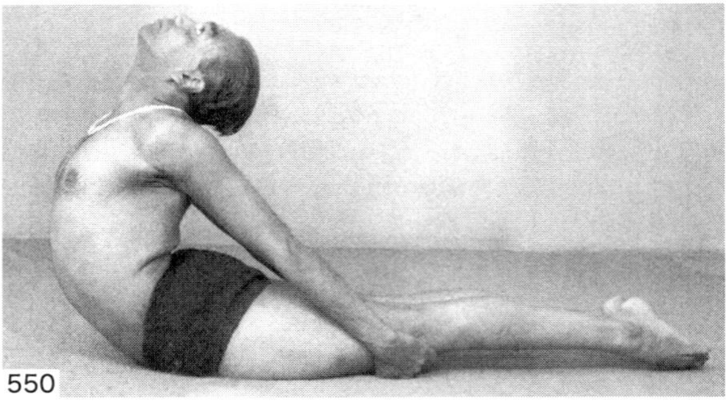

550

⑦内ももを股のつけ根に向かって伸ばすようにして肛門を締め、この状態を保つ。腹部は収縮し、背骨、胸部、肩は十分に伸ばされるので、呼吸は速く、苦しくなる。

⑧両ひざを曲げ、両手を片方ずつひざがしらから離し、床の上で休息する。

〈効果〉

このポーズは、ブジャンガアサナⅠ（写真73）を強化したものなので非常に効果がある。このポーズでは首、肩の筋肉が十分伸ばされ、仙椎、腰椎、胸椎の機能が促進される。恥骨周辺の血行がよくなり、その機能を増進させる。また甲状腺、副甲状腺、副腎、生殖腺の血行が非常によくなり、その結果、生命力が高まる。胸も十分に広がる。

191. ラージャカポタアサナ

Rājakapotāsana（写真551）★★★☆☆☆☆☆☆☆☆

ラージャカポタは「鳩の王様」のこと。このポーズはたいへん効果があり、魅力的であるが、それだけにむずかしい。胸を張って歩いている鳩のように胸部が前方に突き出されるので、この名がついた。

〈方法〉

①下向きに寝る。両ひじを曲げ、てのひらを腰の両脇で床に下ろす。

②息を吐きながら頭、上体をもちあげ、両ひじを十分に伸ばして後ろへそる。ただし、このとき恥骨周辺、両足は動かさない。ふつうに呼吸をしながら、数秒間この状態を保つ。

③息を吐きながらひざを曲げ、ひざから先を上へ上げる。身体全体の体重を骨盤、ももにかけるようにする。ここで数回呼吸。

④右手をさらに床に押しつけるようにして、左手を床から離し、肩から後ろへまわして左ひざがしらをつかむ（写真548）。速く深い呼吸で再び息を吐ききるようにして、右手も肩から後ろへまわし、右ひざがしらをつかむ（写真549）。

⑤胸部をもちあげ、両手でひざがしらをしっかりとつかみ、背骨、首を伸ばし、さらに後ろへそらすようにして頭を足裏全体につける。両足を合わせ、両ひざはできるだけ離さない（写真551）。

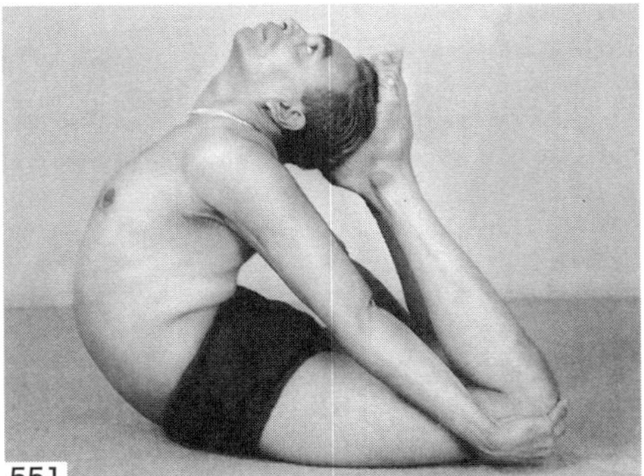

551

⑥約15秒この状態を保つようにする。腹部は床で圧迫されるが、背骨、胸部は十分に伸びる。呼吸はたいへん速く苦しくなり、この状態を15秒保つのすらとてもむずかしい。このポーズはラグ・ヴァジュラアサナ（写真513）によく似ているが、体重がひざから下の足でなく骨盤周辺とももにかかるところが違う。

⑦両腕をまっすぐ伸ばす。ひざから手を片方ずつ離し、手前の床におく。両手を同時に離すと、背骨への圧迫感が強く、顔を床に打ちつけ痛めることもある。てのひらを片方ずつ床におき、胸部も床に下ろしてリラックスする。

⑧このポーズがむずかしい場合は、両てのひらを床の上においたままで、頭頂を足の裏につける（写真552）。

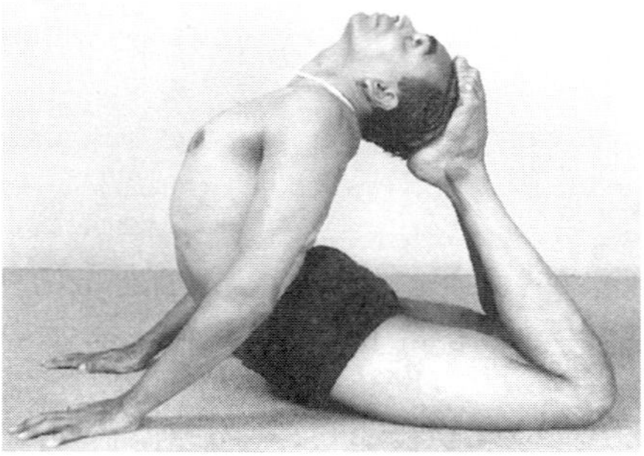

552

〈効果〉

カポタアサナ（写真512）では腰椎が伸ばされるが、このラージャカポタアサナでは腰椎だけではなく胸椎も伸ばされる。首、肩の筋肉が十分に伸ばされ、刺激を受ける。体重が恥骨周辺にかかるため、血行がよくなり、その機能を増進させる。腹部内臓は床に圧迫されるので、よいマッサージになる。甲状腺、副甲状腺、副腎、生殖腺の血行がよくなるので、生命力が高まる。このポーズは泌尿器系に異常がある人に適している。カンダアサナ（写真471）およびスプタ・トゥリヴィクラマアサナ（写真478）とともに、ラージャカポタアサナは性欲のコントロールに効果がある。

192. パーダーングシュタ・ダヌラアサナ

Pādāṅguṣṭha Dhanurāsana (写真555) ★★★★☆☆☆

パーダというのは「足」、アングシュタというのは「足の親指」、ダヌーは「弓」という意味。このポーズはダヌラアサナ（写真63）を強化したものである。肩からひざまでが弦をいっぱいに張った弓に、ひざから下と伸ばした両手が弓の弦がひっぱられた状態に似ているので、この名がついた。このポーズは3つの動きからなる。

〈方法〉

①額を床につけ、うつぶせに寝る。

②両てのひらを両胸の横で床におく。てのひらを床に押しつけ、両腕をまっすぐ伸ばし、ブジャンガアサナⅠ（写真73）のように頭と上体をもちあげ、そらせる。両ひざを曲げ、ひざから先を上げる。息を吐きながら、両足と頭を互いにできるだけ近づけ、足を頭につける（写真552）。

③片方の足を頭の方にさらに近づけ、一方の手にさらに身体全体の体重をかけるようにし、他方の手を床から離す。速い呼吸で息を吐ききるようにして、床から離した手を肩から後ろへまわし、同じ側の足先をつかむ（写真553）。次に他方の手も床から離し、息を吐きながら同じようにして足先をつかむ。両手は足先をしっかりとつかみ、とくに両足の親指周辺を強くつかむ（写真554）。ここで数回呼吸。

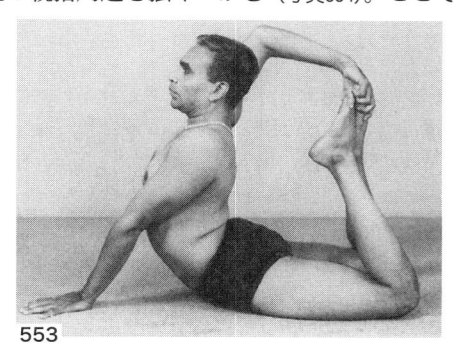

553

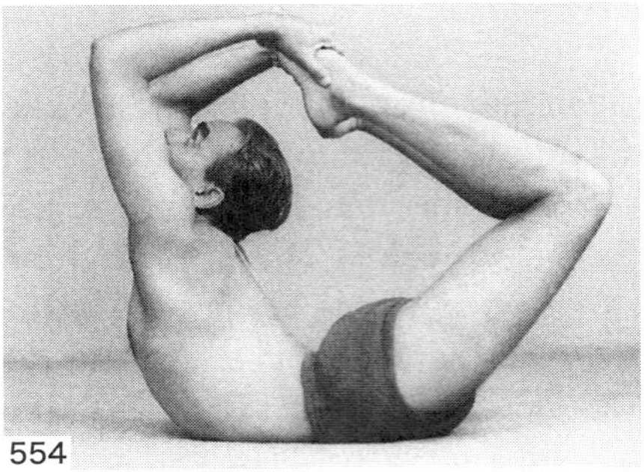

554

④両手が足から離れやすいので、両足をしっかりとつかむ。次に、息を吐きながら両腕、両足を伸ばし、できるだけ頭上高くもちあげる。腕はとくにひじを伸ばすようにする。これが最初の完成ポーズである（写真555）。この状態を約15秒保つ。

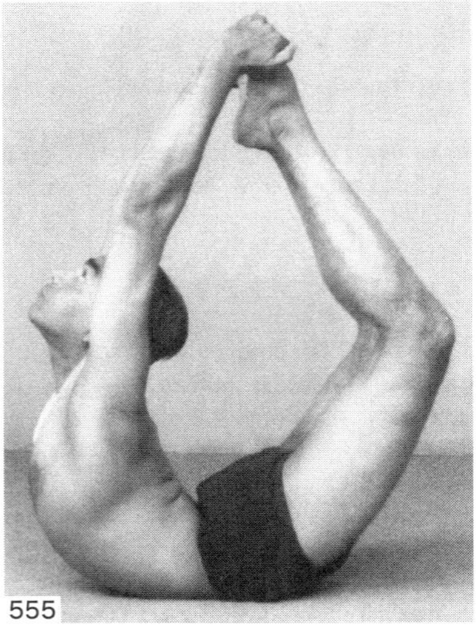

555

⑤足先をしっかりとにぎったまま、ひじ、ひざを曲げ、両足を下ろして頭につける。徐々に足を近づけ、かかとを額、目、最後には口唇にもってくる。これが第２の完成ポーズである。数秒間この状態を保つ（写真556）。

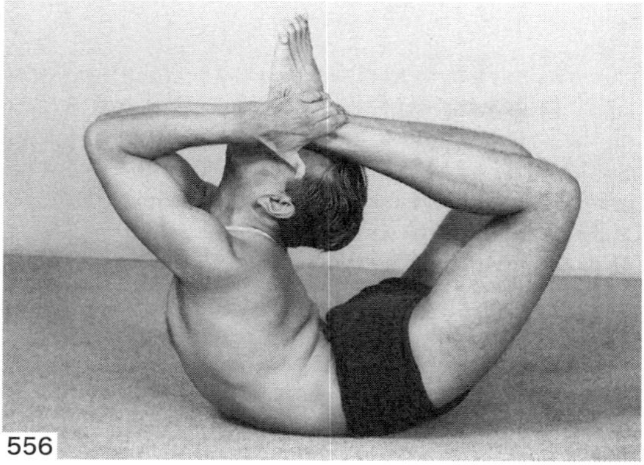

556

⑥足先をしっかりとにぎったまま、さらに引き寄せ、両肩のそばにつける（写真557）。これが第３の完成ポーズである。この状態を数秒間保つ。

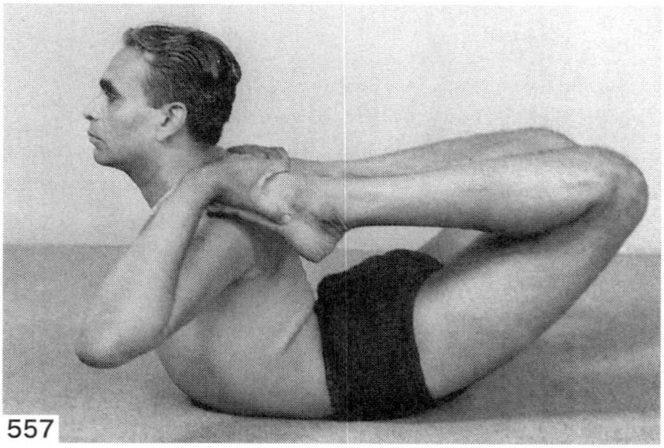

557

⑦この第３の完成ポーズ後は、息を吐きながら両足、両腕を上げるようにして伸ばす。その後、両手を片方ずつ足から離し、ただちに床におく。さもないと、曲げていた背骨の反動で顔を床に打ちつけることがある。ここで、リラックスする。

⑧腹部は床に押しつけられ、同時に首、肩、胸部、背骨は伸ばされるので、呼吸はたいへん速くむずかしくなる。３つのどの完成ポーズのときも、できるだけふつうに呼吸するようにする。

〈効果〉

このポーズで伸ばされることによって、脊椎のあらゆる部分によい効果が生じる。身体全体が緊張に耐えることで、柔軟になる。また全体重がへそ周辺の腹部にかかり、腹部大動脈が圧迫されるので、腹部内臓の血行と機能が改善され、消化機能が高まる。肩胛骨が十分に広がり、伸ばされるので、肩こりもなくなる。

しかしながら、最も注目すべき効果は、一連のむずかしい動きを行なうことにより、心が従順で穏やかになることにある。また、身体の調子がととのい若返り、心がはつらつで敏活になる。

193. ゲーランダアサナ Ⅰ

Gheraṇḍāsana I（写真561・562）★★★★☆☆☆☆

ゲーランダというのは、『ゲーランダ・サンヒター』を著した賢人の名前であり、このアサナは彼に捧げられたものである。このポーズは、ベーカアサナ（写真100）とパーダーングシュタ・ダヌラアサナ（写真555）を組み合わせたものである。一方の手と足はベーカアサナのようであり、他方の手と足はパーダーングシュタ・ダヌラアサナのようである。

〈方法〉

①うつぶせに寝る。

②息を吐きながら左ひざを曲げ、左足を左尻の方に近づける。

③左手で左足の裏をつかむ。ここで数回呼吸。左手をまわし、てのひらを左足のつまさきにあて、手足の指が頭の方をさすようにする。

④息を吐きながら左手で左足を押さえ、かかとと足裏をできるだけ床に近づける。頭、胸をもちあげる。この左手と左足の状態は、ベーカアサナ（写真100）と同じである。ここで数回呼吸。

⑤右ひざを曲げ、右手で写真558のように右足の親指をつかむ。

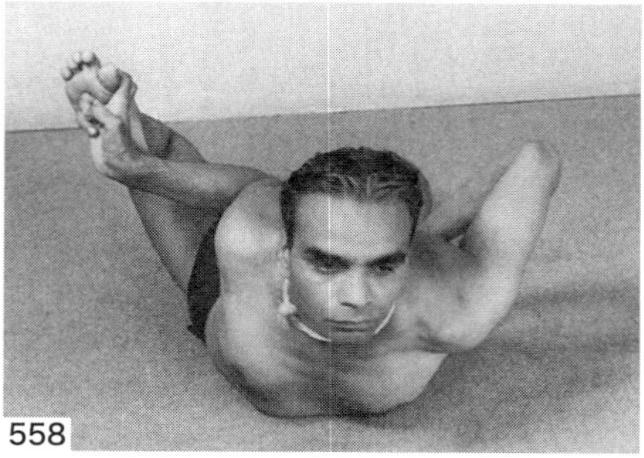

558

ひじ、肩を外側へまわすようにして（写真559）、右腕と右足を上へもちあげ伸ばす（写真560）。ここで数回呼吸。

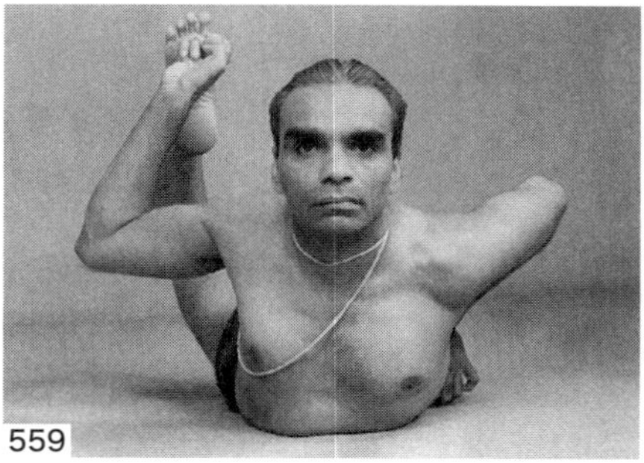

559

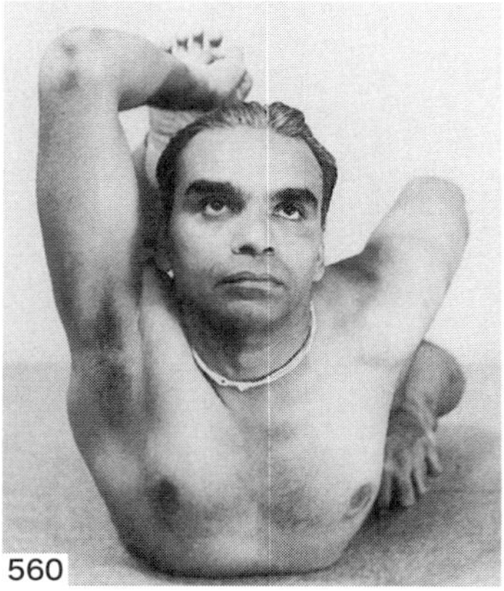

560

⑥息を吐きながら、右親指を離さないように、腕と足が床と垂直になるようにさらに高く上げる（写真561･562）。この右手と右足を上げた状態は、パーダーングシュタ・ダヌラアサナ（写真555）と同じである。

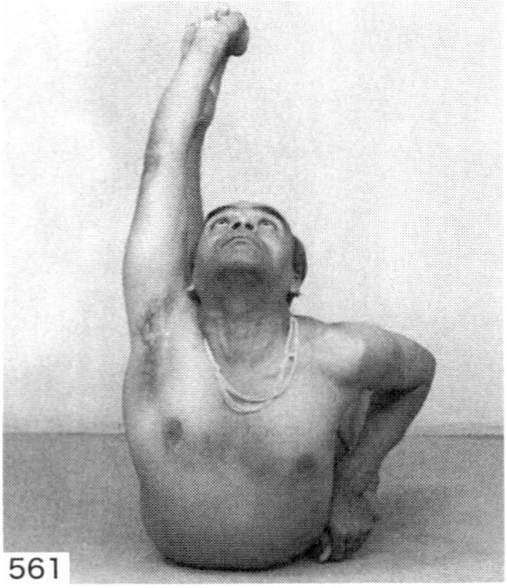

561

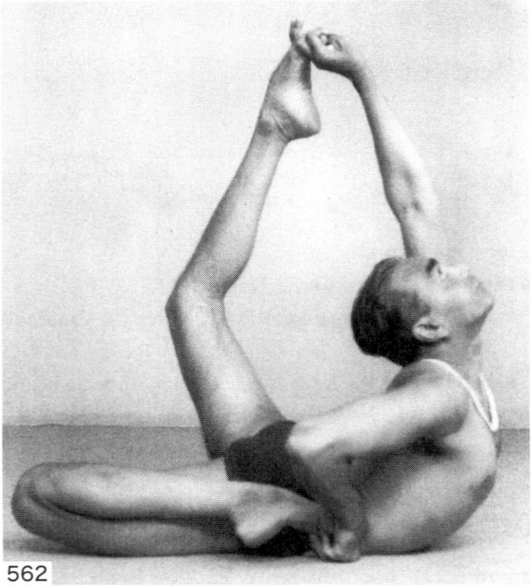

562

⑦約15～20秒この状態を保つ。腹部が床に押さえつけられるため、呼吸が速くなる。

⑧次に、息を吐きながら首を伸ばし、頭をもちあげるようにして、できるだけ後方にそらす。右ひじと右ひざを曲げ、右足を右手でひっぱるようにして、右足を左肩につける（写真563）。

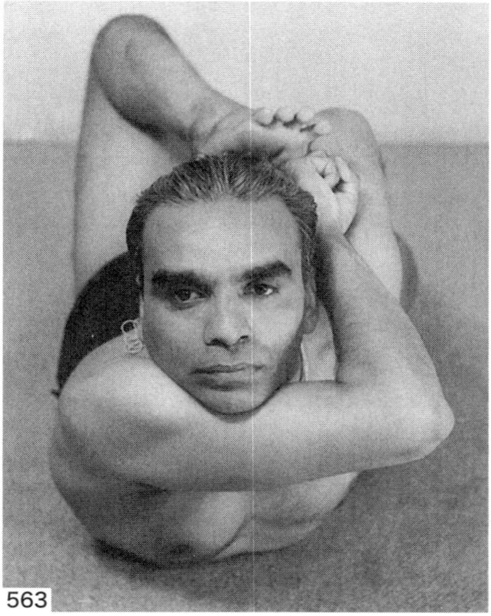

563

⑨数秒間この状態を保つ。

⑩息を吐きながら、写真561のポーズに戻る。

⑪次に、両手を足から離し、両足を床の上で伸ばして頭、胸部を下ろし、しばらくリラックスする。

⑫次に、同じ要領で左右逆にして繰り返す。このときは、右手と右足はベーカアサナの状態であり、左手と左足はパーダーングシュタ・ダヌラアサナと同じ状態である。反対側も同時間行なう。

194. ゲーランダアサナ II

Gheraṇḍāsana II（写真564・565）★★★★☆☆☆☆☆☆

このポーズでは、一方の手とその側の足はバッダ・パドマアサナ（写真118）と同じ状態であり、他方の手とその側の足は、パーダーングシュタ・ダヌラアサナ（写真555）と同じ状態である。

〈方法〉

①両足をまっすぐ前に伸ばしてすわる（写真77）。右足を曲げ、左ももつけ根の上におき、その状態であおむけに寝る。

②右足の位置はそのままで、身体全体を回転してうつぶせになる。息を吐きながら、右手を肩から後ろにまわして右足の親指をつかむ。右手と右足の状態はバッダ・パドマアサナ（写真118）と同じである。数回呼吸して、頭と胸を床から上げ、上体を後ろにそらせる。

③息を吐きながら左ひざを曲げ、左手で左足の親指をつかむ。その手を離さないようにしてパーダーングシュタ・ダヌラアサナのように、腕と肩を外側にまわし、左手で足を高くひっぱりあげる（写真564・565）。

④約15秒この状態を保つ。呼吸は腹部が床に押さえつけられるために、速く苦しくなる。

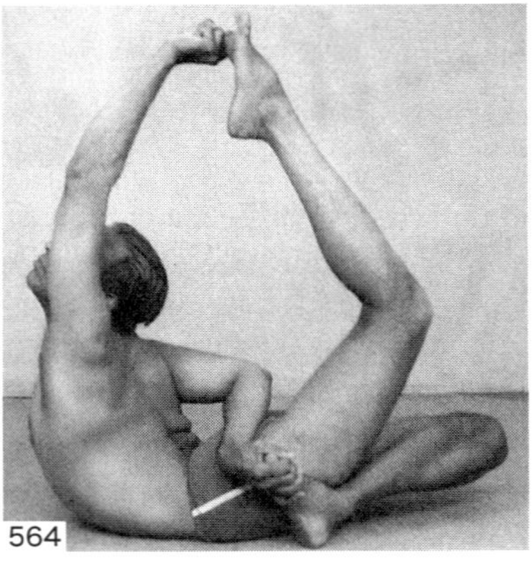

564

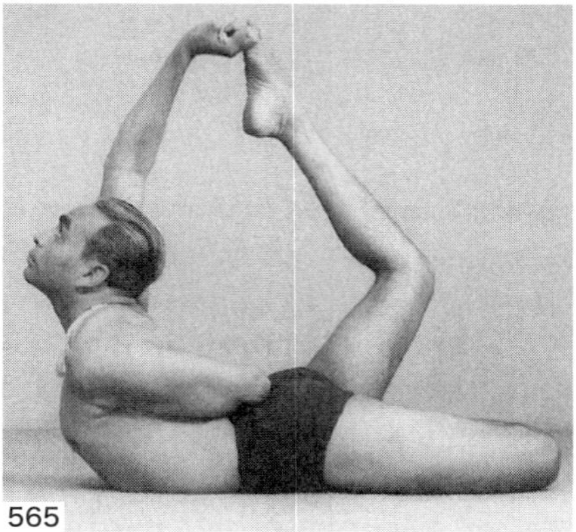

565

⑤次に、息を吐きながら首を伸ばし、頭をさらに上げるようにして身体をそらせ、左ひじと左ひざを曲げ、左足を右肩につける(写真566)。
⑥数秒間この状態を保つ。腹部は圧迫、収縮されるので、呼吸はきつくなる。

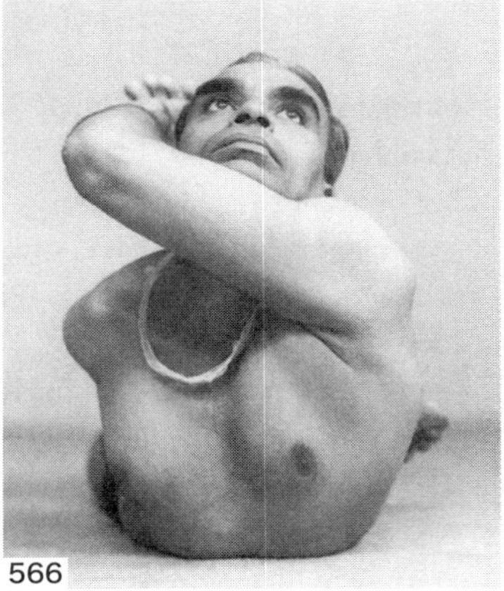

566

⑦息を吐きながら、③に戻る。
⑧つかんでいた手を足から離し、両足を伸ばして床に下ろす。胸部と頭も床に下ろし、しばらくリラックスする。
⑨反対側も同時間だけ行なう。このとき、左手と左足はバッダ・パド

マアサナと同じであり、右手と右足はパーダーングシュタ・ダヌラアサナと同じである。要領は前と同じである。

〈効果〉

このポーズでは、脊椎全体が強烈に伸ばされるので、すべての椎骨が刺激を受け、身体全体が柔軟になる。身体全体の重みがへそ近くの腹部にかかって圧迫されるため、腹部大動脈の血行がよくなる。したがって、腹部内臓の機能が増進され、消化機能もよくなる。このポーズでは肩胛骨が広がり伸ばされるので、肩関節が柔軟になる。また、ひざも強化され、リウマチや痛風によるひざ関節の痛みもとれる。このポーズでは、手で足をひっぱりあげるので土ふまずも矯正され、扁平足を治すのに役立つ。また、足首の関節も強化され、かかとの痛みをとるのに役立ち、踵骨棘《しょうこつきょく》に悩む人にもよい。

195. カピンジャラアサナ

Kapiñjalāsana（写真567）★★★★☆☆☆

カピンジャラというのはコジュケイに似た、雨だれだけを常食とするといわれるチャータカ鳥のことである。このアサナはヴァシシュタアサナ（写真398）とパーダーングシュタ・ダヌラアサナ（写真555）の組み合わせであり、修得がむずかしいポーズである。

〈方法〉

①ターダアサナ（写真1）で直立する。上体を前に傾けて両手を床につけ、両足をアドー・ムカ・シュヴァーナアサナ（写真75）のように約120センチ後ろに引く。

②左手と左足を床から離し、身体全体を右にまわして右手と右足で支える。右足の小指側はしっかりと床につけておく。

③左足を右足の上に合わせ、左手は左尻におき、身体を動かさないようにしてバランスをとる（写真396）。身体右側全体は、ヴァシシュタアサナと同じ状態である。

④息を吐きながら左ひざを曲げ、左足の親指を左手の親指、人差指、

中指でしっかりとつかむ。

⑤左手を肩から後ろにまわし、左手と左足で弓の形をつくり、これをもちあげるようにして伸ばす。このとき、左足の親指を離さないようにする（写真567）。この左手と左足は、パーダーングシュタ・ダヌラアサナの状態と同じである。

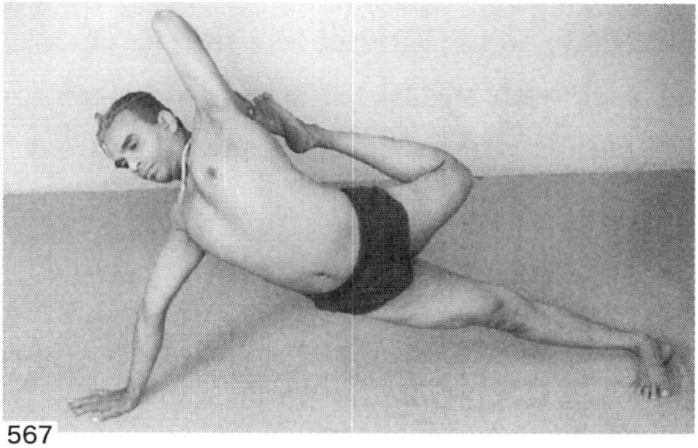

567

⑥右手と右足は床にしっかりと安定させ、左手は左足親指をしっかりとにぎった状態で、数秒間バランスをとる。このとき背骨、胸部、首、肩は十分伸ばされ、腹部は圧迫されるので、呼吸は苦しくなる。

⑦左手を左足の親指から離し、左足をまっすぐ伸ばして右足の上に合わせ、左手は左尻の上におく。次に左手と左足も床につけ、①のように両手と両足を床におく。次に反対側を同時間だけ行なう。今度は、身体の左側はヴァシシュタアサナと同じ状態で、右側はパーダーングシュタ・ダヌラアサナの状態になる。やり方は同じ要領で、ただ左右を逆にすればよい。

〈効果〉

このポーズでは手首が強化され、肩胛骨が十分に動かされるので、肩関節も柔らかくなる。足の調子がととのえられ、背骨の機能も増進される。胸部が十分に広げられ、腹部筋肉も力強くなる。このポーズは、身体全体の調子を維持させるのに適している。

196. シールシャ・パーダアサナ

Śīrṣa Pādāsana (写真570) ★★★★★☆☆

シールシャは「頭」、パーダは「足」という意味。このポーズはいろいろな背ぞりのポーズのうちでも最もむずかしいポーズで、シールシャアサナ(写真190)でバランスをとりながら行なうポーズである。このポーズでは逆立ちになったあと、アーチ状に背をそり、足を頭の方へ引き寄せ、かかとを首につけるようにする。また、両手で両足の親指をつかみ、足の裏を後頭部につける。

〈方法〉

①床の上に毛布を敷き、ひざまずいてサーランバ・シールシャアサナⅠを行なう(写真190)。

②ひざを曲げ、両足を頭の後方に下ろす(写真517・518)。息を吐きながら、肛門を締めつつ背骨を伸ばし、内股に力を入れてももを伸ばして(写真568)、ももと足を後方に下ろして足先を頭につける(写真569)。ひじを動かさないようにし、手首を床から少しもちあげて、頭から手を離さないようにし、両足の親指をつかむ(写真570)。胸を前に突き出し、数秒間できるだけこの状態を保つ。

③他の背ぞりのポーズでは、背骨を伸ばすために他の人の助けを借り

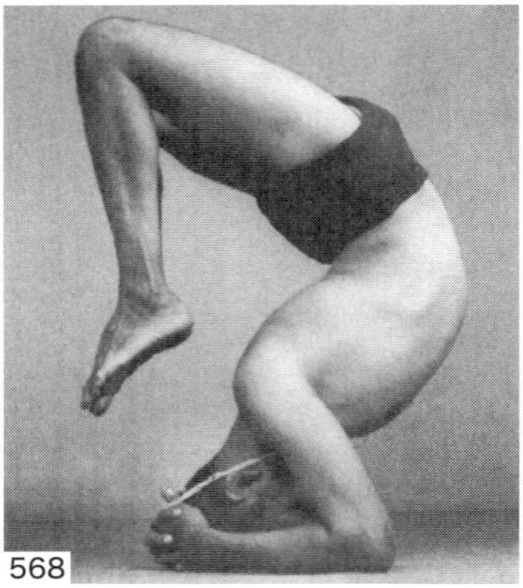
568

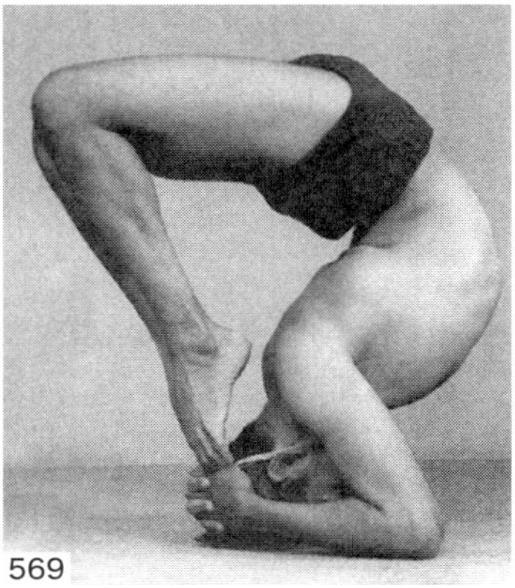
569

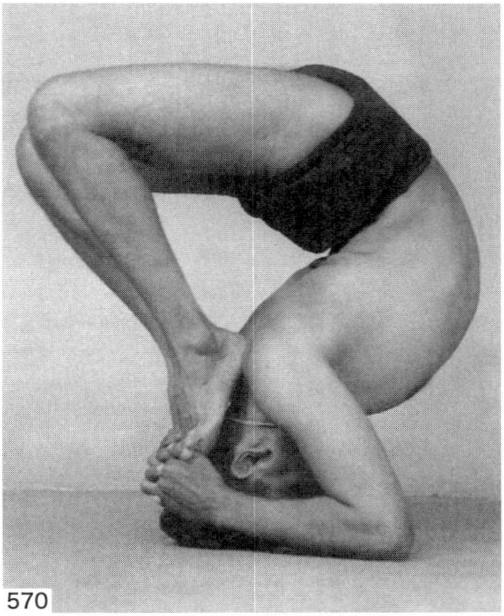

570

てもよいが、このポーズだけは必要な湾曲をつくるために自分一人で行なうこと。

④背骨、胸部、肩、首は十分伸ばされ、腹部は収縮されるので、ふつうに呼吸することはむずかしい。シールシャアサナⅠ（写真190）に戻り、両足をゆっくりと床に下ろし、リラックスするか、ウールドヴァ・ダヌラアサナ（写真486）を行なったあと、ターダアサナ（写真1）で直立するか、ヴィパリータ・チャクラアサナ（写真488－499）を行なう。

〈効果〉

シールシャアサナⅠ（写真190）の効果のほかに、このポーズでは脊椎全体が刺激を受ける。背骨の血行がよくなり、神経系統の機能保持に役立つ。腹部内臓は、伸ばすことによって調子がととのう。

197. ガンダ・ベルンダアサナ

Gaṇḍa Bheruṇḍāsana (写真580・581) ★★★★☆☆☆☆☆☆

ガンダというのは「ほお」、すなわちこめかみを含めた顔の側面全体のことを意味する。ベルンダというのは「恐ろしい」「手ごわい」という意味（鳥の名前でもある）。このむずかしい背ぞりのポーズは、以下のように２つの段階に分かれている。

〈方法〉

①毛布を床に敷き、うつぶせに寝る。顔も下向きにし、両手は後ろに伸ばす。首をまっすぐ伸ばし、あごが移動しないように毛布に固定する。さもないと床の上ですべってしまう。

②ひじを曲げ、手先を頭の方に向けて胸の横におく。ひざを曲げ、両足を胸の方へ引き寄せる。このとき、胸部は少し床から離れる（写真571）。

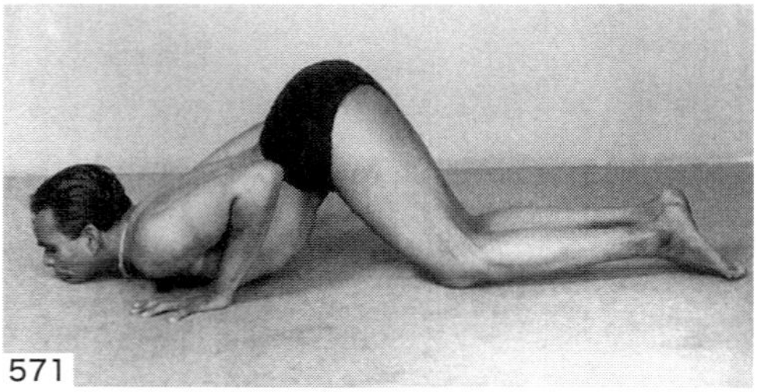

571

③息を吐きながら、両てのひらで床を押し、両足をけりあげてまっすぐ伸ばす（写真572）。

このときは、あご、首、肋骨上部だけが毛布についている状態である。

④首とあごで身体全体を支え、ひざを曲げ（写真573）、両足を頭につける（写真574）。ここで数回呼吸する。

⑤息を吐きながら両足をさらに下げ、頭の前にもってくる（写真575）。

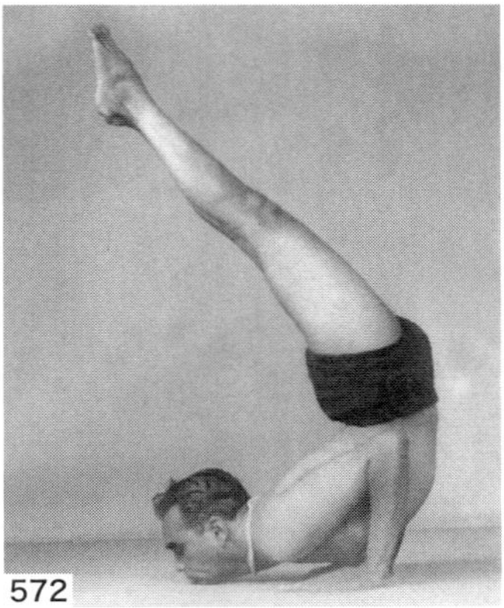

572

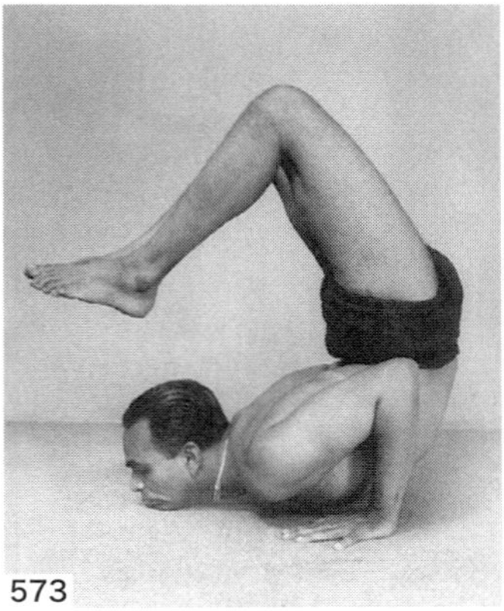

573

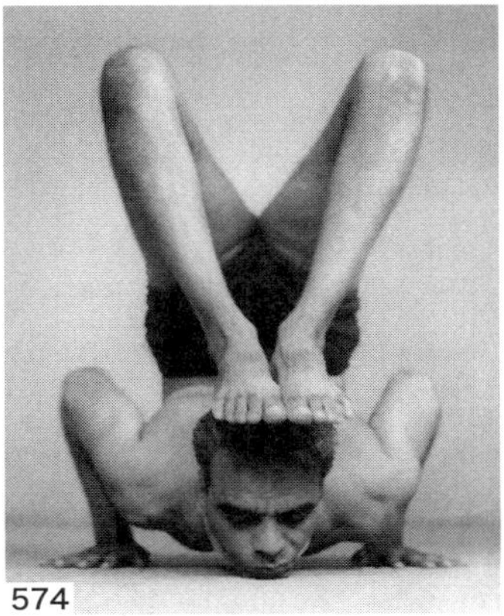

574

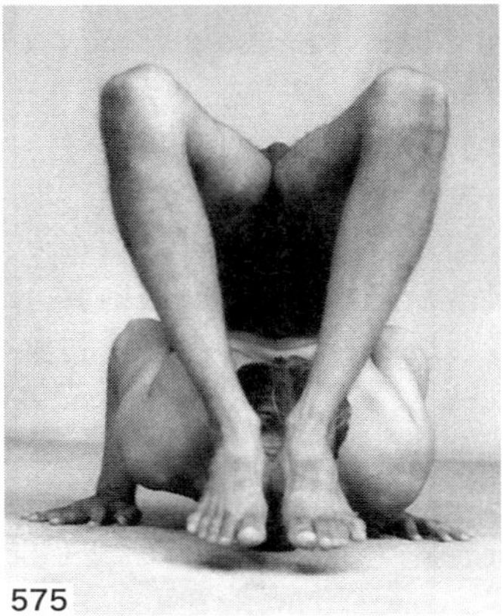

575

⑥てのひらを床から離して、片方ずつ腕を横に動かし、ひじを床について それぞれの足先をつかむ（写真576・577）。ここで２呼吸。

⑦息を吐きながら、両手で両足をそれぞれの側のこめかみ、ほおの方へひっぱり寄せる（写真578）。

このとき、かかとは肩につけ、手首と前腕部で、足先を下に押しつけるようにする（写真579）。

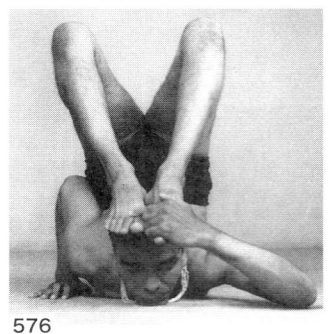

576

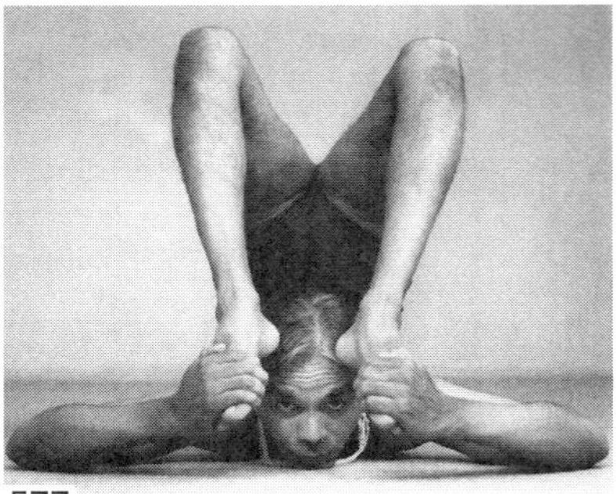

577

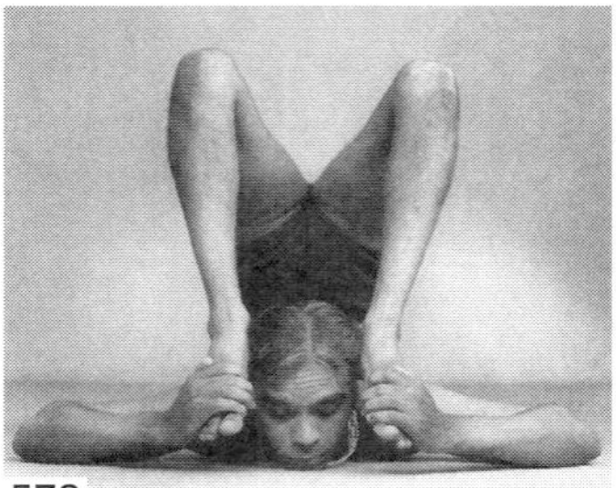

578

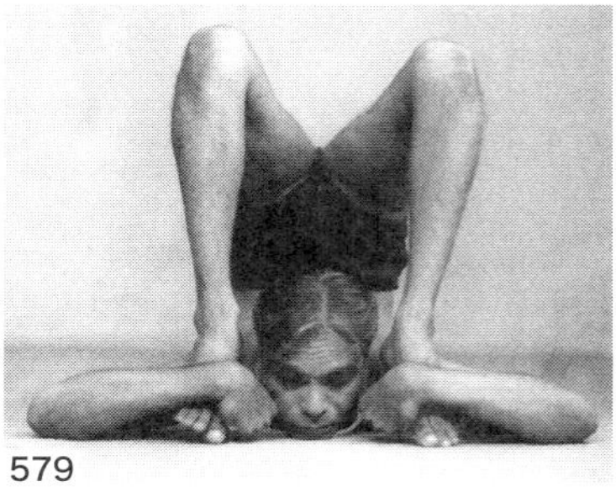

579

⑧手の指を組み合わせ、両てのひらを床におき、足の甲のつけ根の方を手首で押さえる(写真580)。ここまでが第1段階。

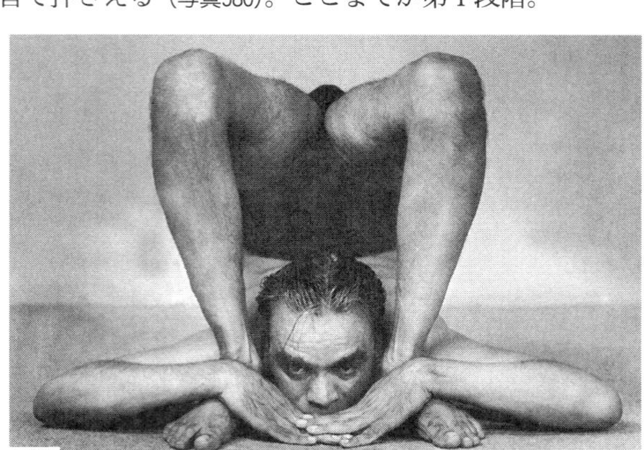

580

⑨この状態を数秒保つ。背骨が強烈に伸ばされ、腹部が圧迫されるので、呼吸はたいへん速くきつくなる。呼吸を止めないこと。

⑩鳥が空を飛ぶときに翼を広げるように、手を両横にまっすぐ伸ばし、この状態で数秒間バランスをとる（写真581）。これが第２段階で、第１段階よりもむずかしい。

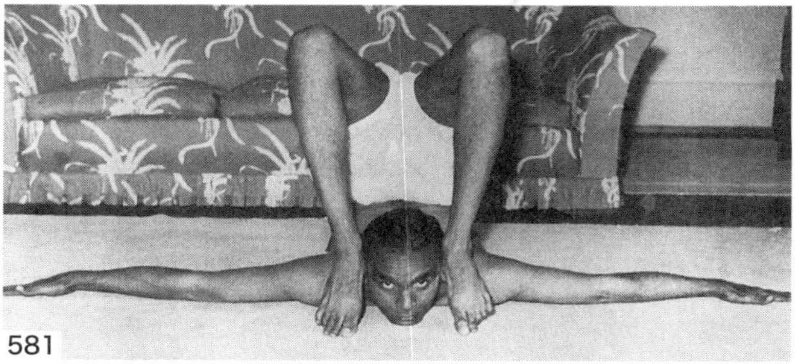

581

⑪両手を胸のそばまでもってきて、てのひらを床につき、下半身を頭越しにさらに遠くにやって（写真582・583）、ウールドヴァ・ダヌラアサナ（写真486）を行なったあと、ターダアサナ（写真１）で直立しリラックスするか、ヴィパリータ・チャクラアサナを行なう（写真488－499）。

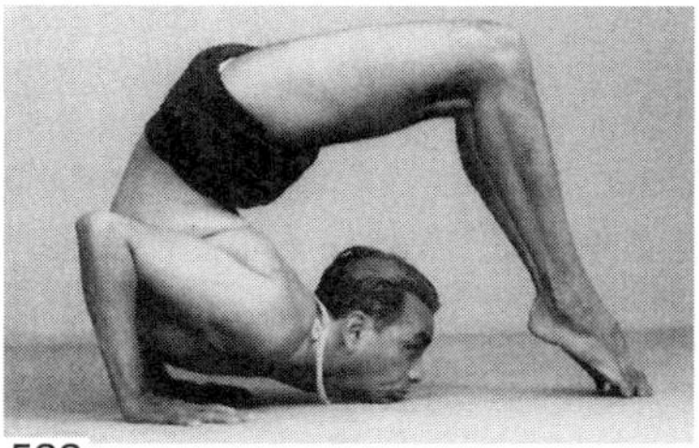

582

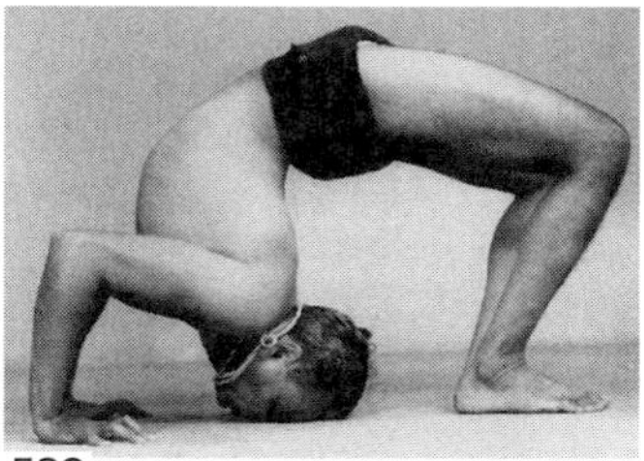

583

〈効果〉

背骨全体と腹部内臓の調子をととのえるほか、ムーラーダーラ・チャクラ（骨盤神経叢）、スヴァーディシュターナ・チャクラ（下腹部神経叢）、ヴィシュダ・チャクラ（咽頭神経叢）にある神経と腺を刺激するので、それらの腺の血行がよくなり、その機能が増進されて生命力が高まる。

198. ヴィパリータ・シャラバアサナ

Viparīta Śalabhāsana（写真584）★★★★★☆☆☆☆☆☆☆☆

ヴィパリータというのは「逆の」「反対の」「転倒した」ということを意味し、シャラバというのは「バッタ」「イナゴ」のこと。このポーズではガンダ・ベルンダアサナ（写真580・581）よりもさらに強く伸ばされ、動きはハラアサナ（写真241）と逆になる。

〈方法〉

①毛布を床に敷き、顔を伏せて、うつぶせに寝る。首を伸ばし、あごを動かないように毛布にしっかりとおき、固定する。

②ひじを曲げ、指先を頭の方に向けて、てのひらを胸の両脇の床におく。

③息を吐きながらひざを曲げ、両足を胸の方にひきつける。このとき、胸は少し床から離れる（写真571）。

④ここで数回呼吸し、息を吐きながら両足をけりあげ、身体全体を上にもちあげ、伸ばすようにして逆立ちになる。このとき、身体全体の体重をあご、首、肩、ひじ、手首にかける。ふつうに呼吸するようにする。

⑤息を吐きながらひざを曲げ（写真573）、足を頭越しに下ろし、足先を床につける（写真582）。足をできるだけ遠くにやり、まっすぐ伸ばすようにする。手を足と逆の方に伸ばし、てのひらを床に押しつける（写真584）。

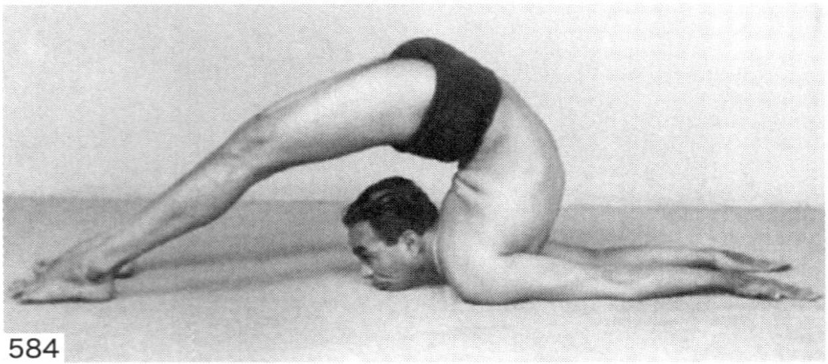

584

⑥この状態を数秒間保つ。この状態はハラアサナ（写真241）と逆である。背骨は強く伸ばされ、腹部は圧迫されるためたいへん苦しくなるので、途中で息を止めないこと。

⑦ひじを曲げ、腕を横に広げる。てのひらを両肩横にもっていき、床におく。ひざを曲げながら足をできるだけ頭に近づけ（写真582）、あごを軸として足の方に上体をまわし（写真583）、ウールドヴァ・ダヌラアサナ（写真486）を行なう。その後ターダアサナ（写真1）で直立するか、息を吐きながらヴィパリータ・チャクラアサナ（写真488－499）を行ないリラックスする。

〈効果〉

このポーズの効果は、ガンダ・ベルンダアサナ（写真580・581）の効果と同じである。これら2つのアサナの目的は、体内の聖なる宇宙エネルギー、つまりクンダリニー（背骨底部の神経中枢にとぐろを巻き眠っている蛇で象徴されるエネルギー）を呼び起こすことである。

ヨギは、意識的な努力によりこの潜在エネルギーを呼び起こし、それを背骨から脳、つまりサハスラーラ（頭頂部にある千枚花弁の蓮）へと導く。そして、すべてのエネルギーを神性の源へと向けることで、自我を沈め、世俗の束縛から解放される。「川が海に流れ込むと、その名前と形を失うように、名前と形から解放されている賢人は、至高の存在、光り輝く自己、無限性に到達する。」

199. ティリヤンク・ムコータナアサナ

Tiryañc Mukhottānāsana（写真586）★★★★★★

ティリヤンクというのは「斜めの」「横の」「水平の」「反対の」「逆さまの」ということを意味する。ムカというのは「顔」「第一の」「主な」「顕著な」という意味で、ウッターナというのは「熟考」あるいは「強く伸ばすこと」という意味。この背ぞりのポーズでは、腕、足、上体全体が強く伸ばされ、頭は逆さになる。

〈方法〉

①ターダアサナ（写真1）で直立する。両足を約25センチ離し、てのひらを尻の上におく。

②骨盤を少し前へ押し出すようにして（写真483）、息を吐きながら上体をそらせ、身体全体の重みをももと足にかける（写真484）。

③両腕を頭上で伸ばし、後ろにそりながら両手を床につける（写真485）。ただちにひじを伸ばし、てのひらを床につける。この状態は、ウールドヴァ・ダヌラアサナ（写真486）である。

④かかとを動かさないようにして、両つまさきを広げる（両足は平行でなくなる）。

⑤息を吐きながら身体を伸ばし、できるだけ上にもちあげ、手を足にできるだけ近づける（写真585）。ここで数回呼吸。このとき、腹部、胸部、背中は激しく伸ばされるので、呼吸は速く、苦しくなる。

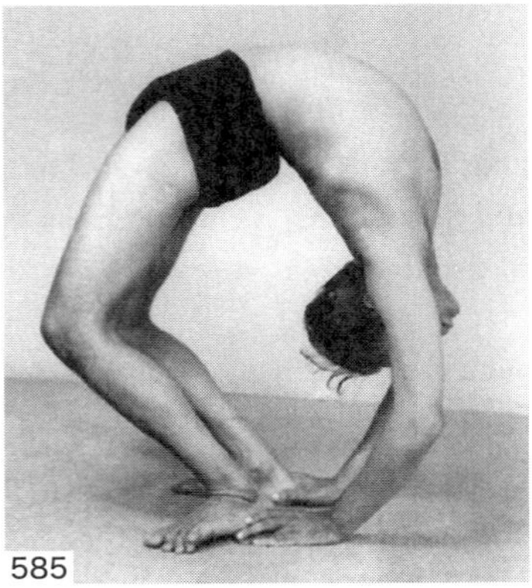

585

⑥息を吐きだすようにして片方ずつ手を床からもちあげ、足首の少し上をつかむ（写真586）。この状態で足の指先を内に向け、バランスをとる。これが完成ポーズである。能力に応じ、数秒間この状態を保ち、次に、両手を片方ずつ床につけ、ウールドヴァ・ダヌラアサナ（写真486）に戻り、そのあとターダアサナ（写真1）に戻る。この順序で戻れるようになったら、両手を床から離したあと、ウールドヴァ・ダヌラアサナに戻らず、ただちにターダアサナで直立する。

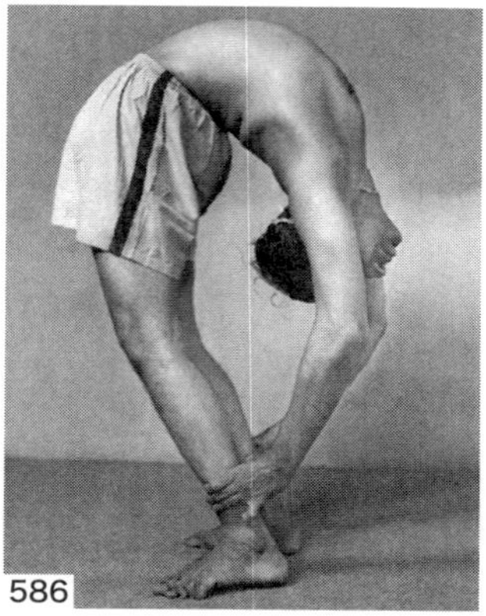

586

〈効果〉

このむずかしいポーズは、両足を強化し、背骨および腹部内臓の調子をととのえ、活力を与える。胸部および肩関節は十分伸ばされ、骨盤の血行がよくなり、より健康になる。

200. ナタラージャアサナ

Naṭarājāsana（写真590－591 a）★★★★★☆☆☆☆☆☆☆☆

ナタラージャ（ナタは「踊り手」、ラージャは「君主」「王」のこと）というのは、踊りの王であるシヴァの名である。シヴァは神秘的静けさ、死、破壊の神であるばかりでなく、踊りの神でもある。ヒマラヤのカイラーサ山にある自分の住居、チダンバラムの寺で彼は踊る。神は百以上の踊りを創りだした。その中には穏やかで優雅なものも、猛烈で恐ろしいものもある。恐ろしい踊りの中で、最も有名なものはターンダヴァで、これは宇宙を破壊する踊りである。シヴァは自分の愛する妻サティーを殺した義父、ダクシャに対し怒り狂い、家来たちの前で荒々しいリズムを打ち鳴らしてダクシャを殺し、世界を脅した。踊りの神としてのシヴァに霊感を受けて、優れたインド彫刻や南インドの青銅芸術が創りだされた。この力強いポーズは、踊りの王でありかつヨガの源泉であるシヴァに捧げられたものである。

〈方法〉

①ターダアサナ（写真１）で直立する。左手を前に伸ばし、腕を床と平行にする。

②右ひざを曲げ、右足を後ろに上げる。右手の親指、中指、人差指で、右足の親指をつかむ。右ひざをさらに曲げ、上にさらにもちあげて後方にやる（写真587）。

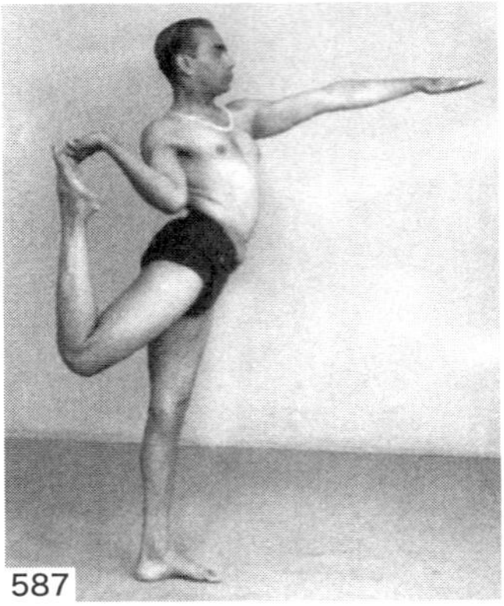
587

③ひじと肩を、ひじを後ろにまわすようにして上にもちあげ、その手を足から離さないようにして、右上腕部を頭の後ろで上に伸ばす（写真588）。さらに右腕と右足をひきあげ、弓状にする（写真589）。

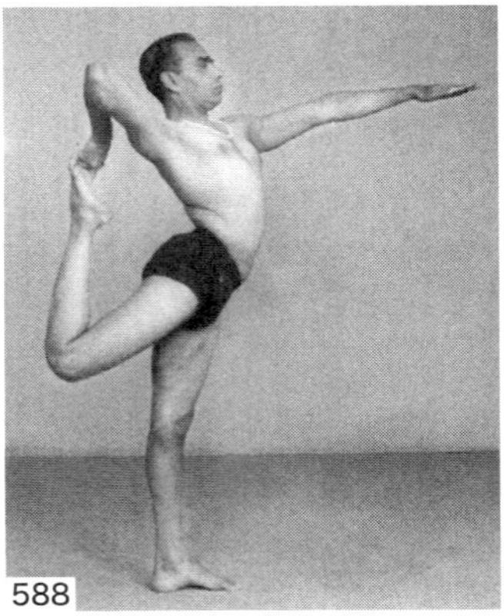
588

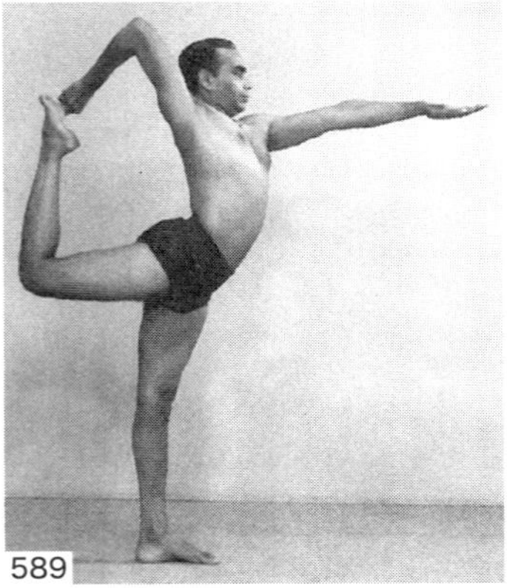
589

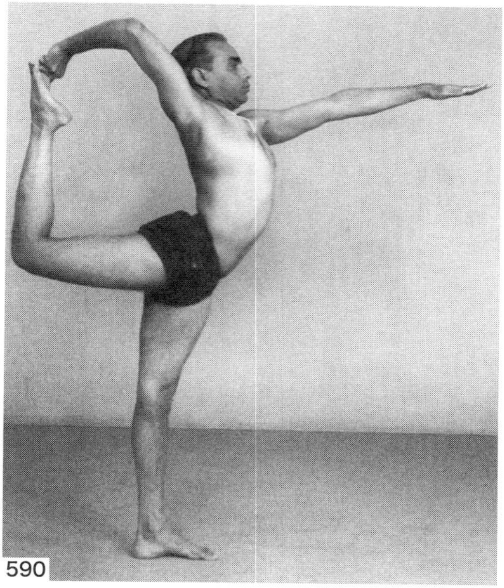

590

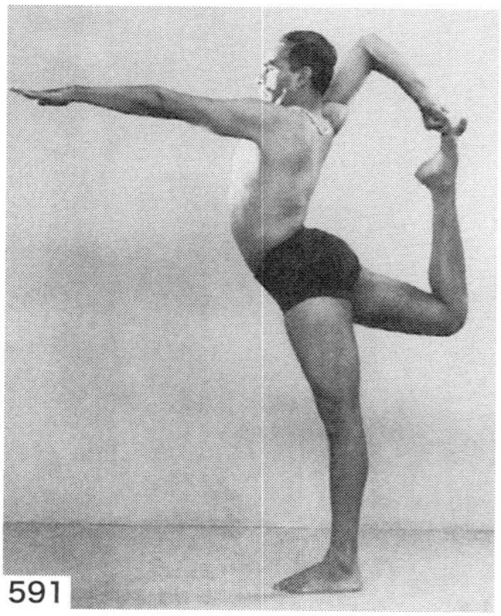

591

このとき、右ももは床と平行に、右むこうずねは床と垂直にする（写真590・591）。

④左手を肩の高さまで上げた状態で、まっすぐ前に伸ばす。指先もまっすぐ前に向ける。

⑤左ひざの裏を伸ばすようにして、左足をまっすぐにし、床と垂直にする。
⑥深く規則的な呼吸をしながら、10〜15秒、この状態でバランスをとる。
⑦右手を離し、両手を下ろし、ターダアサナ（写真１）に戻る。反対側も同時間行なう。このときは右足でバランスをとり、左手で左足親指をつかみ、右手を前に伸ばす。
⑧上級者は両手で片足をつかみ、その足に頭をつけてバランスをとってもよい（写真591ａ）。

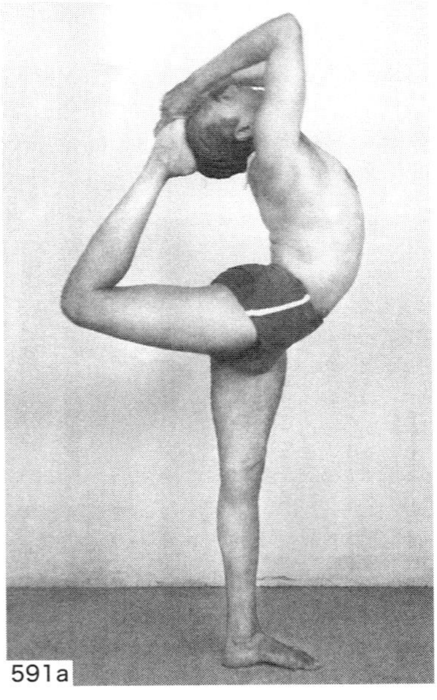
591a

〈効果〉

このむずかしいバランスポーズは、平衡感覚を発達させ、身のこなしをきれいにする。また足の筋肉の調子をととのえ、強化する。肩胛骨は十分刺激を受け、胸はいっぱいに広げられる。脊椎全体の機能が増進される。

201. シャヴァアサナ（ムリタアサナ）

Śavāsana (Mṛtāsana)（写真592）

シャヴァあるいはムリタとは「死体」という意味で、このポーズの目的は死体をまねることである。生命が尽きると、身体は止まったままになり、わずかな動きもなくなる。意識をはっきりさせたまま、しばらくの間、動かずに心を静かにさせていれば、くつろぐこと、リラックスすることが学べるだろう。この意識的なリラックスにより、身体と心の両方が元気になり、リフレッシュする。心を平静にしておくのは、肉体を平静にしておくよりずっとむずかしい。よって、一見やさしそうなこのポーズは、修得の最もむずかしいものである。

〈方法〉

①あおむけで死体のように寝る。両手は、両てのひらを上向きにし、ももから少し上の方の床におく。

②目を閉じる。もしできたら、黒い布で目をおおう。両かかとをそろえ、足先は自然に離す。

③できるだけ深い呼吸をする。この深呼吸を続けると、呼吸は次第に深くゆっくりになる。このとき少しも動かないで、身体や背骨の位置を変えないこと。

④意識を、深くゆっくりした呼吸をするよう集中すれば、鼻腔に息による熱を感じないはずである。

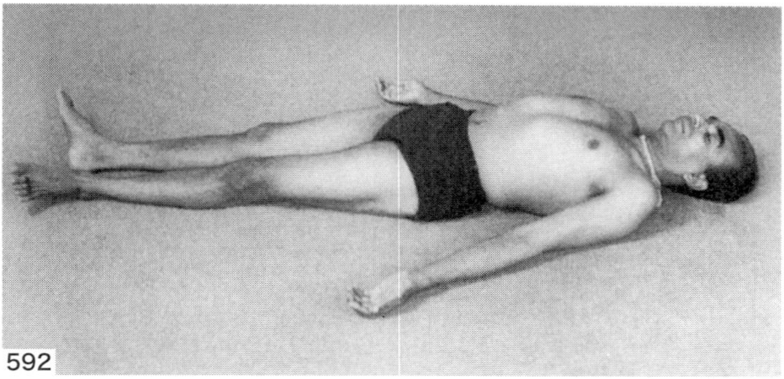

592

⑤あごをゆるめ、舌を自然にし、瞳孔はあるがままにまかせておく。
⑥完全にくつろぎ、息をゆっくりと吐ききる。
⑦心が乱れるときは呼気のあと、無理のない程度にしばらく息を止める。
⑧①〜⑤の状態を15〜20分間保つ。
⑨初心者は、このポーズで眠ってしまうことがある。しかし、神経が徐々に落ち着き、安定すると、完全にリラックスでき、爽快になる。よくくつろげた場合は、エネルギーが後頭部からかかとに向かって流れるように感じる。けっしてその逆に流れるものではない。人により、身体全体が伸びるように感じることもある。

〈効果〉

『ハタ・ヨガ・プラディーピカー』は次のように述べている。「死体のように、床に身体をあおむけに伸ばしているのがシャヴァアサナである。これは他のアサナによる疲労をとりのぞき、心に平安をもたらす。」（第１章32節）

「インドリヤ（感覚器官）の主は心。心の主はプラーナ（生命の呼吸）である。」（４章29節）

「心が同化されたとき、これをモクシャ（解脱、魂の解放）という。プラーナとマナス（心）が同化されたとき名状しがたい喜びが湧く。」（４章30節）

　また『ゲーランダ・サンヒター』では、次のように説明している。「死体のように床の上に横たわるのをムリタアサナという。このポーズは、疲れを打ち破り、心の動揺を静める。」（第２章２節）

　プラーナを制御できるか否かは、神経の状態に左右される。身体をぎこちなく動かすことなく、安定して落ち着いた深い呼吸をすることで神経を静め、心を落ち着かせる。現代文明によるストレスは、神経の緊張からきており、シャヴァアサナはそれをとりのぞくのに最も適したポーズである。

バンダとクリヤー

202. ウッディーヤーナ・バンダ

Uḍḍīyāna Bandha (写真593・594) ★☆☆

ウッディーヤーナというのは「飛び立つ」ということ。厳密にいえば、これはアサナではなく、自制であるバンダである。電気のコンデンサー、ヒューズ、スイッチなどが電流をコントロールするように、バンダはプラーナ（エネルギー）の流れを規制する。このバンダでは、プラーナ、つまりエネルギーが下腹部より頭の方へ向かって流れる。バンダおよびプラーナの詳細については、Ⅲ章「プラーナーヤーマ」を参照のこと。

〈方法〉

①ターダアサナ（写真1）で直立する。

②両足を25センチくらい開く。

③少し前かがみになり、ひざを少し曲げる。両手の指を広げて、てのひらを太ももにおく。

④頭を下げ、あごを胸骨のすぐ上の両鎖骨の間のくぼみにつける。

⑤息をいっぱいに吸いこみ、肺から空気をすべて一気に押し出すように、速く息を吐く。

⑥息を吐ききったら、そのまま止める（息は吸わない）。腹部全体を、背骨に引きつける。両手でももを押さえつけるようにして、腹部を背骨の方に収縮させ、胸骨に向けてひきあげる（写真593）。

⑦腹部はひっこめたまま、両手を両腰にもってくる。

⑧腹部はひっこめたまま、また、あごを胸骨につけたまま、背骨と両足を伸ばす（写真594）。

⑨次に、あごと頭部はこの状態を保ったまま、腹部をゆるめる。あごと頭を動かすと、心臓に無理がかかる。

⑩ゆっくり深く息を吸う。

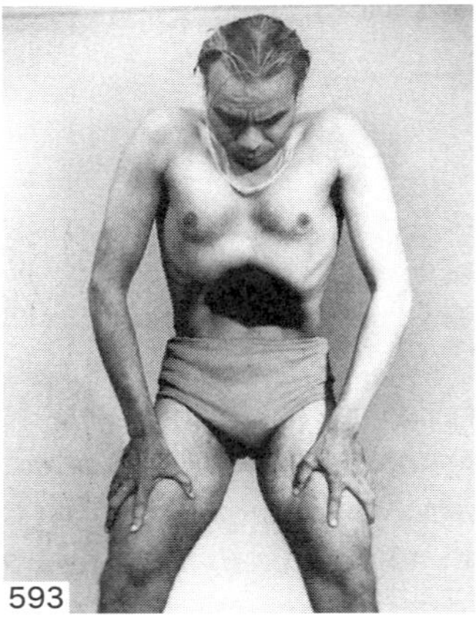
593

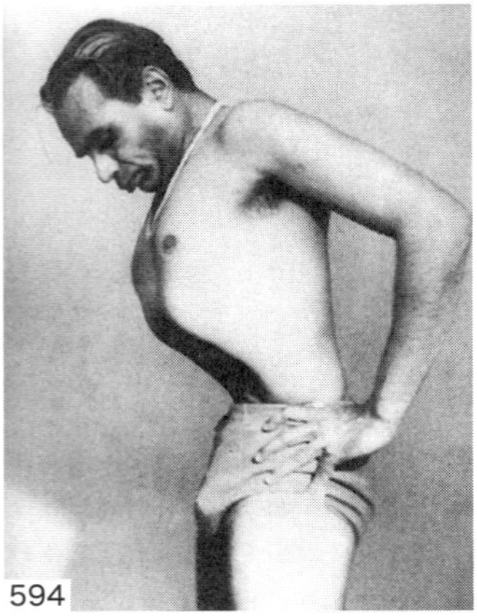
594

⑪⑥～⑨の間、息は吸わない。能力に応じて５～10秒行なう。それ以上行なわないこと。

⑫ここで数回呼吸し、①～⑩を繰り返す。ただし６～８回以上は繰り返さないこと。ベテランのヨギの指導のもとでは、この限りではない。

⑬ここまでを１サイクルとし、１日１回しか行なってはならない。

⑭排尿、排便後の空腹時に行なうこと。

⑮初めは立った姿勢でウッディーヤーナ・バンダを練習し、次にプラーナーヤーマの準備段階として、すわった状態で行なう。

⑯⑮の動作はⅢ章に述べた各種のプラーナーヤーマにおいて吐息（レーチャカ）、および息を止めている間（クンバカ）に行なう。

〈効果〉

このポーズは腹部内臓の機能をととのえる。消化の働きを促し、消化管にたまっている毒素を排泄する。

203. ナウリ

Nauli（写真595・596）★☆☆☆☆☆☆

ナウリという言葉はふつうの辞書には載っていない。だが、「大波」「うねり」を意味するウッローラという言葉が、ナウリのプロセス（腹部筋肉と内臓を垂直、水平に波のように動かす）の一部をあらわしている。ナウは「ボート」のことであり、リは「執着する」「横たわる」「隠れる」「覆う」という意味。荒れた海で大きく上下に揺れているボートも、ナウリのプロセスのある側面をあらわしている。

ナウリというのは、クリヤーすなわち過程であり、アサナではない。このナウリをするときには、やり方によりいろいろな病気が生じる危険性があるので、十分注意して行なうこと。したがって、あまり普通一般の人には勧められない。このナウリを試みる前に、まずウッディーヤーナ・バンダを修得すること。ナウリは、『ゲーランダ・サンヒター』ではラウリキという名で述べられている。

〈方法〉

①ターダアサナ（写真1）で直立する。

②両足を25センチくらい開き、ひざを少し曲げ、少し前かがみになる。

③両手の指を広げて、てのひらをひざのすぐ上のももにあてる。

④頭を下げ、あごを胸骨のすぐ上の両鎖骨の間のくぼみにつける。

⑤息をいっぱいに吸いこみ、肺から空気をすべて一気に押し出すように、速く息を吐く。

⑥息を吐ききったら、そのまま止める（息は吸わない）。腹部全体を背骨に引きつける。

⑦腸骨上端と最下部肋骨の間をリラックスさせ、空間をつくるような感じにする。同時に長方形状の腹部中央（腹直筋）を前に押し出す（写真595・596）。

⑧能力に応じ、５〜10秒、この状態を保つ。

⑨腹直筋を元に戻し、上の⑥に戻る。

⑩腹部をリラックスさせ、ゆっくりと息を吸う。

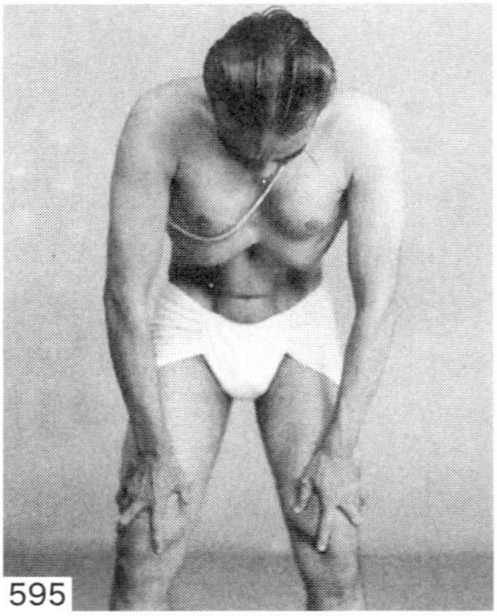
595

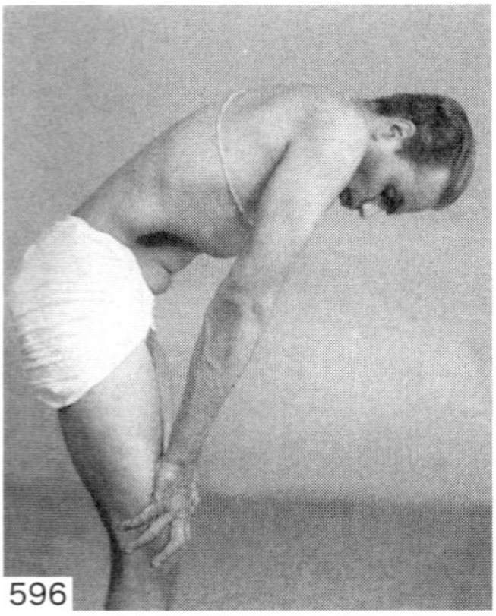
596

⑪数回深呼吸をしたあと、①から⑩を繰り返す。６～８回以上は繰り返さないこと。このサイクルを１日１回行なう。

⑫排尿、排便後の空腹時に行なうこと。

〈効果〉

腹直筋（腹部中央の長方形状の部分）が強化される。そのほかに、ウッディーヤーナ・バンダと同じ効果がある。

III

プラーナーヤーマ

プラーナーヤーマの実践のためのヒントと注意

資格

①プラーナーヤーマの実習には、アサナの修得とそれによって得られる能力、自己鍛練力が不可欠である。

②プラーナーヤーマの訓練と向上には、経験の豊かなグル、あるいは指導者による指導および管理が必要である。

③エアツール（圧縮空気を動力とする工具）は、硬い岩をも砕くことができる。プラーナーヤーマにおいて、ヨギは自分の肺をエアツールとして用いる。エアツールは、使い方を誤ると、工具自体だけでなく、それを使う人にも害をもたらす。プラーナーヤーマについても同じことがいえる。

浄化および食物

④穢れた心と身体では寺院（道場）に入れない。寺に入る前に、ヨギは自己の浄化を義務づけられている。

⑤プラーナーヤーマを行なう前に、排泄し、膀胱を空にしておく。さもないと、バンダの効果が得られない。

⑥プラーナーヤーマは空腹時に行なうのが望ましい。それがむずかしい場合は、コップ１杯のミルクかお茶、コーヒー、ココアなら飲んでもよい。食後６時間以内は行なわないこと。

⑦プラーナーヤーマを行なって30分経過したら、軽食をとってもよい。

時と場所

⑧実習に最もよい時は、早朝（できれば日の出前）および日の入りの直後である。『ハタ・ヨガ・プラディーピカー』によれば、プラーナーヤーマは１日に４度行なうのがよい。すなわち早朝、正午、夕方、夜中に各80回ずつである（第２章11節）。現代社会ではこれはむずかしいので、１日最低15分間行なうことを勧める。80回行なうことは、本当のヨガの求道者のみに勧める。

⑨気候の穏やかな春か、秋に始めるのが最も望ましい。

⑩プラーナーヤーマは、虫などのいない清潔な風通しのよい場所で行なうこと。騒音があると落ち着かないので、静かな時間帯に行なう。

⑪プラーナーヤーマは、いつも決まった時間に、決まった場所で、同じ姿勢で規則的に忍耐強く行なうこと。プラーナーヤーマの種類によっては、毎日同じことを繰り返さず少し変えてよいものもある。たとえば、スーリヤ・ベダナ・プラーナーヤーマを行なった次の日にシータリー・プラーナーヤーマを行ない、その翌日バストリカー・プラーナーヤーマを行なうというように。ただし、ナーディ・ショーダナ・プラーナーヤーマは毎日行なうこと。

姿勢

⑫プラーナーヤーマ実習中の呼吸は、シータリー・プラーナーヤーマおよびシータカーリー・プラーナーヤーマを除き、鼻で行なうこと。

⑬プラーナーヤーマには毛布を折りたたんで床にしき、その上にすわって行なうのが最もよい。プラーナーヤーマに適した姿勢は、シッダアサナ、ヴィーラアサナ、パドマアサナ、バッダ・コーナアサナである。背骨が下から上まで垂直にまっすぐ伸びれば、他の姿勢で行なってもよい。また、あとで述べるようにもたれかかって行なってもよいものもある。

⑭実習中は、顔の筋肉、目、耳、首の筋肉、肩、腕、太ももや足を緊張させないようにする。プラーナーヤーマを行なっているときは、

ももと腕が無意識のうちに緊張しやすいので、できるだけリラックスさせる。

⑮舌は、唾液がたまらぬようにリラックスさせておく。万一唾液がたまった場合は、息を吐く（レーチャカ）前にのみこみ、息を止めている間（クンバカ中）にのみこんではならない。

⑯息を吸い、止めている間は、肋骨（胸郭）を前、両横に広げる。しかし、肩胛骨の下とわきの下は、前方に向けて広げるだけである。

⑰初めは発汗、身ぶるいを伴う場合もあるが、やがてなくなる。

⑱どのプラーナーヤーマも、座位のポーズで行なう。頭を首のつけねから前屈し、あごを鎖骨の中央部、胸骨の上のくぼみに引きつける。すべてのプラーナーヤーマは、とくに明示していないかぎり、あごを引き、胸骨の上のくぼみにつける（ジャーランダラ・バンダ）。

⑲外界にある物のせいで心がさまよい、気が散ってしまうので、目を閉じて行なうこと。目を開けて行なえば、焼けるような感覚と苛立たしさが生ずる。

⑳プラーナーヤーマの実習中は、耳に圧迫感などを感じてはならない。

㉑左手はまっすぐ伸ばし、てのひらを上に向け、手首を左ひざにおく。人差指を親指の方に曲げ、指先を親指の先につける。手は印を結ぶが、これがニヤーナ・ムドラーで、あとでくわしく述べる。

㉒呼吸する空気の量を均等に調節するために、右手はひじを曲げ、かすかに鼻にあてておく。呼吸コントロールは、左鼻腔は薬指と小指の先で、右鼻腔は親指の先で行なう。右手の位置については、のちほど詳述する。両手をニヤーナ・ムドラーの形でひざにおいて行なうプラーナーヤーマもある。

㉓子供が歩き方をおぼえるとき、母親はとくに何もしないでただ注意深く見守り、たとえば子供がつまずいたときにだけ、すぐに手を差しのべる。そのように、プラーナーヤーマを行なうときも、頭脳は静かにしているが、注意を怠ってはならない。油断していない頭脳は、身体の機能が円滑に働いていないとき、すみやかに警告を出

す。正しい呼吸の音がしているか耳に注意させ（詳細は後述）、手と鼻には鼻腔を通る息の感じに注意させる。

㉔プラーナーヤーマに集中している状態で、頭脳が警告を送れるだろうかと問われるかもしれない。画家が絵に取り組んでいるときには、遠近、構成、配色、色調、背景、タッチの強弱などを一度に把握する。メロディーを奏でている演奏者は、指先の動き、音の構成、楽器の調律、ピッチなどを一瞬にして把握する。画家も音楽家も、細かいことに注意して修正しながら同時に集中しているのだ。このように、ヨギも時間、ポーズ、呼吸のリズムなどの詳細をつかむと同時に、体内を流れるプラーナの流れにはいつも鋭敏でなくてはならない。

㉕注意深い母親が子供の思うがままに歩かせるように、注意深いヨギの心はその感覚をあるがままにさせる。プラーナーヤーマをたえまなく練習することによって、感覚がかつて渇望した物事へのとらわれから解放される。

㉖プラーナーヤーマを行なうときには、自分の能力を測定し、その能力以上に行なわないこと。自分の能力は、次のように測定する。たとえば10秒で息を吸い、10秒で息を吐くことを５分間同じリズムで無理なく続けてみる。そのとき、呼吸が７、８秒のリズムに変わったら、それがあなたの限界である。能力以上のことをすると、肺に無理がかかり、ついには呼吸器系の病気にもなりかねない。

㉗誤ったやり方をすると、肺および横隔膜に無理がかかり、呼吸器系に障害が起こり、神経系も影響を受ける。プラーナーヤーマを誤った方法で行なうことによって、丈夫な身体と健全な心の土台そのものが揺るがされることがある。したがって、バストリカー・プラーナーヤーマを除いて、激しく無理な呼吸はしないこと。

㉘リズミカルな呼吸は、神経系を円滑にし、心と情緒の安定をもたらす。

㉙プラーナーヤーマを行なった直後は、アサナを行なわないこと。プラーナーヤーマをまずやってからアサナを行なう場合は、最低１時間は間をおくこと。プラーナーヤーマで安定した神経系が、アサナ

の身体の動きで乱されることがあるからだ。
㉚逆に、アサナ（あまり激しくないもの）のあとにプラーナーヤーマを行なってもよい。ただし、アサナのあと、最低15分間はとること。
㉛激しいアサナを行なうと、疲労する。極度に疲労している場合は、座位の姿勢で背中をまっすぐにしておくことがむずかしい。姿勢が不安定になり、心も安定を欠くので、プラーナーヤーマの実習を行なわないこと。このような場合は、もたれかかった姿勢でウッジャイ・プラーナーヤーマのような深い呼吸をすると、疲労もとれる。
㉜深く長い一定した呼吸が安定してリズミカルに行なえない場合は、それ以上続けないで止めること。自分の呼吸がリズミカルかどうかは、鼻音で測る。息を吸うとき（吸気）は、自転車のタイヤのチューブからもれる音のようなスーという音、息を吐くとき（呼気）はフーという気音である。音が小さくなったら、プラーナーヤーマを止める。
㉝吸気（プーラカ）と呼気（レーチャカ）の時間の長さを同じにするよう心がけること。たとえば、５秒の吸気を続ける場合は、５秒の呼気を続けること。
㉞ウッジャイ・プラーナーヤーマおよびナーディ・ショーダナ・プラーナーヤーマは、できればバッダ・コーナアサナで行なうと、たいへん効果が大きく、妊婦にも可能である。ただし、妊娠中は、必ず経験豊富な指導者のもとで行なうこと。
㉟プラーナーヤーマを行なったあとは、必ずシャヴァアサナ（写真592）の死体のポーズで、最低５～10分間静かにくつろぐこと。この状態で心の働きを止め、手足と感覚器官は死体のように動かさないでいる。プラーナーヤーマのあとのシャヴァアサナは、心身ともに甦らせる。

クンバカ

㊱ジャーランダラ・バンダ、ウッディーヤーナ・バンダ、ムーラ・バンダの３つのバンダはすべて、後述のように、クンバカ（息を十分

に吸ったあと、しばらく息を吐かないで止めた状態、あるいは息を吐ききったあとでしばらく息を止めた状態）の間は必ず行なわなければならない。バンダは、クンバカを行なっている間は閉じておくべき安全弁のようなものである。

㊲息を吸うこと（プーラカ）および息を吐くこと（レーチャカ）を完全に修得したあと、アンタラ・クンバカ（息を吸ったあと、息を止めること）を練習すること。

㊳バーヒャ・クンバカ（息を吐ききったあと、息を止めること）は、アンタラ・クンバカが無理なくできるようになるまでやらないこと。

㊴クンバカを行なっているときは、保息時間を長くしようとして、空気を吸いこんだり、横隔膜や腹部臓器を収縮させたりゆるめたりしやすい。そうするつもりでなくとも、無意識のうちにしてしまいがちなので、注意すること。

㊵吸気あるいは呼気のあとの保息（クンバカ）がむずかしい場合は、深呼吸を数回行ない、その後クンバカを行なうというサイクルを繰り返す。たとえば３回深呼吸したあとに１回クンバカを行ない、それから３回深呼吸をしたあとに２回クンバカを行なう、というふうにやってみる。

㊶息を止めることにより吸気と呼気のリズムが乱れる場合は、クンバカの時間を短くする。

㊷眼や耳の病気（たとえば、緑内障、内耳炎、中耳炎）の人は保息を行なってはならない。

㊸クンバカを練習しはじめた直後、人によっては便秘することもあるが、これは一時なもので、やがて解消する。

㊹通常の呼吸は、１分間に15回である。しかし、消化不良や発熱、風邪、咳、また恐怖、怒り、性欲などの感情の乱れによって体調がくるったとき、呼吸の回数はふえる。通常の呼吸では、24時間に21600回息を吸って吐いている。ヨギは一生の長さを日数でなく、呼吸の回数で測る。したがって、プラーナーヤーマで呼吸を長くすれば、それは長寿につながる。

㊺プラーナーヤーマを継続的に練習すると、精神面が向上するばかりでなく、喫煙、飲酒、性欲などの世俗的な欲求が少なくなる。

㊻プラーナーヤーマを行なうことにより、感覚が内に向けられ、クンバカ中の沈黙により、内なる声が「内を見よ！　幸福の源は内にあり！」と呼びかけるのを聴くことができる。これは、ヨガの次の段階、プラティヤーハーラへの準備でもある。プラティヤーハーラにより、感覚の支配から解放されるようになる。

㊼プラーナーヤーマを行なうときは、その間ずっと目を閉じて、聖なる言葉か聖者の名前を心の中で繰り返し唱える（ジャパ）。聖なる言葉か聖者の名前を心の中で繰り返すことにより、ヨギの心の中に種子（ビージャ）がまかれる。この種子がやがて成長し、ヨガの第６段階であるダーラナー（集中）への準備ができる。その結果、その種子はついにサマーディという果実になるのである。このサマーディの状態では、完全な目覚めと至上の喜びを体験し、ヨギは宇宙の創造主と一体となり、言葉では表現不可能な（しかし完全に隠すこともできない）ことを感じるのだ。言葉ではこの体験を正しく伝えられない。なぜなら、それを表現するのにふさわしい言葉を見つけられないからだ。それは、すべての理解を超越した安らぎである。

バンダ、ナーディ、チャクラ

プラーナーヤーマの技術を実習するためには、バンダ、ナーディ、チャクラについての知識が必要である。

バンダとは「束縛」「つなぎ合わせること」「足かせ」「つかむこと」などを意味する。それはまた、身体のある器官、あるいは身体のある部分を収縮し、コントロールするポーズのことも意味する。

ナーディというのは、身体にある管状の通り道で、そこをエネルギーが流れる。

チャクラは「車輪」「円」という意味である。人間を機械にたとえれば、チャクラははずみ車（フライホイール）である。

電気を発生させて、それを目的地にまで伝えるには変圧器、電線、ヒューズ、スイッチなどが必要で、それらなしには、生じた電気は目的のところまで到達しない。プラーナーヤーマを行なうことによって、プラーナがヨギの体内を流れるときにも、エネルギーが消失することなく、他の場所に害をもたらさずに正しい場所に運ばれるようにするうえで、バンダは不可欠のものである。バンダなしのプラーナは命取りになりかねない。

プラーナーヤーマに重要なバンダは次の３つ、①ジャーランダラ・バンダ、②ウッディーヤーナ・バンダ、③ムーラ・バンダである。

ヨギが最初にマスターしなければならないのは、ジャーランダラ・バンダである。ジャーラとは「網」「格子」「織物」という意味だ。ジャーランダラ・バンダでは首とのどを収縮し、あごは両鎖骨の中央部、胸骨の上のくぼみにつける。この動きは、胸骨にあごを押しつける動作をするサルワーンガアサナとその変形ポーズで修得することができる。ジャーランダラ・バンダは心臓、首の腺、頭部ならびに脳への血液とプラーナの流れを調整する。ジャーランダラ・バンダを省略してプラーナーヤーマを行なうと、ただちに心臓や眼球の奥、耳腔に圧迫を感じ、めまいがする。ジャーランダラ・バンダはプラーナーヤーマの３つのプロセス、すなわち、プーラカ（吸気）、レーチャカ（呼気）、クンバカ（保息）に不可欠である。

ウッディーヤーナは「飛び立つ」という意味だ。ウッディーヤーナ・バンダは横隔膜を胸腔の上部へ引き上げることによって、腹部臓器を背骨の方に引き込む。ウッディーヤーナ・バンダにより、偉大な鳥プラーナはスシュムナー・ナーディ（メル・ダンダ、つまり脊柱の内側にある神経エネルギーの流れる主要な管状の通り路）を通って飛翔するといわれている。ウッディーヤーナ・バンダは、バンダのうちで最上のもので、これをよい指導者のもとで実行しつづける者は若返るといわれている。また「死」を象徴する象を打ち負かすライオンであるともいわれる。ウッディーヤーナ・バンダは、レーチャカのあとのバーヒャ・クンバカ中、つまり完全に息を吐ききってから、新たに息を吸う前に息を止めている間にのみ行なってよい。これは横隔膜と腹部臓器を動かすものである。横隔膜を引き上げることにより、腹部がくぼみ、心臓の筋肉に穏やかなマッサージをすることになるので、心臓の働きが調整される。ウッディーヤーナ・バンダは完全に息を吸ってから、息を吐くまでに息を止めておくアンタラ・クンバカ中に行なってはならない。このとき行なうと心臓と横隔膜に無理がかかり、眼が飛び出してくる。

ムーラは「根」「源」「根本」「基礎」という意味である。ムーラ・バンダは肛門とへその間の部分を収縮させて引き上げ、背骨の方に近づけるポーズのことである。この部分を収縮させることによって、下に向かって流れているアパーナ・ヴァーユ（下腹部のプラーナ）が上がってきて、胸にあるプラーナ・ヴァーユと結合する。

ムーラ・バンダは、まずアンタラ・クンバカ（息を吸ったあとの保息）中に試みること。へそと肛門の間の下腹部を横隔膜の方に引き上げ、背骨の方に引き込む。ウッディーヤーナ・バンダでは、肛門から横隔膜までの間全体が胸骨に向かって引き上げられ、背骨の方に引き込まれるが、ムーラ・バンダではへそと肛門の間の下腹部のみが背骨の方に引き込まれ、横隔膜に向かって引き上げられる。

肛門周辺の筋肉を収縮させること（アシュヴィニー・ムドラー）を練習すると、ムーラ・バンダを修得しやすくなる。アシュヴァとは「馬」のことで、このムドラー（封印のポーズ）は馬の放尿に似ているので、こう呼ばれている。各種のアサナ、とくにターダアサナ、シールシャアサナ、サルワーンガアサナ、ウールドヴァ・ダヌラアサナ、ウシュトラアサナ、パスチモッターナアサナを行なっている間に修得すべきである。

これらのバンダを行なうことにより、16のアダーラが閉じるといわれている。アダーラとは「支持」とか「急所」という意味である。16の急所とは、手の親指、足首、ひざ、もも、陰茎の包皮、生殖器、へそ、心臓、首、のど、口蓋、鼻、眉間、額、頭、そしてブラフマランドラ（魂が身体を離れるとき、この頭頂にある隙間から出ていくといわれている）である。

よき指導者に個人指導を受けないで、ウッディーヤーナ・バンダやムーラ・バンダを一人で試みるのはたいへん危険である。ウッディーヤーナ・バンダを誤って行なうと、精液の放出をまねき、活力が減退する。ムーラ・バンダも正しく行なわなければひどく衰弱して、精力を弱めてしまう。ムーラ・バンダは正しく行なっても、それなりに危険性を伴う。性交時間を伸ばす効果があるので、濫用に陥りやすい。濫用の誘惑に負けると我を失い、潜在しているすべての欲望が目覚めて、眠る蛇を棒で打つように致命的なことになる。この３つのバンダの修得が、ヨギにとっての分かれ道である。分かれ道の一方はボガ、すなわち世俗的な享楽への道であり、他方はヨガ、すなわち至高の魂との結合に通じる道である。世俗的享楽への誘惑はたいへん強い。しかしヨギは、創造主により強くひかれる。感覚が外に向かうと物質に魅力を感じ、ボガの道を歩む。感覚の方向を変え、内に向けるとヨガの道を歩む。ヨギはすべての感覚を、万物の創造の源である創造主に出会うために向ける。グルの指導が最も大切で不可欠となるのは、ヨガの探求者がこの３つのバンダをマスターしたときである。なぜなら、この増大した力は、ふさわしい指導のもとで、より崇高な探求のために昇華されるからである。かくして、ヨガ実践者はウールドヴァ・レトゥス（ウールドヴァは「高められた」、レトゥスは「精液」という意味）となる。つまり、独身生活をおくり、精力を浪費しない者となるのだ。そうすることによって、彼は道徳的、精神的な力を得ることができる。力が自身の中から太陽の光のごとく輝き出ることだろう。

ムーラ・バンダを行なうとき、ヨギはすべての創造の真の源（ムーラ）に到達しようと試みる。その目的は、心（マナス）、知性（ブッディ）、自我（アハンカーラ）を含んだチッタ（心）を完全に抑制（バンダ）することである。

人間の身体は小宇宙である。ハタは、ハとタの２音節からなり、それぞれが太陽と月を意味する。太陽と月のエネルギーは、ピンガラーとイダーという２つの主要なナーディ（エネルギーの流れる管）を流れるといわれている。ピンガラーは太陽のナーディで、右鼻腔から始まり脊椎底部に至る。イダーは月のナーディで、左鼻腔に始まり脊椎底部に至る。この２つのナーディの間に、火のナーディであるスシュムナー・ナーディがある。前述したように、スシュムナー・ナーディは神経エネルギーの流れの主要経路であり、メル・ダンダ、つまり脊柱の中を通っている。ピンガラー・ナーディとイダー・ナーディ、またスシュムナー・ナーディもいろいろなところで互いに交差している。これらの交差点がチャクラ（輪）といわれ、はずみ車がエンジンを調整するように、チャクラは身体のメカニズムを調整している。

主なチャクラは次の通りである。

ムーラーダーラ・チャクラ　肛門の上の骨盤にある。（ムーラは「根」「原因」、アダーラは「支持」「急所」という意味）

スヴァーディシュターナ・チャクラ　生殖器の上にある。（スヴァは「生命力」「魂」、アディシュターナは「座」「住居」）

マニプーラカ・チャクラ　へその位置にある。（マニプーラは「へそ」）

マナス・チャクラおよび**スーリヤ・チャクラ**　へそと心臓の間にある。（マナスは「心」、スーリヤは「太陽」）

アナーハタ・チャクラ　心臓部に位置する。（アナーハタは「心臓」）

ヴィシュダ・チャクラ　咽頭部に位置する。（ヴィシュダは「純粋」）

アージュニャー・チャクラ　眉間に位置する。（アージュニャーは「司令」）

サハスラーラ・チャクラ　頭頂部に位置し、千枚の花弁をもつ蓮と呼ばれている。

ララータ・チャクラ　額の上にある。（ララータは「額」）

これらのチャクラは、ホルモンや他の内分泌物を身体組織に供給する内分泌腺に相当するといえるだろう。ムーラダーラ・チャクラとスヴァーディシュターナ・チャクラは生殖腺にあたるだろう（男性では睾丸、陰茎、前立腺、女性では卵巣、子宮、膣）。この２つのチャクラの間に、愛と情熱の神カーマにちなんでカーマ・ルーパと呼ばれている生殖器の座がある。胃、脾臓、肝臓、膵臓などの腹部臓器は、たぶんマニプーラカ・チャクラに相当する。２つの副腎はスーリヤ・チャクラとマナス・チャクラにあたるのだろう。アナーハタ・チャクラは、心臓とその周辺の主要な血管のことである。ヴィシュダ・チャクラは、甲状腺、副甲状腺、胸腺にあたる。アージュニャー・チャクラ、サハスラーラ・チャクラ、ララータ・チャクラは、脳、脳下垂体、松果腺にあたるだろう。

タントラの経典によると、プラーナーヤーマの目的は、われわれの体内にある神聖な宇宙の力、クンダリニーを呼び覚ますことである。クンダリニーはムーラーダーラ・チャクラ（脊椎の底部にあり、最も下部に位置する神経中枢）で休息している、とぐろを巻いて眠っている蛇によって象徴されている。この潜在エネルギーを目覚めさせ、脊椎を昇らせ、それぞれのチャクラを通ってサハスラーラ・チャクラ(頭の中にある千枚の花弁をもつ蓮、脳の神経ネットワーク）まで到達させて、そこで至高の魂と融合するようにさせなければならない。これはたぶん、前述のウッディーヤーナ・バンダとムーラ・バンダを行なうことで体得されたおびただしい活力（とくに精力）をたとえた言い方であろう。クンダリニーを目覚めさせ、昇らせていくとは、おそらく性エネルギーの昇華を象徴的に述べたものであろう。

プラーナーヤーマの方法と効果

204. ウッジャイ・プラーナーヤーマ

Ujjāyī Prāṇāyāma（写真597）

動詞や名詞につけられるウドゥという接頭辞には、「上に」とか「地位的に優れていること」だけではなく、「吹くこと」「広がること」という意味もあり、総じて「卓越」「力」というニュアンスをもつ。ジャヤは「征服」「勝利」「成功」などを意味するが、違う視点から見ると「自制」や「抑制」という意味になる。ウッジャイは肺を十分に広げ、誇らしげな征服者のように大きく胸をふくらませる動きである。

〈方法〉

①パドマアサナ（写真104）、シッダアサナ（写真84）、あるいはヴィーラアサナ（写真89）のうち、いちばん楽な姿勢ですわる。

②背中をまっすぐ伸ばし、あごを胸骨のすぐ上の鎖骨の間のくぼみにつける。これはジャーランダラ・バンダである。

③両腕はまっすぐ伸ばし、てのひらを上に向け、両手をひざにおく。親指と人差指で印を結び、他の指は伸ばす。この手の状態は知識のシンボルで、ニヤーナ・ムドラーとして知られている。人差指は個々の魂、親指は大宇宙の魂を象徴する。

④両目を閉じ、内部に目を向ける（写真597）。

⑤息を完全に吐ききる。

⑥ここでウッジャイの呼吸法が始まる。

⑦両鼻孔を通して、ゆっくり深く一定の速度で呼吸する。息を吸う場合、あご奥で感じられ、シュッという音を出すので聞きわけられる。

⑧肺がいっぱいになるまで吸う。この場合、腹部はふくらませないように注意する（このことは、すべてのプラーナーヤーマについていえる）。これはプーラカ（吸気）と呼ばれる。

⑨恥骨から胸骨まで、腹部全体を背骨の方に引きつける。

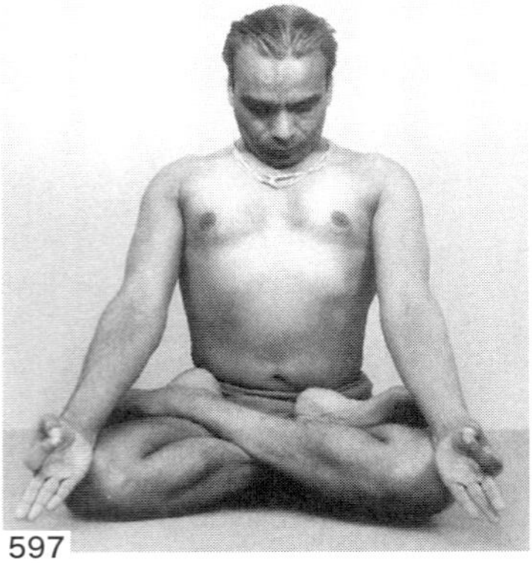

597

⑩呼吸を１、２秒止める。この吸ったあとで息を止める動作をアンタラ・クンバカという。ムーラ・バンダを行なう。

⑪肺が完全にからになるまで、ゆっくり深く一定の速度で息を吐く。息を吐き始めるとき、腹をひっこめ、吐いたあとで２、３秒後、横隔膜を徐々にリラックスさせる。息を吐くときは上あご奥に呼気を感じるように行なう。このとき、上あご奥でハーという気音を出すようにする。この吐息はレーチャカと呼ばれる。

⑫次に、息を吸う前に１秒間待つ。この吸気までの状態をバーヒャ・クンバカと呼ばれる。

⑬⑦から⑫までの過程が、ウッジャイ・プラーナーヤーマの１サイクルとなる。

⑭このサイクルを、目を閉じたまま５～10分間繰り返す。

⑮シャヴァアサナで横たわる（写真592）。

⑯ウッジャイ・プラーナーヤーマは、歩きながらでも横になっても行なえる。このときは、ジャーランダラ・バンダをしなくともよい。このプラーナーヤーマは、昼でも夜でも、いつやってもよい。

〈効果〉

肺に空気を送り込み、痰をとり、忍耐力を強め、神経を鎮め、組織全体の調子をととのえる。あおむけに寝てクンバカなしでウッジャイを行なうと、高血圧や冠動脈異常に悩む人にたいへん効果がある。

205. スーリヤ・ベダナ・プラーナーヤーマ

Sūrya Bhedana Prāṇāyāma（写真599）

スーリヤとは「太陽」のことで、ベダナは「つきさす」「壊す」「通り抜ける」を意味するビドゥという語に由来している。

スーリヤ・ベダナ・プラーナーヤーマでは、右の鼻腔から息を吸う。別の言い方をすると、プラーナはピンガラー（スーリヤ）・ナーディを通る。その後クンバカを行なってから、イダー・ナーディにあたる左の鼻腔から息を吐く。

〈方法〉

①パドマアサナ（写真104）、シッダアサナ（写真84）、あるいはヴィーラアサナ（写真89）のような、いちばん楽な姿勢ですわる。

②背骨をまっすぐ伸ばす。頭を下げて、あごを胸骨のすぐ上の両鎖骨の間のくぼみにつける。これはジャーランダラ・バンダである。

③左手を伸ばして、てのひらを上に向け、手首を左ひざにのせる。ウッジャイ・プラーナーヤーマの③のように、左手でニヤーナ・ムドラーを結ぶ。

④右腕を曲げ、人差指と中指をてのひらの方に曲げて、リラックスした状態にする。薬指と小指を親指のところにもってくる（写真598）。

⑤右手の親指を右小鼻に、薬指と小指を左小鼻にあてる。

⑥薬指と小指で押さえて、左鼻腔を完全に閉じる。

⑦右親指で右小鼻を押さえ、右鼻腔の外側が鼻中隔と平行になるようにする。

⑧右親指を第1関節で曲げ、指先が鼻中隔と直角をなすようにする（写真599）。

⑨右親指の先の、爪に近い部分で右鼻腔のあきを調節しながら、ゆっくり深く息を吸って肺をいっぱいにする（プーラカ）。

⑩次に右鼻腔を閉じる。両方の鼻腔が閉じたことになる。

⑪約5秒間息を止め（アンタラ・クンバカ）、ムーラ・バンダを行なう。

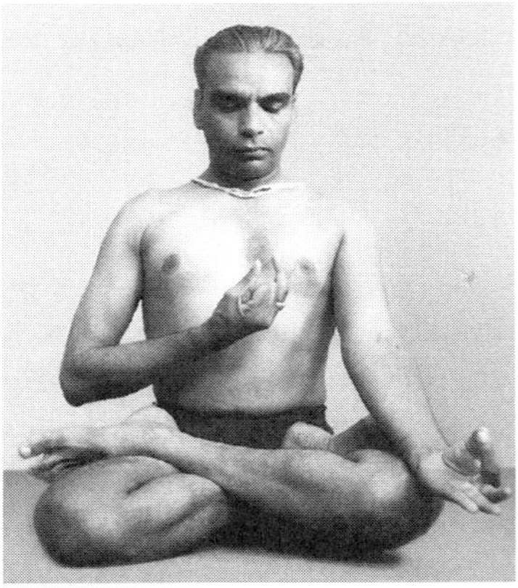

598

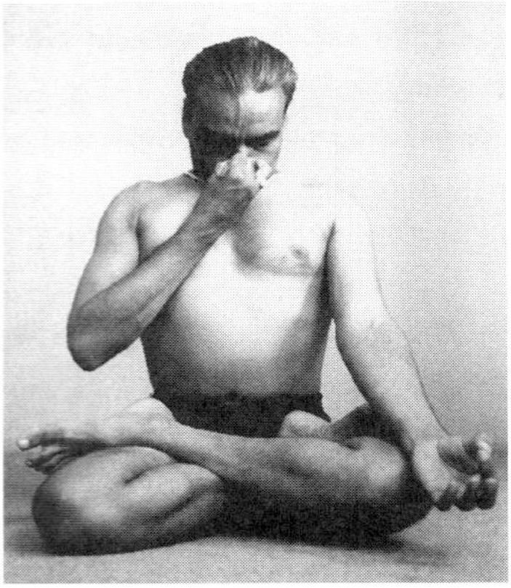

599

⑫右鼻腔は完全に閉じたまま、左鼻腔を少し開いて、そこからゆっくりと深く息を吐き出す（レーチャカ）。

⑬呼気の間じゅう、薬指と小指で鼻を押さえる力を調節しながら、左鼻腔から出ていく空気の流れをスムーズに制御する。左鼻腔の外側と鼻中隔とが平行を保つようにする。指先の部分ではなく、指の中程に近い部分で押さえる。

⑭これがスーリヤ・ベダナ・プラーナーヤーマの１回分であり、能力に応じて５～10分間これを繰り返す。

⑮スーリヤ・ベダナでは、常に右鼻腔から息を吸い、左鼻腔から吐く。

⑯この間ずっと、指先と鼻粘膜に空気の流れが感じられる。このとき、空気は自転車のチューブから洩れていくような音をたてる。鼻腔への力を変えても、ずっとこの音は止むことなく聞こえるはずである。

⑰眼、こめかみ、眉、顔面筋肉のどの部分にも緊張感を感じないよう、完全にリラックスしていなければならない。

⑱意識は、空気の流れの音と呼吸のリズムが正しいかどうかに完全に集中する。

⑲呼気と吸気は両方とも同じ長さでなければならない。

⑳呼気にも吸気にも無理があってはならない。規則的でゆっくりしたリズムで行なうこと。
㉑プラーナーヤーマを終えたら、シャヴァアサナ（写真592）で横たわる。

〈効果〉

このプラーナーヤーマでは、鼻腔を押さえるために、ウッジャイの場合よりも肺に負担がかかる。したがってウッジャイよりも、肺はゆっくりと着実に、より多くの空気で満たされる。スーリヤ・ベダナは消化力をつけ、神経を活気づけ、副鼻腔を浄化する。

〈注意〉

①左右の鼻腔の大きさが違っていたり、つりあいのとれていない場合がある。その場合は、指の押さえ方で調整する。右の鼻腔が閉じてしまっていて、左が支障のない人の場合には、左で吸って右から吐いてもよい。そうして行なっているうちに、右鼻腔が開き、吸うことも可能になってくる。
②低血圧で悩む人には効果のある呼吸法であるが、高血圧や心臓病で悩む人は、吸気のあとのクンバカ（アンタラ・クンバカ）を行なわないで、このプラーナーヤーマを行なう。

206. ナーディ・ショーダナ・プラーナーヤーマ

Nāḍī Śodhana Prāṇāyāma

ナーディとは、動脈や静脈のような管状の器官のことで、プラーナ（エネルギー）の通り道である。ナーディは、絶縁膜に包まれた電線のように3つの層からなり、最も内側の層をシラー、その外側をダマニー、最も外側の層と全体を称してナーディと呼ぶ。

ショーダナとは「浄化」という意味なので、ナーディ・ショーダナ・プラーナーヤーマの目的は、神経の浄化である。神経系内のごく小さな障害でも、不快の原因となり、手足や臓器を麻痺させる。

〈方法〉

①スーリヤ・ベダナ・プラーナーヤーマ（写真599）の①〜⑧を行なう。

②右鼻腔から完全に息を吐き出す。右親指の爪から離れた内側の部分で右鼻腔のあきを調節する。

③右親指の爪に近い部分で右鼻腔のあきを調節しながら、ゆっくりと深く息を吸って肺をいっぱいにする（プーラカ）。この間、左鼻腔は薬指と小指で完全に閉じておく。

④次に親指で右鼻腔を完全に閉じ、左鼻腔を押さえている薬指と小指をゆるめる。左鼻腔の外側が鼻中隔と平行になるように、薬指と小指で押さえる。ゆっくり深く、同じペースで左鼻腔から息を吐き、肺を完全にからにする。薬指と小指の爪から離れた内側の指先で力を調節する。

⑤左鼻腔から完全に息を吐ききったあと、指の位置を調整して押さえ方を変える。つまり、今度は薬指と小指の爪により近い部分を使う。

⑥左鼻腔からゆっくり同じペースで深く、肺がいっぱいになるまで吸う。

⑦次に左鼻腔を閉じる。②の要領で、右親指で右鼻腔を調節しながら息を吐く（レーチャカ）。

⑧ここまでがナーディ・ショーダナ・プラーナーヤーマの１回分であり、次のように続ける。⒜右で吐く⒝右で吸う⒞左で吐く⒟左で吸う⒠右で吐く。以下同様。

⑨８〜10回続けて行なう（６〜８分かかる）。

⑩左右の吸気と呼気は同じ長さで行なうこと。初めはむずかしいが、辛抱強く続ければ同時間行なえるようになる。

⑪左右の吸気と呼気の長さが同じになり、正確に行なえるようになったら、吸気のあとで息を止めてもよい（アンタラ・クンバカ）。

⑫正確に行なえるようになるまでには、相当の練習が必要である。

⑬息を止めることで呼吸のリズムを乱したり、吐く息と吸う息の長さにアンバランスをもたらしたりしてはいけない。そのようなことが起これば、息を止めておく時間を短くしたり、２回のサイクルで１回だけ止めたりする。

⑭吸気のあとのクンバカ中、ムーラ・バンダを行なう。

⑮呼気のあとに息を止めるのはバーヒャ・クンバカ（写真600）だが、これは吸気のあとの保息（アンタラ・クンバカ）を修得するまで試みないこと。バーヒャ・クンバカ中、ムーラ・バンダを行なう。

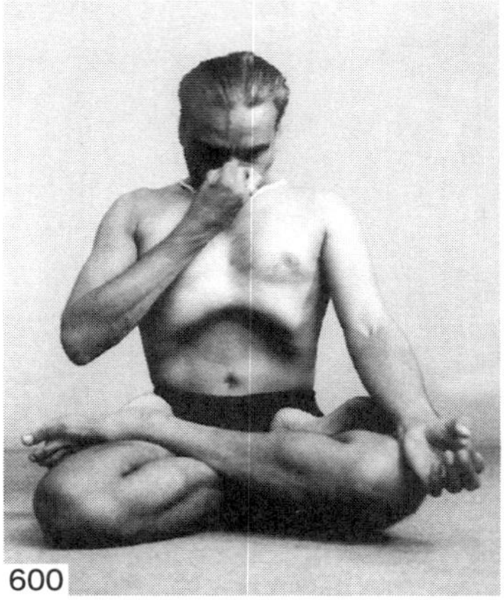

600

⑯吸気、呼気、保息の時間を長くしたりする場合は、必ずよい指導者の下で行なうこと。

⑰必ずシャヴァアサナ（写真592）で終える。

〈効果〉

ナーディ・ショーダナ・プラーナーヤーマでは、普通の呼吸より多くの酸素を血液にもたらすので、気分をさわやかにし、神経が鎮まり、浄化される。心は穏やかで、はっきりしてくる。

〈注意〉

①初めのうちは、ももや腕がこり、汗をかいたり体がふるえたりするが、これは好ましいことではない。

②高血圧や心臓病で悩む人は、けっして息を止めてはならない。クンバカを省略してこのプラーナーヤーマを行なうと、治療効果をあげることができる。

③低血圧の人は吸気のあと、クンバカ（アンタラ・クンバカ）を行なうと効果があがる。

207. バストリカー・プラーナーヤーマ

Bhastrikā Prāṇāyāma

バストリカーは、かまどで使われる「ふいご」のこと。このプラーナーヤーマでは、かじ屋が使うふいごのように空気を力強く吸ったり吐いたりするので、こう呼ばれる。プロセスは２段階に分かれる。

〈方法〉第１段階

①ウッジャイ・プラーナーヤーマの①〜②を行なう。

②息を速く、力強く吸い、速く押し出すように吐く。吸気１回と呼気１回がバストリカー・プラーナーヤーマ１回分である。呼吸は、ふいごの音に似ている。

③10〜12回行なったあと、ウッジャイ・プラーナーヤーマのときのようにゆっくりと深く吸い、ムーラ・バンダで２、３秒息を止め、ウッジャイ・プラーナーヤーマのようにゆっくり深く吐く。

④このウッジャイ式の呼吸は、肺と横隔膜を休め、次のバストリカーへの準備となる。

⑤①〜③を４回繰り返す（各回の間にウッジャイ・プラーナーヤーマを行なう）。

⑥息の音が小さくなったり、息の力が弱くなったりしたら回数を減らす。

⑦最後にシャヴァアサナ（写真592）で休む。

〈方法〉第２段階

①ウッジャイ・プラーナーヤーマの①〜②を行なう。

②スーリヤ・ベダナ・プラーナーヤーマの方法に従い、指で鼻を押さえる。

③左鼻腔を閉じ、右鼻腔を部分的に開く。

④バストリカー・プラーナーヤーマの第１段階の要領で、右鼻腔で10〜12回、吸気と呼気を激しく繰り返す。

⑤右鼻腔を閉じ、左を部分的に開き、バストリカー・プラーナーヤー

マを右と同じ回数だけ行なう。
⑥指を鼻から離す。
⑦ウッジャイ・プラーナーヤーマのように2、3回深い呼吸をする。
⑧ここまでを左右とも3、4回繰り返す。各回の間にウッジャイ・プラーナーヤーマを行なう。
⑨最後にシャヴァアサナで休む（写真592）。

208. カパーラバーティ・プラーナーヤーマ

Kapālabhāti Prāṇāyāma

これはバストリカー・プラーナーヤーマをより穏やかにしたものである。カパーラは「頭蓋骨」、バーティは「光」のこと。カパーラバーティ・プラーナーヤーマでは、吸気はゆっくりで、呼気は力強い。各呼気のあと、短く息を止める。バストリカーがきつすぎるときは、そのかわりにカパーラバーティを数回行なうとよい。シャヴァアサナ（写真592）で終える。

〈効果〉

バストリカー・プラーナーヤーマもカパーラバーティ・プラーナーヤーマも、肝臓、脾臓、膵臓、腹筋を活発にし強化する。したがって、消化能力が増し、鼻腔の通りがよくなり、眼は涼しく感じ、気分が陽気になる。

〈注意〉

①蒸気機関車が石炭を燃やして蒸気をつくるように、バストリカーは全身を活発化させるためにプラーナを発生させる。燃料をくべすぎるとボイラーが故障するように、バストリカーを長くやりすぎると呼吸は激しくなる。
②体質の弱い人や肺の弱い人は、バストリカーもカパーラバーティも行なってはならない。
③眼や耳に障害のある人（耳内が膿んだり、網膜剥離や緑内障の人）も避ける。

④血圧異常の人も避ける。
⑤鼻血が出たり、耳鳴りがしたり、耳に痛みを感じたら、即座にバストリカーもカパーラバーティもやめる。
⑥どちらのプラーナーヤーマも、一定の時間以上行なってはならない。

209. ブラマリー・プラーナーヤーマ
Brhamarī Prāṇāyāma

ブラマリーとは大きな黒い蜂のことである。

〈方法〉
ブラマリー・プラーナーヤーマの方法は、ウッジャイ・プラーナーヤーマと同じである。違いは、ブラマリーにおいては呼気中に蜂のような柔らかなハミングの音を出すことである。シャヴァアサナ（写真592）で終える。
〈効果〉
ブラマリー・プラーナーヤーマのハミングは、不眠症に効果的である。

210. シータリー・プラーナーヤーマ
Śītalī Prāṇāyāma

シータラは「涼しい」という意味。このプラーナーヤーマは体組織の温度を下げるので、この名がついた。

〈方法〉
①パドマアサナ（写真104）か、シッダアサナ（写真84）、あるいはヴィーラアサナ（写真89）の姿勢ですわる。
②背中と頭をまっすぐにする。ニヤーナ・ムドラーを結ぶ。ここでは、吸気中ジャーランダラ・バンダを行なわず、後ほど行なう。
③口を開いて口唇でOを形づくる。

④舌の先と両側を、臼歯から前歯にかけてあてて、上に巻き上げる。このときの舌の形は、まるまった若い木の葉が開きかけるときの状態に似ている（写真601）。

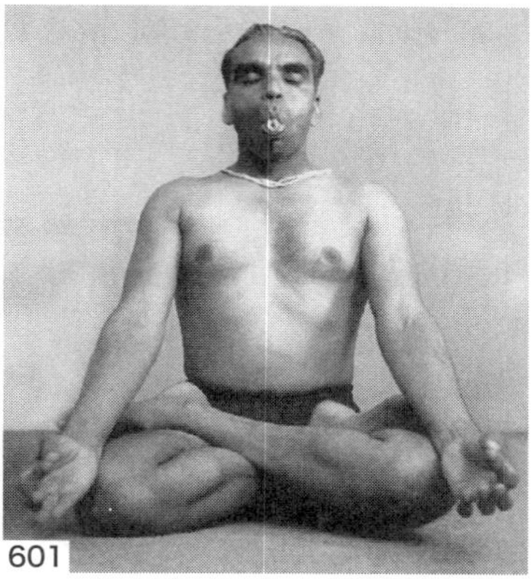

601

⑤まるめた舌を口から出す。スーという歯擦音を出しながら、まるめた舌の中に息を吸い、肺を満たす。完全に息を吸い込んだら、舌をひっこめて口を閉じる。
⑥その後、うなじから上体へと頭を下げていく。あごは、胸骨のすぐ上の両鎖骨の間のくぼみにあてる。このとき、頭はジャーランダラ・バンダの位置にある。
⑦ムーラ・バンダを行ないながら、約５秒間息を止める。
⑧ウッジャイ・プラーナーヤーマのように鼻からフーという気音を出しながら、ゆっくり吐く。
⑨ここまでがシータリー・プラーナーヤーマの１回のサイクルである。
⑩頭を上げて、ここまでのサイクルを５〜10分間繰り返す。
⑪シャヴァアサナ（写真592）で休む。

〈効果〉

身体の組織の温度を下げ、眼と耳を休める。肝臓と脾臓を活発化し、消化能力を改良し、のどの乾きをとりのぞく。微熱や胆汁障害に効果がある。

〈注意〉

①高血圧の人は、アンタラ・クンバカを省略して行なう。

②心臓障害のある人は、初めのうちはこのプラーナーヤーマを行なってはならない。

211. シータカーリー・プラーナーヤーマ

Śitakārī Prāṇāyāma

シータカーリーとは「寒さをもたらすもの」を意味し、シータリー・プラーナーヤーマの変形である。

〈方法〉

このプラーナーヤーマでは、舌はまるめない。口を少しだけ開き、舌の先だけを上下の歯の間から外に出す。舌はふだんのように平らにしておく。そして、シータリー・プラーナーヤーマの要領に従う。

〈効果〉

シータリー・プラーナーヤーマと同じ効果がある。

〈注意〉

高血圧の人には、このプラーナーヤーマの方が、シータリー・プラーナーヤーマより大きい負担がかかる。

212. サマ・ヴリッティ・プラーナーヤーマ

Sama Vṛtti Prāṇāyāma

サマとは「同じ」「まっすぐ」「全体の」「完全な」、あるいは「同じように」とか「同じ方法で」という意味。ヴリッティは「行動」「動き」「機能」「行動の過程あるいは方法」という意味。したがって、サマ・ヴリッティ・プラーナーヤーマとは、どのプラーナーヤーマにおいても吸気（プーラカ）、息を止めておく（クンバカ）、呼気（レーチャカ）の長さを同じにして行なうことである。たとえば吸気が５秒なら、止めておく時間も、呼気も５秒にする。

ウッジャイ、スーリヤ・ベダナ、ナーディ・ショーダナ、シータリーなどのどのプラーナーヤーマにおいても、吸気、呼気、保息を同じ時間の長さで行なう。

〈注意〉

①初めは吸気と呼気の長さだけを同じにするようにする。

②それができるようになってから初めて、保息時間も同じようにする。

③アンタラ・クンバカから徐々に始める。吸気・保息・呼気の時間の割合を1：$\frac{1}{4}$：1で始め、たいへんゆっくりとこの割合を1：$\frac{1}{2}$：1に変えていく。これが完全にできるようになってから1：$\frac{3}{4}$：1にし、それを修得したあとで1：1：1を試みる。

④アンタラ・クンバカで1：1：1ができるようになるまで、バーヒャ・クンバカ（呼気のあとの保息）を行なってはならない。

⑤肺から息をすべて吐ききってしまうと、肺の中が真空状態になり、大気の圧力が肺を圧迫する。したがって、初めのうちはアンタラ・クンバカとバーヒャ・クンバカを同時に行なってはならない。

⑥アンタラ・クンバカとバーヒャ・クンバカは別々に練習するか、交互に行なう。初めのうちは吸気、呼気を行ない、その後深呼吸を2、3回行なうと効果的である。たとえば、2、3回深呼吸をしたあと、アンタラ・クンバカを1回行なう。再び2、3回深呼吸したあと、今度はバーヒャ・クンバカを1回行なう。ついで3回アンタラ・クンバカと、3回バーヒャ・クンバカを練習し、次第にクンバカの回数を増やしていく。

213. ヴィシャマ・ヴリッティ・プラーナーヤーマ

Viṣama Vṛtti Prāṇāyāma

ヴィシャマとは「とりわけ不規則でむずかしいもの」のこと。ヴィシャマ・ヴリッティは、吸気、呼気、保息の時間が一定でないので、こう呼ばれている。時により、この呼吸法は呼吸のリズムが乱れ、また吸気、呼気、保息の時間に違いが生じるので、むずかしく危険な呼吸法である。このプラーナーヤーマでは、吸気が５秒ならその後のアンタラ・クンバカは20秒、呼気は10秒というように割合が１：４：２になる。初めのうちはとくに呼気の割合を持続するのはむずかしいが、練習すればやさしくなる。逆に、吸気が10秒ならその後のクンバカが20秒、呼気が５秒というように割合を２：４：１にしてみる。また、吸気が20秒なら止めておく時間が10秒、呼気が５秒というように、４：２：１にもしてみる。

１回分のプラーナーヤーマを１：２：４、２：４：１、４：１：２というような割合で試みて、それを１回分と見なす。バーヒャ・クンバカ（呼気のあとの保息）も加えると、さらにいろいろな組み合わせができる。ウッジャイ、スーリヤ・ベダナ、ナーディ・ショーダナ、バマリー、シータリー、シータカーリーなどの、基本的な各種のプラーナーヤーマにヴィローマ、アヌローマ、プラティローマ（後述）を組み合わせて、吸気、呼気、保息の時間の割合を変えると、組み合わせの種類は天文学的な数字になる。一生のうちでこのすべての組み合わせを試みることは、誰にも不可能である。

ヴィシャマ・ヴリッティ・プラーナーヤーマは、危険が伴うので必ずよい指導者の下で行なうこと。吸気、呼気、保息の時間の違いにより、身体の組織、とくに呼吸器官と神経器官が過労になり、無理がかかる。

〈ヴィローマ、アヌローマ、プラティローマ・プラーナーヤーマ〉

サマ・ヴリッティ・プラーナーヤーマとヴィシャマ・ヴリッティ・プラーナーヤーマは、吸気（息を吸う）、保息（息を止める）、呼気（息を吐く）にかける時間の割合を定め、それを維持する方法だった。

ヴィローマ、アヌローマ、プラティローマという３つのプラーナーヤーマは、呼吸の仕方とテクニックに関するものである。

ヴィローマ・プラーナーヤーマでは、ひと続きに息を吸ったり吐いたりするのではなく、何度か息を止めて、少しずつ呼吸する。アヌローマ・プラーナーヤーマでは、ウッジャイ・プラーナーヤーマのように両鼻腔から息を吸うが、息を吐くときはナーディ・ショーダナ・プラーナーヤーマのように片方の鼻腔から交互に吐く。プラティローマ・プラーナーヤーマでは、息を吸うときは片方の鼻腔から交互に吸うが、息を吐くときはウッジャイ・プラーナーヤーマと同様に両鼻腔から吐く。

214. ヴィローマ・プラーナーヤーマ
Viloma Prāṇāyāma

ローマとは「髪」、接頭辞ヴィは「否定」「欠乏」をあらわす。ヴィローマとは、「毛並に逆らって」「不本意に」「物事の自然の秩序に逆らって」という意味である。

ヴィローマ・プラーナーヤーマでは、吸気と呼気を連続的に行なうのではなく、途中にクンバカを行なう。たとえば、肺を満たす１回の吸気および呼気がそれぞれ15秒かかるとすると、ヴィローマでは吸気と呼気の途中で各３秒ごとに２秒ずつ息を止める。このようにして、吸気、呼気時間も25秒に伸ばす。方法には２つの段階がある。

〈方法〉第１段階

①ヴィローマ・プラーナーヤーマは、すわって行なってもよいし、寝て行なってもよい。

②すわって行なう場合は、背中をまっすぐにし、あごを胸骨のすぐ上

の両鎖骨の間のくぼみにつける。これはジャーランダラ・バンダである。手はニヤーナ・ムドラーを行なう。
③２秒間息を吸い、２秒間息を止める。再び２秒間吸い、２秒間止める。肺がいっぱいになるまでこのように繰り返す。
④ここで、ムーラ・バンダを行ないながら、個々の能力に応じて５～10秒息を止める（アンタラ・クンバカ）。
⑤吸気の途中で息を止めるとき、ムーラ・バンダを行なう。
⑥フーという気音を出しながら、ウッジャイ・プラーナーヤーマのときのようにゆっくりと深く吐く。呼気の間はムーラ・バンダを行なわない。
⑦ここまでがヴィローマ・プラーナーヤーマの第１段階１サイクルである。
⑧１度にこのサイクルを10～15回繰り返す。

〈方法〉第２段階

⑨１～２分休む。
⑩ウッジャイ・プラーナーヤーマのようにスーという歯擦音を出しながら、途中で息を止めないで深く吸い、肺を満たす。あごは胸骨のすぐ上のくぼみにつけたままである。
⑪５～10秒息を止めて（アンタラ・クンバカ）、ムーラ・バンダを行なう。
⑫２秒間だけ吐き、２秒間息を止める。再び２秒間だけ吐き、２秒間止める。肺が完全に空になるまで、これを繰り返す。
⑬この息を止めている間、ムーラ・バンダを行なう。
⑭ここまでがヴィローマ・プラーナーヤーマの第２段階の１サイクルである。
⑮この第２段階のサイクルを１度に10～15回繰り返す。
⑯上の⑮まで行なうと、ヴィローマ・プラーナーヤーマの完成となる。
⑰シャヴァアサナで横たわる（写真592）。

〈効果〉

第１段階は低血圧で悩む人に、第２段階は高血圧の人に効果をもたらす。

〈注意〉

①高血圧の人は第２段階をあおむけになって行なうこと。

②心臓疾患のある人は、ナーディ・ショーダナ・プラーナーヤーマとウッジャイ・プラーナーヤーマを修得するまで、このプラーナーヤーマを行なわないこと。

215. アヌローマ・プラーナーヤーマ

Anuloma Prāṇāyāma

アヌは「〜とともに」「〜とつながって」とか「規則正しく続いていること」を意味する。ローマは「髪」のこと。アヌローマは「規則的な順序で」「毛並に沿って」「自然に」「自然の秩序に沿って」という意味である。アヌローマ・プラーナーヤーマでは、両鼻腔から息を吸い、片方の鼻腔から交互に息を吐く。

〈方法〉

①パドマアサナ（写真104）、シッダアサナ（写真84）、ヴィーラアサナ（写真89）のような、すわりやすい姿勢ですわる。

②背中をまっすぐ伸ばす。頭を下げ、あごを胸骨の上の両鎖骨の間のくぼみにつける（ジャーランダラ・バンダ）。

③ウッジャイ・プラーナーヤーマのように、両鼻腔で両肺いっぱいになるまで深く息を吸う。

④ムーラ・バンダを行ないつつ、能力に応じて10〜15秒息を止める（アンタラ・クンバカ）。

⑤スーリヤ・ベダナ・プラーナーヤーマの要領で、右手を鼻にあてる。ムーラ・バンダをやめ、右鼻腔を少しずつ開き、ゆっくり息を吐く。このとき、左鼻腔は完全に閉じたままである。完全に吐ききったら手を下ろす。

⑥③のように、再び肺がいっぱいになるまで両鼻腔から息を吸う。
⑦ムーラ・バンダを行ないつつ、能力に応じて５〜10秒息を止める(アンタラ・クンバカ)。④のクンバカと、ここでのクンバカの時間は同じにすること。
⑧再び右手を鼻にあて、ムーラ・バンダをやめ、右鼻腔を完全に閉じる。左鼻腔から少しずつ、ゆっくり、深く、肺が空になるまで吐いていく。
⑨ここまでがアヌローマ・プラーナーヤーマの１サイクルである。
⑩１度にこのサイクルを５〜８回繰り返す。
⑪その後、シャヴァアサナで休む（写真592)。

〈効果〉

ウッジャイ・プラーナーヤーマ、ナーディ・ショーダナ・プラーナーヤーマ、スーリヤ・ベダナ・プラーナーヤーマと同様の効果がある。

〈注意〉

①アヌローマ・プラーナーヤーマでは、呼気の時間は吸気より長い。この違いが、呼吸のリズムに変化をもたらす。したがって、むずかしいので上級者のみが行なうこと。
②血圧異常、心臓疾患、神経疾患のある人は、悪い結果をもたらす場合もあるので行なわないこと。

216. プラティローマ・プラーナーヤーマ

Pratiloma Prāṇāyāma

プラティとは「反対の」という意味。このプラーナーヤーマはアヌローマの反対である。左右の鼻腔から交互に吸い、両鼻腔からウッジャイ・プラーナーヤーマのように吐く。

〈方法〉

①パドマアサナ（写真104)、シッダアサナ（写真84)、ヴィーラアサナ（写真89）のような、すわりやすい姿勢ですわる。

②背中をまっすぐ伸ばす。頭を下げて、あごを胸骨のすぐ上の両鎖骨の間のくぼみにつける。これはジャーランダラ・バンダである。
③左手を伸ばして、てのひらを上に向け、手首をひざにのせる。左手でニヤーナ・ムドラーを行なう。
④右腕を曲げ、人差指と中指をてのひらの方に曲げて、リラックスした状態にする。次に薬指と小指を親指までもってくる（写真598）。
⑤右手の親指を右小鼻に、薬指と小指を左小鼻にあてる。
⑥薬指と小指で押さえて、左鼻腔を完全に閉じる。
⑦右親指で右小鼻を押さえ、右鼻腔の外側が鼻中隔と平行になるようにする。
⑧右親指は第１関節で曲げ、指先が鼻中隔と直角をなすようにする（写真599）。
⑨右親指の先の、爪に近い部分で右鼻腔のあきを調節しながら、ゆっくり深く息を吸って肺をいっぱいにする（プーラカ）。
⑩次に右鼻腔を閉じる。両方の鼻腔が閉じたことになる。
⑪５〜10秒息を止め（アンタラ・クンバカ）、ムーラ・バンダを行なう。
⑫右手を下ろし、ムーラ・バンダをやめ、ウッジャイ・プラーナーヤーマのようにゆっくり深く息を吐き、肺を空にする。
⑬再び右手を鼻にあて、左鼻腔から少しずつゆっくり深く息を吸う。右鼻腔は完全に閉じておく。
⑭肺を完全に満たす。
⑮ムーラ・バンダを行ないながら、５〜10秒息を止める。アンタラ・クンバカはどちらの鼻腔でも同時間行なう。
⑯右手を下ろし、ムーラ・バンダをやめ、ウッジャイ・プラーナーヤーマのように息をゆっくりと深く吐き、肺の空気を出しきる。
⑰ここまでがプラティローマ・プラーナーヤーマの１サイクルである。
⑱１度にこのサイクルを５〜８回行なう。
⑲その後、シャヴァアサナで休む（写真592）。

〈効果〉

ウッジャイ・プラーナーヤーマ、ナーディ・ショーダナ・プラーナーヤーマ、スーリヤ・ベダナ・プラーナーヤーマと同じ効果がある。

〈注意〉

①吸気の方が呼気より長いので、アヌローマ・プラーナーヤーマと同じように呼吸のリズムが変化する。したがって、上級者のみ、このむずかしいプラーナーヤーマを行なうこと。

②血圧異常、心臓疾患、神経疾患のある人は、かえって悪くなるので行なわないこと。

217. サヒタ・クンバカ・プラーナーヤーマと ケーヴァラ・クンバカ・プラーナーヤーマ

Sahita and Kevala Kumbhaka Prāṇāyāma

サヒタとは「～に伴われて」「～と協力して」という意味。意識の支援を伴い、バーヒャ・クンバカとアンタラ・クンバカを計画的に用いてプラーナーヤーマを行なうとき、それをサヒタ・クンバカ・プラーナーヤーマという。

ケーヴァラは「孤立した」「純粋な」「完全な」という意味。クンバカが直感によって行なわれるようになったとき、それをケーヴァラ・クンバカという。ケーヴァラ・クンバカの修得者は、世俗から切り離され、無限と調和する。そして、広大な空からほんのわずかな裂け目にいたるまで浸透している、最も捉えにくく、最も強大な要素のひとつを、ある程度コントロールできるようになる。心は完全にプラーナと同化し、プラーナのごとく自由である。

風が大気から煙や不純物を追い出すように、プラーナーヤーマはわれわれの心身から不純物を追い出す。パタンジャリは次のようにいっている。「内なる神性の炎が最高に燃え輝き、心は集中（ダーラナー）と瞑想（ディヤーナ）に適合したものになる。」（『ヨガ・スートラ』２章52・53章）ここまで至るには長い時間を要する。しかし、少しずつ暗闇はとりのぞかれ、やがて夜明けがくる。

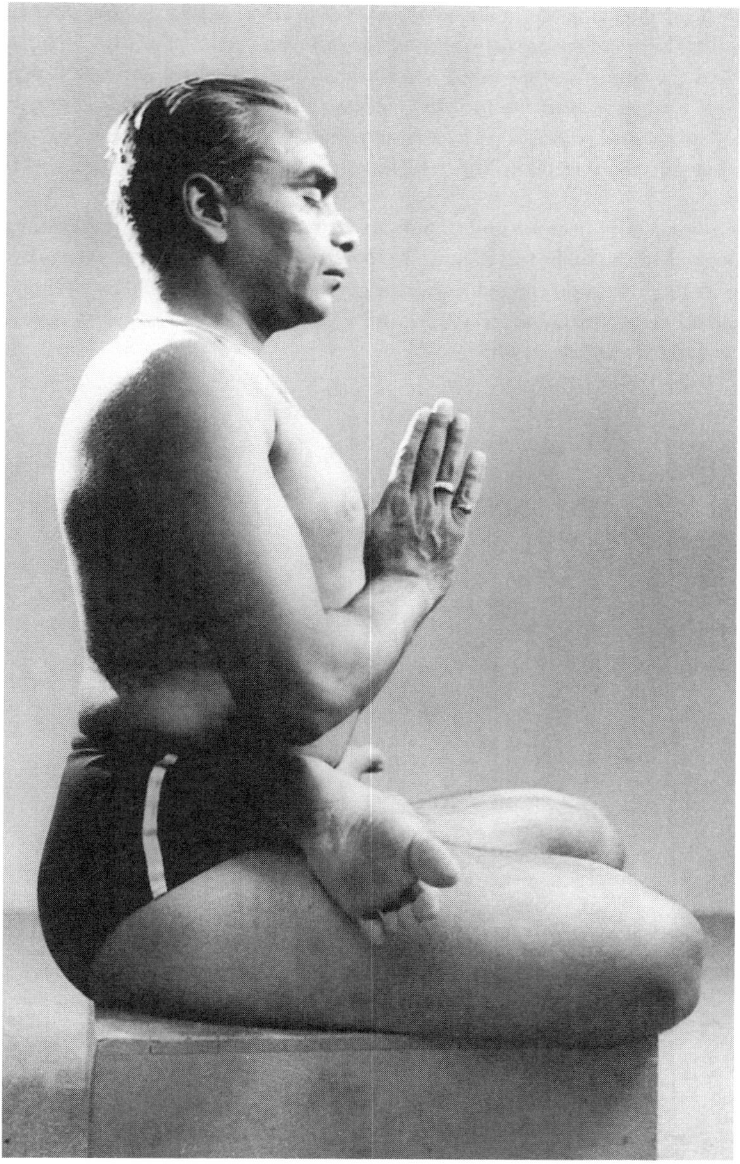

監訳者あとがき――私とアイアンガー師

私が、はじめてヨガのことを知ったのは50年前であり、インドでヨガのグルー（師匠）たちと接してから40年以上になり、ヨガ研修会をつくって37年目である。初期の頃の私は、ヨガの発祥地はインドであると思いこんでいたので、インド滞在中（総計８年）、ヨガの先生を求めて各地をまわってみたものであった。しかし、結論は「インドにヨガはない」ということであった。実際にヨガを求めてインドに行ってきた者だけが、私同様に「インドに本当のヨガはない」という事実に気づくようである。しかし私は、なぜインドにヨガがなくなってしまったのか、本当にないのか、少しは存在するのではないのかと求めることは続けた。おかげでごくわずかではあるが、これは本物だと思ってよいヨガのグルーに会うことができた。私が今日推薦するアイアンガー師はその一人である。

「なぜインドにヨガがないのか」という疑問に対する答えは、日本には禅や神道があるかのように思われていながら、外国からそれを学びに来日してみても、実際にはそれを見つけることがむずかしい現実であるのと同じ例である。インドに住んでみると、インドの人たち自身がヨガそのものにほとんど関心を持っていない、という事実に驚く。

しかし、「インドにヨガはない」とはいっても、ほとんどなきが如しの日本での仏教や儒教等の教えが、民衆の生活の中に、言葉として、また風習として、はいって生きているように、ヒンズー教の各派のあらゆる修行の中に、ヨガそのものがその基本的修行法としてはいっていることに気づいた。初期の私は、ヨガだけの修行法なるものが特別にあるのかと思っていたのであった。

私が、40年前そのようなヨガそのものを求めて歩きまわっていた頃のインドには、今、世間に普及しているようなヨガはなかった。私は各地にあるヨガ修道場（アシュラム）を訪ね、これはよいと思うものだけを総合して沖ヨガ（求道ヨガ）の基礎をつくったのである。幸せなことに、私は日本は勿論、世界各地の宗教的修行法と医療法の数多くを勉強するチャンスをいただけたので、インドで体験したそのことにヒントを得て、シャカの行なわれた、悟りのためのヨガとはこんなものにちがいないと、今日のような綜合ヨガの行法および哲学の体系をつくりだし、同時に世界各地に広める活動も始め、このことが、今日の世界的ヨガブームを起こす一因ともなったのである。ヨガは密教であり、体験体得の学であるために、インドにある各アシュラムは、そこの主宰者であるグルーが体験体得したことだけを教え、各修道場が独得であるという特色をもっている。つまり、深くはあるが部分的であるという長所と短所をもっているので綜合ヨガを学ぶことができない。

現在のインドには、ヨガは３つの形で存在しているということができる。一つは学問的専門で、書物とその哲学講義が中心であり、かつ精神修養が主目的である。２つめは、いわゆるインド式冥想行法専門のもので、これが一番に多く、インドにおける宗教的修行法のすべてにはいっており、精神安定がその中心目的であって、広くインド中で行なわれているものである。インドには、聖者と呼ばれている人が多勢おり（実際には、日本の坊さんのように聖者とは言えないものがほとんどであるが)、出家した形式で、坐禅または信仰行法だけを専門に行なっている。インドには古来、このように出家した形の行者生活者に対して、一般の民衆がその人を聖者として扱い、その生活を保障する慣習をもっている。

残りの一つは、身体の訓練を中心としている者たちである。この種の人の中には、訓練の結果サーカスまがいの者がおり、初めて彼らに接したときの私は、これがヨガであるのかと、その技のすばらしさに驚いたものであった。しかし、実際にはその人間性に接してみて、技はすばらしく上手にできるが、人間性の面においては低くいやしい者が多いということを知ることができた。このことは曲芸師や忍者、または冥想専門の出家風行者たちにもいえることである。彼らは技術的にはすばらしいことができ、話もまたうまいが、必ずしも精神的に聖化されていないようである。それらのことが「真実のヨガとは何か」の心の目を開いてくれた。冥想行者は生活が保障されていて楽であるために修行にならず、身体の訓練行者は、ショー化しており、それを商売としているものが多いから修行にならないのであると思う。これではヨガとはいえない。この誤っているものがヨガの名で世界に伝えられていること、日本もその例外でないことを心から悲しく思う。

このことによって私は、冥想行法と肉体的行法の２つを綜合統一した悟りのためのヨガと、生活に直結したヨガをつくりだすべきであると気づくことができ、それを沖ヨガ（求道ヨガおよび生活ヨガ）の名のもとに、今世界中に広める活動を展開しているのである。

私が世界各地にヨガの指導にまわりはじめてから30年になる。だから世界各地のヨガでトップクラスとされているリーダーのほとんどが私の知友である。現在世界各国でヨガブームがおこっている。そのために、いろいろな種類のヨガの大会が毎年どこかで開かれており、そのほとんどに私は招かれて出講している。そうして、実際にその人たちの人間性そのものにも接することができたので、本物と偽物の別もよく解っているつもりである。その中の何人かの真人たちの教えについて、ヨガに関心をもっている日本人たちのために、将来、順次、翻訳をしていきたいと希っている。

このたび、その第１回のものとして、アイアンガー師のものをとりあげてみた。それは、師がハタ・ヨガ修行の面において、ヨガの世界ではとにかく世界第一の人であるということができるからだ。

沖ヨガは、静的行法である冥想行法と、動的行法である肉体的修行の両方を綜合している関係上、両方の人たちに接することができる特典をもっている。私および、沖ヨガの弟子の多くがアイアンガー師の道場をしばしば訪問している。また、世界各地でその訓練法も見させてもらっている。

アイアンガー師自身、若いとき非常に肉体的に病弱というハンディキャップをもっておったそうで、そのハンディキャップが彼に肉体的に徹底した修行をしてみようという大決心をさせたのだそうである。師自身がそのように私に言っていた。おそらく、今の日本では師のように哲学的、宗教的立場からの肉体的修行法を徹底して行なっている人は少ないのではないかと思う。

師は、70歳に近い年齢であるが、20歳代の人と同じぐらいの働きをもっているといわれている。これは、師自身の飽くなき研鑽の結果である。師のうまずたゆまずの訓練と、自他に対する厳しさとは、われわれ行者が学ばなくてはならないすばらしい心構えである、と私は信じている。

師の訓練法の特徴の一つを述べてみよう。彼自身の指導法のすべてが、全身的、総合的、個性的かつ心身一如の方法で行法としていることである。彼自身があみだした方法はすばらしくユニークなものである。彼の訓練法を見ていると、誰でも修行という言葉の意味がわかることと思う。彼の場合は、訓練法という言葉を使うべきでなくて、修行法という言葉を使うべきであると思わざるをえない。彼の道場には、常時、世界各国から多勢の人たちが入門して修行に励んでおり、この事実が何よりもそのことを証明しているといえる。

今ヨガの世界ではユニークで、かつ求道的なものとしてのヨガを学ぶためには、アイアンガーヨガと沖ヨガを学ぶべきであるとの声が高い。私は、その求めに答えるべく、1980年３月末から４月中旬にかけて、世界ヨガ指導者大会を日本で開くことにした。そうして、メイン・ゲストの一人として、アイアンガー師をはじめて日本に招待することにした。なぜ私が彼を招待し、同時に彼の本を出版する決心をしたのかというと、日本では余りにも遊び的、美容的、治療法的であるものが“ヨガ”という名の下に行なわれており、しかもそれが商売化しているからである。これらのすべては、本当のヨガではない。本当のヨガ行法とは、シャカが行なわれたヨガのように、心身をコントロールする訓練をして冥想行法のできる基本をつくり、宗教心（悟りと愛）を体得して、それを自己と社会の生活の中に実行する人になることである。沖ヨガは、「シャカを悟りに導いたヨガが真実のヨガである」との立場をとっており、このヨガを「人類を救うもの」として、求めかつ広めようとしているものである。アイアンガー師の著書は、この目的に沿う書の一つであると信じている。

師はいわゆる肉体的法のみを説いている指導者ではないのである。多くの人は、ハタ・ヨガといえば肉体的訓練のみであると思っているようであるが、この書を読まれたら誰でもうなずけるように、師の訓練法はハタ・ヨガとラージャ・ヨガが一つになっているものである。私は、師はハタ・ヨガを通じてラージャ・ヨガに導ける代表者の一人であるという考えから、彼の書を推薦する次第である。この書の哲学面の訳は私自身が監修したものであるが、その他は、ヨーロッパ駐在沖ヨガ指導員の玉木瑞枝君、後藤南海雄君が共同して、自分も学びながら訳するという立場をとって、1年かけて翻訳した労作である。私は「よくやった」とほめてやりたい。読者も感謝の心で読み、かつ実行していただきたい。

沖　正弘

訳者あとがき

アイアンガー師とは懇意の間柄であり、また私の師でもある沖導師より、このライト・オン・ヨガの翻訳を玉木さんとともに命じられたのは２年前のことでした。その後私は欧米に滞在することになったため、この翻訳は日本ではなくて、１年２カ月に亘る外国生活の中で行なわれたものです。その間、英国に半年以上滞在して、多くのアイアンガーヨガの指導者に接することができました。欧米では、アイアンガーヨガの普及度は日本で想像していた以上に広いものです。とくに英国では、ヨガといえばアイアンガーヨガを指すとさえ思われます。その他、アメリカや、オランダ等ヨーロッパ各国に滞在していたときにも、できるだけ多くのヨガの門に接するようにしましたが、アイアンガー師の影響は非常に大きく、師のこれまでの献身的普及を垣間見ることができました。

翻訳上、アイアンガーヨガの指導者にできるだけ多く接してその教えを請い、アイアンガーヨガの正確な理解に努めました。しかし、英語で理解し得たものを、いざ日本語で表現しようとすると、言葉の上での困難に幾度となく直面しました。また、ヒンズー語も多く使われており、日本語では表現し得ないむずかしい箇所もありました。そこで、哲学面を中心に沖導師に訂正と加筆をお願いし、また直訳と意訳を合わせた形にして、初めてヨガを学ばれる日本の方々にも理解していただけるようにしました。本書により、一人でも多くの方々がヨガを学ばれ、日本でも欧米のようにヨガが定着することを願っています。

私は、沖導師を通じてヨガに縁をいただき、学び始めて10年以上になります。また、沖導師と寝起きを共にするような生活の中で、沖ヨガの訓練と指導を始めてから６年以上になります。その間に、私は生来の虚弱、多くの病気を克服することができただけでなく、考え方や人生観までも大きく変わり、ヨガは私にとって人生の指針そのものになりました。そのヨガを、しかもアイアンガー師のヨガを今回翻訳を通じて紹介する機会を得ましたことは、私にとって生涯における喜びの一つであります。

私自身、短期間ではありますが、インドに滞在し、アイアンガー師の道場をはじめとして、いくつかの道場を訪れ、また多くの方々と接する機会を得ました。そして、インドのヨガでも、師が第一人者であることを強く感じました。

読者の中で師の訓練を希望される方がありましたら、師と懇意である沖導師の紹介状を持って行かれたらいっそうの成果が上がるものと思われます。

この翻訳を通じて、ヨガの体操面のみならず、哲学面および宗教面でも数多くのことを学ばせていただけました。たとえば、沖導師も説いておられる「仕事の報酬は仕事である」ということも、今回の翻訳を通じて私なりに感じ、体得することができました。

最後に、多くを学ばせていただいたアイアンガー師、沖正弘導師に厚く御礼申し上げます。（後藤記）

＊　＊　＊

1976年、インドのパンチャギニで開かれた世界ヨガ大会のあと、沖導師の御指示と御紹介をいただいて、プーナのアイアンガー先生のアシュラムに、しばらく滞在させていただきました。師はアサナの指導中、私たちのポーズを丁寧に直して下さいました。直していただいたその瞬間はかなりむずかしいポーズができるのですが、師がそばを離れられた後に、もう一度試みると全然できないのでした。このことに対して何故かという疑問を解くには、あまりにも短い滞在でした。

1978年、南アフリカで行なわれた世界ヨガ大会に、パリから沖導師に同伴させていただきました。そのときこの本の翻訳のメンバーの一員にしていただけるようお願いしました。パリに帰って後、翻訳のための質問をしたいということが主目的で通い始めたアイアンガー・ヨガ教室でしたが、習えば習うほど、翻訳するということがむずかしくなってしまいました。たとえばアイアンガー師は、「背骨を伸ばせと言うと、皆さんは、まん中の神経路の通る所を伸ばしてしまうがそれは間違いだ。正しくは両脇を伸ばして、まん中をリラックスさせて置かねばならないのだ」と述べておられます。「伸ばす」といってもけっして外側の筋肉を伸ばすのではなく、あくまで内から自然に伸びてくるようにするのです。つまり、アサナを行なっている自分と身体と動作が一体になるように、あくまで辛抱強く、繊細に追求した行ない方をしなければならないのです。このことは５年間の実行後にやっと理解できたことであります。この体験体得で沖導師の教えもやっとわかりかけてきました。私がはじめて沖導師の個人指導をいただいた８年前、私の左上半身を麻痺させている左胸のしこり（癌の心配があった）を見て、「もっと君が女らしくなったら消えるよ。それが唯一の治り方である」と言われました。そのとき私は何とわけのわからないことを言われるお方であろうと思いました。これはアイアンガー師の言われることと同じことだと思います。事実私のしこりは消失してしまいました。どうして治ったのかと言いますと、沖導師の教えに従っている間に人間改造ができ、ホルモンの出方と働き方がちがってきたからです。

パリのノエル・ペレーズ女史は、自然の重力に従えば、自然に大きく曲げたり伸ばしたりできるようになる、ということを自分の体験によって強調しておられ、これがプーナでの私の疑問を解いてくれる一助になりました。アイアンガー師は、直して回られるとき、私たちの身体を重力にそうようにしておられるのだと知りました。緊張とリラックスが共存しているのです。これは日本の「動中静あり、静中動あり」の教えと同じものであると思いました。

述べるまでもないことであると思いますが、アイアンガー師の写真を御覧になりながら、筋肉のいっさい無理のない美しさを観察していただき、同時に実行していただきたいと希います。体験もせずに外観だけを見ているほとんどの人が、アイアンガー師のヨガは身体だけのものであって精神性が伴っていないと言っていますが、これは事実に反することです。私にとっては、自然の重力を取り戻すことによって、背骨に神からの強い庇護と人生への限りない喜びを得るという、精神的かつ宗教的な体験をすることができました。

このアイアンガーヨガははっきりと“実践の書”であると言うことができます。私自身文字の上では理解できても、体験によって一つひとつの事実を納得しなくてはできないものであることを知りました。全くむずかしい翻訳行法でしたが、そのお陰で数多くのことを学ばせていただきました。また、この翻訳を通じ、「体が心に影響し、体を通じて心を清め、高めることができるのだ」という事実を一層理解することができたことを喜びに思います。沖導師が説き、かつ提唱されている「綜合ヨガ」および「心身の極致の状態でこそはじめてヨガがわかる」という意味もやっと少し理解できるようになりました。このように多くのことを学び、体験させて下さったアイアンガー師および、沖正弘導師に深く感謝いたします。(玉木記)

付録

I　300週のアサナプログラム

II　症状・目的別アサナ一覧

（協力：柳生直子）

付録Ｉ　300週のアサナプログラム

アサナを初級（コース１）、中級（コース２）、上級（コース３）の３つのコースに分け、行なうべき順序と、習得するのに必要と思われる期間を示した(アサナ名のうしろにある括弧内の数字は写真番号)。これらのプログラムを行なう際は、必ず訓練を積んだ教師の指導と助言に従うようにすること。

コース１

１～２週　ターダアサナ(1)；ヴリクシャアサナ(2)；ウッティタ・トゥリコーナアサナ(4, 5)；ウッティタ・パールシュヴァコーナアサナ(8, 9)；ヴィーラバドラアサナＩ(14)とⅡ(15)；パールシュヴォッターナアサナ(26)；サーランバ・サルワーンガアサナＩ(223)；ハラアサナ(244)；シャヴァアサナ(592)。

３～４週　ウッティタ・トゥリコーナアサナ(4, 5)；ウッティタ・パールシュヴァコーナアサナ(8, 9)；ヴィーラバドラアサナＩ(14)とⅡ(15)；パリヴリッタ・トゥリコーナアサナ(6, 7)；パールシュヴォッターナアサナ(26)；プラサーリタ・パードッターナアサナＩ(33, 34)；サーランバ・サルワーンガアサナＩ(223)；ハラアサナ(244)；シャヴァアサナ(592)。

５～６週　ウッティタ・トゥリコーナアサナ(4, 5)；ウッティタ・パールシュヴァコーナアサナ(8, 9)；ヴィーラバドラアサナＩ(14)とⅡ(15)；パリヴリッタ・トゥリコーナアサナ(6, 7)；パールシュヴォッターナアサナ(26)；プラサーリタ・パードッターナアサナＩ(33, 34)；ウールドヴァ・プラサーリタ・パーダアサナ(276–79)；パリプールナ・ナーヴァアサナ(78)；アルダ・ナーヴァアサナ(79)；サーランバ・サルワーンガアサナＩ(223)；ハラアサナ(244)；シャヴァアサナ(592)のポーズでウッジャイ・プラーナーヤーマ(204節)を５分間(プラーナーヤーマについては『ヨガ呼吸・瞑想百科』(白揚社)も参照のこと)。

７週　これまで行なってきたアサナがしっかりとしたものになるように復習し、各々の時間を延ばすようにする。

８週　ウッティタ・トゥリコーナアサナ(4, 5)；ウッティタ・パールシュヴァコーナアサナ(8, 9)；ヴィーラバドラアサナⅠ(14)とⅡ(15)；ヴィーラバドラアサナⅢ(17)；アルダ・チャンドラアサナ(19)；パリヴリッタ・トゥリコーナアサナ(6, 7)；パールシュヴォッターナアサナ(26)；プラサーリタ・パードッターナアサナⅠ(33, 34)；プラサーリタ・パードッターナアサナⅡ(35, 36)；ウールドヴァ・プラサーリタ・パーダアサナ(276–79)；パリプールナ・ナーヴァアサナ(78)；アルダ・ナーヴァアサナ(79)；サーランバ・サルワーンガアサナⅠ(223)；ハラアサナ(244)；シャヴァアサナ(592)のポーズでウッジャイ・プラーナーヤーマ(204節)を５分間。

９～10週　ウッティタ・トゥリコーナアサナ(4, 5)；ウッティタ・パールシュヴァコーナアサナ(8, 9)；ヴィーラバドラアサナⅠ(14)とⅡ(15)；ヴィーラバドラアサナⅢ(17)；アルダ・チャンドラアサナ(19)；パリヴリッタ・トゥリコーナアサナ(6, 7)；パリヴリッタ・パールシュヴァコーナアサナ(10, 11)；パールシュヴォッターナアサナ(26)；プラサーリタ・パードッターナアサナⅠ(33, 34)；プラサーリタ・パードッターナアサナⅡ(35, 36)；パリガアサナ(39)；ウールドヴァ・プラサーリタ・パーダアサナ(276–79)；パリプールナ・ナーヴァアサナ(78)；アルダ・ナーヴァアサナ(79)；サーランバ・サルワーンガアサナⅠ(223)；ハラアサナ(244)；カルナピーダアサナ(246)；エーカ・パーダ・サルワーンガアサナ(250)；ジャタラ・パリヴァルタナアサナ(274, 275)；シャヴァアサナ(592)のポーズでウッジャイ・プラーナーヤーマ(204節：吸気後に息を止め、ゆっくり吐く)を５分間。

11～12週　ウッティタ・トゥリコーナアサナ(4, 5)；パリヴリッタ・トゥリコーナアサナ(6, 7)；ウッティタ・パールシュヴァコーナアサナ(8, 9)；パリヴリッタ・パールシュヴァコーナアサナ(10, 11)；ヴィーラバドラアサナⅠ(14)とⅡ(15)；ヴィーラバドラアサナⅢ(17)；アルダ・チャンドラアサナ(19)；パールシュヴォッターナアサナ(26)；プラサーリタ・パードッターナアサナⅠ(33, 34)；プラサーリタ・パードッターナアサナⅡ(35, 36)；パーダーングシュタアサナ(44)；パーダハスタアサナ(46)；ウッターナアサナ(48)；パリガアサナ(39)；ウールドヴァ・プラサーリタ・パーダアサナ(276–79)；パリプールナ・ナーヴァアサナ(78)；アルダ・ナーヴァアサナ(79)；サーランバ・サルワーンガアサナⅠ(223)；ハラアサナ(244)；カルナピーダアサナ(246)；エーカ・パーダ・サルワーンガアサナ(250)；ジャタラ・パリヴァルタナアサナ(274, 275)；シャヴァアサナ(592)のポーズでウッジャイ・プラーナーヤーマ(204節：吸気後に息を止め、ゆっくり吐く)。

13週　これまで行なってきたアサナを繰り返し、毎日の実践の中でしっかりしたものとする。期間中に習得するのがむずかしい場合は、さらに数週間の時間をかけてもよい。

14〜15週　サーランバ・シールシャアサナⅠ(184)；ウッティタ(4, 5)およびパリヴリッタ・トゥリコーナアサナ(6, 7)；ウッティタ・パールシュヴァコーナアサナ(8, 9)；パリヴリッタ・パールシュヴァコーナアサナ(10, 11)；ヴィーラバドラアサナⅠ(14)とⅡ(15)；ヴィーラバドラアサナⅢ(17)；アルダ・チャンドラアサナ(19)；パールシュヴォッターナアサナ(26)；プラサーリタ・パードッターナアサナⅠ(33, 34)；プラサーリタ・パードッターナアサナⅡ(35, 36)；パーダーングシュタアサナ(44)；パーダハスタアサナ(46)；ウッターナアサナ(48)；パリガアサナ(39)；シャラバアサナ(60)もしくはマカラアサナ(62)；ダヌラアサナ(63)；ブジャンガアサナⅠ(73)；ウールドヴァ・プラサーリタ・パーダアサナ(276–79)；パリプールナ・ナーヴァアサナ(78)；アルダ・ナーヴァアサナ(79)；サーランバ・サルワーンガアサナⅠ(223)；ハラアサナ(244)；カルナピーダアサナ(246)；スプタ・コーナアサナ(247)；パールシュヴァ・ハラアサナ(249)；エーカ・パーダ・サルワーンガアサナ(250)；ジャタラ・パリヴァルタナアサナ(274, 275)；マハー・ムドラー(125)；ジャーヌ・シールシャアサナ(127)；ダンダアサナ(77)；パスチモッターナアサナ(160)；シャヴァアサナ(592)のポーズでウッジャイ・プラーナーヤーマ(204節：吸気後に息を止め、ゆっくり吐く)。

16〜17週　**【※アサナの順序が変わっていることに注意】**サーランバ・シールシャアサナⅠ(184)；ウッティタ(4, 5)およびパリヴリッタ・トゥリコーナアサナ(6, 7)；ウッティタ(8, 9)およびパリヴリッタ・パールシュヴァコーナアサナ(10, 11)；ヴィーラバドラアサナⅠ(14)とⅡ(15)とⅢ(17)；アルダ・チャンドラアサナ(19)；パールシュヴォッターナアサナ(26)；プラサーリタ・パードッターナアサナⅠ(33, 34)とⅡ(35, 36)；パーダーングシュタアサナ(44)；パーダハスタアサナ(46)；ウッターナアサナ(48)；ウールドヴァ・プラサーリタ・エーカパーダアサナ(49)；ウトゥカタアサナ(42)；パリガアサナ(39)；ウシュトラアサナ(41)；シャラバアサナ(60)もしくはマカラアサナ(62)；ダヌラアサナ(63)；チャトゥランガ・ダンダアサナ(67)；ブジャンガアサナⅠ(73)；ウールドヴァ・ムカ・シュヴァーナアサナ(74)；アドー・ムカ・シュヴァーナアサナ(75)；ヴィーラアサナ(86)；サーランバ・サルワーンガアサナⅠ(223)；ハラアサナ(244)；カルナピーダアサナ(246)；スプタ・コーナアサナ(247)；パールシュヴァ・ハラアサナ(249)；エーカ・パーダ・サルワーンガアサナ(250)；パールシュヴァイカ・パーダ・サルワーンガアサナ(251)；ジャタラ・パリヴァルタナアサナ(274, 275)；ウールドヴァ・プラサーリタ・パーダアサナ(276–79)；パリプールナ・ナーヴァアサナ(78)；アルダ・ナーヴァアサナ(79)；マハー・ムドラー(125)；ジャーヌ・シールシャアサナ(127)；パスチモッターナアサナ(160)；プールヴォッターナアサナ(171)；シャヴァアサナ(592)；シッダアサナ(84)；シッダアサナのポーズでウッジャイ・プラーナーヤーマ(204節：息を吸ったあとに止めない)。

18週　これまで行なってきたアサナを繰り返す。スタンディングポーズ（立位）は、それが十分にできるようになっていれば、1日おき、もしくは週に2度行なうだけでもよい。

19～21週　サーランバ・シールシャアサナⅠ(184)；パールシュヴァ・シールシャアサナ(202, 203)；エーカ・パーダ・シールシャアサナⅡ(208, 209)；サーランバ・サルワーンガアサナⅠ(223)；サーランバ・サルワーンガアサナⅡ(235)；ニラーランバ・サルワーンガアサナⅠ(236)；ニラーランバ・サルワーンガアサナⅡ(237)；ハラアサナ(244)；カルナピーダアサナ(246)；スプタ・コーナアサナ(247)；パールシュヴァ・ハラアサナ(249)；エーカ・パーダ・サルワーンガアサナ(250)；パールシュヴァイカ・パーダ・サルワーンガアサナ(251)；ウールドヴァ・プラサーリタ・パーダアサナ(276–79)；ジャタラ・パリヴァルタナアサナ(275)；チャクラアサナ(280–83)；パリプールナ・ナーヴァアサナ(78)；アルダ・ナーヴァアサナ(79)；ウトゥカタアサナ(42)；ウシュトラアサナ(41)；ヴィーラアサナ(89)；シャラバアサナ(60)；ダヌラアサナ(63)；チャトゥランガ・ダンダアサナ(67)；ブジャンガアサナⅠ(73)；ウールドヴァ・ムカ・シュヴァーナアサナ(74)；アドー・ムカ・シュヴァーナアサナ(75)；マハー・ムドラー(125)；ジャーヌ・シールシャアサナ(127)；トゥリアンガ・ムカイカパーダ・パスチモッターナアサナ(139)；アルダ・バッダ・パドマ・パスチモッターナアサナ(135)；マリーチアサナⅠ(144)とⅡ(146, 147)；ウバヤ・パーダーングシュタアサナ(167)；ウールドヴァ・ムカ・パスチモッターナアサナⅠ(168)；パスチモッターナアサナ(160)；プールヴォッターナアサナ(171)；バラドヴァージャアサナⅠ(297, 298)とⅡ(299, 300)；マーラアサナⅡ(322)；バッダ・コーナアサナ(102)；シャヴァアサナ(592)；シッダアサナ(84)のポーズでウッジャイ・プラーナーヤーマ(204節：クンバカなし、つまり息を止めない)。

22～25週　19週～21週のメニューに従いチャクラアサナ(280–83)までを行なう。そのあとは、シャラバアサナ(60)；ダヌラアサナ(63)；チャトゥランガ・

ダンダアサナ(67)；ブジャンガアサナⅠ(73)；ウールドヴァ・ムカ・シュヴァーナアサナ(74)；アド－・ムカ・シュヴァーナアサナ(75)；ジャーヌ・シールシャアサナ(127)；アルダ・バッダ・パドマ・パスチモッターナアサナ(135)；トゥリアンガ・ムカイカパーダ・パスチモッターナアサナ(139)；マリーチアサナⅠ(144)とⅡ(146, 147)；パスチモッターナアサナ(160)；ウバヤ・パーダーングシュタアサナ(167)；ウールドヴァ・ムカ・パスチモッターナアサナⅠ(168)；ロラアサナ(83)；ゴームカアサナ(80)；シンハアサナⅠ(109)；パドマアサナ(104)；パルヴァタアサナ(107)；トーラアサナ(108)；ヴィーラアサナ(89)；スプタ・ヴィーラアサナ(96)；パリヤンカアサナ(97)；ウシュトラアサナ(41)；ウトゥカタアサナ(42)；ウッターナアサナ(48)；バラドヴァージャアサナⅠ(297, 298)とⅡ(299, 300)；マリーチアサナⅢ(303, 304)；アルダ・マツィエンドラアサナⅠ(311, 312)；マーラアサナⅡ(322)；バッダ・コーナアサナ(102)；シャヴァアサナ(592)；シッダアサナ(84)のポーズでウッジャイ・プラーナーヤーマ(204節：息を止めない)。

26～30週　サーランバ・シールシャアサナⅠ(184)；パールシュヴァ・シールシャアサナ(202, 203)；エーカ・パーダ・シールシャアサナⅡ(208, 209)；ウールドヴァ・パドマアサナ(211)；ピンダアサナ(218)；サーランバ・サルワーンガアサナⅠ(223)とⅡ(235)；ニラーランバ・サルワーンガアサナⅠ(236)とⅡ(237)；ハラアサナ(244)；カルナピーダアサナ(246)；スプタ・コーナアサナ(247)；パールシュヴァ・ハラアサナ(249)；エーカ・パーダ・サルワーンガアサナ(250)；パールシュヴァイカ・パーダ・サルワーンガアサナ(251)；ウールドヴァ・パドマアサナ(261)；ピンダアサナ(269)；ジャタラ・パリヴァルタナアサナ(275)；パリプールナ・ナーヴァアサナ(78)；アルダ・ナーヴァアサナ(79)；ジャーヌ・シールシャアサナ(127)；アルダ・バッダ・パドマ・パスチモッターナアサナ(135)；トゥリアンガ・ムカイカパーダ・パスチモッターナアサナ(139)；マリーチアサナⅠ(144)；パスチモッターナアサナ(160)；ウールドヴァ・ムカ・パスチモッターナアサナⅠ(168)；ゴームカアサナ(80)；ロラアサナ(83)；シンハアサナⅠ(109)；パドマアサナ(104)；パルヴァタアサナ(107)；トーラアサナ(108)；マツヤアサナ(113)；ヴィーラアサナ(89)；スプタ・ヴィーラアサナ(96)；パリヤンカアサナ(97)；マリーチアサナⅢ(303, 304)；アルダ・マツィエンドラアサナⅠ(311, 312)；バッダ・コーナアサナ(102)；アドー・ムカ・シュヴァーナアサナ(75)；ウールドヴァ・ムカ・シュヴァーナアサナ(74)；チャトゥランガ・ダンダアサナ(67)；シャラバアサナ(60)；ダヌラアサナ(63)；ウシュトラアサナ(41)；ウトゥカタアサナ(42)；ウッターナアサナ(48)；ガルダアサナ(56)；シャヴァアサナ(592)；シッダアサナ(84)、ヴィーラアサナ(89)、パドマアサナ(104)のいずれかのポーズで、アンタラ・クンバカ（息を吸ったあとに止める動作）を伴うウッジャイ・プラーナーヤーマ(204節)。

【※立位のポーズが中心になっているときは、シールシャアサナとサルワーンガアサナのさまざまな変形ポーズを割愛し、休息すること。パドマアサナをまだ習得していない場合は、数週間アサナを続け、習得できるように努めること。負担にならないのであれば、このコースにもう少しアサナを付け加えることもできる。】

コース１を気に入った人のために次の３日間のコースを紹介する。この短いコースは、身体に有益で、心に調和をもたらすものである。

１日目　サーランバ・シールシャアサナⅠ(184)を10分間；サーランバ・サルワーンガアサナⅠ(223)を10分間；ハラアサナ(244)を５分間；ジャタラ・パリヴァルタナアサナ(275)を左右30秒ずつ；パリプールナ・ナーヴァアサナ(78)を１分間；アルダ・ナーヴァアサナ(79)を20〜30秒間；パスチモッターナアサナ(160)を３〜５分間；マリーチアサナⅢ(303, 304)を左右30秒ずつ、アルダ・マツィエンドラアサナⅠ(311, 312)を左右30秒ずつ。もしこの２つのうちどちらかが難しい場合は、バラドヴァージャアサナⅠ(297, 298)とⅡ(299, 300)；パルヴァタアサナ(107)を１分間；マツヤアサナ(113)を20〜30秒間；シャラバアサナ(60)を20〜30秒間；ダヌラアサナ(63)を30秒間；ウールドヴァ・ムカ・シュヴァーナアサナ(74)を20〜30秒間；アドー・ムカ・シュヴァーナアサナ(75)を１分間；ウッターナアサナ(48)を１〜２分間；シャヴァアサナ(592)を５分間行ない、パドマアサナ(104)もしくはヴィーラアサナ(89)もしくはシッダアサナ(84)のポーズでナーディ・ショーダナ・プラーナーヤーマ(206節：息を吸ったあとで止める)を10分間、ウッディーヤーナ・バンダ(202節)を６回、そして再びシャヴァアサナ(592)。

２日目　サーランバ・シールシャアサナⅠ(184)を10分間；パールシュヴァ・シールシャアサナ(202, 203)を左右20秒ずつ；エーカ・パーダ・シールシャアサナⅡ(208, 209)を左右10〜15秒ずつ；ウールドヴァ・パドマアサナ(211)を20秒間；ピンダアサナ(218)を30秒間（連続して行なう）；サーランバ・サルワーンガアサナⅠ(223)を８〜10分間；サーランバ・サルワーンガアサナⅡ(235)を30秒間；ニラーランバ・サルワーンガアサナⅠ(236)とⅡ(237)を各30秒間；ハラアサナ(244)を５分間；カルナピーダアサナ(246)を30秒間；スプタ・コーナアサナ(247)を20秒間；パールシュヴァ・ハラアサナ(249)を左右20秒ずつ；エーカ・パーダ・サルワーンガアサナ(250)を左右15秒ずつ；パールシュヴァイカ・パーダ・サルワーンガアサナ(251)を左右15秒ずつ；ウールドヴァ・パドマアサナ(261)を20秒間；ピンダアサナ(269)を20秒間（連続して行なう)；ジャタラ・パリヴァルタナアサナ(275)を左右に15秒ずつ；ウールドヴァ・プラサーリタ・パーダアサナ(276–79)を各ポーズ15秒ずつ；マハー・ムドラー(125)を左右20〜30秒ずつ；ジャーヌ・シールシャアサナ(127)、アルダ・バッダ・パドマ・パスチモッターナアサナ(135)、トゥリアンガ・ムカイカパーダ・パスチモッターナアサナ(139)、マリーチアサナⅠ(144)とⅡ(146, 147)をそれぞれ左右20秒ずつ；パスチモッターナアサナ(160)を３分間；ウールドヴァ・ムカ・パスチモッターナアサナⅠ(168)を１分間；マリーチアサナⅢ(303, 304)を左右30秒ずつ；アルダ・マツィエンドラアサナⅠ(311, 312)を左右30秒ずつ；バッダ・コーナアサナ(102)を１分間；ウッターナアサナ(48)を２分間；シャヴァアサナ(592)を５分間；自分が落ち着ける座位のアサナでウッジャイ・プラーナーヤーマ(204節)もしくはナーディ・ショーダナ・プラーナーヤーマ(206節)を８分間行ない、最後にシャヴァアサナ(592)を行なう。

３日目　サーランバ・シールシャアサナⅠ(184)を10分間；ウッティタ・トゥリコーナアサナ(4, 5)を左右30秒ずつ；パリヴリッタ・トゥリコーナアサナ(6, 7)を左右30秒ずつ；ウッティタ(8, 9)およびパリヴリッタ・パールシュヴァコーナアサナ(10, 11)をそれぞれ左右20秒ずつ；ヴィーラバドラアサナⅠ(14)とⅡ(15)とⅢ(17)をそれぞれ左右15秒ずつ；アルダ・チャンドラアサナ(19)を左右20秒ずつ；パールシュヴォッターナアサナ(26)を左右30秒ずつ；プラサーリタ・パードッターナアサナⅠ(33, 34)とパーダーングシュタアサナ(44)を30秒間；パーダハスタアサナ(46)を30秒間；ウッターナアサナ(48)を１分間；ウールドヴァ・プラサーリタ・エーカパーダアサナ(49)を左右15秒ずつ；ガルダアサナ(56)を左右10秒ずつ；ウトゥカタアサナ(42)を15秒間；パリガアサナ(39)を左右15秒ずつ；ウシュトラアサナ(41)を20秒間；ブジャンガアサナⅠ(73)を20〜30秒間；ヴィーラアサナ(89)、スプタ・ヴィーラアサナ(96)、パリヤンカアサナ(97)をそれぞれ30〜40秒間；パドマアサナ(104)、パルヴァタアサナ(107)、トーラアサナ(108)、マツヤアサナ(113)をそれぞれ30秒ずつ；ゴームカアサナ(80)を左右15秒ずつ；ロラアサナ(83)を15秒間；シンハアサナⅠ(109)を20秒間；パスチモッターナアサナ(160)を３〜５分間；ウッジャイ・プラーナーヤーマ(204節)もしくはナーディ・ショーダナ・プラーナーヤーマ(206節)を、クンバカ(止息)を入れないで10分間；シャヴァアサナ(592)を５分間。

毎週日曜日に休息、もしくは、サーランバ・シールシャアサナⅠ(184)を10分間；サーランバ・サルワーンガアサナⅠ(223)を10分間；ハラアサナ(244)を

５分間；パスチモッターナアサナ(160)を５分間、ナーディ・ショーダナ・プラーナーヤーマ(206節)（息を吸ったあとで止める）を15分間、シャヴァアサナ(592)を５分間だけを行なった場合、その翌日には同じ順序で繰り返してもよい。

アサナの数が多かったり、１回にかける時間が長いと感じたときは、自分の能力や時間の有無にあわせて調節してもよい。プラーナーヤーマのあとには必ずシャヴァアサナ(592)を行なうこと。

アンタラ・クンバカ（息を吸ったあとに止める動作）を行なうのは、緊張することなく深く息を吸い、吐くことができるようになってからにすること。

アサナとプラーナーヤーマは、負担や疲労が生じるので、同時に行なってはならない。

プラーナーヤーマの直後にアサナを行なってはならない。朝にプラーナーヤーマを行なったのならば、夕方にはアサナを行なってもよい。反対に、アサナを行なったあとにまだ疲れていなければ、30分ほど時間をおいたのちにプラーナーヤーマを行なうことができる。

太陽礼拝（スーリヤナマスカール）を行ないたい者、腕や胸部を発達させたい者は、以下の順序でアサナを行なう。はじめは６回繰り返し、次第に回数を増やしてもよい。

アサナ	呼吸法
１．ターダアサナ(1)	息を吸う
２．ウッターナアサナ(47, 48)	息を吐く、息を吸う
３．チャトゥランガ・ダンダアサナ(66, 67)	息を吐く
４．ウールドヴァ・ムカ・シュヴァーナアサナ(74)	息を吸う
５．チャトゥランガ・ダンダアサナ(67)	息を吐く、息を吸う
６．アドー・ムカ・シュヴァーナアサナ(75)	息を吐く
７．ウッターナアサナ(47, 48)	息を吸う
８．ターダアサナ(1)	息を吐く

コース１の重要なアサナ　ウッティタ・トゥリコーナアサナ(4, 5)；パリヴリッタ・トゥリコーナアサナ(6, 7)；ウッティタ・パールシュヴァコーナアサナ(8, 9)；パリヴリッタ・パールシュヴァコーナアサナ(10, 11)；ヴィーラバドラアサナⅠ(14)とⅢ(17)；アルダ・チャンドラアサナ(19)；パールシュヴォッターナアサナ(26)；プラサーリタ・パードッターナアサナⅠ(33, 34)；ウシュトラアサナ(41)；ウッターナアサナ(48)；シャラバアサナ(60)；ダヌラアサナ(63)；アドー・ムカ・シュヴァーナアサナ(75)；パリプールナ・ナーヴァアサナ(78)；

アルダ・ナーヴァアサナ(79)；シッダアサナ(84)；ヴィーラアサナ(89)；バッダ・コーナアサナ(102)；パドマアサナ(104)；マツヤアサナ(113)；ジャーヌ・シールシャアサナ(127)；パスチモッターナアサナ(160)；サーランバ・シールシャアサナⅠ(184)；サーランバ・サルワーンガアサナⅠ(223)；ハラアサナ(244)；マリーチアサナⅢ(303, 304)；アルダ・マツィエンドラアサナⅠ(311, 312)；シャヴァアサナ(592)。

これらのアサナを修得すれば、このコースで出てくる他のアサナも、ずっと練習しなくてもできるようになる。

コース2

31〜35週　サーランバ・シールシャアサナⅠ(184)；ウールドヴァ・ダンダアサナ(188)；パールシュヴァ・シールシャアサナ(202, 203)；パリヴリッタイカ・パーダ・シールシャアサナ(206, 207)；エーカ・パーダ・シールシャアサナⅡ(208, 209)；パールシュヴァイカ・パーダ・シールシャアサナ(210)；ウールドヴァ・パドマアサナ(211)；パールシュヴァ・ウールドヴァ・パドマアサナ(215, 216)；ピンダアサナ(218)；サーランバ・サルワーンガアサナⅠ(223)とⅡ(235)；ニラーランバ・サルワーンガアサナⅠ(236)とⅡ(237)；ハラアサナ(244)；カルナピーダアサナ(246)；スプタ・コーナアサナ(247)；パールシュヴァ・ハラアサナ(249)；エーカ・パーダ・サルワーンガアサナ(250)；パールシュヴァイカ・パーダ・サルワーンガアサナ(251)；ウールドヴァ・パドマアサナ(261)；ピンダアサナ(269)；パールシュヴァ・ピンダアサナ(270, 271)；セツ・バンダ・サルワーンガアサナ(259)；エーカ・パーダ・セツ・バンダ・サルワーンガアサナ(260)；ジャタラ・パリヴァルタナアサナ(275)；スプタ・パーダーングシュタアサナ(285–87)；チャクラアサナ(280–83)；パリプールナ・ナーヴァアサナ(78)；アルダ・ナーヴァアサナ(79)；ウシュトラアサナ(41)；ヴィーラアサナ(89)；スプタ・ヴィーラアサナ(96)；パリヤンカアサナ(97)；ジャーヌ・シールシャアサナ(127)；アルダ・バッダ・パドマ・パスチモッターナアサナ(135)；トゥリアンガ・ムカイカパーダ・パスチモッターナアサナ(139)；クラウンチャアサナ(141, 142)；マリーチアサナⅠ(144)；パスチモッターナアサナ(160)；バッダ・パドマアサナ(118)；ヨガ・ムドラアサナ(120)；パルヴァタアサナ(107)；クックタアサナ(115)；ガルバ・ピンダアサナ(116)（パドマアサナとその変形ポーズは連続して行なうことができる）；ウパヴィシュタ・コーナアサナ(151)；アーカルナ・ダヌラアサナ(173, 175)；バッダ・コーナアサナ(102)；マリーチアサナIII(303, 304)；アルダ・マツィエンドラアサナI(311, 312)；シャラバアサナ(60)；ダヌラアサナ(63)；パールシュヴァ・ダヌラアサナ(64, 65)；ウッターナアサナ(48)；ナーディ・ショーダナ・プラーナーヤーマ(206節：息を吸ったあとに止めない)を10分間行ない、シャヴァアサナ(592)のポーズでウッジャイ・プラーナーヤーマ(204節)。

36〜40週　31〜35週と同様の順序で、スプタ・パーダーングシュタアサナ(285-87)まで、シールシャアサナとその変形ポーズと、サルワーンガアサナとその変形ポーズを行なう；ウッティタ(4, 5)およびパリヴリッタ・トゥリコーナアサナ(6, 7)；ウッティタ(8, 9)およびパリヴリッタ・パールシュヴァコーナアサナ(10, 11)；ヴィーラバドラアサナI(14)とIII(17)；アルダ・チャンドラアサナ(19)；パールシュヴォッターナアサナ(26)；パーダーングシュタアサナ(44)；パーダハスタアサナ(46)；ウッターナアサナ(48)；ウッティタ・ハスタ・パーダーングシュタアサナ(23)；アルダ・バッダ・パドモッターナアサナ(52)；ヴァーターヤナアサナ(58)；ジャーヌ・シールシャアサナ(127)；パリヴリッタ・ジャーヌ・シールシャアサナ(132)；アルダ・バッダ・パドマ・パスチモッターナアサナ(135)；クラウンチャアサナ(141, 142)；マリーチアサナI(144)；パスチモッターナアサナ(160)；ウールドヴァ・ムカ・パスチモッターナアサナI(168)；ウールドヴァ・ムカ・パスチモッターナアサナII(170)；バッダ・パドマアサナ(118)；ヨガ・ムドラアサナ(120)；クックタアサナ(115)；ガルバ・ピンダアサナ(116)；シンハアサナII(110)；マツヤアサナ(113)；バッダ・コーナアサナ(102)；ウパヴィシュタ・コーナアサナ(151)；アーカルナ・ダヌラアサナ(173, 175)；マリーチアサナIII(303, 304)；アルダ・マツィエンドラアサナI(311, 312)；ウッターナ・パーダアサナ(292)；シャラバアサナ(60)；ダヌラアサナ(63)；パールシュヴァ・ダヌラアサナ(64, 65)；ウールドヴァ・ダヌラアサナI(482)；シャヴァアサナ(592)；ナーディ・ショーダナ・プラーナーヤーマ(206節)を５分間；スーリヤ・ベダナ・プラーナーヤーマ(205節：息を吸ったあとで止める)を５分間；ウッディーヤーナ・バンダ(202節)を８回。

41〜44週　コース１で紹介しなかったアサナを重点的に行ない、すべてのポーズをしっかりとしたものにする。

45〜50週　サーランバ・シールシャアサナI(184)；サーランバ・シールシャアサナII(192)；サーランバ・シールシャアサナIII(194, 195)；バッダ・ハスタ・シールシャアサナ(198)；ムクタ・ハスタ・シールシャアサナ(200, 201)；パールシュヴァ・シールシャアサナ(202, 203)；パリヴリッタイカ・パーダ・シールシャアサナ(206, 207)；エーカ・パーダ・シールシャアサナⅡ(208, 209)；パールシュヴァイカ・パーダ・シールシャアサナ(210)；ウールドヴァ・パドマアサナ(211)；パールシュヴァ・ウールドヴァ・パドマアサナ(215, 216)；ピンダアサナ(218)；サーランバ・サルワーンガアサナⅠ(223)とⅡ(235)；ニラーランバ・サルワーンガアサナⅠ(236)とⅡ(237)；ハラアサナ(244)；カルナピーダアサナ(246)；スプタ・コーナアサナ(247)；パールシュヴァ・ハラアサナ(249)；エーカ・パーダ・サルワーンガアサナ(250)；パールシュヴァイカ・パーダ・サルワーンガアサナ(251)；パールシュヴァ・サルワーンガアサナ(254)；セツ・バンダ・サルワーンガアサナ(259)；エーカ・パーダ・セツ・バンダ・サルワーンガアサナ(260)；ウールドヴァ・パドマアサナ(261)；パールシュヴァ・ウールドヴァ・パドマアサナ(264, 265)；ピンダアサナ(269)；パールシュヴァ・ピンダアサナ(270, 271)；スプタ・パーダーングシュタアサナ(285-87)；アナンタアサナ(290)；パスチモッターナアサナ(160)；パリヴリッタ・パスチモッターナアサナ(165)；ジャーヌ・シールシャアサナ(127)；パリヴリッタ・ジャーヌ・シールシャアサナ(132)；クラウンチャアサナ(141, 142)；アーカルナ・ダヌラアサナ(173, 175)；バッダ・パドマアサナ(118)；ヨガ・ムドラアサナ(120)；クックタアサナ(115)；ガルバ・ピンダアサナ(116)；ゴーラクシャアサナ(117)；シンハアサナⅡ(110)；マツヤアサナ(113)；スプタ・ヴィーラアサナ(96)；ベーカアサナ(100)；バッダ・コーナアサナ(102)；アルダ・マツィエンドラアサナⅠ(311, 312)；マリーチアサナⅢ(303, 304)；マリーチアサナⅣ(305)；マーラアサナⅠ(321)；ウッターナ・パーダアサナ(292)；ウールドヴァ・ダヌラアサナⅠ(482)を6回行ない、シャヴァアサナ(592)。

【※シールシャアサナとその変形ポーズはすべて連続して行なうことができる。サーランバ・シールシャアサナⅠ(184)だけ5分間行ない、その他は左右10〜15秒ずつ。サーランバ・サルワーンガアサナⅠ(234)を5分間、ハラアサナ(244)を5分間、残りの変形ポーズは左右15秒ずつ。パスチモッターナアサナ(160)を3〜5分、残りの変形ポーズは15〜20秒間。】

ナーディ・ショーダナ・プラーナーヤーマ(206節)をアンタラ・クンバカ（息を吸ったあとに止める動作）をして10分間。バストリカー・プラーナーヤーマ(207節)を3分間、ウッディーヤーナ・バンダ(202節)を8回。

51〜54週　《コース1の重要なアサナ》を行ない、コース2のポーズを完全なものにしていく。早く習得できる場合もあれば、なかなかできないこともあるので、自分のペースで進めること。

55〜60週　シールシャアサナとその変形ポーズ(184-218)；サルワーンガアサナ

とその変形ポーズ(234-71、ただし267は除く)；ジャタラ・パリヴァルタナアサナ(275)；スプタ・パーダーングシュタアサナ(285-87)；アナンタアサナ(290)；ウールドヴァ・プラサーリタ・パーダアサナ(276-79)；パスチモッターナアサナ(160)；パリヴリッタ・パスチモッターナアサナ(165)；ウールドヴァ・ムカ・パスチモッターナアサナⅠ(168)；アーカルナ・ダヌラアサナ(173, 175)；ブジャピーダアサナ(348)；クールマアサナ(363, 364)；スプタ・クールマアサナ(368)；エーカ・パーダ・シールシャアサナⅠ(371)；パドマアサナとその変形ポーズ(104-20)とスプタ・ヴァジュラアサナ(124)；ベーカアサナ(100)；バッダ・コーナアサナ(102)；マリーチアサナⅢ(303, 304)；アルダ・マツィエンドラアサナⅠ(311, 312)；マーラアサナⅠ(321)；パーシャアサナ(328, 329)；ウッターナ・パーダアサナ(292)；セツ・バンダアサナ(296)；ウールドヴァ・ダヌラアサナⅡ(486)を12回；ウッターナアサナ(48)；シャヴァアサナ(592)；45〜50週と同様にプラーナーヤーマを行ない、シッダアサナ(84)、ヴィーラアサナ(89)、バッダ・コーナアサナ(103)、パドマアサナ(104)のいずれかのポーズで瞑想。

61〜65週　シールシャアサナとその変形ポーズ(184-218)。サーランバ・シールシャアサナⅡ(192)とⅢ(194, 195)、バッダ・ハスタ・シールシャアサナ(198)、ムクタ・ハスタ・シールシャアサナ(200, 201)については、それらを習得している場合は特別に行なう必要はないが、バランスを忘れてしまわないように時折は行なうこと。サルワーンガアサナとその変形ポーズ(234-71、ただし267は除く)；ジャタラ・パリヴァルタナアサナ(275)；スプタ・パーダーングシュタアサナ(285-87)；アナンタアサナ(290)；パスチモッターナアサナ(160)；パリヴリッタ・パスチモッターナアサナ(165)；アーカルナ・ダヌラアサナ(173, 175)；クールマアサナ(363, 364)；スプタ・クールマアサナ(368)；エーカ・パーダ・シールシャアサナⅠ(371)；スカンダアサナ(372)；ブジャピーダアサナ(348)；アシュターヴァクラアサナ(342, 343)；エーカ・ハスタ・ブジャアサナ(344)；ドゥイ・ハスタ・ブジャアサナ(345)；アドー・ムカ・ヴリクシャアサナ(359)（壁を使って）；パドマアサナとその変形ポーズ(104-24)；マリーチアサナⅢ(303, 304)；アルダ・マツィエンドラアサナⅠ(311, 312)；パーシャアサナ(328, 329)；ウッターナ・パーダアサナ(292)；セツ・バンダアサナ(296)；ウールドヴァ・ダヌラアサナⅡ(486)を12〜15回；ウッターナアサナ(48)；シャヴァアサナ(592)；45〜50週と同様にプラーナーヤーマを行ない、吸気、呼気、保息の時間をより長くする。そして、シッダアサナ(84)、ヴィーラアサナ(89)、バッダ・コーナアサナ(103)、パドマアサナ(104)のいずれかのポーズで瞑想。

66～70週　シールシャアサナとその変形ポーズ(184-218、ただし192, 194, 195, 198, 200, 201は除く)；アドー・ムカ・ヴリクシャアサナ(359)；マユーラアサナ(354)；パドマ・マユーラアサナ(355)；ナクラアサナ(68-71)；サルワーンガアサナとその変形ポーズ(234-71、ただし267は除く)；ジャタラ・パリヴァルタナアサナ(275)；スプタ・パーダーングシュタアサナ(285-87)；アナンタアサナ(290)；ウッターナ・パーダアサナ(292)；セツ・バンダアサナ(296)；ウールドヴァ・ダヌラアサナⅡ(486)；アドー・ムカ・ヴリクシャアサナ(359)から後屈してターダアサナ(1)のポーズに戻る一連の動きを12回；マリーチアサナⅢ(303, 304)；アルダ・マツィエンドラアサナⅠ(311, 312)；パーシャアサナ(328, 329)；ブジャピーダアサナ(348)；アシュターヴァクラアサナ(342, 343)；バカアサナ(406)；パスチモッターナアサナ(160)；パリヴリッタ・パスチモッターナアサナ(165)；ウパヴィシュタ・コーナアサナ(151)；アーカルナ・ダヌラアサナ(173, 175)；パドマアサナとその変形ポーズ(104-24)；クールマアサナ(363, 364)；スプタ・クールマアサナ(368)；エーカ・パーダ・シールシャアサナⅠ(371)；スカンダアサナ(372)；バッダ・コーナアサナ(102)；ベーカアサナ(100)；スプタ・ヴィーラアサナ(96)；シャヴァアサナ(592)。

71～73週　66～70週と同様のアサナを行なう。ただしウールドヴァ・ダヌラアサナⅡ(486)にはエーカ・パーダ・ウールドヴァ・ダヌラアサナ(501, 502)を付け加え、次のアドー・ムカ・ヴリクシャアサナ(359)、ターダアサナ(1)は省略する。そのあと45～50週と同様にプラーナーヤーマ、ウッディーヤーナ・バンダ(202節)とナウリ(203節)を各6～8回行ない、瞑想をする。

74～78週　コース1とコース2のアサナをすべて繰り返す。

コース2の重要なアサナ　ウッティタ・ハスタ・パーダーングシュタアサナ(23)；ヴァーターヤナアサナ(58)；ナクラアサナ(68-71)；ベーカアサナ(100)；シンハアサナⅡ(110)；ガルバ・ピンダアサナ(116)；ヨガ・ムドラアサナ(120)；スプタ・ヴァジュラアサナ(124)；パリヴリッタ・ジャーヌ・シールシャアサナ(132)；クラウンチャアサナ(141, 142)；ウパヴィシュタ・コーナアサナ(151)；パリヴリッタ・パスチモッターナアサナ(165)；アーカルナ・ダヌラアサナ(173, 175)；ウールドヴァ・ダンダアサナ(188)；シールシャアサナとその変形ポーズ、サルワーンガアサナとその変形ポーズ；スプタ・パーダーングシュタアサナ(285-87)；アナンタアサナ(290)；セツ・バンダアサナ(296)；パーシャアサナ(328, 329)；アシュターヴァクラアサナ(342, 343)；ブジャピーダアサナ(348)；マユーラアサナ(354)；アドー・ムカ・ヴリクシャアサナ(359)；クールマアサナ(363, 364)；スプタ・クールマアサナ(368)；エーカ・パーダ・シールシャアサナⅠ(371)；スカンダアサナ(372)；バカアサナ(406)；ウールドヴァ・ダヌラアサナⅡ(486)。

コース1とコース2のアサナを併せて行ないたい場合は、次の1週間コースを試すとよい。

1日目　シールシャアサナとその変形ポーズ(184–218、ただし192, 194, 195, 198, 200, 201は除く)；サルワーンガアサナとその変形ポーズ(234–71、ただし267は除く)；スプタ・パーダーングシュタアサナ(285–87)；アナンタアサナ(290)；パスチモッターナアサナ(160)；ウッティタ(4, 5)およびパリヴリッタ・トゥリコーナアサナ(6, 7)；ウッティタ(8, 9)およびパリヴリッタ・パールシュヴァコーナアサナ(10, 11)；ヴィーラバドラアサナⅠ(14)とⅡ(15)とⅢ(17)；アルダ・チャンドラアサナ(19)；ウッティタ・ハスタ・パーダーングシュタアサナ(23)；パールシュヴォッターナアサナ(26)；プラサーリタ・パードッターナアサナⅠ(33, 34)とⅡ(35, 36)；アルダ・バッダ・パドモッターナアサナ(52)；パーダーングシュタアサナ(44)；パーダハスタアサナ(46)；ウッターナアサナ(48)；マリーチアサナⅡ(146, 147)とⅢ(303, 304)とⅣ(305)；アルダ・マツィエンドラアサナⅠ(311, 312)；マーラアサナⅠ(321)とⅡ(322)；パーシャアサナ(328, 329)；ウールドヴァ・ダヌラアサナⅡ(486)を12回；シャヴァアサナ(592)。ナーディ・ショーダナ・プラーナーヤーマ(206節)を15分間、瞑想を5分間。

2日目　シールシャアサナとその変形ポーズ(184–218)；アドー・ムカ・ヴリクシャアサナ(359)；マユーラアサナ(354)；パドマ・マユーラアサナ(355)；ナクラアサナ(68–71)；シャラバアサナ(60)もしくはマカラアサナ(62)；ダヌラアサナ(63)；パールシュヴァ・ダヌラアサナ(64, 65)；チャトゥランガ・ダンダアサナ(67)；ブジャンガアサナⅠ(73)；ウールドヴァ・ムカ・シュヴァーナアサナ(74)；アドー・ムカ・シュヴァーナアサナ(75)；サルワーンガアサナとその変形ポーズ(234–71、ただし267は除く)；ジャタラ・パリヴァルタナアサナ(275)；スプタ・パーダーングシュタアサナ(285–87)；ウールドヴァ・プラサーリタ・パーダアサナ(276–79)；チャクラアサナ(280–83)；パリプールナ・ナーヴァアサナ(78)；アルダ・ナーヴァアサナ(79)；ウトゥカタアサナ(42)；ウシュトラアサナ(41)；パリガアサナ(39)；ガルダアサナ(56)；ヴァーターヤナアサナ(58)；マリーチアサナⅢ(303, 304)；アルダ・マツィエンドラアサナⅠ(311, 312)；パーシャアサナ(328, 329)；パスチモッターナアサナ(160)；クールマアサナ(363, 364)とスプタ・クールマアサナ(368)；エーカ・パーダ・シールシャアサナⅠ

(371)とスカンダアサナ(372)；ウールドヴァ・ダヌラアサナII(486)を15回行ない、シャヴァアサナ(592)；ウッディーヤーナ・バンダ(202節)とナウリ(203節)を各8回ずつ。ウッジャイ・プラーナーヤーマ(204節：吸気後に息を止め、ゆっくり吐く)を10分間、瞑想を5分間。

3日目　サーランバ・シールシャアサナI(184)を10分間；サーランバ・サルワーンガアサナI(234)を10分間；ハラアサナ(244)を5分間；スプタ・パーダーングシュタアサナ(285-87)；ウールドヴァ・プラサーリタ・パーダアサナ(276-79)；パリプールナ・ナーヴァアサナ(78)；アルダ・ナーヴァアサナ(79)；ジャーヌ・シールシャアサナ(127)；パリヴリッタ・ジャーヌ・シールシャアサナ(132)；アルダ・バッダ・パドマ・パスチモッターナアサナ(135)；トゥリアンガ・ムカイカパーダ・パスチモッターナアサナ(139)；クラウンチャアサナ(141, 142)；マリーチアサナI(144)；パスチモッターナアサナ(160)；ウールドヴァ・ムカ・パスチモッターナアサナI(168)とII(170)；パリヴリッタ・パスチモッターナアサナ(165)；アーカルナ・ダヌラアサナ(173, 175)；クールマアサナ(363, 364)とスプタ・クールマアサナ(368)；エーカ・パーダ・シールシャアサナI(371)とスカンダアサナ(372)；ウールドヴァ・ダヌラアサナII(486)を15回、エーカ・パーダ・ウールドヴァ・ダヌラアサナ(501, 502)を1回；ウッターナアサナ(48)とシャヴァアサナ(592)；スーリヤ・ベダナ・プラーナーヤーマ(205節)を10分間；ウッジャイ・プラーナーヤーマ(204節)を5分間；バストリカー・プラーナーヤーマ(207節)を3分間、瞑想を5分間。

4日目　シールシャアサナとその変形ポーズ(184-218、ただし192, 194, 195, 198, 200, 201は除く)；サルワーンガアサナとその変形ポーズ(234-71、ただし267は除く)；ジャタラ・パリヴァルタナアサナ(275)；スプタ・パーダーングシュタアサナ(285-87)；パスチモッターナアサナ(160)を5分間；パドマアサナとその変形ポーズ(104-24)；ヴィーラアサナ(89)；スプタ・ヴィーラアサナ(96)；パリヤンカアサナ(97)；ウパヴィシュタ・コーナアサナ(151)；バッダ・コーナアサナ(102)；クールマアサナ(363, 364)をそれぞれ1分間；スプタ・クールマアサナ(368)を3分間；エーカ・パーダ・シールシャアサナI(371)を左右1分ずつ；スカンダアサナ(372)を左右30秒ずつ；マリーチアサナIII(303, 304)；アルダ・マツィエンドラアサナI(311, 312)；パーシャアサナ(328, 329)；ウッターナ・パーダアサナ(292)；セツ・バンダアサナ(296)；ウールドヴァ・ダヌラアサナII(486)を各回20秒停止して12回；シャヴァアサナ(592)；ナーディ・ショーダナ・プラーナーヤーマ(206節：息を吸ったあとで止める)を15分間、前述したいずれかのアサナで、可能な時間だけ瞑想。

5日目　シールシャアサナとその変形ポーズ(184-218)；サルワーンガアサナとその変形ポーズ(234-71、ただし267を除く)；スプタ・パーダーングシュタアサナ(285-87)；パスチモッターナアサナ(160)；パリヴリッタ・パスチモッターナアサナ(165)；クールマアサナ(363, 364)；スプタ・クールマアサナ(368)；ブジャピーダアサナ(348)；アシュターヴァクラアサナ(342, 343)；マユーラアサナ(354)とパドマ・マユーラアサナ(355)；ウールドヴァ・ムカ・シュヴァーナアサナ(74)；バカアサナ(406)；ロラアサナ(83)；アドー・ムカ・ヴリクシャアサナ(359)；アドー・ムカ・シュヴァーナアサナ(75)；チャトゥランガ・ダンダアサナ(67)；ナクラアサナ(68-71)；ウールドヴァ・ダヌラアサナII(486)を15〜20回；シャヴァアサナ(592)；３日目と同様にプラーナーヤーマと瞑想を行なう。

6日目　サーランバ・シールシャアサナI(184)を15分間；ウールドヴァ・ダンダアサナ(188)を１分間；サーランバ・サルワーンガアサナI(234)を10分間；ハラアサナ(244)を５分間；パスチモッターナアサナ(160)を５分間；ウールドヴァ・ムカ・パスチモッターナアサナI(168)を１分間；パリプールナ・ナーヴァアサナ(78)を１分間；アルダ・ナーヴァアサナ(79)を30秒間；スプタ・ヴィーラアサナ(96)を３〜５分間；クラウンチャアサナ(141, 142)を左右20秒ずつ；クールマアサナ(363, 364)とスプタ・クールマアサナ(368)をそれぞれ１分ずつ；アルダ・マツィエンドラアサナI(311, 312)を左右30秒ずつ；パーシャアサナ(328, 329)；を左右１分ずつ；アドー・ムカ・ヴリクシャアサナ(359)を１分間；マユーラアサナ(354)を１分間；ウールドヴァ・ダヌラアサナII(486)を各回20〜30秒停止して６回；シャヴァアサナ(592)を10〜15分間。
【※時間が示されていない場合は、各々の能力に合わせて自由に決めてよい。】

7日目　休んでもよいし、プラーナーヤーマ（どれでもよい）を行なってもよい。ウッディーヤーナ・バンダ(202節)とナウリ(203節)をそれぞれ８回ずつ。

コース３

　このコースは、さらなる努力を続けたい、十分な熱意をもってヨガを探究したいと願っている者のためのものである。

79〜84週　シールシャアサナとその変形ポーズ(184-218、ただし192, 194, 195, 198, 200, 201は除く)；サルワーンガアサナとその変形ポーズ(234-71、ただし

267は除く)；パスチモッターナアサナ(160)；クールマアサナ(363, 364)とスプタ・クールマアサナ(368)；エーカ・パーダ・シールシャアサナⅠ(371)；スカンダアサナ(372)；バイラヴァアサナ(375)；ヨガニドラアサナ(391)；ブジャピーダアサナ(348)；バカアサナ(406)；アシュターヴァクラアサナ(342, 343)；アドー・ムカ・ヴリクシャアサナ(359)；ピーンチャ・マユーラアサナ(357)；マユーラアサナ(354)；マリーチアサナⅢ(303, 304)；アルダ・マツィエンドラアサナⅠ(311, 312)；パーシャアサナ(328, 329)；アルダ・マツィエンドラアサナⅡ(330, 331)；セツ・バンダアサナ(296)；ウールドヴァ・ダヌラアサナⅡ(486)を８回；ドゥイ・パーダ・ヴィパリータ・ダンダアサナ(516)；エーカ・パーダ・ウールドヴァ・ダヌラアサナ(501, 502)；ウッターナアサナ(48)；シャヴァアサナ(592)。ナーディ・ショーダナ・プラーナーヤーマ(206節)を10分間、シッダアサナ(84)、ヴィーラアサナ(89)、バッダ・コーナアサナ(102)、パドマアサナ(104)のいずれかのポーズで瞑想を５分間。

85〜90週　シールシャアサナとその変形ポーズ(184-218)；サルワーンガアサナとその変形ポーズ(234-71、ただし267は除く)；ジャタラ・パリヴァルタナアサナ(275)；ウールドヴァ・プラサーリタ・パーダアサナ(276-79)；スプタ・パーダーングシュタアサナ(285-87)；アナンタアサナ(290)；ジャーヌ・シールシャアサナ(127)；パリヴリッタ・ジャーヌ・シールシャアサナ(132)；アルダ・バッダ・パドマ・パスチモッターナアサナ(135)；トゥリアンガ・ムカイカパーダ・パスチモッターナアサナ(139)；クラウンチャアサナ(141, 142)；マリーチアサナⅠ(144)；パスチモッターナアサナ(160)；パリヴリッタ・パスチモッターナアサナ(165)；ウパヴィシュタ・コーナアサナ(151)；バッダ・コーナアサナ(102)；バッダ・パドマアサナ(118)；ヨガ・ムドラアサナ(120)；クックタアサナ(115)；ガルバ・ピンダアサナ(116)；シンハアサナⅡ(110)；ゴーラクシャアサナ(117)；マツヤアサナ(113)もしくはスプタ・ヴァジュラアサナ(124)；ヴィーラアサナ(89)；スプタ・ヴィーラアサナ(96)；パリヤンカアサナ(97)；ベーカアサナ(100)；クールマアサナ(363, 364)とスプタ・クールマアサナ(368)；ヨガニドラアサナ(391)；エーカ・パーダ・シールシャアサナⅠ(371)；バイラヴァアサナ(375)；スカンダアサナ(372)；チャコーラアサナ(379, 380)；ブジャピーダアサナ(348)；バカアサナ(406)；ピーンチャ・マユーラアサナ(357)；アドー・ムカ・ヴリクシャアサナ(359)；マユーラアサナ(354)；アルダ・マツィエンドラアサナⅠ(311, 312)とⅡ(330, 331)；マーラアサナⅠ(321)とⅡ(322)；パーシャアサナ(328, 329)；ドゥイ・パーダ・ヴィパリータ・ダンダアサナ(516)；ウールドヴァ・ダヌラアサナⅡ(486)を８回行ない、シャヴァアサナ(592)。79〜84週と同様にプラーナーヤーマを行なう。

91〜94週　《コース１の重要なアサナ》、《コース２の重要なアサナ》、コース３でこれまで見てきたすべてのアサナを行なう。シールシャアサナとその変形ポーズ(184-218)、サルワーンガアサナとその変形ポーズ(234-71、ただし267は除く)も忘れずに行なうこと。

95〜100週　シールシャアサナとその変形ポーズ(184-218)；サルワーンガアサナとその変形ポーズ(234-71、ただし267は除く)；スプタ・パーダーングシュタアサナ(285-87)；パスチモッターナアサナ(160)；クールマアサナ(363, 364)とスプタ・クールマアサナ(368)；ヨガニドラアサナ(391)；エーカ・パーダ・シールシャアサナⅠ(371)；バイラヴァアサナ(375)；スカンダアサナ(372)；チャコーラアサナ(379, 380)；ピーンチャ・マユーラアサナ(357)；シャヤナアサナ(358)；マユーラアサナ(354)；ハンサアサナ(356)；ブジャピーダアサナ(348)；バカアサナ(406)；アドー・ムカ・ヴリクシャアサナ(359)；ヴァシシュタアサナ(398)；ヴィシュヴァーミトラアサナ(403)；ウールドヴァ・ダヌラアサナⅡ(486)を８回行なう。各回が終わるごとに両手・両足を伸ばし(487)、背中の緊張をとる；ドゥイ・パーダ・ヴィパリータ・ダンダアサナ(516)を１分間；カポタアサナ(507)；アルダ・マツィエンドラアサナⅠ(311, 312)とⅡ(330, 331)；パーシャアサナ(328, 329)；ウッターナアサナ(48)；シャヴァアサナ(592)。79〜84週と同様にプラーナーヤーマを行なう。

101〜108週　95〜100週と同様。ただしドゥイ・パーダ・ヴィパリータ・ダンダアサナ(516)はサーランバ・シールシャアサナⅠ(184)から始め、また戻ること。多くの者にとって、ドゥイ・パーダ・ヴィパリータ・ダンダアサナをこなすにはこの期間だけでは短すぎる。このアサナに集中して、他にかける時間を短くするとよい。

109〜125週　95〜100週と同様。ドゥイ・パーダ・ヴィパリータ・ダンダアサナ(516)は101〜108週と同様。ヴィパリータ・チャクラアサナ(488-99)を毎日15回ずつ、連続して行なう。このアサナはむずかしく、完全なものにするのには粘り強さが必要である。この期間でできるようにならない場合でも、落胆することなく、さらに数週間続けてみること。

126〜130週　シールシャアサナとその変形ポーズ(184-218)；ウールドヴァ・クックタアサナ(419)、サーランバ・シールシャアサナⅡ(192)からバカアサナ(410)、アドー・ムカ・ヴリクシャアサナ(359)、ピーンチャ・マユーラアサナ(357)、これらのアサナといっしょにウールドヴァ・ダヌラアサナⅡ(486)とヴィパリータ・チャクラアサナ(488–99)；ブジャピーダアサナ(348)；アシュターヴァクラアサナ(342, 343)；マユーラアサナ(354)；ハンサアサナ(356)；ヴァシシュタアサナ(398)；カシュヤパアサナ(399, 400)；ヴィシュヴァーミトラアサナ(403)；サルワーンガアサナとその変形ポーズ(234–71、ただし267は除く)；スプタ・パーダーングシュタアサナ(285–87)；パスチモッターナアサナ(160)；クールマアサナ(363, 364)；スプタ・クールマアサナ(368)；ヨガニドラアサナ(391)；エーカ・パーダ・シールシャアサナⅠ(371)；スカンダアサナ(372)；バイラヴァアサナ(375)；カーラ・バイラヴァアサナ(378)；チャコーラアサナ(379, 380)；サーランバ・シールシャアサナⅠ(184)からドゥイ・パーダ・ヴィパリータ・ダンダアサナ(516)；カポタアサナ(507)；ヴィパリータ・チャクラアサナ(488–99)を6回；アルダ・マツィエンドラアサナⅠ(311, 312)とⅡ(330, 331)；パーシャアサナ(328, 329)；ウッターナアサナ(48)；シャヴァアサナ(592)。79〜84週と同様にプラーナーヤーマを行ない瞑想。

131〜136週　コース1、コース2に戻る。ウールドヴァ・クックタアサナ(419)；ヨガニドラアサナ(391)；ヴィパリータ・チャクラアサナ(488–99)を15回；ドゥイ・パーダ・ヴィパリータ・ダンダアサナ(516)；カポタアサナ(507)。

【※ヴィパリータ・チャクラアサナ(488–99)は非常に激しいアサナなので、そのせいでプラーナーヤーマを毎日行なうことができないかもしれない。その場合は、プラーナーヤーマと、シールシャアサナとその変形ポーズおよびサルワーンガアサナとその変形ポーズを1日交代で行なうこと。また、身体が硬く、先に挙げたようなメニューをこなせない場合は、自分のやりやすいようにアサナを分けて行なってもよい。ヴィパリータ・チャクラアサナのような後屈のポーズに熟達しなければ、その他のむずかしいアサナを十分に行なうことはできないであろう。35歳以上の者は、このような短い期間でヴィパリータ・チャクラアサナを習得するのは困難だと感じるかもしれない。だが、それは間違いである。私はこれまでさまざまな年齢の人々を教えてきたが、熟達の早い遅いはあっても、こうしたアサナを学ぶのに年齢的な限界はないのである。】

137〜142週　シールシャアサナとその変形ポーズ(184–218)；ウールドヴァ・クックタアサナ(419)；サーランバ・シールシャアサナⅡ(192)からバカアサナ(410)；パールシュヴァ・バカアサナ(412)；ガーラヴァアサナ(427, 428)；アドー・ムカ・ヴリクシャアサナ(359)；ピーンチャ・マユーラアサナ(357)；マユーラアサナ(354)；ヴァシシュタアサナ(398)；カシュヤパアサナ(399, 400)；ヴィシュヴァーミトラアサナ(403)；サルワーンガアサナとその変形ポーズ(234–71、ただし267は除く)；スプタ・パーダーングシュタアサナ(285–87)；パスチモッターナアサナ(160)；クールマアサナ(363, 364)とスプタ・クールマアサナ(368)；ヨガニドラアサナ(391)；エーカ・パーダ・シールシャアサナI(371)；スカンダアサナ(372)；バイラヴァアサナ(375)；カーラ・バイラヴァアサナ(378)；ドゥルヴァーサアサナ(383)；リチカアサナ(384)；サーランバ・シールシャアサナI(184)からドゥイ・パーダ・ヴィパリータ・ダンダアサナ(516)、その後再びサーランバ・シールシャアサナIに戻る。この動作を3回行なう；マンダラアサナ(525-35)；カポタアサナ(507)；ヴィパリータ・チャクラアサナ(488-99)を12回；アルダ・マツィエンドラアサナI(311, 312)とII(330, 331)；パーシャアサナ(328, 329)；ウッターナアサナ(48)；シャヴァアサナ(592)。79〜84週と同様にプラーナーヤーマを行ない瞑想。

143〜145週　137〜142週と同様。ただし、リチカアサナ(384)のあとにヴィランチャアサナI(386, 387)とII(388)をつけ加えること。コース3で説明した別のプラーナーヤーマを行ないたい場合は、それでもよい。その際は早朝にプラーナーヤーマとむずかしいアサナを行ない、夕方はシールシャアサナとその変形ポーズ、サルワーンガアサナとその変形ポーズだけを行なう。もし時間がなければ、朝はプラーナーヤーマのみとし、アサナは夕方に行なう。

146〜155週　シールシャアサナとその変形ポーズ(184-218)；ウールドヴァ・クックタアサナ(419)；バカアサナ(410)；パールシュヴァ・バカアサナ(412)；ガーラヴァアサナ(427, 428)；エーカ・パーダ・ガーラヴァアサナ(432, 433)；アドー・ムカ・ヴリクシャアサナ(359)；ピーンチャ・マユーラアサナ(357)；これらのアサナの終わりにヴィパリータ・チャクラアサナ(488-99)；ヴァシシュタアサナ(398)；カシュヤパアサナ(399, 400)；ヴィシュヴァーミトラアサナ(403)；サルワーンガアサナとその変形ポーズ(234-71、ウッターナ・パドマ・マユーラアサナ(267)を含む)；スプタ・パーダーングシュタアサナ(285-87)；パスチモッターナアサナ(160)；クールマアサナ(363, 364)とスプタ・クールマアサナ(368)；エーカ・パーダ・シールシャアサナI(371)；スカンダアサナ(372)；ブッダアサナ(373)；カピラアサナ(374)；バイラヴァアサナ(375)；カーラ・バイラヴァアサナ(378)；チャコーラアサナ(379, 380)；ドゥルヴァーサアサナ(383)；リチカアサナ(384)；ヴィランチャアサナI(386)とII(388)；ドゥイ・パーダ・シールシャアサナ(393)；ティッティバアサナ(395)；アルダ・マツィエンドラアサナI(311, 312)とII(330, 331)；パーシャアサナ(328)；アルダ・マツィエンドラアサナIII(332, 333)；ドゥイ・パーダ・ヴィパリータ・ダンダアサナ(516)；マンダラアサナ(525-35)；カポタアサナ(512)；エーカ・パーダ・ヴィパリータ・ダンダアサナI(521)；チャクラ・バンダアサナ(524)；

シャヴァアサナ(592)。ウッジャイ・プラーナーヤーマ(204節)もしくはスーリヤ・ベダナ・プラーナーヤーマ(205節)もしくはナーディ・ショーダナ・プラーナーヤーマ(206節)をアンタラ・クンバカ（息を吸ったあとに止める動作）をして行なう。ウッディーヤーナ・バンダ(202節)を８回；ナウリ(203節)を８回、瞑想を５〜10分間。

156〜160週　《コース１の重要なアサナ》、《コース２の重要なアサナ》、コース３でこれまで学んだアサナを行なう。

161〜165週　シールシャアサナとその変形ポーズ(184-218)；ウールドヴァ・クックタアサナ(419)；バカアサナ(410)；パールシュヴァ・バカアサナ(412)；ガーラヴァアサナ(427, 428)；エーカ・パーダ・ガーラヴァアサナ(432, 433)；ドゥイ・パーダ・カウンディンニャアサナ(438)；エーカ・パーダ・カウンディンニャアサナⅠ(441)；アドー・ムカ・ヴリクシャアサナ(359)；ピーンチャ・マユーラアサナ(357)、これらのアサナの終わりにヴィパリータ・チャクラアサナ(488-99)；アシュターヴァクラアサナ(342, 343)；ブジャピーダアサナ(348)；ヴァシシュタアサナ(398)；ヴィシュヴァーミトラアサナ(403)；サルワーンガアサナとその変形ポーズ(234-71)；パスチモッターナアサナ(160)；クールマアサナ(363, 364)とスプタ・クールマアサナ(368)；エーカ・パーダ・シールシャアサナとその変形ポーズ(371-84)；ドゥイ・パーダ・シールシャアサナ(393)とティッティバアサナ(395)；ヨガニドラアサナ(391)；アルダ・マツィエンドラアサナⅠ(311, 312)とⅡ(330, 331)とⅢ(332, 333)；パーシャアサナ(328)；ヨガダンダアサナ(456)；スプタ・ベーカアサナ(458)。

166〜175週　サーランバ・シールシャアサナⅠ(184)を10分間；サーランバ・サルワーンガアサナⅠ(234)を10分間；ハラアサナ(244)を５分間；ジャタラ・パリヴァルタナアサナ(275)；スプタ・パーダーングシュタアサナ(285-87)；ウールドヴァ・クックタアサナ(419)；バカアサナ(410)；パールシュヴァ・バカアサナ(412)；ガーラヴァアサナ(427)；エーカ・パーダ・ガーラヴァアサナ(432)；ドゥイ・パーダ・カウンディンニャアサナ(438)；エーカ・パーダ・カウンディンニャアサナⅠ(441)とⅡ(442)；エーカ・パーダ・バカアサナⅠ(446)とⅡ(451)；これらのアサナの終わりにヴィパリータ・チャクラアサナ(488-99)；パスチモッターナアサナ(160)；クールマアサナ(363, 364)とスプタ・クールマアサナ(368)；エーカ・パーダ・シールシャアサナとその変形ポーズ(371-84)；ドゥイ・パーダ・シールシャアサナ(393)；ヨガニドラアサナ(391)；ヨガダンダアサナ(456)；スプタ・ベーカアサナ(458)；ムーラバンダアサナ(462,

463)；ヴァーマデーヴァアサナⅠ(465)とⅡ(466)；ドゥイ・パーダ・ヴィパリータ・ダンダアサナ(516)；マンダラアサナ(525-35)；エーカ・パーダ・ヴィパリータ・ダンダアサナⅠ(521)とⅡ(522)；チャクラ・バンダアサナ(524)；カポタアサナ(512)；ラグ・ヴァジュラアサナ(513)；アルダ・マツィエンドラアサナⅠ(311)とⅡ(330)とⅢ(332)；パーシャアサナ(328)；シャヴァアサナ(592)。146〜155週と同様にプラーナーヤーマを行なう。

176〜180週　166〜175週のアサナを繰り返す。ただし、ウールドヴァ・クックタアサナ(419)のあとにパールシュヴァ・クックタアサナ(424, 425)、パーシャアサナ(328)のあとにパリプールナ・マツィエンドラアサナ(336, 339)をつけ加える。**【※パリプールナ・マツィエンドラアサナ(336, 339)を習得するには、私が想定しているより長い期間が必要かもしれないが、このアサナは失敗を気にせず毎日行なうべきである。】**

ここまで見てきたコース3のアサナを習得できていない場合は、それらを分けて行ない、さらに数週間かかけるのもよい。他のアサナを習得するには数年の歳月が必要となるが、そのために日々行なうべきメニューをここで示しておくことにする。

1日目　サーランバ・シールシャアサナⅠ(184)を8〜10分間；サーランバ・サルワーンガアサナⅠ(234)を10分間；ハラアサナ(244)を5分間；ジャタラ・パリヴァルタナアサナ(274)；スプタ・パーダーングシュタアサナ(285-87)；ブジャピーダアサナ(348)；アシュターヴァクラアサナ(342, 343)；アドー・ムカ・ヴリクシャアサナ(359)；ピーンチャ・マユーラアサナ(357)；マユーラアサナ(354)；ハンサアサナ(356)；ウールドヴァ・クックタアサナ(419)；パールシュヴァ・クックタアサナ(424, 425)；バカアサナ(410)；パールシュヴァ・バカアサナ(412)；ドゥイ・パーダ・カウンディンニャアサナ(438)；エーカ・パーダ・カウンディンニャアサナⅠ(441)とⅡ(442)；エーカ・パーダ・バカアサナⅠ(446)とⅡ(451)；ガーラヴァアサナ(427)；エーカ・パーダ・ガーラヴァアサナ(432)、これらのアサナの終わりにヴィパリータ・チャクラアサナ(488-99)；ウッターナアサナ(48)；シャヴァアサナ(592)；ナーディ・ショーダナ・プラーナーヤーマ(206節)を10分間、ウッディーヤーナ・バンダ(202節)とナウリ(203節)を各8回ずつ。

2日目　シールシャアサナとその変形ポーズ(184-218)；サルワーンガアサナとその変形ポーズ(234-71)；ジャタラ・パリヴァルタナアサナ(274)；スプタ・

パーダーングシュタアサナ(285–87)；ジャーヌ・シールシャアサナ(127)；パリヴリッタ・ジャーヌ・シールシャアサナ(132)；アルダ・バッダ・パドマ・パスチモッターナアサナ(135)；トゥリアンガ・ムカイカパーダ・パスチモッターナアサナ(139)；クラウンチャアサナ(141)；マリーチアサナⅠ(144)とⅡ(146, 147)；ウパヴィシュタ・コーナアサナ(151)；パスチモッターナアサナ(160)；パドマアサナとその変形ポーズ(104–24)；バッダ・コーナアサナ(102)；ヴィーラアサナ(89)；ヴァーターヤナアサナ(58)；パリプールナ・ナーヴァアサナ(78)；アルダ・ナーヴァアサナ(79)；ゴームカアサナ(80)；ウールドヴァ・ムカ・パスチモッターナアサナⅠ(168)；ヨガニドラアサナ(391)；シャヴァアサナ(592)。前日と同様にプラーナーヤーマ。バストリカー・プラーナーヤーマ(207節)、シータリー・プラーナーヤーマ(210節)。

3日目　シールシャアサナとその変形ポーズ(184–218)；サルワーンガアサナとその変形ポーズ(234–71)；スタンディングポーズ（立位）(4–36)；ダヌラアサナ(63)；シャラバアサナ(60)；チャトゥランガ・ダンダアサナ(67)；ウールドヴァ・ムカ・シュヴァーナアサナ(74)；アドー・ムカ・シュヴァーナアサナ(75)；パスチモッターナアサナ(160)；パリヴリッタ・パスチモッターナアサナ(165)；アーカルナ・ダヌラアサナ(173, 175)；ウッターナ・パーダアサナ(292)；セツ・バンダアサナ(296)；マリーチアサナⅢ(303)とⅣ(305)；アルダ・マツィエンドラアサナⅠ(311)；パーシャアサナ(328)；マユーラアサナ(354)；ヨガニドラアサナ(391)；ドゥイ・パーダ・シールシャアサナ(393)；ドゥイ・パーダ・ヴィパリータ・ダンダアサナ(516)；マンダラアサナ(525–35)；カポタアサナ(512)；ヴィパリータ・チャクラアサナ(488–99)を８回（連続して行なう）；ウッターナアサナ(48)；シャヴァアサナ(592)。自分ができるプラーナーヤーマを行なう。

4日目　シールシャアサナとその変形ポーズ(184–218)；サルワーンガアサナとその変形ポーズ(234–71)；アドー・ムカ・ヴリクシャアサナ(359)；ピーンチャ・マユーラアサナ(357)；シャヤナアサナ(358)；マユーラアサナ(354)；ハンサアサナ(356)；パスチモッターナアサナ(160)；クールマアサナ(363, 364)とスプタ・クールマアサナ(368)；エーカ・パーダ・シールシャアサナとその変形ポーズ(371–84)；ヴィランチャアサナⅠ(386)とⅡ(388)；ヨガニドラアサナ(391)；ドゥイ・パーダ・ヴィパリータ・ダンダアサナ(516)；マンダラアサナ(525–35)；エーカ・パーダ・ヴィパリータ・ダンダアサナⅠ(521)とⅡ(523)；チャクラ・バンダアサナ(524)；ラグ・ヴァジュラアサナ(513)；カポタアサナ(512)；ウッターナアサナ(48)；シャヴァアサナ(592)。ナーディ・ショーダナ・

プラーナーヤーマ(206節：息を止めない)を15分間。シッダアサナ(84)もしくはパドマアサナ(104)のポーズで瞑想。

5日目　サーランバ・シールシャアサナⅠ(184)を10分間；サーランバ・サルワーンガアサナⅠ(234)を10分間；ハラアサナ(244)を５分間；パスチモッターナアサナ(160)を５分間；ヴァシシュタアサナ(398)；カシュヤパアサナ(399)；ウィシュヴァーミトラアサナ(403)；ウールドヴァ・クックタアサナ(419)；パールシュヴァ・クックタアサナ(424, 425)；バカアサナ(410)；パールシュヴァ・バカアサナ(412)；ドゥイ・パーダ・カウンディンニャアサナ(438)；エーカ・パーダ・カウンディンニャアサナⅠ(441)とⅡ(442)；エーカ・パーダ・バカアサナⅠ(446)とⅡ(451)【※これらのバランスを要するアサナは連続して行なう】；ヨガダンダアサナ(456)；ムーラバンダアサナ(462)；ヴァーマデーヴァアサナⅠ(465)とⅡ(466)；ドゥイ・パーダ・ヴィパリータ・ダンダアサナ(516)；マンダラアサナ(525–35)；カポタアサナ(512)；パスチモッターナアサナ(160)を５分間；ウッターナアサナ(48)を３分間；シャヴァアサナ(592)を５分間；ウッジャイ・プラーナーヤーマ(204節)を10分間。

6日目　シールシャアサナとその変形ポーズ(184–218)；サルワーンガアサナとその変形ポーズ(234–71)；パスチモッターナアサナ(160)を５分間；ヨガニドラアサナ(391)を左右１分ずつ；ドゥイ・パーダ・シールシャアサナ(393)を左右30秒ずつ；マリーチアサナⅢ(303)；アルダ・マツィエンドラアサナⅠ(311)とⅡ(330)とⅢ(332)；マーラアサナⅠ(321)とⅡ(322)；パーシャアサナ(328)；パリプールナ・マツィエンドラアサナ(336, 339)；ドゥイ・パーダ・ヴィパリータ・ダンダアサナ(516)；マンダラアサナ(525–35)；エーカ・パーダ・ヴィパリータ・ダンダアサナⅠ(521)とⅡ(523)；カポタアサナ(512)；ヴィパリータ・チャクラアサナ(488–99)を６回；シャヴァアサナ(592)。

7日目　完全に休息日とするか、プラーナーヤーマだけを行なう。

181〜190週　シールシャアサナとその変形ポーズ(184–218)；サルワーンガアサナとその変形ポーズ(234–71)；ウールドヴァ・クックタアサナ(419)；パールシュヴァ・クックタアサナ(424)；バカアサナ(410)；パールシュヴァ・バカアサナ(412)；ドゥイ・パーダ・カウンディンニャアサナ(438)；エーカ・パーダ・カウンディンニャアサナⅠ(441)とⅡ(442)；エーカ・パーダ・バカアサナⅠ(446)とⅡ(451)；ヴァシシュタアサナ(398)；ヴィシュヴァーミトラアサナ(403)；パスチモッターナアサナ(160)；クールマアサナ(363, 364)とスプタ・クールマアサナ(368)；エーカ・パーダ・シールシャアサナとその変形ポーズ(371-84)；ヨガニドラアサナ(391)；ドゥイ・パーダ・シールシャアサナ(393)とティッティバアサナ(395)；ヨガダンダアサナ(456)；ムーラバンダアサナ(462)；アルダ・マツィエンドラアサナI(311)；パーシャアサナ(328)；パリプールナ・マツィエンドラアサナ(336)；ドゥイ・パーダ・ヴィパリータ・ダンダアサナ(516)；マンダラアサナ(525-35)；エーカ・パーダ・ヴィパリータ・ダンダアサナI(521)とII(523)；カポタアサナ(512)；ラグ・ヴァジュラアサナ(513)；エーカ・パーダ・ラージャカポタアサナI(542)；ハヌマーンアサナ(475, 476)；ウッターナアサナ(48)；シャヴァアサナ(592)。ナーディ・ショーダナ・プラーナーヤーマ(206節)を20分間。

191〜200週　サーランバ・シールシャアサナI(184)；サーランバ・サルワーンガアサナI(234)；ハラアサナ(244)；ウールドヴァ・クックタアサナ(419)；パールシュヴァ・クックタアサナ(424)；バカアサナ(410)；パールシュヴァ・バカアサナ(412)；ドゥイ・パーダ・カウンディンニャアサナ(438)；エーカ・パーダ・カウンディンニャアサナI(441)とII(442)；エーカ・パーダ・バカアサナI(446)とII(451)、これらのアサナの終わりにヴィパリータ・チャクラアサナ(488-99)；ドゥイ・パーダ・ヴィパリータ・ダンダアサナ(516)；マンダラアサナ(525-35)；エーカ・パーダ・ヴィパリータ・ダンダアサナI(521)とII(523)；チャクラ・バンダアサナ(524)；カポタアサナ(512)；エーカ・パーダ・ラージャカポタアサナI(542)；ハヌマーンアサナ(475)；サマコーナアサナ(477)；ヨガダンダアサナ(456)；ムーラバンダアサナ(462)；ヴァシシュタアサナ(398)；ヴィシュヴァーミトラアサナ(403)；パスチモッターナアサナ(160)；クールマアサナ(363, 364)とスプタ・クールマアサナ(368)；ヨガニドラアサナ(391)；エーカ・パーダ・シールシャアサナとその変形ポーズ(371-84)；ドゥイ・パーダ・シールシャアサナ(393)；アルダ・マツィエンドラアサナI(311)；パーシャアサナ(328)；パリプールナ・マツィエンドラアサナ(336)；カンダアサナ(470)；シャヴァアサナ(592)。181〜190週と同様にプラーナーヤーマ。

201〜225週　エーカ・パーダ・ラージャカポタアサナI(542)まで191〜200週と同様；エーカ・パーダ・ラージャカポタアサナII(545)；パーダーングシュタ・ダヌラアサナ(555)；ブジャンガアサナII(550)；ラージャカポタアサナ(551)；ハヌマーンアサナ(475)；サマコーナアサナ(477)；スプタ・トゥリヴィクラマアサナ(478)；ヨガダンダアサナ(456)；ムーラバンダアサナ(462)；カンダアサナ(470)；アルダ・マツィエンドラアサナI(311)；パーシャアサナ(328)；パリプールナ・マツィエンドラアサナ(336)；ヨガニドラアサナ(391)；ドゥイ・

パーダ・シールシャアサナ(393)；パスチモッターナアサナ(160)；シャヴァアサナ(592)。181〜190週と同様にプラーナーヤーマ。

226〜250週　ラージャカポタアサナ(551)まで201〜225週と同様；ヴリシュチカアサナⅠ(537)とⅡ(538)；ゲーランダアサナⅠ(561)とⅡ(564)；カピンジャラアサナ(567)；このあとは201〜225週のハヌマーンアサナ(475)以降と同様。

251〜275週　シールシャアサナとその変形ポーズ(184-218)；サルワーンガアサナとその変形ポーズ(234-71)；ウールドヴァ・クックタアサナ(419)；パールシュヴァ・クックタアサナ(424)；バカアサナ(410)；パールシュヴァ・バカアサナ(412)；ドゥイ・パーダ・カウンディンニャアサナ(438)；エーカ・パーダ・カウンディンニャアサナⅠ(441)；エーカ・パーダ・バカアサナⅠ(446)とⅡ(451)からエーカ・パーダ・カウンディンニャアサナⅡ(442)、これらのアサナの終わりにヴィパリータ・チャクラアサナ(488-99)；ドゥイ・パーダ・ヴィパリータ・ダンダアサナ(516)とマンダラアサナ(525-35)とエーカ・パーダ・ヴィパリータ・ダンダアサナⅠ(521)とⅡ(523)を連続して行なう；カポタアサナ(512)；ヴリシュチカアサナⅠ(537)；ブジャンガアサナⅡ(550)；ラージャカポタアサナ(551)；パーダーングシュタ・ダヌラアサナ(555)；ゲーランダアサナⅠ(561)とⅡ(564)；エーカ・パーダ・ラージャカポタアサナⅠ(542)とⅡ(545)とⅢ(546)とⅣ(547)；ガンダ・ベルンダアサナ(580)；ナタラージャアサナ(590, 591)；このあとは201〜225週のハヌマーンアサナ(475)以降と同様。

276〜300週　エーカ・パーダ・ラージャカポタアサナⅠ(542)まで251〜275週と同様；ヴァーラキリヤアサナ(544)；エーカ・パーダ・ラージャカポタアサナⅡ(545)とⅢ(546)とⅣ(547)；シールシャ・パーダアサナ(570)；ガンダ・ベルンダアサナ(580, 581)とヴィパリータ・シャラバアサナ(584)をひと続きの動作で行ない、ウールドヴァ・ダヌラアサナⅡ(486)、ティリヤンク・ムコータナアサナ(586)；ナタラージャアサナ(590, 591)；このあとは201〜225週のハヌマーンアサナ(475)以降と同様。181〜190週と同様にプラーナーヤーマ。

166〜170週のメニューからさらに先に進もうとすれば、はじめのうちは数多くの失敗を経験することになるだろう。だが、絶え間なく粘り強い実践を重ねていくうちに、本書で推薦するすべてのアサナとプラーナーヤーマが習得できるはずだ。ヨガを始めたころの私がこれらのアサナを習得するには、4年間の厳しい鍛錬が必要であり、楽観主義と悲観主義を同じくらいもって挑んだものだった。あなたが166〜175週にあるアサナに熟達したならば、さらに誠意をもって鍛錬に励んでもらいたい。達成できた事柄に喜びを感じ、一時的な失敗に落胆してはいけない。大多数の人々にとって、すべてのアサナをリラックスして行なえるようになるには、私が想定したよりも長い期間が必要となるだろう。

このコース３のアサナを細部にいたるまで完璧なものにしたならば、以下に示したような１週間のコースに分けることができる。こうした日常的な実践によって、残りすべてのアサナを習得すること。

１日目　シールシャアサナとその変形ポーズ(184–218)；サルワーンガアサナとその変形ポーズ(234–71)；ブジャピーダアサナ(348)；アシュターヴァクラアサナ(342, 343)；バカアサナ(410)；パールシュヴァ・バカアサナ(412)；ウールドヴァ・クックタアサナ(419)；パールシュヴァ・クックタアサナ(424)；ドゥイ・パーダ・カウンディンニャアサナ(438)；エーカ・パーダ・カウンディンニャアサナⅠ(441)；エーカ・パーダ・バカアサナⅠ(446)；エーカ・パーダ・バカアサナⅡ(451)からエーカ・パーダ・カウンディンニャアサナⅡ(442)；ガーラヴァアサナ(427)；エーカ・パーダ・ガーラヴァアサナ(432)；これらのアサナの終わりにヴィパリータ・チャクラアサナ(488–99)；アドー・ムカ・ヴリクシャアサナ(359)；ピーンチャ・マユーラアサナ(357)；マユーラアサナ(354)；パスチモッターナアサナ(160)を５分間；シャヴァアサナ(592)。ナーディ・ショーダナ・プラーナーヤーマ(206節)を15分間；アンタラ・クンバカ（息を吸ったあとに止める動作）を伴うウッジャイ・プラーナーヤーマ(204節)を８分間；パドマアサナ(104)もしくはシッダアサナ(84)のポーズで瞑想を５分間。

２日目　シールシャアサナとその変形ポーズ(184–218)；サルワーンガアサナとその変形ポーズ(234–71)；スプタ・パーダーングシュタアサナ(285–87)；ジャタラ・パリヴァルタナアサナ(274)；パスチモッターナアサナ(160)；アーカルナ・ダヌラアサナ(173, 175)；クールマアサナ(363, 364)とスプタ・クールマアサナ(368)；エーカ・パーダ・シールシャアサナとその変形ポーズ(371–84)；ヴィランチャアサナⅠ(386)とⅡ(388)；ドゥイ・パーダ・シールシャアサナ(393)；ヨガニドラアサナ(391)；ヨガダンダアサナ(456)；ムーラバンダアサナ(462)；ヴァーマデーヴァアサナⅠ(465)とⅡ(466)；カンダアサナ(470)；ハヌマーンアサナ(475)；ウッターナアサナ(48)；シャヴァアサナ(592)。前日と同様にプラーナーヤーマ。ウッディーヤーナ・バンダ(202節)とナウリ(203節)を８回ずつ。

3日目　シールシャアサナとその変形ポーズ(184-218)；サルワーンガアサナとその変形ポーズ(234-71)；ドゥイ・パーダ・ヴィパリータ・ダンダアサナ(516)；マンダラアサナ(525-35)；エーカ・パーダ・ヴィパリータ・ダンダアサナⅠ(521)とⅡ(523)；チャクラ・バンダアサナ(524)；カポタアサナ(512)；ラグ・ヴァジュラアサナ(513)；ヴリシュチカアサナⅠ(537)；ブジャンガアサナⅡ(550)；ラージャカポタアサナ(551)；パーダーングシュタ・ダヌラアサナ(555)；ゲーランダアサナⅠ(561)とⅡ(564)；エーカ・パーダ・ラージャカポタアサナⅠ(542)とⅡ(545)；ヴァーラキリヤアサナ(544)；シールシャ・パーダアサナ(570)；ガンダ・ベルンダアサナ(580, 581)、ヴィパリータ・シャラバアサナ(584)、ティリヤンク・ムコータナアサナ(586)；パスチモッターナアサナ(160)；マリーチアサナⅢ(303)；アルダ・マツィエンドラアサナⅠ(311)；パーシャアサナ(328)；パリプールナ・マツィエンドラアサナ(336)；シャヴァアサナ(592)。ナーディ・ショーダナ・プラーナーヤーマ(206節：息を止めない)を10〜15分間。

4日目　シールシャアサナとその変形ポーズ(184-218)；サルワーンガアサナとその変形ポーズ(234-71)；パスチモッターナアサナ(160)；ヨガニドラアサナ(391)；マリーチアサナⅢ(303)；アルダ・マツィエンドラアサナⅠ(311)；パーシャアサナ(328)；パリプールナ・マツィエンドラアサナ(336)；ヨガダンダアサナ(456)；ムーラバンダアサナ(462)；カンダアサナ(470)；ハヌマーンアサナ(475)；サマコーナアサナ(477)；スプタ・トゥリヴィクラマアサナ(478)；ウールドヴァ・ムカ・パスチモッターナアサナⅠ(168)とⅡ(170)；シャヴァアサナ(592)。１日目と同様にプラーナーヤーマ。

5日目　シールシャアサナとその変形ポーズ(184-218)；サルワーンガアサナとその変形ポーズ(234-71)；ウールドヴァ・クックタアサナ(419)；パールシュヴァ・クックタアサナ(424)；バカアサナ(410)；パールシュヴァ・バカアサナ(412)；ドゥイ・パーダ・カウンディンニャアサナ(438)；エーカ・パーダ・カウンディンニャアサナⅠ(441)；エーカ・パーダ・バカアサナⅠ(446)とⅡ(451)；エーカ・パーダ・カウンディンニャアサナⅡ(442)；ガーラヴァアサナ(427)；エーカ・パーダ・ガーラヴァアサナ(432)；これらのアサナはウールドヴァ・ダヌラアサナⅡ(486)をせずにすべて連続して行なう；ヴァシシュタアサナ(398)；カシュヤパアサナ(399)；ヴィシュヴァーミトラアサナ(403)；マンダラアサナ(525-35)；カポタアサナ(512)；ヴリシュチカアサナⅠ(537)；ラージャカポタアサナ(551)；パーダーングシュタ・ダヌラアサナ(555)；シールシャ・パーダアサナ(570)；ガンダ・ベルンダアサナ(580, 581)；ウッターナアサナ(48)；シャヴァアサナ(592)；ナーディ・ショーダナ・プラーナーヤーマ(206節：息を止めない)を15分間。

6日目　シールシャアサナとその変形ポーズ(184-218)；サルワーンガアサナとその変形ポーズ(234-71)；パスチモッターナアサナ(160)；ヨガニドラアサナ(391)；マリーチアサナⅢ(303)；アルダ・マツィエンドラアサナⅠ(311)；パーシャアサナ(328)；パリプールナ・マツィエンドラアサナ(336)；ハヌマーンアサナ(475)；サマコーナアサナ(477)；スプタ・トゥリヴィクラマアサナ(478)；ムーラバンダアサナ(462)；カンダアサナ(470)；マンダラアサナ(525-35)；カポタアサナ(512)；ヴリシュチカアサナⅠ(537)；ラージャカポタアサナ(551)；エーカ・パーダ・ラージャカポタアサナⅠ(542)；ヴァーラキリヤアサナ(544)；シールシャ・パーダアサナ(570)；ガンダ・ベルンダアサナ(580, 581)；ウッターナアサナ(48)；シャヴァアサナ(592)；ナーディ・ショーダナ・プラーナーヤーマ(206節)、ウッジャイ・プラーナーヤーマ(204節：息を吸ったあとで止める)を行ない、ウッディーヤーナ・バンダ(202節)を８回。

7日目　完全に休息日とする。もしくは、サーランバ・シールシャアサナⅠ(184)；サーランバ・サルワーンガアサナⅠ(234)；ハラアサナ(244)；パスチモッターナアサナ(160)；ナーディ・ショーダナ・プラーナーヤーマ(206節：息を止めない)を30分間。

付録II　症状・目的別アサナ一覧

私は25年間ヨガの教師を続けたおかげで、アサナがさまざまな機能的・器質的疾患に対して効果があることを生徒たちとともに体験してきた。その経験をもとに、治療効果のあるアサナを症状別に示したのがこの一覧である（括弧内の数字は写真番号）。

これらのアサナのうちでどれを選ぶかは、各々の素質、身体の柔らかさ、体質などによるが、その際には必ず訓練を積んだ教師の指導と助言を仰ぐこと。またアサナを行なっているときは、つねに常識を働かせて、アサナによって生じる身体の反応に注意を向けることが重要である。というのも、そうすることによってアサナを行なう適当な時間を判断することができるからである。

脚

スタンディングポーズ（立位）(1–58)；シャラバアサナ(60)；ダヌラアサナ(63)；ブジャンガアサナⅠ(73)とⅡ(550)；チャトゥランガ・ダンダアサナ(67)；ウールドヴァ・ムカ・シュヴァーナアサナ(74)；アドー・ムカ・シュヴァーナアサナ(75)；パリプールナ・ナーヴァアサナ(78)；アルダ・ナーヴァアサナ(79)；パスチモッターナアサナ(160)；ウールドヴァ・ムカ・パスチモッターナアサナⅠ(168)とⅡ(170)；アーカルナ・ダヌラアサナ(173, 175)；ウパヴィシュタ・コーナアサナ(151)；ジャタラ・パリヴァルタナアサナ(275)；スプタ・パーダーングシュタアサナ(285–87)；クラウンチャアサナ(141)；サーランバ・シールシャアサナⅠ(184)；サーランバ・サルワーンガアサナⅠ(234)；ハラアサナ(244)；ピーンチャ・マユーラアサナ(357)；アドー・ムカ・ヴリクシャアサナ(359)；アナンタアサナ(290)；エーカ・パーダ・シールシャアサナとその変形ポーズ(371–84)；ヴァシシュタアサナ(398)；ヴィシュヴァーミトラアサナ(403)；ハヌマーンアサナ(475)；サマコーナアサナ(477)；スプタ・トゥリヴィクラマアサナ(478)。

足首

ウッティタ(4, 5)およびパリヴリッタ・トゥリコーナアサナ(6, 7)；ウッティタ(8, 9)およびパリヴリッタ・パールシュヴァコーナアサナ(10, 11)；ヴィーラバドラアサナⅠ(14)とⅡ(15)とⅢ(17)；パールシュヴォッターナアサナ(26)；プラサーリタ・パードッターナアサナ(33)；アドー・ムカ・シュヴァーナアサナ(75)；ゴームカアサナ(80)；ヴィーラアサナ(89)；スプタ・ヴィーラアサナ(96)；ベーカアサナ(100)；パドマアサナとその変形ポーズ(104-24)；バッダ・コーナアサナ(102)；スプタ・パーダーングシュタアサナ(285-87)；トゥリアンガ・ムカイカパーダ・パスチモッターナアサナ(139)；クラウンチャアサナ(141)；バラドヴァージャアサナⅠ(297)とⅡ(299)；アーカルナ・ダヌラアサナ(173, 175)；シャラバアサナ(60)；ダヌラアサナ(63)；ウシュトラアサナ(41)；ヴァーターヤナアサナ(58)；ガルダアサナ(56)；スプタ・ベーカアサナ(458)；マーラアサナⅠ(321)とⅡ(322)。

脚の血栓

可能であれば、サーランバ・サルワーンガアサナⅠ(234)；ハラアサナ(244)；ヴィーラアサナ(89)；シッダアサナ(84)；バッダ・コーナアサナ(102)；緊張しない座位のポーズで以下の呼吸法を行なう。ウッジャイ・プラーナーヤーマ(204節)、ナーディ・ショーダナ・プラーナーヤーマ(206節)、シャヴァアサナ(592)。

脚の変形

スタンディングポーズ（立位）(4-48)；ジャーヌ・シールシャアサナ(127)；アルダ・バッダ・パドマ・パスチモッターナアサナ(135)；トゥリアンガ・ムカイカパーダ・パスチモッターナアサナ(139)；クラウンチャアサナ(141)；ウパヴィシュタ・コーナアサナ(151)；ウバヤ・パーダーングシュタアサナ(167)；ウールドヴァ・ムカ・パスチモッターナアサナⅠ(168)とⅡ(170)；ハラアサナ(244)；ジャタラ・パリヴァルタナアサナ(275)；スプタ・パーダーングシュタアサナ(284-87)；アナンタアサナ(290)；アドー・ムカ・シュヴァーナアサナ(75)；シャラバアサナ(60)；ハヌマーンアサナ(475)；サマコーナアサナ(477)；スプタ・トゥリヴィクラマアサナ(478)。

頭をはっきりとさせたいとき

シールシャアサナとその変形ポーズ(184-218)；サルワーンガアサナとその変形ポーズ(234-71)；アドー・ムカ・シュヴァーナアサナ(75)；パスチモッターナアサナ(160)；ウッターナアサナ(48)；クールマアサナ(363, 364)とスプタ・クールマアサナ(368)；ヨガニドラアサナ(391)；ウールドヴァ・ダヌラアサナⅡ(486)；ヴィパリータ・チャクラアサナ(488-99)；ドゥイ・パーダ・ヴィパリータ・ダンダアサナ(516)；エーカ・パーダ・ヴィパリータ・ダンダアサナⅠ(521)とⅡ(523)；ヴリシュチカアサナⅠ(537)とⅡ(538)；シールシャ・パーダアサナ(570)；ガンダ・ベルンダアサナ(580, 581)；ヴィパリータ・シャラバアサナ(584)；ナーディ・ショーダナ・プラーナーヤーマ(206節)；スーリヤ・ベダナ・プラーナーヤーマ(205節)；バストリカー・プラーナーヤーマ(207節)；シータリー・プラーナーヤーマ(210節)；シャヴァアサナ(592)。

胃炎

「腸にガスがたまるとき」の項を参照。

胃潰瘍

「胃酸過多」と「腸にガスがたまるとき」の項を参照。

息切れ

サーランバ・シールシャアサナⅠ(184)；サーランバ・サルワーンガアサナⅠ(234)；ハラアサナ(244)；パスチモッターナアサナ(160)；ウッターナアサナ(48)；アドー・ムカ・シュヴァーナアサナ(75)；パルヴァタアサナ(107)；ウールドヴァ・ダヌラアサナⅡ(486)；ウッジャイ・プラーナーヤーマ(204節)；ナーディ・ショーダナ・プラーナーヤーマ(206節)；ウッディーヤーナ・バンダ(202節)；シャヴァアサナ(592)。

胃酸過多

ウッティタ・トゥリコーナアサナ(4, 5)；パリヴリッタ・トゥリコーナアサナ(6, 7)；ウッティタ・パールシュヴァコーナアサナ(8, 9)；パリヴリッタ・パールシュヴァコーナアサナ(10, 11)；ヴィーラバドラアサナⅠ(14)とⅡ(15)とⅢ(17)；アルダ・チャンドラアサナ(19)；パールシュヴォッターナアサナ(26)；パーダーングシュタアサナ(44)；パーダハスタアサナ(46)；ウッターナアサナ(48)；シールシャアサナとその変形ポーズ(184–218)；サルワーンガアサナとその変形ポーズ(234–71)；ジャタラ・パリヴァルタナアサナ(275)；パリプールナ・ナーヴァアサナ(78)；アルダ・ナーヴァアサナ(79)；ウールドヴァ・プラサーリタ・パーダアサナ(276–79)；ジャーヌ・シールシャアサナ(127)；パリヴリッタ・ジャーヌ・シールシャアサナ(132)；パスチモッターナアサナ(160)；マリーチアサナⅠ(144)とⅡ(146)とⅢ(303)；アルダ・マツィエンドラアサナⅠ(311)とⅡ(330)とⅢ(332)；パーシャアサナ(328)；パリプールナ・マツィエンドラアサナ(336)；ヨガニドラアサナ(391)；シャラバアサナ(60)；ダヌラアサナ(63)；ブジャンガアサナⅠ(73)；マユーラアサナ(354)；ウールドヴァ・ダヌラアサナⅡ(486)；ウッディーヤーナ・バンダ(202節)。

胃の腫瘍

シールシャアサナとその変形ポーズのうち可能なもの(184-218)；サルワーンガアサナとその変形ポーズのうち可能なもの(234-71)；スタンディングポーズ(立位)(1-36)；ウッターナアサナ(48)；マハー・ムドラー(125)；ジャーヌ・シールシャアサナ(127)；スプタ・ヴィーラアサナ(96)；マツヤアサナ(114)；パルヴァタアサナ(107)；パスチモッターナアサナ(160)；ウッディーヤーナ・バンダ(202節)、ウッジャイ・プラーナーヤーマ(204節)、ナーディ・ショーダナ・プラーナーヤーマ(206節)。【※症状が初期のとき以外は行なわないこと。】

胃の不快感

「胃酸過多」の項を参照。

腕と内臓

チャトゥランガ・ダンダアサナ(67)；ナクラアサナ(68-71)；ウールドヴァ・ムカ・シュヴァーナアサナ(74)；アドー・ムカ・シュヴァーナアサナ(75)；ロラアサナ(83)；トーラアサナ(108)；シンハアサナII(110)；マユーラアサナ(354)；パドマ・マユーラアサナ(355)；ハンサアサナ(356)；アシュターヴァクラアサナ(342)；ブジャピーダアサナ(348)；ピーンチャ・マユーラアサナ(357)；アドー・ムカ・ヴリクシャアサナ(359)；バカアサナ(410)；パールシュヴァ・バカアサナ(412)；エーカ・ハスタ・ブジャアサナ(344)；ドゥイ・ハスタ・ブジャアサナ(345)；チャコーラアサナ(379)；ヴァシシュタアサナ(398)；ヴィシュヴァーミトラアサナ(403)；ティッティバアサナ(395)；ウールドヴァ・クックタアサナ(419)；パールシュヴァ・クックタアサナ(424)；ドゥイ・パーダ・カウンディンニャアサナ(438)；エーカ・パーダ・カウンディンニャアサナI(441)とII(442)；エーカ・パーダ・バカアサナI(446)とII(451)；ガーラヴァアサナ(427)；エーカ・パーダ・ガーラヴァアサナ(432)；ヴィパリータ・チャクラアサナ(488-99)。

腕の変形

スタンディングポーズ（立位）(1-48)；パルヴァタアサナ(107)；ハラアサナ(244)；ウールドヴァ・ムカ・シュヴァーナアサナ(74)；アドー・ムカ・シュヴァーナアサナ(75)；アドー・ムカ・ヴリクシャアサナ(359)；ゴームカアサナ(80)；マリーチアサナI(144)とIII(303)；アルダ・マツィエンドラアサナI(311)；バッダ・パドマアサナ(118)；マーラアサナI(321)；パーシャアサナ(328)。

かかとの痛み、踵骨棘《しょうこつきょく》

シールシャアサナとその変形ポーズ(184–218)；サルワーンガアサナとその変形ポーズ(234–71)；アドー・ムカ・シュヴァーナアサナ(75)；ヴィーラアサナ(89)；スプタ・ヴィーラアサナ(96)；パリヤンカアサナ(97)；ベーカアサナ(100)；スプタ・ベーカアサナ(458)；バッダ・コーナアサナ(101)；ムーラバンダアサナ(462)；アルダ・マツィエンドラアサナⅠ(311)；マーラアサナⅠ(321)とⅡ(322)；パーシャアサナ(328)；パリプールナ・マツィエンドラアサナ(336)；ウールドヴァ・ムカ・パスチモッターナアサナⅠ(168)とⅡ(170)；ゴームカアサナ(80)；ピーンチャ・マユーラアサナ(357)；アドー・ムカ・ヴリクシャアサナ(359)；ヴァーマデーヴァアサナⅠ(465)とⅡ(466)；ヨガダンダアサナ(456)；カンダアサナ(470)。

風邪

シールシャアサナとその変形ポーズ(184–218)；サルワーンガアサナとその変形ポーズ(234–71)；ウッターナアサナ(48)；パスチモッターナアサナ(160)；クールマアサナ(363, 364)とスプタ・クールマアサナ(368)；ヨガニドラアサナ(391)；ウッジャイ・プラーナーヤーマ(204節：息を吸ったあとに止める)。

冠状動脈血栓

横たわった姿勢でウッジャイ・プラーナーヤーマ(204節：息を止めない)。【※息を深く吸うときでも力まないようにすること。訓練をつんだ教師の指示に従って行なうことが望ましい。】シャヴァアサナ(592)を２日に１度、15分間。

関節の痛み（肩）

ウッティタ(4, 5)およびパリヴリッタ・トゥリコーナアサナ(6, 7)；ウッティタ(8, 9)およびパリヴリッタ・パールシュヴァコーナアサナ(10, 11)；ヴィーラバドラアサナⅠ(14)とⅡ(15)とⅢ(17)；アルダ・チャンドラアサナ(19)；パールシュヴォッターナアサナ(26)；サーランバ・シールシャアサナⅠ(184)；サーランバ・サルワーンガアサナⅠ(234)とⅡ(235)；ハラアサナ(244)；ダヌラアサナ(63)；ウールドヴァ・ムカ・シュヴァーナアサナ(74)；アドー・ムカ・シュヴァーナアサナ(75)；ヴィーラアサナ(89)；パルヴァタアサナ(107)；アルダ・バッダ・パドモッターナアサナ(52)；アルダ・バッダ・パドマ・パスチモッターナアサナ(135)；パスチモッターナアサナ(160)；ゴームカアサナ(80)；バッダ・パドマアサナ(118)；ヨガ・ムドラアサナ(120)；ピーンチャ・マユーラアサナ(357)；アドー・ムカ・ヴリクシャアサナ(359)；ヴァシシュタアサナ(398)；カシュヤパアサナ(399)；ヴィシュヴァーミトラアサナ(403)；ブジャピーダアサナ(348)；バカアサナ(410)；マリーチアサナⅠ(144)とⅡ(146)とⅢ(303)；アルダ・マツィエンドラアサナⅠ(311)とⅡ(330)；バラドヴァージャアサナⅠ(297)とⅡ(299)；パーシャアサナ(328)；パリプールナ・マツィエンドラアサナ(336)；ウシュトラアサナ(41)；ヨガダンダアサナ(456)；ウールドヴァ・ダヌラアサナⅡ(486)；カポタアサナ(512)；マンダラアサナ(525-35)；パーダーングシュタ・ダヌラアサナ(555)。

関節の痛み（腰）

ウッティタ(4, 5)およびパリヴリッタ・トゥリコーナアサナ(6, 7)；ウッティタ(8, 9)およびパリヴリッタ・パールシュヴァコーナアサナ(10, 11)；ヴィーラバドラアサナⅠ(14)とⅡ(15)とⅢ(17)；アルダ・チャンドラアサナ(19)；パーダーングシュタアサナ(44)；パーダハスタアサナ(46)；ウッターナアサナ(48)；シールシャアサナとその変形ポーズ(184-218)；サルワーンガアサナとその変形ポーズ(234-71)；マリーチアサナⅠ(143)とⅡ(145)とⅢ(303)とⅣ(305)；バラドヴァージャアサナⅠ(297)とⅡ(299)；アルダ・マツィエンドラアサナⅠ(311)；パーシャアサナ(328)；パリガアサナ(39)；シャラバアサナ(60)；ダヌラアサナ(63)；パールシュヴァ・ダヌラアサナ(64, 65)；ウッターナ・パーダアサナ(292)；ウシュトラアサナ(41)；セツ・バンダアサナ(296)；ウールドヴァ・ダヌラアサナⅡ(486)；ドゥイ・パーダ・ヴィパリータ・ダンダアサナ(516)；アドー・ムカ・ヴリクシャアサナ(359)；ピーンチャ・マユーラアサナ(357)。

関節の痛み（脊椎）

パドマアサナとその変形ポーズ(104-24)；ヴィーラアサナ(91)；パリヤンカアサナ(97)；ゴームカアサナ(80)；スタンディングポーズ（立位）(4-36)；パリガアサナ(39)；パスチモッターナアサナ(160)；ウールドヴァ・ムカ・パスチモッターナアサナⅠ(168)とⅡ(170)；ブジャンガアサナⅠ(73)；ウールドヴァ・ムカ・シュヴァーナアサナ(74)；アドー・ムカ・シュヴァーナアサナ(75)；ピーンチャ・マユーラアサナ(357)；アドー・ムカ・ヴリクシャアサナ(359)；シールシャアサナとその変形ポーズ(184-218)；サルワーンガアサナとその変形ポーズ(234-71)；バラドヴァージャアサナⅠ(297)とⅡ(299)；マリーチアサナⅠ(143)とⅢ(303)；アルダ・マツィエンドラアサナⅠ(311)とⅡ(330)；パーシャアサナ(328)；ウシュトラアサナ(41)；ダヌラアサナ(63)；ウールドヴァ・ダヌラアサナⅡ(486, 487)；エーカ・パーダ・ウールドヴァ・ダヌラアサナ(501)；ドゥイ・パーダ・ヴィパリータ・ダンダアサナ(516)；エーカ・パーダ・ヴィパリータ・ダンダアサナⅠ(521)；カポタアサナ(512)；ラグ・ヴァジュラアサナ(513)。

肝臓・脾臓・膵臓・腸

「腕と内臓」と「腎臓」の項を参照。

記憶障害

シールシャアサナとその変形ポーズ(184–218)；サルワーンガアサナとその変形ポーズ(234–71)；ウッターナアサナ(48)；パスチモッターナアサナ(160)；ウールドヴァ・ムカ・パスチモッターナアサナⅠ(168)とⅡ(170)；眉間もしくは鼻の先を凝視する（トラータカ)；ナーディ・ショーダナ・プラーナーヤーマ(206節：息を吸ったあとに止める)、バストリカー・プラーナーヤーマ(207節)。

気管支炎

スタンディングポーズ（立位)(4–39)；シールシャアサナとその変形ポーズのうち可能なもの(184–218)；サルワーンガアサナとその変形ポーズ(234–71、ただし267は除く)；パスチモッターナアサナ(160)；ジャタラ・パリヴァルタナアサナ(275)；ウールドヴァ・ムカ・パスチモッターナアサナⅠ(168)とⅡ(170)；ジャーヌ・シールシャアサナ(127)；マハー・ムドラー(125)；ブジャンガアサナⅠ(73)；アドー・ムカ・シュヴァーナアサナ(75)；ゴームカアサナ(80)；マリーチアサナⅠ(144)とⅢ(303)；アルダ・マツィエンドラアサナⅠ(311)；マーラアサナⅠ(321)とⅡ(322)；パーシャアサナ(328)；ヴィーラアサナ(89)；スプタ・ヴィーラアサナ(96)；パリヤンカアサナ(97)；パドマアサナとその変形ポーズ(104–24)；バッダ・コーナアサナ(102)；ウパヴィシュタ・コーナアサナ(151)；エーカ・パーダ・シールシャアサナとその変形ポーズ(371–84)；ヨガニドラアサナ(391)；ドゥイ・パーダ・シールシャアサナ(393)；クールマアサナ(363, 364)とスプタ・クールマアサナ(368)；シャラバアサナ(60)；ダヌラアサナ(63)；ウシュトラアサナ(41)；ウールドヴァ・ダヌラアサナⅡ(486)；カポタアサナ(512)；ドゥイ・パーダ・ヴィパリータ・ダンダアサナ(516)；ウッジャイ・プラーナーヤーマ(204節)、ナーディ・ショーダナ・プラーナーヤーマ(206節)、スーリヤ・ベダナ・プラーナーヤーマ(205節)をアンタラ・クンバカをして行なう。

気管支肺炎

サーランバ・シールシャアサナⅠ(184)；サーランバ・サルワーンガアサナⅠ(234)；ハラアサナ(244)；パスチモッターナアサナ(160)；ウッターナアサナ(48)；マハー・ムドラー(125)；アドー・ムカ・シュヴァーナアサナ(75)；ヴィーラアサナ(89)；シッダアサナ(84)；パドマアサナ(104)；バッダ・パドマアサ

ナ(118)；バッダ・コーナアサナ(102)；ウッジャイ・プラーナーヤーマ(204節)；ナーディ・ショーダナ・プラーナーヤーマ(206節)；スーリヤ・ベダナ・プラーナーヤーマ(205節)；シャヴァアサナ(592)。

結核

医学的治療を受けたあとで、訓練を積んだ教師の指導を受けることが望ましい。

下痢

サーランバ・シールシャアサナⅠ(184)；サーランバ・サルワーンガアサナⅠ(234)；ナーディ・ショーダナ・プラーナーヤーマ(206節：息を止めない)。

高血圧

ハラアサナ(244)；ジャーヌ・シールシャアサナ(127)；アルダ・バッダ・パドマ・パスチモッターナアサナ(135)；トゥリアンガ・ムカイカパーダ・パスチモッターナアサナ(139)；パスチモッターナアサナ(160)；ヴィーラアサナ(89)；シッダアサナ(84)；パドマアサナ(104)；シャヴァアサナ(592)；ナーディ・ショーダナ・プラーナーヤーマ(206節：息を止めない)。目を閉じて瞑想をする。**【※血圧がとても高い場合は、枕を用いず横たわり、まずウッジャイ・プラーナーヤーマ(204節)を５分間、次にナーディ・ショーダナ・プラーナーヤーマ(206節)を行ない、直後にシャヴァアサナ(592)を15分間行なう。】**

口臭

シールシャアサナとその変形ポーズ(184-218)；サルワーンガアサナとその変形ポーズ(234-71)；ウッターナアサナ(48)；ジャタラ・パリヴァルタナアサナ(275)；パスチモッターナアサナ(160)；シンハアサナⅠ(109)とⅡ(110)；ウッジャイ・プラーナーヤーマ(204節)、ナーディ・ショーダナ・プラーナーヤーマ(206節)、シータリー・プラーナーヤーマ(210節)；ウッディーヤーナ・バンダ(202節)。**【※アサナやプラーナーヤーマを行なっているあいだは、口を開け、舌を伸ばして上に巻き上げ、その先が声門の方へと向かうようにすること。これは嫌な臭いを取り除くだけではなく、のどの渇きを抑える。ヨガではこれを「カーカ・ムドラー」と言う。カーカは「カラス」、ムドラーは「象徴」という意味である。】**

坐骨神経痛

スタンディングポーズ（立位）(1-36)；シールシャアサナとその変形ポーズの

うち可能なものをいずれか(184-218)；サルワーンガアサナとその変形ポーズのうち可能なもの(234-71)；ジャタラ・パリヴァルタナアサナ(275)；スプタ・パーダーングシュタアサナ(285-87)；アナンタアサナ(290)；ウッターナ・パーダアサナ(292)；セツ・バンダアサナ(296)；パスチモッターナアサナ(160)；シャラバアサナ(60)；ダヌラアサナ(63)；ブジャンガアサナⅠ(73)；ウールドヴァ・ムカ・シュヴァーナアサナ(74)；アドー・ムカ・シュヴァーナアサナ(75)；ウールドヴァ・ムカ・パスチモッターナアサナⅠ(168)とⅡ(170)；プールヴォッターナアサナ(171)；クールマアサナ(363, 364)；ムーラバンダアサナ(462)；バラドヴァージャアサナⅠ(297)とⅡ(299)；マリーチアサナⅢ(303)；アルダ・マツィエンドラアサナⅠ(311)；マーラアサナⅠ(321)とⅡ(322)；パーシャアサナ(328)；ハヌマーンアサナ(475)；スプタ・トゥリヴィクラマアサナ(478)；ウシュトラアサナ(41)；ドゥイ・パーダ・ヴィパリータ・ダンダアサナ(516)；可能であれば、パリプールナ・マツィエンドラアサナ(336)。

寒気

シールシャアサナとその変形ポーズ(184-218)；サルワーンガアサナとその変形ポーズ(234-71)；ウッターナアサナ(48)；パスチモッターナアサナ(160)；アルダ・マツィエンドラアサナⅠ(311)；パーシャアサナ(328)；ウールドヴァ・ダヌラアサナⅡ(486)。ウッジャイ・プラーナーヤーマ(204節)、バストリカー・プラーナーヤーマ(207節)、ナーディ・ショーダナ・プラーナーヤーマ(206節)、スーリヤ・ベダナ・プラーナーヤーマ(205節)。

痔

シールシャアサナとその変形ポーズ(184-218)；サルワーンガアサナとその変形ポーズ(234-71)；ジャタラ・パリヴァルタナアサナ(275)；スプタ・パーダーングシュタアサナ(285-87)；マツヤアサナ(114)；シンハアサナⅡ(110)；シャラバアサナ(60)；ダヌラアサナ(63)；ウールドヴァ・ダヌラアサナⅡ(486)；ドゥイ・パーダ・ヴィパリータ・ダンダアサナ(516)；ウッジャイ・プラーナーヤーマ(204節)とナーディ・ショーダナ・プラーナーヤーマ(206節)をアンタラ・クンバカをして行なう。シャヴァアサナ(592)。

子宮位置異常

シールシャアサナとその変形ポーズ(184-218)；サルワーンガアサナとその変形ポーズ(234-71)；ウッターナアサナ(48)；パーダーングシュタアサナ(44)；パーダハスタアサナ(46)；アドー・ムカ・シュヴァーナアサナ(75)；ダンダアサナ(77)；パルヴァタアサナ(107)；マツヤアサナ(114)；バッダ・コーナアサ

ナ(101)；ウパヴィシュタ・コーナアサナ(151)；ウッジャイ・プラーナーヤーマ(204節)とナーディ・ショーダナ・プラーナーヤーマ(206節)；ウッディーヤーナ・バンダ(202節)。

十二指腸潰瘍

シールシャアサナとその変形ポーズ(184–218)；サルワーンガアサナとその変形ポーズ(234–71)；マハー・ムドラー(125)；ジャーヌ・シールシャアサナ(127)；パスチモッターナアサナ(160)；クールマアサナ(363, 364)とスプタ・クールマアサナ(368)；ヨガニドラアサナ(391)；マリーチアサナⅢ(303)；アルダ・マツィエンドラアサナⅠ(311)；パーシャアサナ(328)；ドゥイ・パーダ・ヴィパリータ・ダンダアサナ(516)；ウッディーヤーナ・バンダ(202節)、ウッジャイ・プラーナーヤーマ(204節)、ナーディ・ショーダナ・プラーナーヤーマ(206節)をアンタラ・クンバカをして行なう。

消化不良

スタンディングポーズ（立位）(4–48)；シールシャアサナとその変形ポーズ(184–218)；サルワーンガアサナとその変形ポーズ(234–71)；ジャタラ・パリヴァルタナアサナ(275)；ウールドヴァ・プラサーリタ・パーダアサナ(276–79)；パリプールナ・ナーヴァアサナ(78)；アルダ・ナーヴァアサナ(79)；マハー・ムドラー(125)；シャラバアサナ(60)；ダヌラアサナ(63)；パスチモッターナアサナ(160)；ヨガニドラアサナ(391)；マリーチアサナⅢ(303)；アルダ・マツィエンドラアサナⅠ(311)；パーシャアサナ(328)；パリプールナ・マツィエンドラアサナ(336)；スプタ・ヴィーラアサナ(96)；ウッディーヤーナ・バンダ(202節)とナウリ(203節)、バストリカー・プラーナーヤーマ(207節)、ナーディ・ショーダナ・プラーナーヤーマ(206節：息を吸ったあとに止める)。

静脈瘤

シールシャアサナとその変形ポーズ(184–218)；サルワーンガアサナとその変形ポーズ(234–71)；ヴィーラアサナ(89)；スプタ・ヴィーラアサナ(96)；パリヤンカアサナ(97)；ベーカアサナ(100)。

神経衰弱

シールシャアサナとその変形ポーズ(184–218)；サルワーンガアサナとその変形ポーズ(234–71)；ウッターナアサナ(48)；パスチモッターナアサナ(160)；ナーディ・ショーダナ・プラーナーヤーマ(206節：息を止めない)；シャンムキー・ムドラー(106)；瞑想とシャヴァアサナ(592)。

腎臓

シールシャアサナとその変形ポーズ(184–218)；サルワーンガアサナとその変形ポーズ(234–71)；スタンディングポーズ（立位）(4–48)；ウールドヴァ・ムカ・シュヴァーナアサナ(74)；アドー・ムカ・シュヴァーナアサナ(75)；シャラバアサナ(60)；ダヌラアサナ(63)；ジャーヌ・シールシャアサナ(127)；パリヴリッタ・ジャーヌ・シールシャアサナ(132)；パスチモッターナアサナ(160)；パリヴリッタ・パスチモッターナアサナ(165)；バッダ・コーナアサナ(103)；ウパヴィシュタ・コーナアサナ(151)；ジャタラ・パリヴァルタナアサナ(275)；アルダ・ナーヴァアサナ(79)；マリーチアサナⅢ(303)；アルダ・マツィエンドラアサナⅠ(311)とⅡ(330)とⅢ(332)；パーシャアサナ(328)；パリプールナ・マツィエンドラアサナ(336)；ブジャンガアサナⅠ(73)とⅡ(550)；ムーラバンダアサナ(462)；カンダアサナ(470)；ハヌマーンアサナ(475)；ヨガニドラアサナ(391)；ウールドヴァ・ダヌラアサナⅡ(486, 487)；ドゥイ・パーダ・ヴィパリータ・ダンダアサナ(516)；マンダラアサナ(525–35)；カポタアサナ(512)；ラージャカポタアサナ(551)；ヴリシュチカアサナⅠ(537)もしくはⅡ(538)；パーダーングシュタ・ダヌラアサナ(555)；シールシャ・パーダアサナ(570)；ガンダ・ベルンダアサナ(580, 581)；ヴィパリータ・シャラバアサナ(584)；ティリヤンク・ムコータナアサナ(586)；ナタラージャアサナ(590)；ウッディーヤーナ・バンダ(202節)とナーディ・ショーダナ・プラーナーヤーマ(206節)。

心臓拡張症

ナーディ・ショーダナ・プラーナーヤーマ(206節：息を止めない)。

心臓疾患

ウッジャイ・プラーナーヤーマ(204節)もしくはナーディ・ショーダナ・プラーナーヤーマ(206節)をクンバカなしでリラックスして行なう。瞑想。シャヴァアサナ(592)。

陣痛

ヴィーラアサナ(89)；バッダ・コーナアサナ(101, 103)；ウパヴィシュタ・コーナアサナ(148：つま先はつかんでもつかまなくてもよい)、ウッジャイ・プラーナーヤーマ(204節：息を吸ったあとに止める)、ナーディ・ショーダナ・プラーナーヤーマ(206節：息を止めない)；シャヴァアサナ(592)。

水腫

シールシャアサナとその変形ポーズ(184–218)；サルワーンガアサナとその変

形ポーズ(234-71)；パドマアサナとその変形ポーズ(104-24)；アドー・ムカ・ヴリクシャアサナ(359)；ピーンチャ・マユーラアサナ(357)；アドー・ムカ・シュヴァーナアサナ(75)；ジャタラ・パリヴァルタナアサナ(275)；スプタ・パーダーングシュタアサナ(285-87)；バッダ・コーナアサナ(101)；ウパヴィシュタ・コーナアサナ(151)；パスチモッターナアサナ(160)；ヨガニドラアサナ(391)；ヨガダンダアサナ(456)；ムーラバンダアサナ(462)；ヴァーマデーヴァアサナⅠ(465)とⅡ(466)；カンダアサナ(470)；ハヌマーンアサナ(475)；サマコーナアサナ(477)；ウッディーヤーナ・バンダ(202節)とナウリ(203節)。

頭痛

サーランバ・シールシャアサナⅠ(184)を10分間；サーランバ・サルワーンガアサナⅠ(234)を10分間；ハラアサナ(244)を５分間とサルワーンガアサナとその変形ポーズのうち可能なもの(234-71)；パスチモッターナアサナ(160)を５分間；ウッターナアサナ(48)を３分間；ナーディ・ショーダナ・プラーナーヤーマ(206節：息を止めない)を10〜15分間；シャヴァアサナ(592)を10分間。

精液漏

シールシャアサナとその変形ポーズ(184-218)；サルワーンガアサナとその変形ポーズ(234-71)；パスチモッターナアサナ(160)；バッダ・コーナアサナ(103)；ムーラバンダアサナ(462)；カンダアサナ(470)；ウッジャイ・プラーナーヤーマ(204節)とナーディ・ショーダナ・プラーナーヤーマ(206節)をアンタラ・クンバカをしないで２〜３ヵ月、その後アンタラ・クンバカをして行なう。

性的不能

シールシャアサナとその変形ポーズ(184-218)；サルワーンガアサナとその変形ポーズ(234-71)；パスチモッターナアサナ(160)；ウッターナアサナ(48)；マハー・ムドラー(125)；バッダ・コーナアサナ(101)；アルダ・マツィエンドラアサナⅠ(311)；パーシャアサナ(328)；ムーラバンダアサナ(462)；カンダアサナ(470)；ハヌマーンアサナ(475)；ヨガニドラアサナ(391)；ウールドヴァ・ダヌラアサナⅡ(486)；ドゥイ・パーダ・ヴィパリータ・ダンダアサナ(516)；ウッディーヤーナ・バンダ(202節)；ナーディ・ショーダナ・プラーナーヤーマ(206節：息を吸ったあとに止める)。

生理不順

シールシャアサナとその変形ポーズ(184-218)；サルワーンガアサナとその変形ポーズ(234-71)；パスチモッターナアサナ(160)；ウッターナアサナ(48)；ア

ドー・ムカ・シュヴァーナアサナ(75)；バッダ・パドマアサナ(118)；ヨガ・ムドラアサナ(120)；パルヴァタアサナ(107)；マツヤアサナ(113)；クールマアサナ(363, 364)とスプタ・クールマアサナ(368)；ヴィーラアサナ(89)；スプタ・ヴィーラアサナ(96)；パリヤンカアサナ(97)；バッダ・コーナアサナ(102)；ウパヴィシュタ・コーナアサナ(151)；ウールドヴァ・ムカ・パスチモッターナアサナⅠ(168)とⅡ(170)；ヨガニドラアサナ(391)；マリーチアサナⅢ(303)；アルダ・マツィエンドラアサナⅠ(311)；パーシャアサナ(328)；ウールドヴァ・ダヌラアサナⅡ(486)；ドゥイ・パーダ・ヴィパリータ・ダンダアサナ(516)；シャヴァアサナ(592)；ナーディ・ショーダナ・プラーナーヤーマ(206節：息を吸ったあとに止める)とウッディーヤーナ・バンダ(202節)。

咳

シールシャアサナとその変形ポーズ(184-218)；サルワーンガアサナとその変形ポーズ(234-71)；ウッターナアサナ(48)；パスチモッターナアサナ(160)；アルダ・マツィエンドラアサナⅠ(311)；パーシャアサナ(328)；ウールドヴァ・ダヌラアサナⅡ(486)；ウッジャイ・プラーナーヤーマ(204節：息を吸ったあとに止める)。

赤痢

シールシャアサナとその変形ポーズのうち可能なもの(184-218)；サルワーンガアサナとその変形ポーズのうち可能なもの(234-71)；マハー・ムドラー(125)；ジャーヌ・シールシャアサナ(127)；ナーディ・ショーダナ・プラーナーヤーマ(206節：息を止めない)。

背中の痛み

シールシャアサナとその変形ポーズ(184-218)；サルワーンガアサナとその変形ポーズ(234-71)；スタンディングポーズ（立位）(4-36)；ジャタラ・パリヴァルタナアサナ(275)；スプタ・パーダーングシュタアサナ(285-87)；マハー・ムドラー(125)；ジャーヌ・シールシャアサナ(127)；パリヴリッタ・ジャーヌ・シールシャアサナ(132)；パスチモッターナアサナ(160)；ウールドヴァ・ムカ・パスチモッターナアサナⅠ(168)とⅡ(170)；パリヴリッタ・パスチモッターナアサナ(165)；マリーチアサナⅠ(144)とⅢ(303)；アルダ・マツィエンドラアサナⅠ(311)とⅡ(330)；パーシャアサナ(328)；パリプールナ・マツィエンドラアサナ(336)；マーラアサナⅠ(321)とⅡ(322)；アドー・ムカ・シュヴァーナアサナ(75)；ウシュトラアサナ(41)；シャラバアサナ(60)；ダヌラアサナ(63)；パールシュヴァ・ダヌラアサナ(64, 65)；ウールドヴァ・ダヌラアサナⅡ(486)；ヴィパリータ・チャクラアサナ(488-99)；ドゥイ・パーダ・ヴィパリータ・ダンダアサナ(516)；マンダラアサナ(525-35)。

背骨の歪み

スタンディングポーズ（立位）(4-19)；パーダーングシュタアサナ(43)；パーダハスタアサナ(45)；ウッターナアサナ(47)；パスチモッターナアサナ(160)；シャラバアサナ(60, 61)；マカラアサナ(62)；ダヌラアサナ(63)；ウシュトラアサナ(41)；ブジャンガアサナⅠ(73)；ウールドヴァ・ムカ・シュヴァーナアサナ(74)；ウッターナ・パーダアサナ(292)；セツ・バンダアサナ(296)；サーランバ・サルワーンガアサナⅠ(234)；セツ・バンダ・サルワーンガアサナ(259)；ピーンチャ・マユーラアサナ(357)；アドー・ムカ・ヴリクシャアサナ(359)；パルヴァタアサナ(107)；マツヤアサナ(113)；スプタ・ヴィーラアサナ(96)；パリヤンカアサナ(97)；パリガアサナ(39)；ウールドヴァ・ダヌラアサナⅡ(486, 487)；ドゥイ・パーダ・ヴィパリータ・ダンダアサナ(516)；ウッジャイ・プラーナーヤーマ(204節)；ナーディ・ショーダナ・プラーナーヤーマ(206節)。

喘息

シールシャアサナとその変形ポーズ(184-218)；サルワーンガアサナとその変形ポーズ(234-71)；マハー・ムドラー(125)；ジャーヌ・シールシャアサナ(127)；ウッターナアサナ(48)；パスチモッターナアサナ(160)；ブジャンガアサナⅠ(73)とⅡ(550)；シャラバアサナ(60)；ダヌラアサナ(63)；ウールドヴァ・ムカ・シュヴァーナアサナ(74)；アドー・ムカ・シュヴァーナアサナ(75)；ヴィーラアサナ(89)；スプタ・ヴィーラアサナ(96)；パリヤンカアサナ(97)；パドマアサナとその変形ポーズ(104-24)；ウッターナ・パーダアサナ(292)；セツ・バンダアサナ(296)；プールヴォッターナアサナ(171)；アルダ・マツィエンドラアサナⅠ(311)とⅡ(330)；パーシャアサナ(328)；ウシュトラアサナ(41)；ウールドヴァ・ダヌラアサナⅡ(486)；ドゥイ・パーダ・ヴィパリータ・ダンダアサナ(516)；ウッジャイ・プラーナーヤーマ(204節)とナーディ・ショーダナ・プラーナーヤーマ(206節)を発作があるときはクンバカなしで、そうでないときはアンタラ・クンバカをして行なう。ウッディーヤーナ・バンダ(202節)。

疝痛《せんつう》

シールシャアサナとその変形ポーズ(184-218)；サルワーンガアサナとその変形ポーズ(234-71)；ウッターナアサナ(48)；ジャタラ・パリヴァルタナアサナ(275)；パリプールナ・ナーヴァアサナ(78)；アルダ・ナーヴァアサナ(79)；ヴィーラアサナ(89)；スプタ・ヴィーラアサナ(96)；マハー・ムドラー(125)；ウ

ッディーヤーナ・バンダ(202節)を6～8回。

前立腺

シールシャアサナとその変形ポーズ(184-218)；サルワーンガアサナとその変形ポーズ(234-71)；ジャタラ・パリヴァルタナアサナ(275)；ウッターナアサナ(48)；シャラバアサナ(60)；ダヌラアサナ(63)；アドー・ムカ・シュヴァーナアサナ(75)；パリプールナ・ナーヴァアサナ(78)；アルダ・ナーヴァアサナ(79)；ジャーヌ・シールシャアサナ(127)；ヴィーラアサナ(89)；スプタ・ヴィーラアサナ(96)；バッダ・コーナアサナ(102)；パドマアサナとその変形ポーズ(104-24)；クールマアサナ(363, 364)とスプタ・クールマアサナ(368)；エーカ・パーダ・シールシャアサナとその変形ポーズ(371-84)；ヨガニドラアサナ(391)；アルダ・マツィエンドラアサナⅠ(311)とⅡ(330)；パーシャアサナ(328)；パリプールナ・マツィエンドラアサナ(336)；ムーラバンダアサナ(462)；カンダアサナ(470)；ハヌマーンアサナ(475)；サマコーナアサナ(477)；ウールドヴァ・ダヌラアサナⅡ(486)；ヴィパリータ・チャクラアサナ(488-99)；ドゥイ・パーダ・ヴィパリータ・ダンダアサナ(516)；マンダラアサナ(525-35)；ウッディーヤーナ・バンダ(202節)、ナーディ・ショーダナ・プラーナーヤーマ(206節)、ウッジャイ・プラーナーヤーマ(204節)をアンタラ・クンバカをして行なう。

大腸炎

シールシャアサナとその変形ポーズ(184-218)；サルワーンガアサナとその変形ポーズ(234-71)；ウッターナアサナ(48)；パスチモッターナアサナ(160)；ヴィーラアサナ(89)；スプタ・ヴィーラアサナ(96)；ジャタラ・パリヴァルタナアサナ(275)；パリプールナ・ナーヴァアサナ(78)；アルダ・ナーヴァアサナ(79)；マリーチアサナⅢ(303)；アルダ・マツィエンドラアサナⅠ(311)；パーシャアサナ(328)；マハー・ムドラー(125)；アドー・ムカ・シュヴァーナアサナ(75)；ジャーヌ・シールシャアサナ(127)；ヨガニドラアサナ(391)；シャラバアサナ(60)；ダヌラアサナ(63)；ウールドヴァ・ダヌラアサナⅡ(486)；ウッジャイ・プラーナーヤーマ(204節)とナーディ・ショーダナ・プラーナーヤーマ(206節)。

胆嚢および肝臓の働きをよくしたいとき

「胃酸過多」と「腸にガスがたまるとき」の項を参照。

虫垂炎

シールシャアサナとその変形ポーズ(184-218)；サルワーンガアサナとその変

形ポーズ(234–71)；パスチモッターナアサナ(160)；ウールドヴァ・ムカ・パスチモッターナアサナⅠ(168)とⅡ(170)；プールヴォッターナアサナ(171)；マハー・ムドラー(125)；ジャーヌ・シールシャアサナ(127)；アルダ・マツィエンドラアサナⅠ(311)；パーシャアサナ(328)；ウールドヴァ・ダヌラアサナⅡ(486)；ドゥイ・パーダ・ヴィパリータ・ダンダアサナ(516)；ウッターナアサナ(48)。ナーディ・ショーダナ・プラーナーヤーマ(206節)をクンバカなしで２ヵ月行なったあと、アンタラ・クンバカをして行なう。

腸にガスがたまるとき

シールシャアサナとその変形ポーズ(184–218)；サルワーンガアサナとその変形ポーズ(234–71)；スタンディングポーズ（立位）(1–36)；パーダーングシュタアサナ(44)；パーダハスタアサナ(46)；ウッターナアサナ(48)；マハー・ムドラー(125)；ジャーヌ・シールシャアサナ(127)；アルダ・バッダ・パドマ・パスチモッターナアサナ(135)；トゥリアンガ・ムカイカパーダ・パスチモッターナアサナ(139)；クラウンチャアサナ(142)；マリーチアサナⅠ(144)；パリプールナ・ナーヴァアサナ(78)；アルダ・ナーヴァアサナ(79)；マリーチアサナⅢ(303)；アルダ・マツィエンドラアサナⅠ(311)とⅢ(332)；マーラアサナⅡ(322)；パーシャアサナ(328)；パリプールナ・マツィエンドラアサナ(336)；パスチモッターナアサナ(160)；ウールドヴァ・ムカ・パスチモッターナアサナⅠ(168)とⅡ(170)；ジャタラ・パリヴァルタナアサナ(275)；ウールドヴァ・プラサーリタ・パーダアサナ(276–79)；チャクラアサナ(280–83)；スプタ・ヴィーラアサナ(96)；ヨガ・ムドラアサナ(120)；エーカ・パーダ・シールシャアサナとその変形ポーズ(371–84)；クールマアサナ(363, 364)とスプタ・クールマアサナ(368)；ヨガニドラアサナ(391)；ドゥイ・パーダ・シールシャアサナ(393)；シャラバアサナ(60)；ダヌラアサナ(63)；マユーラアサナ(354)；ウールドヴァ・ダヌラアサナⅡ(486)；ドゥイ・パーダ・ヴィパリータ・ダンダアサナ(516)；マンダラアサナ(525–35)；ウッディーヤーナ・バンダ(202節)とナウリ(203節)。

痛風

シールシャアサナとその変形ポーズのうち可能なもの(184–218)；サルワーンガアサナとその変形ポーズのうち可能なもの(234–71)；スタンディングポーズ(立位)(4–36)；可能ならばパドマアサナとその変形ポーズ(104–24)；ヴィーラアサナ(89)；スプタ・ヴィーラアサナ(96)；パリヤンカアサナ(97)；パリガアサナ(39)；ガルダアサナ(56)；ゴームカアサナ(80)；ウッターナアサナ(48)；パスチモッターナアサナ(160)；ウバヤ・パーダーングシュタアサナ(167)；アー

カルナ・ダヌラアサナ(173, 175)；クラウンチャアサナ(142)；マリーチアサナIII(303)；アルダ・マツィエンドラアサナI(311)；マーラアサナI(321)とII(322)；パーシャアサナ(328)；ヨガダンダアサナ(456)；ベーカアサナ(100)；スプタ・ベーカアサナ(458)；ムーラバンダアサナ(462)；ヴァーマデーヴァアサナI(465)とII(466)；カンダアサナ(470)；ハヌマーンアサナ(475)。

低血圧

サーランバ・シールシャアサナI(184)；サーランバ・サルワーンガアサナI(234)；ハラアサナ(244)；カルナピーダアサナ(246)；パスチモッターナアサナ(160)；ヴィーラアサナ(89)；シッダアサナ(84)；パドマアサナ(104)；バッダ・コーナアサナ(102)；ナーディ・ショーダナ・プラーナーヤーマ(206節：はじめのうちは息を止めない)、シャヴァアサナ(592)。

てんかん

サーランバ・シールシャアサナI(184)；サーランバ・サルワーンガアサナI(234)；ハラアサナ(244)；マハー・ムドラー(125)；パスチモッターナアサナ(160)；ウッジャイ・プラーナーヤーマ(204節：息を吸ったあとに止める)とナーディ・ショーダナ・プラーナーヤーマ(206節：息を止めない)；シャンムキー・ムドラー(106)を５分間；シャヴァアサナ(592)を好きな時間だけ行なう。シータリー・プラーナーヤーマ(210節)；ディヤーナ（瞑想)。

動悸

サーランバ・シールシャアサナI(184)；サーランバ・サルワーンガアサナI(234)；ハラアサナ(244)；パスチモッターナアサナ(160)；ウッターナアサナ(48)；アドー・ムカ・シュヴァーナアサナ(75)；ドゥイ・パーダ・ヴィパリータ・ダンダアサナ(516)；ヴィーラアサナ(89)；スプタ・ヴィーラアサナ(96)；ウッジャイ・プラーナーヤーマ(204節)とナーディ・ショーダナ・プラーナーヤーマ(206節)を、はじめのうちはアンタラ・クンバカをしないで行なう。２、３ヵ月たったら５秒間息を止め、そのあとは徐々に時間を増やしていく。シャヴァアサナ(592)。

糖尿病

シールシャアサナとその変形ポーズ(184-218)；サルワーンガアサナとその変形ポーズ(234-71)；マハー・ムドラー(125)；ジャーヌ・シールシャアサナ(127)；パスチモッターナアサナ(160)；ヴィーラアサナ(89)；スプタ・ヴィーラアサナ(96)；アーカルナ・ダヌラアサナ(173, 175)；シャラバアサナ(60)；ダヌラアサナ(63)；パリプールナ・ナーヴァアサナ(78)；アルダ・ナーヴァアサナ(79)；ジャタラ・パリヴァルタナアサナ(275)；ウッターナアサナ(48)；マリーチアサナⅠ(144)とⅡ(146)とⅢ(303)とⅣ(305)；アルダ・マツィエンドラアサナⅠ(311)とⅡ(330)とⅢ(332)；パーシャアサナ(328)；パリプールナ・マツィエンドラアサナ(336)；ウールドヴァ・ダヌラアサナⅡ(486)；ドゥイ・パーダ・ヴィパリータ・ダンダアサナ(516)；マユーラアサナ(354)；ハンサアサナ(356)；ブジャンガアサナⅠ(73)とⅡ(550)；ウッディーヤーナ・バンダ(202節)、ナウリ(203節)、ナーディ・ショーダナ・プラーナーヤーマ(206節：息を吸ったあとに止める)；シャヴァアサナ(592)。

猫背

スタンディングポーズ（立位）(1-36)；チャトゥランガ・ダンダアサナ(67)；シャラバアサナ(60)；マカラアサナ(62)；ダヌラアサナ(63)；ウシュトラアサナ(41)；パーダーングシュタアサナ(43)；パーダハスタアサナ(45)；ウッターナアサナ(47)；ブジャンガアサナⅠ(73)；ウールドヴァ・ムカ・シュヴァーナアサナ(74)；アドー・ムカ・シュヴァーナアサナ(75)；マハー・ムドラー(125)；ジャーヌ・シールシャアサナ(127)；ウパヴィシュタ・コーナアサナ(151)；ゴームカアサナ(80)；パルヴァタアサナ(107)；バラドヴァージャアサナⅠ(297)とⅡ(299)；マリーチアサナⅠ(144)とⅡ(146)とⅢ(303)とⅣ(305)；バッダ・パドマアサナ(118)；パリヤンカアサナ(97)；アルダ・マツィエンドラアサナⅠ(311)とⅡ(330)；ジャタラ・パリヴァルタナアサナ(275)；スプタ・パーダーングシュタアサナ(285-87)；ウールドヴァ・ダヌラアサナⅡ(486)；ピーンチャ・マユーラアサナ(357)；アドー・ムカ・ヴリクシャアサナ(359)；ドゥイ・パーダ・ヴィパリータ・ダンダアサナ(516)。

肺

シールシャアサナとその変形ポーズ(184-218)；サルワーンガアサナとその変形ポーズ(234-71)；パドマアサナとその変形ポーズ(104-24)；ヴィーラアサナ(89)；スプタ・ヴィーラアサナ(96)；パリヤンカアサナ(97)；スタンディングポーズ（立位）(4-36)；ウールドヴァ・ダヌラアサナⅡ(486)；ドゥイ・パーダ・ヴィパリータ・ダンダアサナ(516)；アンタラ・クンバカをして行なうプラーナーヤーマをすべて。

肺炎・胸膜炎

サーランバ・シールシャアサナⅠ(184)；サーランバ・サルワーンガアサナⅠ(234)；ハラアサナ(244)；パスチモッターナアサナ(160)；ウッターナアサナ

(48)；ヴィーラアサナ(89)；パルヴァタアサナ(107)；マツヤアサナ(114)；ウッジャイ・プラーナーヤーマ(204節)とナーディ・ショーダナ・プラーナーヤーマ(206節)をアンタラ・クンバカをしないで行なう。瞑想とシャヴァアサナ(592)。【※医学的治療をして休息を経たあとであれば、ヨガを行なうことで、短い期間で活力を取り戻し通常の生活を送れるようになる。】

ハムストリング筋

スタンディングポーズ（立位）(4–36)；シールシャアサナとその変形ポーズのうち可能なもの(184–218)；サルワーンガアサナとその変形ポーズのうち可能なもの(234–71)；ジャタラ・パリヴァルタナアサナ(275)；スプタ・パーダーングシュタアサナ(284–87)；アナンタアサナ(290)；パスチモッターナアサナ(160)；プールヴォッターナアサナ(171)；バッダ・コーナアサナ(101)；ウパヴィシュタ・コーナアサナ(151)；アーカルナ・ダヌラアサナ(173, 175)；クールマアサナ(363, 364)；ウシュトラアサナ(41)；シャラバアサナ(60)；ダヌラアサナ(63)；ウールドヴァ・ダヌラアサナⅡ(486, 487)；ドゥイ・パーダ・ヴィパリータ・ダンダアサナ(516)；マンダラアサナ(525–35)；アルダ・マツィエンドラアサナⅠ(311)；マーラアサナⅡ(322)；パーシャアサナ(328)；ハヌマーンアサナ(475)；サマコーナアサナ(477)；スプタ・トゥリヴィクラマアサナ(478)。

鼻炎

シールシャアサナとその変形ポーズ(184–218)；サルワーンガアサナとその変形ポーズ(234–71)；パスチモッターナアサナ(160)；ウッターナアサナ(48)；アドー・ムカ・シュヴァーナアサナ(75)；ウッジャイ・プラーナーヤーマ(204節)、バストリカー・プラーナーヤーマ(207節)、スーリヤ・ベダナ・プラーナーヤーマ(205節)、ナーディ・ショーダナ・プラーナーヤーマ(206節)。

膝

スタンディングポーズ（立位）(1–48)；ジャーヌ・シールシャアサナ(127)；パリヴリッタ・ジャーヌ・シールシャアサナ(132)；アルダ・バッダ・パドマ・パスチモッターナアサナ(135)；トゥリアンガ・ムカイカパーダ・パスチモッターナアサナ(139)；クラウンチャアサナ(141)；マリーチアサナⅠ(144)とⅡ(146)とⅢ(303)とⅣ(305)；アーカルナ・ダヌラアサナ(173, 175)；パドマアサナとその変形ポーズ(104–24)；ヴィーラアサナ(89)；スプタ・ヴィーラアサナ(96)；パリヤンカアサナ(97)；ゴームカアサナ(80)；シッダアサナ(84)；バッダ・コーナアサナ(101)；バラドヴァージャアサナⅠ(297)とⅡ(299)；アルダ・マツィエンドラアサナⅠ(311)；マーラアサナⅠ(321)とⅡ(322)；パーシャアサナ(328)；クールマアサナ(363, 364)とスプタ・クールマアサナ(368)；ヨガニドラアサナ(391)；ヨガダンダアサナ(456)；ベーカアサナ(100)；スプタ・ベーカアサナ(458)；ムーラバンダアサナ(462)；ヴァーマデーヴァアサナⅠ(465)とⅡ(466)；カンダアサナ(470)；ハヌマーンアサナ(475)；ゲーランダアサナⅠ(561)とⅡ(564)。

尾骶骨の痛みとゆがみ

ヴィーラアサナ(86)；スプタ・ヴィーラアサナ(96)；パドマアサナとその変形ポーズ(104-24)；サーランバ・シールシャアサナⅠ(184)；サーランバ・サルワーンガアサナⅠ(234)；セツ・バンダ・サルワーンガアサナ(259)とエーカ・パーダ・セツ・バンダ・サルワーンガアサナ(260)；シャラバアサナ(60)；ダヌラアサナ(63)；パールシュヴァ・ダヌラアサナ(64, 65)；ブジャンガアサナⅠ(73)とⅡ(550)；アドー・ムカ・ヴリクシャアサナ(359)；ピーンチャ・マユーラアサナ(357)；ウールドヴァ・ムカ・シュヴァーナアサナ(74)；ヴァーターヤナアサナ(58)；ウシュトラアサナ(41)；ウールドヴァ・ダヌラアサナⅡ(486, 487)；ドゥイ・パーダ・ヴィパリータ・ダンダアサナ(516)；カポタアサナ(512)；ラグ・ヴァジュラアサナ(513)；ヴリシュチカアサナⅠ(537)；ラージャカポタアサナ(551)；エーカ・パーダ・ラージャカポタアサナⅠ(542)とⅡ(545)とⅢ(546)とⅣ(547)；ヴァーラキリヤアサナ(544)；ガンダ・ベルンダアサナ(580, 581)；ヴィパリータ・シャラバアサナ(584)；パーダーングシュタ・ダヌラアサナ(555)；ティリヤンク・ムコータナアサナ(586)；ハヌマーンアサナ(475)；ムーラバンダアサナ(462)。

肥満

「胃酸過多」と「腸にガスがたまるとき」の項を参照。

疲労

サーランバ・シールシャアサナⅠ(184)；サーランバ・サルワーンガアサナⅠ(234)；ハラアサナ(244)；パスチモッターナアサナ(160)；ウールドヴァ・ムカ・パスチモッターナアサナⅡ(170)；アドー・ムカ・シュヴァーナアサナ(75)；ウッターナアサナ(48)；アルダ・マツィエンドラアサナⅠ(311)；パーシャアサナ(328)；マーラアサナⅡ(322)；ドゥイ・パーダ・ヴィパリータ・ダンダアサナ(516)；ナーディ・ショーダナ・プラーナーヤーマ(206節：息を止めない)；シャヴァアサナ(592)。

貧血

シールシャアサナとその変形ポーズ(184-218)；サルワーンガアサナとその変形ポーズ(234-71)；パスチモッターナアサナ(160)；ウッターナアサナ(48)；ウッジャイ・プラーナーヤーマ(204節)；ナーディ・ショーダナ・プラーナーヤーマ(206節)をクンバカをしないで２〜３ヵ月、３ヵ月後にアンタラ・クンバカ（息を吸ったあとに止める動作）をして行なう；シャヴァアサナ(592)をいつでもできるときに、続けて10〜15分間。

頻尿・尿漏れ

シールシャアサナとその変形ポーズのうち可能なもの(184-218)；サルワーンガアサナとその変形ポーズのうち可能なもの(234-71)；スプタ・ヴィーラアサナ(96)；マツヤアサナ(114)；シンハアサナII(110)；マハー・ムドラー(125)；バッダ・コーナアサナ(101)；ウッディーヤーナ・バンダ(202節)；ナーディ・ショーダナ・プラーナーヤーマ(206節)をアンタラ・クンバカおよびバーヒャ・クンバカをして行なう。

不妊症

「精液漏」の項を参照。

不眠症

シールシャアサナとその変形ポーズ(184-218)；サルワーンガアサナとその変形ポーズ(234-71)；パスチモッターナアサナ(160)；ウッターナアサナ(48)；クンバカなしでバストリカー・プラーナーヤーマ(207節)、ナーディ・ショーダナ・プラーナーヤーマ(206節)、スーリヤ・ベダナ・プラーナーヤーマ(205節)。シャンムキー・ムドラー(106)；シャヴァアサナ(592)。

ヘルニア（臍ヘルニア）

シールシャアサナとその変形ポーズ(184-218)；サルワーンガアサナとその変形ポーズ(234-71)；バッダ・コーナアサナ(103)；ウパヴィシュタ・コーナアサナ(151)；パスチモッターナアサナ(160)；ウールドヴァ・ムカ・パスチモッターナアサナI(168)とII(170)；アーカルナ・ダヌラアサナ(173, 175)；スプタ・パーダーングシュタアサナ(284-87)；マハー・ムドラー(125)；アドー・ムカ・シュヴァーナアサナ(75)；パーダーングシュタアサナ(43)；パーダハスタアサナ(45)；ウッターナアサナ(47)；ウールドヴァ・ダヌラアサナII(486)；ドゥイ・パーダ・ヴィパリータ・ダンダアサナ(516)；クールマアサナ(363, 364)とスプタ・クールマアサナ(368)；エーカ・パーダ・シールシャアサナとその変形ポーズ(371-84)；ヨガニドラアサナ(391)；ドゥイ・パーダ・シールシャアサナ(393)；パリプールナ・ナーヴァアサナ(78)；アルダ・ナーヴァアサナ(79)；ウッディーヤーナ・バンダ(202節)。

ヘルニア（鼠径ヘルニア）

シールシャアサナとその変形ポーズ(184-218)；サルワーンガアサナとその変形ポーズ(234-71)；ウバヤ・パーダーングシュタアサナ(167)；ウールドヴァ・ムカ・パスチモッターナアサナⅠ(168)とⅡ(170)；クラウンチャアサナ(141)；アーカルナ・ダヌラアサナ(173, 175)；スプタ・パーダーングシュタアサナ(284-87)；ウパヴィシュタ・コーナアサナ(151)；バッダ・コーナアサナ(102)；ハヌマーンアサナ(475)；サマコーナアサナ(477)；スプタ・トゥリヴィクラマアサナ(478)；ヨガダンダアサナ(456)；ムーラバンダアサナ(462)；ヨガニドラアサナ(391)；ウッディーヤーナ・バンダ(202節)。**【※休息する際は、横たわった姿勢でバッダ・コーナアサナ(101)を行なうことが望ましい。このアサナのあとは、すぐに立ったり運動をしたりせず、シャヴァアサナ(592)を行なうこと。】**

偏頭痛

サーランバ・シールシャアサナⅠ(184)；可能ならば、シールシャアサナとその変形ポーズ(184-218)のうち可能なもの、サルワーンガアサナとその変形ポーズのうち可能なもの(234-71)；パスチモッターナアサナ(160)；ウッターナアサナ(48)；ナーディ・ショーダナ・プラーナーヤーマ(206節：息を止めない)；シータリー・プラーナーヤーマ(210節)；シャンムキー・ムドラー(106)；ヴィーラアサナ(89)もしくはシッダアサナ(84)もしくはバッダ・コーナアサナ(103)もしくはパドマアサナ(104)のポーズで瞑想；シャヴァアサナ(592)。

扁桃腺

シールシャアサナとその変形ポーズのうち可能なものをいずれか(184-218)；サルワーンガアサナとその変形ポーズのうち可能なもの(234-71)；ヴィーラアサナ(89)；パリヤンカアサナ(97)；パドマアサナとその変形ポーズ(104-24)；スタンディングポーズ（立位）(1-36)；ウシュトラアサナ(41)；ダヌラアサナ(63)；ウールドヴァ・ムカ・シュヴァーナアサナ(74)；マリーチアサナⅢ(303)；アルダ・マツィエンドラアサナⅠ(311)；パーシャアサナ(328)；パリプールナ・マツィエンドラアサナ(336)；パスチモッターナアサナ(160)；ヨガニドラアサナ(391)；ウールドヴァ・ダヌラアサナⅡ(486)；ドゥイ・パーダ・ヴィパリータ・ダンダアサナ(516)；ウッジャイ・プラーナーヤーマ(204節)とナーディ・ショーダナ・プラーナーヤーマ(206節)；バストリカー・プラーナーヤーマ

(207節)とウッディーヤーナ・バンダ(202節)。

便秘

シールシャアサナとその変形ポーズ(184-218)；サルワーンガアサナとその変形ポーズ(234-71)；スタンディングポーズ（立位）(4-36)；ウッターナアサナ(48)；パスチモッターナアサナ(160)；ジャタラ・パリヴァルタナアサナ(275)；ナーディ・ショーダナ・プラーナーヤーマ(206節)。

扁平足

スタンディングポーズ（立位）(1-48)；サーランバ・シールシャアサナⅠ(184)；サーランバ・サルワーンガアサナⅠ(234)；ヴィーラアサナ(89)；スプタ・ヴィーラアサナ(96)；パリヤンカアサナ(97)；ベーカアサナ(100)；スプタ・ベーカアサナ(458)；トゥリアンガ・ムカイカパーダ・パスチモッターナアサナ(139)；クラウンチャアサナ(141)；バッダ・パドマアサナ(118)；バッダ・コーナアサナ(102)；ムーラバンダアサナ(462)；スプタ・パーダーングシュタアサナ(284-87)；ゴームカアサナ(80)；ヨガダンダアサナ(456)；ヴァーマデーヴァアサナⅠ(465)とⅡ(466)；ゲーランダアサナⅠ(561)。

ポリオ（急性灰白髄炎）

スタンディングポーズ（立位）(1-36)、シャラバアサナ(60)、ダヌラアサナ(63)など。【※教師による直接の指導が不可欠であるので、本を読んだだけで行なわないこと。各人の必要性や状態によってアサナを調整する必要がある。】

麻痺

スタンディングポーズ（立位）(1-36)；パーダーングシュタアサナ(44)；パーダハスタアサナ(46)；ウッターナアサナ(48)；シャラバアサナ(60, 61)；マカラアサナ(62)；ダヌラアサナ(63)；ブジャンガアサナⅠ(73)；サーランバ・シールシャアサナⅠ(184)；サーランバ・サルワーンガアサナⅠ(234)；ハラアサナ(244)；エーカ・パーダ・サルワーンガアサナ(250)；パールシュヴァイカ・パーダ・サルワーンガアサナ(251)；パールシュヴァ・ハラアサナ(249)；スプタ・コーナアサナ(247)；スプタ・パーダーングシュタアサナ(284, 285, 287)；ウールドヴァ・プラサーリタ・パーダアサナ(276-79)；シャヴァアサナ(592)；ウッジャイ・プラーナーヤーマ(204節)とナーディ・ショーダナ・プラーナーヤーマ(206節)。【※これらはすべて訓練を積んだ教師による指導が不可欠である。】

胸

スタンディングポーズ（立位）(1-48)；シールシャアサナとその変形ポーズ(184-218)；サルワーンガアサナとその変形ポーズ(234-71)；ダヌラアサナ(63)；チャトゥランガ・ダンダアサナ(67)；ブジャンガアサナⅠ(73)とⅡ(550)；ウールドヴァ・ムカ・シュヴァーナアサナ(74)；アドー・ムカ・シュヴァーナアサナ(75)；パドマアサナとその変形ポーズ(104-24)；パスチモッターナアサナ(160)；アーカルナ・ダヌラアサナ(173, 175)；ウバヤ・パーダーングシュタアサナ(167)；ウールドヴァ・ムカ・パスチモッターナアサナⅠ(168)とⅡ(170)；バッダ・コーナアサナ(101)；ブジャピーダアサナ(348)；マリーチアサナⅢ(303)；アルダ・マツィエンドラアサナⅠ(311)とⅡ(330)とⅢ(332)；パーシャアサナ(328)；ピーンチャ・マユーラアサナ(357)；アドー・ムカ・ヴリクシャアサナ(359)；バカアサナ(410)；パールシュヴァ・バカアサナ(412)；ドゥイ・パーダ・カウンディンニャアサナ(438)；エーカ・パーダ・カウンディンニャアサナⅠ(441)とⅡ(442)；エーカ・パーダ・バカアサナⅠ(446)とⅡ(451)；ウールドヴァ・クックタアサナ(419)；パールシュヴァ・クックタアサナ(424)；ヴァーマデーヴァアサナⅠ(465)とⅡ(466)；ウールドヴァ・ダヌラアサナⅡ(486)；ヴィパリータ・チャクラアサナ(488-99)；カポタアサナ(512)；ラグ・ヴァジュラアサナ(513)；ドゥイ・パーダ・ヴィパリータ・ダンダアサナ(516)；エーカ・パーダ・ヴィパリータ・ダンダアサナⅠ(521)とⅡ(523)；チャクラ・バンダアサナ(524)；マンダラアサナ(525-35)；ヴリシュチカアサナⅠ(537)；ラージャカポタアサナ(551)；エーカ・パーダ・ラージャカポタアサナⅠ(542)とⅡ(545)とⅢ(546)とⅣ(547)；ヴァーラキリヤアサナ(544)；パーダーングシュタ・ダヌラアサナ(555)；ガンダ・ベルンダアサナ(580, 581)；ヴィパリータ・シャラバアサナ(584)；ティリヤンク・ムコータナアサナ(586)；ナタラージャアサナ(590)；ウッジャイ・プラーナーヤーマ(204節)とナーディ・ショーダナ・プラーナーヤーマ(206節)をアンタラ・クンバカをして行なう。

胸焼け

「胃酸過多」の項を参照。

眼

シールシャアサナとその変形ポーズ(184-218)；サルワーンガアサナとその変形ポーズ(234-71)；ウッターナアサナ(48)；パスチモッターナアサナ(160)；目を閉じて鼻の先、その後眉間を凝視（トラータカ）してからシャンムキー・ムドラー(106)を行なう；シータリー・プラーナーヤーマ(210節)とナーディ・ショーダナ・プラーナーヤーマ(206節)；シャヴァアサナ(592)。

目眩

サーランバ・シールシャアサナⅠ(184)；サーランバ・サルワーンガアサナⅠ(234)；ハラアサナ(244)；パスチモッターナアサナ(160)；シャンムキー・ムドラー(106)；ナーディ・ショーダナ・プラーナーヤーマ(206節：息を止めない)；シャヴァアサナ(592)。

腰痛

スタンディングポーズ（立位）(4-48)；シャラバアサナ(60)；ダヌラアサナ(63)；ブジャンガアサナⅠ(73)；プールヴォッターナアサナ(171)；マーラアサナⅠ(321)とⅡ(322)；バラドヴァージャアサナⅠ(297)とⅡ(299)；マリーチアサナⅢ(303)；アルダ・マツィエンドラアサナⅠ(311)；パーシャアサナ(328)；ウールドヴァ・ムカ・パスチモッターナアサナⅡ(170)；ジャタラ・パリヴァルタナアサナ(275)；パルヴァタアサナ(107)；シールシャアサナとその変形ポーズ(184-218)；サルワーンガアサナとその変形ポーズ(234-71)；ウールドヴァ・ダヌラアサナⅡ(486, 487)；ヴィパリータ・チャクラアサナ(488-99)；ドゥイ・パーダ・ヴィパリータ・ダンダアサナ(516)；マンダラアサナ(525-35)。

卵巣

「生理不順」の項を参照

リウマチ

「関節の痛み」と「腰痛」の項を参照。

用語解説

【ア】

ア（A）：否定の接頭辞。ヒンサー（暴力）につくとアヒンサー（非暴力）になるなど。

アヴァスター（Avasthā）：心の状態、状況。

アヴァターラ（Avatāra）：神の降下、化身。ヴィシュヌには10のアヴァターラがある。

アヴィディヤー（Avidyā）：無知。

アヴィラティ（Avirati）：肉欲。

アオム（Auṁ）：ラテン語のOmneと同様、サンスクリットのAumは「すべて」を意味する。omniscience（全知）、omnipresence（遍在）、omnipotence（全能）といった概念に通じる。

アーガマ（Āgama）：その教えが信頼できると認められている権威ある聖典の証言あるいは言葉。

アーカルナ（Ākarṇa）：耳の近くに、耳の方に近づけて。

アクロダ（Akrodha）：怒り（クロダ）からの解放。

アサナ（Āsana）：ポーズ。ヨガの第３段階。

アジャパ・マントラ（Ajapa-mantra）：無意識に繰り返す祈り。生きとし生けるものは無意識のうちに、息を吸い込むときは「ソーハム」、息を吐き出すときは「ハンサー」という祈りを捧げている。

アシュヴァ（Aśva）：馬。

アシュヴィニー・ムドラー（Aśvinī-mudrā）：肛門周辺の筋肉を収縮させること。馬（アシュヴァ）の放尿を思い出させるので、こう呼ばれる。

アシュタ（Aṣṭa）：数字の８。

アシュターヴァクラ（Aṣṭāvakra）：身体の８ヵ所がねじれている者。身体に異常をもって生まれたが、ミティラーのジャナカ王の精神的指導者となった賢者の名。

アシュターンガ・ヨガ（Aṣṭāṅga Yoga）：パタンジャリが記した、８つの部分（８支則）からなるヨガ。

アージュニャー・チャクラ（Ājñā-chakra）：眉間に位置する神経叢。司令の座。

アステヤ（Asteya）：ものを盗まないこと、不盗。

アスミター（Asmitā）：利己主義。

アダー（Adhah）：下へ、低く。

アーダーラ（Ādhāra）：支持、急所。

アーディーシュヴァラ（Ādīśvara）：太古の君主。シヴァの別称。

アディティ（Aditi）：アーディティヤの母。

アーディティヤ（Āditya）：神の一群。アディティの息子たち。
アディマートラ（Adhimātra）：並外れていること、優れていること。
アディマートラタマ（Adhimātratama）：至高の者、最高。
アドヴァイタ（Advaita）：個人の魂と宇宙の魂の非二元性。
アートマー／アートマン（Ātmā/Ātman）：至高の魂、ブラフマン。
アートマ・シャタカム（Ātma Ṣaṭakam）：シャンカラーチャーリヤによって著された6行詩。サマーディの状態にある魂について記述している。
アートミーヤター（Ātmīyatā）：母親が子どもに感じるような一体感。
アドー・ムカ（Adho-mukha）：顔を伏せる。
アナヴァスティタットヴァ（Anavasthitattva）：すでにサマーディに達したと思い、修練の必要がないと考え、継続的な修練をしなくなること。
アナーハタ・チャクラ（Anāhata-chakra）：心臓部に位置する神経叢。
アナンタ（Ananta）：無限。ヴィシュヌの別称。またヴィシュヌの眠る場所である蛇シェーシャ。
――・パドマナーバ（Ananta-padmanābha）：ヴィシュヌの別称。
アヌマーナ（Anumāna）：推論。
アヌローマ（Anuloma）：髪の毛のある、木目にそった、正規の。自然の秩序に従った。
アパーナ（Apāna）：気息のひとつ。下腹部をめぐり、排泄機能を司る。
アバヤ（Abhaya）：恐れからの解放。
アパリグラハ（Aparigraha）：ものを貯めたり、集めたりしたい気持ちからの解放。
アハンカーラ（Ahaṁkāra）：自我、利己主義。字義的には「私をつくるもの」という意味であり、「私は知っている」ということを確信する状態である。
アビニヴェシャ（Abhiniveśa）：生命への本能的な執着、死によってすべてを絶たれることへの恐怖。
アビヤーサ（Abhyāsa）：強い意志をもって行なう持続的な修行。
アヒンサー（Ahiṁsā）：非暴力。これは、たんに「殺さない」とか「非暴力」といった意味に限定される後ろ向きな言葉ではなく、「すべての創造物を包み込む愛」という大きな広がりのある、前向きな表現である。
アプンニャ（Apuṇya）：悪徳、欠点。
アマナスカ（Amanaska）：考え事や欲望から解放されている心。無心の状態。
アムリタ（Amrta）：不死をもたらす霊酒。
アーヤーマ（Āyāma）：長さ、広がり、伸び。制限、制御、制止といった意味もある。
アーラシャ（Ālasya）：怠慢、怠惰、無気力。
アラブダ・ブーミカトヴァ（Alabhdha-bhūmikatva）：しっかりした基礎を築いたり、継続的に修練が行なえない状態。現実を見ることができない感覚。
アーランバ（Ālamba）：支え。
アルジュナ（Arjuna）：パーンダヴァの王子。卓越した弓術家であり、『マハーバーラタ』の英雄。
アルダ（Ardha）：半分。

アンガ（Anga）：身体。手足、身体の一部。構成要素。
アンガメジャヤトヴァ（Aṅgamejayatva）：身体の不安定さ、揺れ。
アングシュタ（Anguṣṭha）：足の親指。
アングラ（Aṅgula）：指、親指。
アンジャナー（Añjanā）：猿族の長ハヌマーンの母。
アンタラ（Antara）：中に、内側に。
──・クンバカ（Antara Kumbhaka）：息を十分に吸ったあとで止める動作。
アンタラートマー（Antarātmā）：人の心の中に存在している至高の魂。
──・サーダナー（Antarātmā Sādhanā）：ダーラナー（集中）とディヤーナ（瞑想）とサマーディによって、より奥深くまで魂を探求する行法。
アンタランガ・サーダナー（Antaranga Sādhanā）：プラーナーヤーマとプラティヤーハーラによる魂の内なる探求。これによって感情はコントロールされ、感覚は欲望の隷属状態から解放される。

イーシュヴァラ（Īśvara）：最高神。神。
──・プラニダーナ（Īśvara-praṇidhāna）：活動と意思を神に捧げること。
イダー（Idā）：ナーディ、つまりエネルギーの脈管。左の鼻孔からはじまり頭頂部へと向かい、そのあと脊椎の底部へと降りる。月のエネルギーが運ばれるので、チャンドラ・ナーディ（月のエネルギーの脈管）と呼ばれる。
インドラ（Indra）：神々の長。雷と雨の神。
インドリヤ（Indriya）：感覚器官。
──・ジャヤ（Indriya-jaya）：欲望をコントロールすることにより、感覚を征服、抑制、もしくは統制すること。

ヴァイクンタ（Vaikuṇṭha）：ヴィシュヌの別称。
ヴァイラーギャ（Vairāgya）：世俗的な欲望がないこと。
ヴァクラ（Vakra）：ねじれた。
ヴァーサナー（Vāsanā）：欲望、意向、切望。
ヴァサンタ（Vasanta）：春。女神の姿で描かれる。愛と情熱の神であるカーマの仲間。
ヴァシシュタ（Vasiṣṭha）：ヴェーダの讃歌の作者として名高い賢者の名。
ヴァジュラ（Vajra）：稲妻。インドラが使った武器。
ヴァースキ（Vāsuki）：蛇王シェーシャの別名。
ヴァーターヤナ（Vātāyana）：馬。
ヴァーチカ（Vāchika）：発話に関すること、口頭の。
ヴァーチャー（Vāchā）：発話。
ヴァーマ（Vāma）：左側。
ヴァーマデーヴァ（Vāmadeva）：賢者の名。
ヴァーマナ（Vāmana）：ヴィシュヌの第５の化身。ドワーフとして生まれ、魔王バリの権力を奪った。

ヴァーラキリヤ（Vālakhilya）：創造主の身体から生まれた、親指くらいの大きさをもつ天の種族。太陽の戦車に乗ったと言われる。
ヴァリ（Valli）：ウパニシャッドの章。
ヴァーユ（Vāyu）：風、気息。
ヴァンディ（Vaṇḍi）：ジャナカ王の宮廷学者の名。
ヴィカルパ（Vikalpa）：思いつき。事実に基づかずに言葉の表現だけにとどまること。
ヴィクシェパ（Vikṣepa）：気が散ること、混乱、当惑。
ヴィクシプタ（Vikṣipta）：心のざわざわとした状態。
ヴィシュヴァーミトラ（Viśvāmitra）：名高き賢者の名。
ヴィシュダ・チャクラ（Viśuddha-chakra）：喉頭部にある神経叢。
ヴィシュヌ（Viṣṇu）：世界の維持を任せられたヒンドゥー三大神の第２の神。
ヴィタスティ（Vitasti）：長さ。
ヴィディヤー（Vidyā）：知識、学習、伝承、科学。
ヴィパリータ（Viparīta）：逆さの、反対の。
ヴィパリヤヤ（Viparyaya）：誤った見方。学習をしたあとで、そうだったことがわかる。
ヴィブーティ（Vibhūti）：権力、力、偉大さ。
――・パーダ（Vibhūti-pāda）：パタンジャリの『ヨガ・スートラ』の３番目の章。ヨギがその探求の旅の途上で遭遇する力について述べている。
ヴィヤーディ（Vyādhi）：病気、疾患、不健康。
ヴィヤーナ（Vyāna）：気息のひとつ。全身に浸透し、食べ物と呼吸から得られるエネルギーを身体全体に循環させる。
ヴィーラ（Vīra）：英雄、勇者。
ヴィーラバドラ（Vīrabhadra）：シヴァのもつれた髪から生まれた豪傑の名。
ヴィランチャ／ヴィランチ（Virancha/Viranchi）：ブラフマーの別称。
ヴィーリヤ（Virya）：精力、力、男らしさ、熱狂。
ヴィロチャナ（Virochana）：魔族の王子。プラフラーダの息子、バリの父。
ヴィローマ（Viloma）：毛並みに逆らって、物事の道理に逆らって。接頭辞の vi は、否定や欠如を表す。
ヴェーダ（Veda）：至高の存在によって啓示されたヒンドゥーの聖なる書物。
ウグラ（Ugra）：素晴らしい、力強い、高潔な。
ウシュトラ（Uṣṭra）：らくだ。
ウダーナ（Udāna）：人体に浸透している気息のひとつで、生命エネルギーに満ちている。胸腔にあり、食べ物や空気の摂取をコントロールする。
ウッジャイ（Ujjāyi）：プラーナーヤーマのひとつ。肺を十分に膨らませて、胸を大きく広げる。
ウッターナ（Uttāna）：強く伸ばすこと。
ウッティタ（Utthita）：立ち上がった、伸びた。
ウッディーヤーナ（Uḍḍīyāna）：飛び立つこと。ウッディーヤーナ・バンダでは、横隔膜を引き上げることで、腹部臓器を背骨の方に引き込む。こうすることによって偉大な鳥プラーナは、スシュムナー・ナーディを通って飛翔することになる。

ウッローラ（Ullola）：大きな波、うねり。

ウトゥ（Ut）：強いことを示す接頭辞。

ウトゥカタ（Utkaṭa）：力強い、激しい。

ウパヴィシュタ（Upaviṣṭha）：座った。

ウパニシャッド（Upaniṣad）：sad（座る）という語幹に接頭辞 upa（近い）と ni（下に）を加えたもの。精神的指導を受けるためにグルの近くに座る、という意味になる。ウパニシャッドは、ヒンドゥーの最も古い聖典であるヴェーダの哲学的な部分をなし、人間の性質と宇宙について、個人的な魂（自己）と宇宙的な魂の結合について述べている。

ウバヤ（Ubhaya）：両方。

ウペクシャー（Upekṣā）：無頓着。ウペクシャーは、悪徳に染まった者を軽蔑したり、そうした者に対して無関心だったり優越感を抱いたりすることだけではない。同じような状況におかれたときにどのように行動するか、また、そのような堕落した状況に陥ったことについて、その人にどれだけの責任があるかということを理解し、正しい道を示してあげることである。

ウマー（Umā）：女神パールヴァティの別称。シヴァの配偶者。

ヴリクシャ（Vṛkṣa）：木。

ヴリシュチカ（Vṛśchika）：さそり。

ヴリッティ（Vṛtti）：行為の道筋、行動、在り方、状況もしくは心の状態。

ヴリトゥ（Vṛt）：回ること、回転すること、転がること。

ウールドヴァ（Ūrdhva）：上昇した、高められた。次第に高くなること。

――・ムカ（Ūrdhva-mukha）：顔を上に。

――・レトゥス（Ūrdhva-retus）：性的交わりから遠ざかり、一生独身と禁欲を守って生活する者。性的な欲望をすでに昇華した者。

ウンマニー（Unmanī）：サマーディの状態。

エーカ（Eka）：数字の１。単一の、単独の、唯一の。

――・タットヴァービヤーサ（Eka-tattvābhyāsa）：あらゆる生類の奥底にある自己に浸透している単一の要素、すなわち至高の精神についての研究。

――・パーダ（Eka-pāda）：１本の脚。

エカーグラ（Ekāgra）：ひとつの対象もしくは地点だけを見つめること。注意を奪われている状態で、精神の機能はすべて単一の対象へと注がれている。

エカーグラター（Ekāgratā）：無我の境地。

【カ】

カーイカ（Kāyika）：身体に関すること。

カイヴァリヤ（Kaivalya）：解脱。
――・パーダ（Kaivalya-pāda）：パタンジャリの『ヨガ・スートラ』の４番目にして最後の章。絶対について述べている。
カイラーサ（Kailāsa）：ヒマラヤ山脈にある山の頂上。シヴァが住んでいるとされる。
カウラヴァ（Kaurava）：クルの子孫たち。マハーバーラタ戦争において従兄弟であるパーンダヴァと戦った。
カウンディンニャ（Kauṇḍinya）：賢者の名。
カゴラ／カオラ（Kagola/Kahola）：賢者アシュターヴァクラの父。
カシュヤパ（Kaśyapa）：賢者の名。アディティとディティの夫。あらゆる生類の生みの親であり、始祖。
カタ・ウパニシャッド（Kaṭhopaniṣad）：代表的なウパニシャッドのひとつ。韻文で書かれ、求道者ナチケータスと死の神ヤマの対話の形を取っている。
ガナ（Gaṇa）：シヴァの従者である半神たちの軍。
カニャークブジャ（Kanyākubja）：ガンジス川支流沿いに位置した古代の都市。現在のカナウジ。
カパーラバーティ（Kapālabhāti）：kapala は「頭蓋骨」、bhati は「光」、「輝き」の意。鼻腔の通りをよくする手段。
カピラ（Kapila）：賢者の名。インドの六派哲学のひとつ、サーンキヤ学派の創始者。
カピンジャラ（Kapinjala）：雨だれだけを常食とするとされるチャータカ鳥。
カポタ（Kapota）：鳩。
カーマ（Kāma）：欲望、肉欲。情熱の神の名。
――・デヌー（Kāma-dhenu）：あらゆる望みのものを生み出す天の牛。
――・ルーパ（Kāma-rūpa）：生殖器の座。情熱の神カーマにちなみ命名された。
カーヤー（Kāyā）：身体。
ガーラヴァ（Gālava）：賢者の名。
カーラ・バイラヴァ（Kāla-Bhairava）：シヴァの別称（宇宙の破壊者に変身したときの恐ろしい姿）。
カーリダーサ（Kālidāsa）：サンスクリット文学において最も著名な劇作家、詩人。その著作『シャクンタラー』は世界中で高い評価を受けている。
ガルダ（Garuḍa）：鷲。鳥の王の名。ヴィシュヌ神の乗物として、白い顔、くちばし、赤い翼、金色の身体で描かれる。
カールティケヤ（Kārtikeya）：戦いの神。シヴァの息子であり、クマーラ、シャンムカ（６つの顔の意）、スカンダなどの別称がある。カーリダーサの『クマーラ・サンバヴァ』はその誕生について語ったもの。
カルナ（Karṇa）：耳。また、『マハーバーラタ』の登場人物。
――・ピーダー（Karṇa-pīdā）：耳周辺の圧迫。
カルナー（Karunā）：慈悲、哀れみ、優しさ。また、災厄にあった者の苦しみを和らげようとする献身的な行為という意味もある。
ガルバ・ピンダ（Garbha-piṇḍa）：子宮内の胎児。

カルマ（Karma）：行為。
――・マールガ（Karma-mārga）：行為を通して悟りを目指す、行動的な人間の道。
――・ヨガ（Karma-yoga）：行為を通して至高の宇宙の魂との結合を実現するもの。
カルメンドリヤ（Karmendriya）：排泄器官、生殖器官、手、足、発声器官。
ガンガー（Gaṅgā）：ガンジス川。インドで最も神聖な川。
カンダ（Kanda）：球根、結び目。カンダは2.5センチほどの大きさの丸い形をしたもので、肛門の約20センチ上、へそ付近にあり、やわらかい白い衣で覆われているようである。そこでは３本のナーディ（スシュムナー、イダー、ピンガラー）が交差している。
ガンダ（Gaṇḍa）：頬。こめかみを含めた顔の側面全体のこと。
――・ベルンダ（Gaṇḍa-bheruṇḍa）：鳥の一種。

グ（Gu）：「グル」の第１の音節。暗闇を意味する。
クシプタ（Kṣipta）：注意散漫な、なおざりにされた。
クシャトリヤ（Kṣatriya）：武人階級。
クックタ（Kukkuṭa）：雄鶏。
グナ（Guṇa）：質。自然の原素もしくは構成物。
グナーティータ（Guṇātīta）：３つのグナ（サットヴァ、ラジャス、タマス）から解放された者、もしくはそれを越えた者。
クマーラ・サンバヴァ（Kumāra-saṁbhava）：「カールティケヤ」の項を参照。
クラウンチャ（Krauncha）：鷺に似た鳥。山の名。
クリカラ（Kṛkara）：補助的役割を果たすヴァーユのひとつ。咳やくしゃみにより、ものが鼻腔やのどにいかないようにする。
クリシュナ（Krishṇa）：ヒンドゥーの神話において最も有名な英雄。ヴィシュヌの第８の化身。
クリタ（Kṛta）：人間の世界は４つの時代に分けられるが、その最初のもの。
クリヤー（Kriyā）：浄罪の儀式、浄化の過程。
グル（Guru）：精神的指導者。心の疑いから生じる闇を照らす者。
クールマ（Kūrma）：亀。また、補助的役割を果たすヴァーユのひとつ。目に異物や明るすぎる光が入ってくるのを防ぐように、まぶたの動きをコントロールする働きがある。
グルマ（Gulma）：脾臓。
クレシャ（Kleśa）：痛み、苦悶、苦しみ。
クンダリニー（Kuṇḍalinī）：神聖なる宇宙のエネルギー。kundala は「巻いたロープ」、kundalini は「とぐろを巻いた雌蛇」の意。この力、エネルギーは、脊椎の底部にある神経中枢（ムーラーダーラ・チャクラ）で休息している、とぐろを巻いた蛇によって象徴される。この潜在的な力が開花すると、スシュムナー・ナーディを通って上昇し、各チャクラを貫通してサハスラーラ・チャクラに至る。そのときヨギは、至高の宇宙の魂と結合するのである。

クンバ（Kumbha）：水がめ、水差し、杯。
クンバカ（Kumbhaka）：息を吐き切った、もしくは吸い切ったあとに止めること。保息。

ケーヴァラ（Kevala）：全部の、全体の、絶対の、完全な、純粋の。
——・クンバカ（Kevala Kumbhaka）：クンバカ（呼吸法）を行なっているとき、それが完全なものとなると、自然なものとして感じられること。
ゲーランダ（Gheraṇḍa）：『ゲーランダ・サンヒター』を著した賢者の名。
——・サンヒター（Gheraṇḍa-Saṁhitā）：ハタ・ヨガに関する古典的著作。

ゴー（Go）：牛。
ゴトラ（Gotra）：家族、民族、血統。
コーナ（Koṇa）：角。
ゴームカ（Gomukha）：牛に似た顔。また、牛の顔のように一端の幅が狭く、他端が広い楽器の名。
ゴーラクシャ（Gorakṣa）：牛飼い。高名なヨギの名。

【サ】

サーダカ（Sādhaka）：求道者、行人。
サーダナー（Sādhanā）：実践、探求。
サーダナ・パーダ（Sādhana-pādā）：パタンジャリの『ヨガ・スートラ』の２番目の章。方法について述べている。
サットヴァ（Sattva）：自然に存在するあらゆるものがもつ、あたりを照らす、純粋および善の質。
——・グナ（Sattva-guṇa）：純粋および善の質。
サティー（Satī）：ダクシャ・プラジャーパティの娘。夫であるシヴァを父に侮辱されたため焼身自殺をしたが、ヒマーラヤの娘として生まれ変わり、再びシヴァの妻となった。戦いの神カールティケヤと学問、知恵、幸運の神ガナパティの母。
サハジャ・アヴァスター（Sahajāvasthā）：サマーディにある魂の自然な状態。
サハスラーラ・チャクラ（Sahasrāra-chakra）：頭頂部にある千枚の花弁をもつ蓮。
サヒタ・クンバカ（Sahita Kumbhaka）：sahita は「を伴って」、「と随行した」、「と一緒に」という意味。呼吸を意識して止めること。
サマ（Sama）：同じ、同一の、平坦な、まっすぐ立った。
——・ヴリッティ（Sama-vṛtti）：プラーナーヤーマにおいて吸気、呼気、保息の動作を等しく行うこと。
——・スティティ（Sama-sthiti）：まっすぐ、不動の姿勢で立っていること。
サマーディ（Samādhi）：求道者が瞑想の対象、つまり宇宙に遍在する至高の精神とひとつになった状態。言葉に尽くせぬ喜びと平安の感覚が得られる。
——・パーダ（Samādhi-pāda）：パタンジャリの『ヨガ・スートラ』の最初の章。サマーディの状態について述べている。
サマーナ（Samāna）：気息のひとつ。消化を助ける機能がある。
サラスワティー（Saraswatī）：ガンジス川の支流。言葉と学問の女神。
サーランバ（Sālamba）：支えられて。
サルワ（Sarva）：すべて、全体。
サルワーンガ（Sarvānga）：全身。
サンジーヴァニ（Sanjīvani）：霊薬または薬草の一種。死人を生き返らせると言われる。
サンシャヤ（Saṁśaya）：疑念。
サンスカーラ（Saṁskāra）：過去についての心的印象（潜在印象）。
サントーシャ（Santoṣa）：満足。
サンバヴァ（Sambhava）：誕生。

シヴァ（Śiva）：ヒンドゥー三大神の第３の神。破壊を司る。
――・サンヒター（Śiva-saṁhitā）：ハタ・ヨガに関する古典的教本。
ジーヴァ（Jīva）：生類、生きもの。
ジーヴァートマー（Jīvātmā）：個人の魂。
ジーヴァナ（Jīvana）：生命。
――・ムクタ（Jīvana-mukta）：至高の精神に関する真の知識によって、人生を通して解放された状態にある者。
――・ムクティ（Jīvana-mukti）：解放された状態。
シェーシャ（Śeṣa）：千の頭をもつと言われる蛇。宇宙の海に浮かぶヴィシュヌの寝床、または頭で世界を支える形で表される。アナンタ、ヴァースキとも呼ばれる。
シシヤ（Śisya）：生徒、弟子。
シータ（Śita）：冷たい、寒い。
シーター（Sīta）：ラーマの妻。叙事詩『ラーマーヤナ』のヒロイン。
シータカーリー／シータリー（Sitakārī/Śitalī）：体温を下げるプラーナーヤーマ。
シッダ（Siddha）：賢者、予見者、予言者。または、たいへん純粋で清らかな半神。
シャヴァ（Śava）：死体、死骸。
シャウチャ（Śaucha）：純粋さ、清浄さ。
ジャーグラタ・アヴァスター（Jāgrata-avasthā）：心の状態に対する完全な気づき。
シャクンタラー（Śakuṅtalā）：賢者ヴィシュヴァーミトラと天女メーナカーの娘。カーリダーサの同名の戯曲の主人公。
ジャタラ（Jaṭhara）：腹、胃。
――・パリヴァルタナ（Jaṭhara-parivartana）：腹部を往復運動させるアサナ。
ジャナカ（Janaka）：ミティラーの高名な王仙。
ジャーヌ（Jānu）：ひざ。
ジャパ（Japa）：繰り返される祈り。
ジャムナー（Jamunā）：ガンジス川の支流。ブラフマプトラ川のこと。
ジャヤ（Jaya）：征服、勝利。また、コントロール、統制という意味もある。

シャヤナ（Śayana）：ベッド、ソファ。
シャラバ（Śalabha）：バッタ。
ジャーランダラ・バンダ（Jālandhara-bandha）：首とのどを収縮させて、胸骨の上にある鎖骨の間のくぼみに、あごを収めるポーズ。
シャン（Ṣan）：数字の６。
シャンカラーチャーリヤ（Śankarāchārya）：アドヴァイタを唱道した高名な師。
シャーンバヴァ／シャーンバヴィー（Śāmbhava/Śāmbhavī）：シャンブ／シヴァの子孫。
シャンブ（Śambhu）：シヴァの名前。
シャンムカ（Ṣaṇmukha）：字義的には「６つの口」という意味。戦いの神カールティケヤの別称。
シャンムキー・ムドラー（Ṣaṇmukhī-mudrā）：頭にある裂け目を閉じ、心を内側に向け、瞑想へと誘う封印のポーズ。
シュヴァーサ（Śvāsa）：息を吸うこと。
――・プラシュヴァーサ（Śvāsa-praśvāsa）：苦しそうに息をすること。
シュヴァーナ（Śvāna）：犬。
シューニャーシューニャ（Śūnyāśūnya）：空であり（シューニャ）、空でない（アシューニャ）心の状態。
シュラッダー（Śraddhā）：信、信仰、信頼。
ショーカ（Śoka）：苦痛、苦悩、悲嘆、悲しみ。
ショーダナ（Śodhana）：浄化。
シラー（Sirā）：身体の管状の器官。「ナーディ」を参照。
シールシャ（Śirṣa）：頭。
シンハ（Siṁha）：ライオン。

スヴァ（Sva）：自分自身の、生来の、生命力、魂、自己。
スヴァーディシュターナ・チャクラ（Svādhiṣṭhāna-chakra）：生殖器の上部にある神経叢。
スヴァーディヤーヤ（Svādhyāya）：経典を研究することで自己を教育すること。
スヴァートマーラーマ（Svātmārāma）：ハタ・ヨガの古典的文献『ハタ・ヨガ・プラディーピカー』の著者。
スヴァプナ・アヴァスター（Svapnāvasthā）：夢を見ているときの心の状態。
スカ（Sukha）：幸福、歓喜、喜び、楽しみ、安楽。
スカンダ（Skanda）：戦いの神カールティケヤの別称。
スグリーヴァ（Sugrīva）：猿の王。魔王ラーヴァナにさらわれたシーターを取り戻すべく旅に出ていたラーマを助ける。
スシュプティ・アヴァスター（Suṣupti-avasthā）：夢を見ないで眠っているときの心の状態。
スシュムナー（Suṣumnā）：脊髄の内側にある主要な脈管（ナーディ）。
スティタ・プラジュニャー（Sthita-prajñā）：確固たる知恵をもち、揺るがない者。苦楽、損得、悲喜、勝ち負けの間で揺れ動くことがない者。
スティティ（Sthiti）：安定。
スティヤーナ（Styāna）：けだるさ、怠惰。
ステヤ（Steya）：泥棒、強盗。
スプタ（Supta）：横たわる。
スマナシャ（Sumanasya）：慈悲。
スムリティ（Smṛti）：記憶、法典。
スーリヤ（Sūrya）：太陽。
――・チャクラ（Sūrya-chakra）：へそと心臓の間にある神経叢。
――・ナーディ（Sūrya-nādī）：太陽のナーディ。ピンガラー・ナーディ。
――・ベダナ（Sūrya-bhedana）：太陽を突き刺す、通り抜ける（ベダナ）こと。ピンガラー・ナーディ（スーリヤ・ナーディ）が始まる右の鼻孔を通じて息を吸い、イダー・ナーディ（チャンドラ・ナーディ）が始まる左の鼻孔を通じて息を吐く。

セツ（Setu）：橋。
――・バンダ（Setu-bandha）：橋を建造すること。アーチのポーズ。

ソーハム（'Soham'）：あらゆる生類がその一生を通して、息を吸うときに無意識に繰り返している、「彼は我である」という祈り。

【タ】

タ（Ṭha）：「ハタ」の２番目の音節。最初の音節である「ハ」は太陽を表し、第２の「タ」は月を表す。この２つを結びつけたものがハタ・ヨガである。
ダイティヤ（Daitya）：ディティの息子。魔族。
ダウルマナシャ（Daurmanasya）：失望、落胆。
ダクシナ（Dakṣina）：右側。
ダクシャ（Dakṣa）：高名なプラジャーパティ（創造主）の名。
タータ（Tāda）：山。
タットヴァ（Tattva）：真理、根本原理。要素、基礎物質。人間の魂の本性、物質世界、宇宙に遍在する至高の宇宙の精神。
――・ニヤーナ（Tattva-jñāna）：真理についての知識。
タット・トヴァム・アシ（'Tat twam asi'）：「お前はそのようである。」人間の本性が神の一部、内なる神性の一部であると悟ること。これによって、身体、心、知性、自我という制限から解放されることになる。
ダディーチャ（Dadhīcha）：自らの骨を神に捧げた高名な賢者。その骨から稲妻がつくられ、インドラはそれを用いて悪鬼ヴリトラを退治した。
ダーナヴァ（Dānava）：魔族の名。
ダナンジャヤ（Dhanañjaya）：補助的役割を果たすヴァーユのひとつ。死後も身体に残り、ときにそれを膨らませることがある。
ダヌー（Dhanu）：弓。
タパス（Tapas）：浄化、自己鍛錬、禁欲に必要とされる燃えるように激しい努力。
タプ（Tap）：燃えること、輝くこと、痛みに苦しむこと、熱によって焼き尽くされること。
タマス（Tamas）：闇、無知。自然に存在するあらゆるものがもつ３つの質、要素のうちのひとつ。
ダマニー（Damanī）：エネルギーの通り道であるナーディ（脈管）の内側にある層。
タモ・グナ（Tamo-guṇa）：闇もしくは無知の質。
ターラカ（Tāraka）：魔族。戦いの神カールティケヤによって倒される。
ダーラナー（Dhāranā）：集中、完全なる注意。パタンジャリが言うところのヨガの第６段階。
タン／ターン（Tan/Tān）：伸ばすこと、拡げること。
ダンダ（Ḋaṇḍa）：杖。
ターンダヴァ（Tāndava）：宇宙の破壊を象徴するシヴァの激情の踊り。
ダンダカー（Daṇḍakā）：ナルマダ川とゴーダヴァリー川に挟まれたデカン高原にある森林地帯。

チダンバラム（Chidambaram）：南インドにある巡礼地。自らの意識ですべてを覆う神の名。
チッタ（Chitta）：全体的、集合的な意味での心。次の３つのカテゴリーに分けられる。(a)心。注意、選択、拒絶の機能をもつ。(b)理性。物事の間に区別をつけるといった決断する状態。(c)自我。「私」をつくるもの。
――・ヴィクシェパ（Chitta-vikṣepa）：気が散ること、混乱、当惑。
――・ヴリッティ（Chitta-vṛtti）：心の変動。行動の道筋、在り方、状況、精神状態。
チャクラ（Chakra）：字義的には「輪」、「円」という意味。エネルギー（プラーナ）は、人間の体内にある３本の脈管（ナーディ）、つまりスシュムナー、ピンガラー、イダーを通じて流れると言われる。スシュムナーは脊髄の内部にある。ピンガラーとイダーはそれぞれ右および左の鼻孔から始まり頭頂部へと向かい、そのあと脊椎の底部へと降りる。この２本は互いに交差し、スシュムナーとも交わる。こうしたナーディの交差点がチャクラもしくは弾み車と呼ばれ、身体のメカニズムを調整する役割を担う。
――・バンダ（Chakra-bandha）：縛る、または封印するポーズ。すべてのチャクラに刺激を与える。
チャトゥル（Chatur）：数字の４。
チャンドラ（Chandra）：月。

ティッティバ（Tittibha）：蛍。
ディティ（Diti）：魔族ダイティヤの母。

ディヤーナ（Dhyāna）：瞑想。パタンジャリが言うところのヨガの第７段階。
ティリヤンク（Tīryanc）：水平の、斜めの、横の、反対の、裏返しの。
デーヴァ（Deva）：神の名。
デーヴァダッタ（Devadatta）：補助的役割を果たすヴァーユのひとつ。あくびを起こすことによって、疲れた身体に追加の酸素を取り込む。
テジャス（Tejas）：栄誉、栄光、荘厳。
デヌー（Dhenu）：牛。

ドゥイ（Dwi）：数字の２。両方の。
――・ハスタ（Dwi-hasta）：両手。
――・パーダ（Dwi-pāda）：両足もしくは両脚。
ドヴェシャ（Dveṣa）：憎しみ、嫌悪、反感。
ドゥッカ（Duḥkha）：痛み、悲哀、苦悩。
トゥリ（Tri）：数字の３。
ドゥリ（Dhṛ）：保持、支持、維持すること。
トゥリアンガ（Triaṅga）：３肢。
トゥリヴィクラマ（Trivikrama）：ヴィシュヌの第５の化身。地上、天国、地獄をたった３歩でまたいだ。
トゥリコーナ（Trikoṇa）：三角形。
トゥリシュナー（Tṛṣṇā）：渇き、切望、欲望。
トゥリーヤ・アヴァスター（Turīyāvasthā）：魂の第４段階。目覚めている、夢を見ている、眠っているという他の３つの状態をすべて兼ね備えると同時に超越しているもの。
ドゥルヴァーサ（Durvāsā）：短気で知られる賢者の名。
トーラ（Tola）：天秤。
ドローナ（Droṇa）：武器、とくに弓の扱いにおけるパーンダヴァ、カウラヴァの指導者。賢者バラドヴァージャの息子。

【ナ】

ナーヴァ（Nāva）：舟。
ナウリ（Nauli）：腹部の筋肉と臓器を垂直、水平に波打つように動かすもの。
ナーガ（Nāga）：補助的役割を果たすヴァーユのひとつ。げっぷをすることで腹部の圧迫を取り除く。
ナクラ（Nakra）：ワニ。
ナーダ（Nāda）：内なる神秘の音。
ナタラージャ（Natarāja）：舞踏の王であるシヴァの名。
ナチケータス（Nachiketā）：求道者の名前。『カタ・ウパニシャッド』の主要登場人物の一人。彼の父ヴァージャシュラヴァスは、徳を積むために所有物をすべて（そのなかには息子であるナチケータスも含まれていた）寄進しようとした。それを聞いたナチケータスは困惑し、何度も父に尋ねた。「いったい誰に私を捧げるおつもりですか？」それに対する父の答えは「死の神ヤマにだよ」というものだった。ナチケータスは死の国に降りていき、３つの宝を手に入れようとするが、その最後のものは死後の世界の秘密についての知識であった。死の神ヤマは地上での限りない享楽を約束することで、ナチケータスがその知識を得ようとする気を挫こうとしたが、ナチケータスが惑わされなかったので、ついにそれを与えることにした。

ナーディ（Nādī）：明敏な身体にある管状の器官で、エネルギーの通り道。３層からなり、電線の絶縁膜のように内側のものを外側のものが包み込んでいる。一番内側の層はシラー、その外側はダマニー、最も外側の層と全体を称してナーディと呼ぶ。

——・ショーダナ（Nādī-śodhana）：ナーディの浄化もしくは洗浄。

ナラ（Nara）：人。

ナラシンハ（Narasiṁha）：ライオンの獣人。ヴィシュヌの第４の化身。

ニヤーナ（Jñāna）：瞑想によって導かれる、宗教および哲学に対するより高次の真理についての神聖な知識。これにより自分自身の性質を理解する手段が得られる。

——・マールガ（Jñāna-mārga）：悟りに至る知識の道。

——・ムドラー（Jñāna-mudrā）：人差指の先を親指の先につけ、その他の指は伸ばしたままにしておいたときの手の形。この形は知識（ニヤーナ）を象徴するものである。人差指は個人の魂、親指は至高の宇宙の魂を表し、それをつなぐことで真の知識を象徴している。

ニヤーネンドリヤ（Jñānendriya）：聴覚、触覚、視覚、味覚、嗅覚。

ニヤマ（Niyama）：鍛錬による浄化。パタンジャリの言うところのヨガの第２段階。

ニラーランバ（Nirālamba）：支えなしで。

ニランジャナ（Niraṅjana）：汚れのない、欺瞞から解放された、純粋な。

ニルッダ（Niruddha）：抑制された、抑止された、コントロールされた。

ニローダ（Nirodha）：自制、抑制。

ネティ・ネティ（‘Neti Neti’）：「あれでもない、これでもない。」サマーディの経験は言葉で表すことのできる他のどのような経験とも違う。賢者たちは「あれでもない、これでもない」と言うことで、サマーディの状態で経験できる喜びと平安の感覚が言葉では伝えられないことを示す。

【ハ】

ハ（Ha）：「ハタ」の第１の音節。「ハタ」は、太陽を意味する「ハ」、月を意味する「タ」の２つの音節からなる。ハタ・ヨガの目的は、人間の身体の仕組みにおいて、太陽と月のエネルギーの流れのバランスを取ることである。

バイラヴァ（Bhairava）：恐ろしい、恐怖心を起こさせる。シヴァのもつ相のひとつ。

バカ（Baka）：鶴、渉禽類。
バガヴァッド・ギーター（Bhagavad Gītā）：神の歌。クリシュナとアルジュナの聖なる対話。ヒンドゥー哲学の原典のひとつであり、ウパニシャッドのエッセンスが詰まっている。
バガヴァーン（Bhagavān）：主。尊い、聖なる。
バクティ（Bhakti）：崇拝、礼拝。
――・マールガ（Bhakti-mārga）：神への礼拝を通じて悟りを実現する道。
パーシャ（Pāśa）：足かせ、罠、輪縄。
ハスタ（Hasta）：手。
パスチマ（Paśchima）：西。頭の先からかかとまでの身体の後面。
パスチモッターナ（Paschimottana）：うなじからかかとまで身体の後面を強く伸ばすこと。
バストリカー（Bhastrikā）：かまどで使われるふいご。プラーナーヤーマのひとつで、鍛冶屋のふいごのように息を力強く吸ったり吐いたりする。
ハタ（Haṭha）：力。「ハタ」という言葉は、「強制的に」、「意思に反して」というように副詞的に使われる。ハタ・ヨガという名で呼ばれるのは、至高の存在と結びつくために、厳しい苦行を規定しているからである。
――・ヴィディヤー（Haṭha-vidyā）：ハタ・ヨガの科学。
――・ヨガ（Haṭha-yoga）：厳しい苦行を通して悟りへと向かう道。
――・ヨガ・プラディーピカー（Haṭha-yoga-pradīpikā）：スヴァートマーラーマが著したハタ・ヨガについての有名な教典。
パーダ（Pāda）：脚、足、もしくは本の一部分。
パーターラ（Pātāla）：地下の世界。
パーダーングシュタ（Pādānguṣṭḥa）：足の親指。
パタンジャリ（Patañjāli）：ヨガ哲学の主導者。『ヨガ・スートラ』、『マハーバーシャ』（文法についての古典的注釈書）、医薬についての書物を著した。
バッダ（Baddha）：縛られた、囚われた、束縛された、引き締まった。
パドマ（Padma）：蓮。
パドマナーバ（Padmanābha）：ヴィシュヌの名。へそから蓮が生えており、その蓮からブラフマーが現れたと言われる。
ハヌマーン（Hanumān）：超人的な強さと武勇を備えた猿族の長。その冒険の様子は『ラーマーヤナ』に詳しい。アンジャナーと風神ヴァーニュの息子。
バーヒャ・クンバカ（Bāhya Kumbhaka）：息を吐き、肺の中が空っぽになったあとに、息を止めること。
バヒランガ・サーダナー（Bahiraṅga Sādhanā）：外へ向けて行なわれる魂の探求。ヨガの最初の３段階（ヤマ、ニヤマ、アサナ）は外へ向けた探求であり、求道者を仲間や自然と調和した状態に置く。
バヤ（Bhaya）：恐れ。
ハラ（Hala）：鋤。

パラシュラーマ（Paraśurāma）：ヴィシュヌの第６の化身。クシャトリヤ（武人階級）を斧（パラシュ）で滅ぼした。
バラドヴァージャ（Bharadvāja）：賢者の名。
パラマートマー（Paramātmā）：至高の精神。
パラマパーダ（Paramapāda）：最高の段階、至高の状態、最後の祝福。
パラーンムキ（Parāṅmukhi）：内面に向いていること。
バリ（Bali）：魔王の名。
パリヴァルタナ（Parivartana）：回っている、回転している。
パリヴリッタ（Parivṛtta）：回った、回転した。
パリヴリッタイカ・パーダ（Parivṛttaika-pāda）：１本の脚が回転したこと。
パリガ（Parigha）：門を閉める戸締まり用のかんぬき。
パリグラハ（Parigraha）：取っておくこと。
パリプールナ（Paripūrṇa）：全体の、完全な。
パリヤンカ（Paryanka）：ベッド、ソファ。
パルヴァタ（Parvata）：山。
パールヴァティ（Pārvati）：女神、シヴァの配偶者、ヒマーラヤの娘。
パールシュヴァ（Pārśva）：側面、横腹、横の。
パールシュヴァイカ・パーダ（Pārśvaika-pāda）：１本の脚を横に倒すこと。
ハンサ（Hamsa）：白鳥。
ハンサー（‘Haṁsaḥ’）：あらゆる生類がその一生を通して、息を吐くときに無意識に繰り返している、「私は彼（宇宙の精神）である」という祈り。
バンダ（Bandha）：束縛、足かせ。身体のある器官、ある部位を収縮し、コントロールするポーズ。
パーンダヴァ（Pāṇḍava）：パーンドゥの５人の息子たち。『マハーバーラタ』の主人公。

ビージャ（Bīja）：種、芽。
――・マントラ（Bīja-mantra）：プラーナーヤーマの最中に心の中で唱えられる神聖な祈りに含まれる神秘の音節。このようにして植えられた種はやがて発芽し、無我の境地へと導く。
ピーダー（Pīdā）：痛み、苦しみ、圧迫。
ヒマーラヤ（Ḣimālaya）：氷と雪が存在するところ。インド北方にある山脈の名。
ヒラニヤ・カシプ（Hiraṇya-kaśipu）：名高き魔王。プラフラーダを救おうとしたヴィシュヌ神によって倒される。
ピンガラー（Piṅgalā）：ナーディ、つまりエネルギーの脈管。右の鼻孔からはじまり頭頂部へと向かい、そのあと脊椎の底部へと降りる。太陽のエネルギーが運ばれるので、スーリヤ・ナーディと呼ばれる。ピンガラーとは、「赤みがかった」、「黄褐色の」という意味。
ヒンサー（Hiṁsā）：暴力、殺生。

ピンダ（Piṇḍa）：胎児、肉体。
――・プラーナ（Piṇḍa-prāna）：宇宙の呼吸と対比される個人の呼吸。
ピーンチャ（Pincha）：顎、羽。

ブ（Bhu）：土地。
ブジャ（Bhuja）：腕もしくは肩。
――・ピーダー（Bhuja-pīdā）：腕もしくは肩への圧迫。
ブジャンガ（Bhujaṅga）：蛇。
ブーダーナ（Bhūdāna）：土地を寄進すること。
ブッディ（Buddhi）：知性、理性、区別、判断。
ブーミカトヴァ（Bhūmikatva）：しっかりした基礎。
プーラカ（Puraka）：息を吸うこと。吸気。
プラクリティ（Prakṛti）：自然。物質世界の起源であり、サットヴァ、ラジャス、タマスという３つの質からなる。
プラサーリタ（Prasārita）：伸びた、広げた。
プラジャーパティ（Prajāpati）：創造主。
プラシュヴァーサ（Praśvāsa）：息を吐くこと。
プラジュニャー（Prajñā）：知能、知恵。
プラジュニャートマー（Prajñātmā）：知恵のある自己。
プラティヤクシャ（Pratyakṣa）：直接的な形跡。
プラティヤーハーラ（Pratyāhāra）：感覚および感覚的対象の支配から心を引き抜き、解放すること。ヨガの第５段階。
プラティローマ（Pratiloma）：毛並み、きめに逆らった。反対の。
プラーナ（Prāna）：息、呼吸、命、生命力、風、エネルギー、力。魂という含意もある。
――・ヴァーユ（Prāna-vāyu）：全身に浸透する気息。胸部を動き回る。
プラナヴァ（Pranava）：聖なる音節「アウム」を表すもうひとつの語。
プラーナーヤーマ（Prānāyāma）：呼吸の律動的なコントロール。ヨガの第４段階。
プラニダーナ（Pranidhāna）：献身。
ブラフマー（Brahmā）：至高の存在、創造主。天地創造を任せられたヒンドゥー三大神の第１の神。
ブラフマ・ヴィディヤー（Brahma-vidyā）：至高の精神についての知識。
ブラフマチャーリー（Brahmachārī）：独身と禁欲を誓った宗教生活者。絶えずブラフマンの中を動き回る者。あらゆるものの中に神を見る者。
ブラフマチャリヤ（Brahmacharya）：独身生活、宗教研究、自己抑制。
ブラフマランドラ（Brahma-randhra）：頭頂部にある裂け目。死後、魂はそこから抜けていくと言われる。
ブラフマリシ（Brahmarsi）：バラモンの賢者。
ブラフマン（Brahman）：至高の存在。宇宙の源。遍く存在する宇宙の精神。

ブラフマーンダ・プラーナ（Brahmānda-prāna）：宇宙の呼吸。
プラフラーダ（Prahlāda）：ヴィシュヌの熱心な信奉者の名。魔王ヒラニヤ・カシプの息子。
プラマーダ（Pramāda）：無関心、無感覚。
プラマーナ（Pramāna）：標準もしくは理想。権威。
ブラマラ（Bhramara）：大きな黒い蜂。
ブラマリー（Bhramarī）：プラーナーヤーマのひとつ。息を吐いているときに、蜂の羽音のようなやわらかい音を出す。
ブラーンティ・ダルシャナ（Bhrānti-darśana）：誤った見方もしくは知識。思い込み。
プリーハー（Plīhā）：脾臓。
プールヴァ（Pūrva）：東。額からつま先までの身体の前面。
プールヴォッターナ（Pūrvottana）：身体の前面を強く伸ばすこと。
プールナター（Pūrṇatā）：十全、完全。
プンニャ（Puṇya）：美徳、長所、正義、公正、善。

ベーカ（Bheka）：蛙。
ベダナ（Bhedana）：突き刺す、打ち破る、通り抜ける。
ベルンダ（Bheruṇḍa）：恐ろしい、ぞっとする。または鳥の一種。

ボガ（Bhoga）：楽しみ、享楽の対象。
ボクトリ（Bhoktṛ）：楽しんでいる者、身をもって経験している者。

【マ】
マイトリ（Maitri）：一体感をともなった親しみ。
マカラ（Makara）：ワニ。
マツィエンドラ（Matsyendra）：ハタ・ヨガの創始者の一人。
マツヤ（Matsya）：魚。
マディヤマ（Madhyama）：中くらい、平均の、可も不可もない。
マーナシカ（Mānasika）：心の、精神の。
マナス（Manas）：注意し、選択し、拒否する能力と働きをもった個人の心。感覚の物差し。
――・チャクラ（Manas-chakra）：へそと心臓の間にある神経叢。
マニプーラカ・チャクラ（Maṇipūraka-chakra）：へその位置にある神経叢。
マヌ（Manu）：人類の父の名（ヒンドゥーのアダム）。
マノマニー（Manomanī）：サマーディの状態。
マハー（Mahā）：偉大な、力強い、強力な、気高い、高貴な。
マハーバーラタ（Mahābhārata）：ヴィヤーサによって編まれた叙事詩。『バガヴァッド・ギーター』はその一部。

マハリシ（Maharṣi）：偉大な賢者の名。
マユーラ（Mayūra）：孔雀。
マーラー（Mālā）：花輪、花冠。
マリーチ（Marīchi）：ブラフマーの息子の一人。賢者であり、カシュヤパの父。
マールガ（Mārga）：道。
マン（Man）：考えること。
マンダラ（Maṇḍala）：円。また、『リグヴェーダ』の巻のこと。
マンダラ（Mandara）：乳海をかき混ぜてアムリタをつくろうとした神々や魔族によって、攪拌用の棒として使われた山の名。
マンドゥーカ（Maṇḍūka）：蛙。
マントラ（Mantra）：聖らかな思想、祈りの言葉。

ミティラー（Mithilā）：ジャナカ王が統治するヴィデーハ国の首都。

ムカ（Mukha）：顔。
ムクタ（Mukta）：自由になった。
ムクティ（Mukti）：自由になること、解放。生と死の連鎖からの魂の最終的な離脱。
ムーダ（Mūdha）：当惑した、まごついた、愚かな、鈍い、愚昧な。
ムディター（Muditā）：楽しみ、喜び。
ムドラー（Mudrā）：封印すること。封印のポーズ。
ムーラ（Mūla）：根、基礎。
――・バンダ（Mūla-bandha）：肛門とへその間の部分を収縮させて引き上げ、背骨の方に近づけるポーズ。
ムーラーダーラ・チャクラ（Mūlādhāra-chakra）：背骨の底部、肛門の上の骨盤にある神経叢。
ムリタ（Mṛta）：死体、死骸。
ムリドゥ（Mṛdu）：柔らかい、優しい、温和な。
ムンダカ・ウパニシャッド（Muṇḍakopaniṣad）：聖なる音節「アウム」について触れているウパニシャッド。

メーナカー（Menakā）：妖精。シャクンタラーの母。
メル・ダンダ（Meru-daṇḍa）：脊柱。

モクシャ（Mokṣa）：輪廻からの解放、魂の最終的な自由を得ること。
モハ（Moha）：誤った考え、思い込み。執着。

【ヤ】

ヤマ（Yama）：死の神。また、ヨガを完成させる８つの段階、方法の最初のもの。ヤマは普遍的な道徳律、倫理規範であり、民族、国、年齢、時代を超えるものである。パタンジャリは5つのヤマ（非暴力、正直、不盗、禁欲、不貪）について述べている。

ユガ（Yuga）：時代。
ユクタ（Yukta）：宇宙に遍在する至高の魂との交わりに到達した者。
ユジュ（Yuj）：つなげること、一緒にすること、使うこと、注意を集中させること。

ヨガ（Yoga）：結合、交わり。ヨガという言葉は「つなげる」、「一緒にする」、「注意を集中させる」を意味するyujという語から派生している。ヨガとは、個人の意志と神の意志の結合、魂のバランスであり、それによって人生のあらゆる側面を一様に見ることができる。ヨガの主要な目的は、人間の魂を宇宙に遍在する至高の魂と完全に結合させ、絶対性を確実に手に入れる方法を教えることである。
——・スートラ（Yoga Sūtra）：パタンジャリが著したヨガについての古典的作品。196の簡明な詩句からなる。4章に分かれており、それぞれ、サマーディ、ヨガを行なう方法、ヨギがその旅の途上で遭遇する力、絶対の状態について述べている。
——・ニドラー（Yoga-nidrā）：ヨガの眠り。そのとき身体はまるで眠っているかのように安らいでおり、心は動きを止めているが、まだ十分に意識がある。また、アサナの名でもある。
——・ムドラー（Yoga-mudrā）：ポーズ。
ヨギ／ヨギン（Yogi/Yogin）：ヨガの道を歩む者。
ヨニ・ムドラー（Yoni-mudrā）：ヨニとは「子宮」もしくは「源」、ムドラーは「封印」のこと。これは封印のポーズであり、頭の裂け目が閉じ、感覚が内側に向くことで、自分自身の存在の源を見つけることが可能になる。

【ラ】

ラーヴァナ（Rāvana）：ランカー島を治める魔王の名。ラーマの妻シーターを誘拐する。
ラウリキ（Lauliki）：「ナウリ」に同じ。
ラーガ（Rāga）：愛情、情熱、怒り。
ラグ（Laghu）：かわいい、小さい。また、端麗という意味がある。
ラクシュマナ（Lakṣmana）：『ラーマーヤーナ』の主人公ラーマの兄弟。
ラクシュミー（Lakṣmī）：美と富の女神。ヴィシュヌの妻。
ラージャ（Rāja）：王、君主。
——・カポタ（Rāja-kapota）：鳩の王様。
——・マールガ（Rāja-mārga）：心のコントロールを通じて悟りへと至る王の道。
——・ヨガ（Rāja-yoga）：自分の心の敵を打ち倒すことによって心の支配者となり、至高の宇宙の精神との結合を成しとげるもの。心の敵とは主に、カーマ（情熱）、クロダ（怒り）、ロバ（貪欲）、モハ（思い込み）、マダ（自尊心）、マトサラ（嫉妬）のこと。パタンジャリのヨガの８枚の花弁が示すラージャ・マールガは、この目的を実現するためのものである。
──・ヨギ（Rāja-yogi）：自分の心と自我に完全に勝利した者。自分自身を征服した者。
ラジャス（Rajas）：可動性もしくは動性。あらゆる自然物に見られる３つの質もしくは要素のうちのひとつ。
ラージャリシ（Rājarsi）：王族出身の賢者。王仙。
ラジョ・グナ（Rajo-guṇa）：可動性、動性の質。
ラーマ（Rāma）：叙事詩『ラーマーヤナ』の英雄。ヴィシュヌの第７の化身。
ラーマーヤナ（Rāmāyana）：ラーマの冒険を描いた有名な叙事詩。ヴァールミーキの作。
ラヤ（Laya）：溶解、心の統合、祈り。
──・ヨガ（Laya-yoga）：祈りや礼拝を通じて至高の宇宙の魂との結合を達成するもの。
ララータ（Lalāta）：額。チャクラの名。
ランカー（Lankā）：魔王ラーヴァナの国。セイロン島のこと。

リシ（Ṛsi）：聖仙。
リチカ（Ṛchika）：賢者。

ル（Ṙu）：「グル」の第２の音節。光を意味する。

レーチャカ（Rechaka）：息を吐くこと、肺を空っぽにすること。呼気。
レトゥス（Retus）：精液。

ロバ（Lobha）：貪欲。
ローマ（Loma）：髪。
ロラ（Lola）：震えた、ぶらぶら揺れた、ブランコや振り子みたく揺れること。

アサナ・プラーナーヤーマ索引

※括弧内の数字は写真番号。

【タ】

【ヨ】

【ラ】

訳者略歴

沖　正弘（おき・まさひろ　1921-85）

大阪外国語大学卒業。モンゴル、中国、インド、アラブの各地に赴き、ラマ教、道教、イスラム教、ユダヤ教寺院で修行。諸外国から医学、哲学の学位授与。著書多数。

後藤　南海雄（ごとう・なみお）

南山大学卒業。

玉木　瑞枝（たまき・みずえ）

津田塾大学卒業。沖ヨガ・オランダ道場責任者。

増補新版《ぞうほしんぱん》　ハタヨガの真髄《しんずい》

2011年３月28日　第１版第１刷発行

2024年１月28日　第１版第10刷発行

著　者　B・K・S・アイアンガー

訳　者　沖《おき》　正弘《まさひろ》　後藤南海雄《ごとうなみお》　玉木瑞枝《たまきみずえ》

発行者　中村幸慈

発行所　株式会社 白揚社

〒101-0062　東京都千代田区神田駿河台1-7

電話 03-5281-9772　振替 00130-1-25400

装　幀　岩崎寿文

印　刷　株式会社 工友会印刷所

製　本　牧製本印刷 株式会社

ISBN 978-4-8269-7148-5